全国中医药行业高等教育"十四五"规划教材

全国高等中医药院校规划教材（第十一版）

基础医学概论

（新世纪第二版）

（供药事管理、健康服务与管理、生物医学工程、
食品营养与健康、心理学等专业用）

主　编　刘黎青　朱大诚

中国中医药出版社
·北　京·

图书在版编目（CIP）数据

基础医学概论/刘黎青，朱大诚主编.—2版.—北京：
中国中医药出版社，2023.8（2025.8重印）
全国中医药行业高等教育"十四五"规划教材
ISBN 978-7-5132-8269-7

Ⅰ.①基… Ⅱ.①刘…②朱… Ⅲ.①基础医学—
中医学院—教材 Ⅳ.①R3

中国国家版本馆 CIP 数据核字（2023）第 117842 号

融合出版数字化资源服务说明

全国中医药行业高等教育"十四五"规划教材为融合教材，各教材相关数字化资源（电子教材、PPT 课件、视频、复习思考题等）在全国中医药行业教育云平台"医开讲"发布。

资源访问说明

扫描右方二维码下载"医开讲 APP"或到"医开讲网站"（网址：www.e-lesson.cn）注册登录，输入封底"序列号"进行账号绑定后即可访问相关数字化资源（注意：序列号只可绑定一个账号，为避免不必要的损失，请您刮开序列号立即进行账号绑定激活）。

资源下载说明

本书有配套 PPT 课件，供教师下载使用，请到"医开讲网站"（网址：www.e-lesson.cn）认证教师身份后，搜索书名进入具体图书页面实现下载。

中国中医药出版社出版

北京经济技术开发区科创十三街 31 号院二区 8 号楼
邮政编码 100176
传真 010-64405721
唐山市润丰印务有限公司印刷
各地新华书店经销

开本 889×1194 1/16 印张 28.75 字数 761 千字
2023 年 8 月第 2 版 2025 年 8 月第 5 次印刷
书号 ISBN 978-7-5132-8269-7

定价 109.00 元
网址 www.cptcm.com

服 务 热 线 010-64405510 微信服务号 zgzyycbs
购 书 热 线 010-89535836 微商城网址 https://kdt.im/LIdUGr
维 权 打 假 010-64405753 天猫旗舰店网址 https://zgzyycbs.tmall.com

如有印装质量问题请与本社出版部联系（010-64405510）

全国中医药行业高等教育"十四五"规划教材
全国高等中医药院校规划教材（第十一版）

《基础医学概论》
编委会

主　编

刘黎青（山东中医药大学）　　　　　朱大诚（江西中医药大学）

副主编

郭军鹏（长春中医药大学）　　　　　常加松（南京中医药大学）

彭　岳（广西中医药大学）　　　　　熊　凡（湖北中医药大学）

编　委（以姓氏笔画为序）

王　东（成都中医药大学）　　　　　王　媛（山东中医药大学）

刘　润（甘肃中医药大学）　　　　　李晓琳（包头医学院）

张　曼（贵州中医药大学）　　　　　张义伟（宁夏医科大学）

张雨薇（黑龙江中医药大学）　　　　周雪颖（山东大学）

饶　芳（浙江中医药大学）　　　　　唐　瑜（成都医学院）

扈瑞平（内蒙古医科大学）　　　　　翟　羽（河北中医药大学）

翟晓艳（山西中医药大学）　　　　　潘艳芳（陕西中医药大学）

学术秘书

魏璐婉（山东中医药大学）

全国中医药行业高等教育"十四五"规划教材
全国高等中医药院校规划教材（第十一版）

专家指导委员会

名誉主任委员

余艳红（国家卫生健康委员会党组成员，国家中医药管理局党组书记、局长）

王永炎（中国中医科学院名誉院长、中国工程院院士）

陈可冀（中国中医科学院研究员、中国科学院院士、国医大师）

主任委员

张伯礼（天津中医药大学教授、中国工程院院士、国医大师）

秦怀金（国家中医药管理局副局长、党组成员）

副主任委员

王　琦（北京中医药大学教授、中国工程院院士、国医大师）

黄璐琦（中国中医科学院院长、中国工程院院士）

严世芸（上海中医药大学教授、国医大师）

高　斌（教育部高等教育司副司长）

陆建伟（国家中医药管理局人事教育司司长）

委　员（以姓氏笔画为序）

丁中涛（云南中医药大学校长）

王　伟（广州中医药大学校长）

王东生（中南大学中西医结合研究所所长）

王维民（北京大学医学部副主任、教育部临床医学专业认证工作委员会主任委员）

王耀献（河南中医药大学校长）

牛　阳（宁夏医科大学党委副书记）

方祝元（江苏省中医院党委书记）

石学敏（天津中医药大学教授、中国工程院院士）

田金洲（北京中医药大学教授、中国工程院院士）

仝小林（中国中医科学院研究员、中国科学院院士）

宁　光（上海交通大学医学院附属瑞金医院院长、中国工程院院士）

匡海学（黑龙江中医药大学教授、教育部高等学校中药学类专业教学指导委员会主任委员）

吕志平（南方医科大学教授、全国名中医）

吕晓东（辽宁中医药大学党委书记）

朱卫丰（江西中医药大学校长）

朱兆云（云南中医药大学教授、中国工程院院士）

刘　良（广州中医药大学教授、中国工程院院士）

刘松林（湖北中医药大学校长）

刘叔文（南方医科大学副校长）

刘清泉（首都医科大学附属北京中医医院院长）

李可建（山东中医药大学校长）

李灿东（福建中医药大学校长）

杨晓航（陕西中医药大学校长）

肖　伟（南京中医药大学教授、中国工程院院士）

吴以岭（河北中医药大学名誉校长、中国工程院院士）

余曙光（成都中医药大学校长）

谷晓红（北京中医药大学教授、教育部高等学校中医学类专业教学指导委员会主任委员）

冷向阳（长春中医药大学校长）

张忠德（广东省中医院院长）

陆付耳（华中科技大学同济医学院教授）

阿吉艾克拜尔·艾萨（新疆医科大学校长）

陈　忠（浙江中医药大学校长）

陈凯先（中国科学院上海药物研究所研究员、中国科学院院士）

陈香美（解放军总医院教授、中国工程院院士）

易刚强（湖南中医药大学校长）

季　光（上海中医药大学校长）

周建军（重庆中医药学院院长）

赵继荣（甘肃中医药大学校长）

郝慧琴（山西中医药大学党委书记）

胡　刚（江苏省政协副主席、南京中医药大学教授）

侯卫伟（中国中医药出版社有限公司董事长）

姚　春（广西中医药大学校长）

徐安龙（北京中医药大学校长、教育部高等学校中西医结合类专业教学指导委员会主任委员）

高秀梅（天津中医药大学校长）

高维娟（河北中医药大学校长）

郭宏伟（黑龙江中医药大学校长）

唐志书（中国中医科学院副院长、研究生院院长）

彭代银（安徽中医药大学校长）

董竞成（复旦大学中西医结合研究院院长）
韩晶岩（北京大学医学部基础医学院中西医结合教研室主任）
程海波（南京中医药大学校长）
鲁海文（内蒙古医科大学副校长）
翟理祥（广东药科大学校长）

秘书长（兼）
陆建伟（国家中医药管理局人事教育司司长）
侯卫伟（中国中医药出版社有限公司董事长）

办公室主任
周景玉（国家中医药管理局人事教育司副司长）
李秀明（中国中医药出版社有限公司总编辑）

办公室成员
陈令轩（国家中医药管理局人事教育司综合协调处处长）
李占永（中国中医药出版社有限公司副总编辑）
张峘宇（中国中医药出版社有限公司副总经理）
芮立新（中国中医药出版社有限公司副总编辑）
沈承玲（中国中医药出版社有限公司教材中心主任）

编审专家组

全国中医药行业高等教育"十四五"规划教材
全国高等中医药院校规划教材（第十一版）

组　长

余艳红（国家卫生健康委员会党组成员，国家中医药管理局党组书记、局长）

副组长

张伯礼（天津中医药大学教授、中国工程院院士、国医大师）

秦怀金（国家中医药管理局副局长、党组成员）

组　员

陆建伟（国家中医药管理局人事教育司司长）

严世芸（上海中医药大学教授、国医大师）

吴勉华（南京中医药大学教授）

匡海学（黑龙江中医药大学教授）

刘红宁（江西中医药大学教授）

翟双庆（北京中医药大学教授）

胡鸿毅（上海中医药大学教授）

余曙光（成都中医药大学教授）

周桂桐（天津中医药大学教授）

石　岩（辽宁中医药大学教授）

黄必胜（湖北中医药大学教授）

前　言

为全面贯彻《中共中央 国务院关于促进中医药传承创新发展的意见》和全国中医药大会精神，落实《国务院办公厅关于加快医学教育创新发展的指导意见》《教育部 国家卫生健康委 国家中医药管理局关于深化医教协同进一步推动中医药教育改革与高质量发展的实施意见》，紧密对接新医科建设对中医药教育改革的新要求和中医药传承创新发展对人才培养的新需求，国家中医药管理局教材办公室（以下简称"教材办"）、中国中医药出版社在国家中医药管理局领导下，在教育部高等学校中医学类、中药学类、中西医结合类专业教学指导委员会及全国中医药行业高等教育规划教材专家指导委员会指导下，对全国中医药行业高等教育"十三五"规划教材进行综合评价，研究制定《全国中医药行业高等教育"十四五"规划教材建设方案》，并全面组织实施。鉴于全国中医药行业主管部门主持编写的全国高等中医药院校规划教材目前已出版十版，为体现其系统性和传承性，本套教材称为第十一版。

本套教材建设，坚持问题导向、目标导向、需求导向，结合"十三五"规划教材综合评价中发现的问题和收集的意见建议，对教材建设知识体系、结构安排等进行系统整体优化，进一步加强顶层设计和组织管理，坚持立德树人根本任务，力求构建适应中医药教育教学改革需求的教材体系，更好地服务院校人才培养和学科专业建设，促进中医药教育创新发展。

本套教材建设过程中，教材办聘请中医学、中药学、针灸推拿学三个专业的权威专家组成编审专家组，参与主编确定，提出指导意见，审查编写质量。特别是对核心示范教材建设加强了组织管理，成立了专门评价专家组，全程指导教材建设，确保教材质量。

本套教材具有以下特点：

1.坚持立德树人，融入课程思政内容

将党的二十大精神进教材，把立德树人贯穿教材建设全过程、各方面，体现课程思政建设新要求，发挥中医药文化育人优势，促进中医药人文教育与专业教育有机融合，指导学生树立正确世界观、人生观、价值观，帮助学生立大志、明大德、成大才、担大任，坚定信念信心，努力成为堪当民族复兴重任的时代新人。

2.优化知识结构，强化中医思维培养

在"十三五"规划教材知识架构基础上，进一步整合优化学科知识结构体系，减少不同学科教材间相同知识内容交叉重复，增强教材知识结构的系统性、完整性。强化中医思维培养，突出中医思维在教材编写中的主导作用，注重中医经典内容编写，在《内经》《伤寒论》等经典课程中更加突出重点，同时更加强化经典与临床的融合，增强中医经典的临床运用，帮助学生筑牢中医经典基础，逐步形成中医思维。

3.突出"三基五性"，注重内容严谨准确

坚持"以本为本"，更加突出教材的"三基五性"，即基本知识、基本理论、基本技能，思想性、科学性、先进性、启发性、适用性。注重名词术语统一，概念准确，表述科学严谨，知识点结合完备，内容精炼完整。教材编写综合考虑学科的分化、交叉，既充分体现不同学科自身特点，又注意各学科之间的有机衔接；注重理论与临床实践结合，与医师规范化培训、医师资格考试接轨。

4.强化精品意识，建设行业示范教材

遴选行业权威专家，吸纳一线优秀教师，组建经验丰富、专业精湛、治学严谨、作风扎实的高水平编写团队，将精品意识和质量意识贯穿教材建设始终，严格编审把关，确保教材编写质量。特别是对32门核心示范教材建设，更加强调知识体系架构建设，紧密结合国家精品课程、一流学科、一流专业建设，提高编写标准和要求，着力推出一批高质量的核心示范教材。

5.加强数字化建设，丰富拓展教材内容

为适应新型出版业态，充分借助现代信息技术，在纸质教材基础上，强化数字化教材开发建设，对全国中医药行业教育云平台"医开讲"进行了升级改造，融入了更多更实用的数字化教学素材，如精品视频、复习思考题、AR/VR等，对纸质教材内容进行拓展和延伸，更好地服务教师线上教学和学生线下自主学习，满足中医药教育教学需要。

本套教材的建设，凝聚了全国中医药行业高等教育工作者的集体智慧，体现了中医药行业齐心协力、求真务实、精益求精的工作作风，谨此向有关单位和个人致以衷心的感谢！

尽管所有组织者与编写者竭尽心智，精益求精，本套教材仍有进一步提升空间，敬请广大师生提出宝贵意见和建议，以便不断修订完善。

国家中医药管理局教材办公室
中国中医药出版社有限公司
2023年6月

编写说明

全国中医药行业高等教育"十四五"规划教材《基础医学概论》，是根据国务院《中医药健康服务发展规划（2015—2020年）》，在国家中医药管理局宏观指导下，由国家中医药管理局教材办公室组织建设、全国各高等中医药院校及高等医药院校联合编写而成。

基础医学概论是一门贯通基础医学各学科的综合性极强的医学课程，是医学相关专业的一门重要的专业基础课。本教材编写人员均来自教学第一线，具有丰富的教学经验，知识面广，责任心强，专业基本功扎实；编写中本着以学生为中心，以能力培养为导向的原则，将知识、能力、素质有机融合于一体，并适当融入思政内容。本教材包括上、中、下三篇：上篇为正常人体形态学，中篇为正常人体机能学，下篇为人体疾病学基础，涵盖了人体解剖学、组织学、胚胎学、生物化学与分子生物学、生理学、遗传学、病原生物学、免疫学、病理学等课程的内容。其编写特色如下。

1. 遵循医学规律，精编教学内容。注重知识的连贯性和融合性，对基础医学各课程内容进行重组、优化和有机融合，淡化课程内容间的界线，减少各学科知识的重复，更符合学生的认知规律。

2. 论述严谨，学有所用。注重教材的"三基""五性"，编写力求科学规范，文字逻辑性强，内容循序渐进、深入浅出，强化重要概念、基本理论、形态特征、生理现象、病原病因、病理变化等基础知识，使医学相关专业的学生在有限的学时内得到完整、系统、必要的医学知识教育，做到理论联系实践、联系临床，学有所用。

3. 插图精美，图文并茂。结合教材编写内容，制作、插入大量的彩色图像（模式图、线条图、仿真图、镜下图、示意图、原理图、流程图、照片等），生动形象，栩栩如生，并对图中主要结构加以注释，便于学生学习、理解和记忆。

4. 三大模块，便于教学。编写内容分为上篇、中篇、下篇，以适应不同专业、不同学时、不同需求的教学应用，各篇重点阐述了基础医学的基本理论、基本知识和基本技能，方便教学所用。教学注重吐故纳新，适当介绍目前基础医学领域新知识、新方法、新技术，为学生开拓更广泛的学习空间。

5. 教材中的专业名词用黑体字标出。书后附有索引，便于教师教学和学生学习查阅，同时为双语教学奠定了基础。

6. 配套数字化资源，并适当融入党的二十大精神的相关内容。

本教材的编写分工：绪论及第三章由刘黎青编写；第一章由王媛编写；第二章第一～四

节由常加松编写，第五～七节由张义伟编写，第八、九节由刘润编写，第十节由翟晓艳编写；第四章由扈瑞平编写；第五章第一～四节由张曼编写，第五节由王东编写；第六章由王东编写；第七章第一节由朱大诚编写，第二、七、十节由唐瑜编写，第三、五节由饶芳编写，第四、六节由张雨薇编写，第八、九节由彭岳编写；第八章由翟羽编写；第九章由周雪颖编写；第十章第一～四节由李晓琳编写，第五节由翟羽编写；第十一、十二章由潘艳芳编写；第十三、十四章由郭军鹏编写；第十五章由熊凡编写。

本教材适用于各中医药院校、医学院校的医药相关专业的本科生，如计算机科学与技术、数据科学与大数据技术、公共事业管理、药事管理、健康服务与管理、养老服务管理、信息管理与信息系统、智能医学工程、生物医学工程、医学信息工程、食品质量与安全、食品营养与健康、眼视光学、劳动与社会保障、医疗保险、心理学、市场营销、英语等，职业院校的学生也可参考使用，还可供对医学感兴趣的读者阅读。

本教材在编写和审定过程中，得到广西中医药大学、山东中医药大学及相关专家、广大同行的大力支持和协助，谨在此深表谢意！教材建设是一项长期的任务，参与本教材编写工作的所有组织者与编写者竭尽心智、精益求精，力求呈现一本高质量、有特色的教材，敬请广大师生在使用过程中提出宝贵意见和建议，以便今后修订和提高。

《基础医学概论》编委会

2023 年 5 月

目　录

中篇　正常人体机能学

绪　论

基础医学概论是一门贯通基础医学各学科、厘清基础医学整体脉络的综合性课程。

一、基础医学的研究内容与任务

基础医学（basic medical）是指研究人体生命和疾病现象本质及其规律的自然科学。基础医学和临床医学均是现代医学的主要组成部分。基础医学通过研究机体形态结构组成、功能代谢、疾病发生原因和病变、药物作用机制等，了解掌握生命诸多正常及异常的现象。基础医学课程大致可分为形态学和功能学两大类，如人体解剖学、组织学、胚胎学、病理解剖学、微生物学、寄生虫学等可划归为形态学课程；生理学、生物化学、药理学、病理生理学等可划归为功能学课程。若从人体正常和疾病状态下探讨其研究内容，基础医学涵盖了人体解剖学、组织学与胚胎学、生理学、生物化学与分子生物学、免疫学、病原生物学、病理学、医学遗传学、药理学等学科，是现代医学的基础（图0-1）。

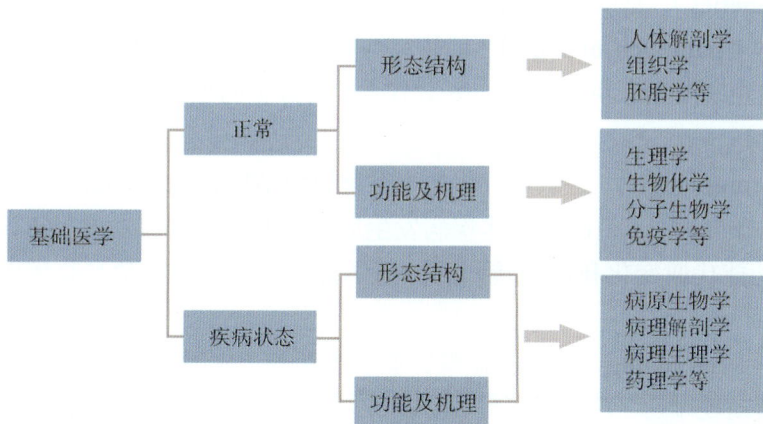

图0-1　基础医学

基础医学概论是一门综合性极强的课程，与临床医学关系密切。学习该课程的主要任务：研究正常和疾病状态下机体的生命现象及其活动规律，从分子、细胞、组织、器官、系统水平和整体水平，掌握人体的形态结构、功能代谢、遗传、发育等，认识和掌握疾病发生和发展的规律，为诊断和防治疾病提供必要的理论基础和实验研究依据，为临床医学的学习奠定必要的基础。

二、基础医学的发展简史

医学的发展是一个漫长的过程，是人类在长期与疾病斗争的实践中产生和发展起来的，是人类集体智慧和经验的积累。追溯医学起源与其所在地域的哲学思想有密切关系，例如中国的医学受"阴阳五行"（木、火、土、金、水）思想的影响，希腊的医学受"四元素"（火、土、水、气）思想的影响等。基础医学的发展与自然科学关系密切。16世纪末17世纪初，文艺复兴运动的扩展促进了人的思想解放，对科学研究产生了重要影响，促进了自然科学的解放；与此同时，自然科学的发展对基础医学的发展也产生了巨大的推动作用。

基础医学的建立是起源于16世纪的解剖学基础上，经过17世纪的生理学，18世纪的病理解剖学，19世纪的细胞学、细菌学、免疫学的发展，到20世纪与现代科学技术紧密结合。总之，随着解剖学、组织学、生理学、病理学、细胞学、分子生物学、微生物学及药理学的相继建立，基础医学学科逐步建立与完善。

三、基础医学的分支学科

随着基础医学研究的逐步深入和迅速发展，基础医学已形成了许多分支学科。各学科之间既有明显的区别，又有内容的交叉重叠，体现了现代医学的发展方向。

1. 人体解剖学（human anatomy） 是一门研究正常人体形态结构、位置关系及其功能的学科，属于形态学的范畴。

2. 组织学（histology）与胚胎学（embryology） 组织学是研究机体微细结构及其相关功能的学科，主要借助于显微镜观察正常人体微细结构。胚胎学是研究人体出生前发生发育规律的学科，主要研究受精卵发生发育为新个体的过程。

3. 生理学（physiology） 是研究机体正常生命活动规律的学科。

4. 生物化学（biochemistry） 是研究生命物质的化学组成、结构及生命过程中各种化学变化的学科。

5. 遗传学（genetics） 是研究生物的遗传与变异的一门学科。

6. 病原生物学（pathogen biology） 是研究与疾病相关的微生物（包括细菌、病毒、真菌、衣原体等）和寄生虫（包括原虫、蠕虫、医学节肢动物等）的生物学规律、致病机理及其与宿主之间相互作用的学科。

7. 免疫学（immunology） 是研究机体免疫系统组织结构和生理功能的一门新兴学科。

8. 病理学（pathology） 是研究人体疾病发生原因、发生机制、发展规律以及疾病过程中机体的形态结构、功能代谢变化和病变转归的一门学科。它是基础医学与临床医学之间的"桥梁学科"。

9. 细胞生物学（cell biology） 是在显微、亚显微和分子水平三个层次上，研究细胞的结构、功能和各种生命活动规律的一门学科。

10. 分子生物学（molecular biology） 是从分子水平研究生物大分子的结构与功能，从而阐明生命现象本质的学科。

11. 药理学（pharmacology） 主要是研究药物与机体（含病原体）之间相互作用及其作用规律的学科。

四、基础医学与临床医学的关系

基础医学和临床医学是医学的重要组成部分，基础医学是维护人体生命健康的基本医学内容，是临床医学的理论基础。

20世纪以来，医学发展的动力来自自然科学的进步，而基础医学发展的突出成就是各种

"学说""基本理论"及"研究方法"的建立和发展。如显微镜的发明，打开了微观世界的大门，使我们观察认识到机体组织细胞的结构，由此建立了"细胞学说"；同时，显微镜的发明使我们认识到病原微生物、认识到疾病发展过程中的诸多病理变化过程。基础医学研究了人体的正常形态结构、功能代谢和疾病的发生原因、发生机制、发展规律以及疾病发生过程中机体的形态结构、功能代谢变化和病变转归、患者用药的原则和作用机理等。所以，自然科学和基础医学的不断进步与发展，为临床诊治水平提供了诸多新技术、新理论和新方法。

临床医学通过临床实践验证了基础医学领域的成就，使基础医学在疾病认识和诊治方面得到应用和发展。同时，大量的临床实践、验证方法和现代科学技术的引进，也为基础医学提出了新方向、新思路和新课题。现代科学的进步、医学基础理论的发展推动了临床诊疗技术的发展，从《古今医统》中望、闻、问、切四字，到现在医学视、触、叩、听临床的基本技术，结合现代临床普遍应用的实验室检查、心电图、X射线、B超、CT、核磁共振、内窥镜及基因检测诊断等技术方法，使我们对疾病的认识经历了由表及里、由形态到功能、由宏观到微观甚至分子水平的变化。

党的二十大报告指出，面对突如其来的新冠疫情，我们最大限度地保护了人民生命安全和身体健康，统筹疫情防控和经济社会发展取得重大积极成果。在抗击疫情阻击战中，基础医学通过对新冠逝者的穿刺尸检为临床治疗提供了珍贵的客观实体资料，助力新冠病例的病因分析，研究疾病发生发展的病理生理过程，为相关临床诊疗提供了科学依据。由此可见，基础医学与临床医学的相互促进、相互发展是医学发展的必然趋势。

为了方便教学，本教材分为上篇（正常人体形态学）、中篇（正常人体机能学）、下篇（人体疾病学基础）三部分。同时，有关药物在人体内的作用过程及机理部分，将在《临床医学概论》中结合临床疾病进行阐述。

思考题

1. 何谓基础医学？
2. 基础医学的研究内容是什么？
3. 基础医学与临床医学的关系是什么？

上篇

正常人体形态学

第一节　细胞的形态结构

细胞是人体形态结构和功能的基本单位，具有以新陈代谢为基础的生长、繁殖、分化、衰老及死亡等生命特征。因此，研究细胞的结构和功能，有助于深入了解人体的形态结构和生理功能。

人体细胞的大小不一，形态多样，主要与其功能及所处环境相适应。如输送氧气的红细胞为双凹圆盘状，而传导神经冲动的神经元具有长短不同的突起。细胞的形态和大小虽然差异较大，但在光镜下，其结构主要由细胞膜、细胞质和细胞核三部分组成。

第二节　细胞的结构与功能

一、细胞膜

细胞膜（cell membrane）也称**质膜（plasma membrane）**，为一层包绕在细胞表面极薄的界膜。细胞膜最基本的作用是维持细胞内微环境的相对稳定，并与外界环境不断地进行物质交换及能量和信息的传递，对细胞的生存、生长、分裂和分化等过程都具有重要意义。

（一）细胞膜的化学组成

细胞膜主要由脂类、蛋白质和糖类组成。它们的比例在不同膜成分中相差很大。

1. 膜脂　构成膜的脂类包括磷脂、胆固醇和糖脂三种，膜脂约占膜含量的50%。

（1）磷脂　**磷脂（phospholipids）**在膜脂中含量最高，磷脂分子具有一个由磷酸和碱基构成的极性、亲水的头部，还具有一个两条碳氢链构成的非极性的、疏水的尾部。磷脂这种一端亲水一端疏水的分子称双亲性分子，或称兼性分子。由磷脂构成的脂质双分子层结构是细胞膜的结构基础。

（2）胆固醇　**胆固醇（cholesterol）**是一种固醇类的脂类，也是双亲性分子。胆固醇分子散布在磷脂分子之间，其极性的羟基头部紧靠磷脂的极性头部，而尾部呈游离状插在磷脂分子疏水尾部中间。胆固醇对调节膜的流动性、加强膜的稳定性有重要作用。

（3）糖脂　**糖脂（glycolipid）**是一种含糖而不含磷酸的脂类，也是双亲性分子。

膜脂的作用：①构成膜的支架，为膜蛋白维持构象、表现活性提供适宜环境；②维持膜上多种酶的活性；③屏障作用，使大多数水溶性物质不能自由通过，只允许亲脂性物质通过。

2.膜蛋白　细胞膜的主要功能是由膜上的蛋白质完成的，膜蛋白占膜含量的40%～50%，功能越复杂的细胞膜，蛋白质的种类和数量越多。根据膜蛋白与膜脂结合的方式及其在膜中位置不同，膜蛋白分为外周蛋白、内在蛋白和脂锚定蛋白。

（1）外周蛋白　又称外在蛋白，一般占膜蛋白含量的20%～30%。外周蛋白均为水溶性蛋白质，其通过非共价键与膜脂的极性头部结合或通过与膜内在蛋白的亲水部分相互作用间接与膜结合。

（2）内在蛋白　又称整合蛋白或跨膜蛋白，占膜蛋白含量的70%～80%。内在蛋白部分插入膜内或形成跨膜蛋白，多为双亲性分子，其疏水氨基酸与膜脂的疏水端共价结合，亲水部分暴露于膜内、外表面。

（3）脂锚定蛋白　又称脂连接蛋白，以共价键与脂质双层分子相连，可分布于膜的两侧。脂锚定蛋白主要有两种结合方式：第一种位于质膜的外侧，通常是膜受体、酶和细胞黏附分子；另一种存在于细胞质面，直接通过与脂质双分子层中的碳氢链形成共价键进行锚定。

3.膜糖　细胞膜上的糖类指的是糖类与膜脂、膜蛋白共价结合形成的糖脂和糖蛋白。膜糖占膜含量的1%～10%。膜糖都位于膜的非胞质面。糖脂和糖蛋白的寡糖链覆盖于细胞的外表面，称**细胞被（cell coat）**，通常是由细胞分泌并附着在质膜上，具有润滑、防止机械损伤等作用。膜糖还有助于正常细胞之间的黏附，也是膜抗原的分子基础。如决定ABO血型的红细胞表面抗原即为质膜上糖蛋白中的糖链。

（二）细胞膜的分子结构模型及基本特性

1.细胞膜的分子结构模型

（1）单位膜模型　1959年，J.D.Robertson用超薄切片技术在电镜下获知了细胞膜的"暗-明-暗"三层结构，膜厚约3.5nm，是由双层脂分子和内外表面各厚约2nm的蛋白质构成。因此，他提出了细胞膜的**单位膜模型（unit-membrane model）**，并指出了生物膜都具有"暗-明-暗"三层结构，但其把膜的结构描述成静止的，因此不能解释膜的动态变化和各种重要的功能。

（2）液态镶嵌模型　1972年，S.Jon Singer和Garth Nicolson共同提出了细胞膜的**液态镶嵌模型（fluid mosaic model）**。该模型的主要特点：①膜脂形成双分子层，构成细胞膜的骨架；②蛋白质分子以不同的方式镶嵌或联结在脂质双分子层上；③膜两侧的膜脂、膜蛋白和膜糖分布具有不对称性；④细胞膜上的膜脂和膜蛋白具有一定的流动性。液态镶嵌模型比较合理地解释了膜中所发生的生理现象，特别是以动态的观点分析膜中各种化学组分的相互关系。目前细胞膜的结构以液态镶嵌模型为大多数人所接受。

2.细胞膜的特性　液态镶嵌模型指出了细胞膜的两个基本特性：不对称性和流动性。

（1）细胞膜的不对称性　体现在膜蛋白、膜脂和膜糖在膜两侧的分布都是不对称的，保证了膜功能的方向性，使膜两侧具有不同的功能。膜脂分布的不对称性见表1-1。

（2）细胞膜的流动性　是指膜内分子的运动性，主要指膜上膜脂的运动和膜蛋白的运动。膜脂的运动方式主要有侧向扩散、旋转运动、旋转异构、左右摆动和翻转运动等。膜蛋白的运动方式大体分为侧向扩散和旋转运动。

表 1-1 膜脂分布的不对称性

膜脂的种类	内侧	外侧
卵磷脂、鞘磷脂（富含饱和脂肪酸）	少	多
脑磷脂、肌醇磷脂（富含不饱和脂肪酸）	多	少
胆固醇	少	多
糖脂	无	有

二、细胞质

真核细胞的**细胞质（cytoplasm）**是指细胞膜内除细胞核以外的一切半透明、胶状、颗粒状物质的总称，包括细胞质基质、细胞器和内含物。细胞质基质也称胞质溶胶，为细胞质内除去有形成分以外的可溶性的胶状物质，能为各种生化反应提供适宜的环境并维持细胞内环境的稳定性。**细胞器（organelle）**是分布于细胞质内、具有一定形态、在细胞生理活动中执行一定功能的结构，包括内质网、高尔基复合体、溶酶体、过氧化物酶体、线粒体、核糖体和细胞骨架等，是细胞代谢的关键结构。**内含物（inclusion）**为细胞质内除细胞器以外的有形成分，这些物质有的是细胞的代谢产物，有的是贮存的营养物质。因此，细胞质是细胞的代谢中心。

（一）细胞的内膜系统

细胞的内膜系统是指真核细胞中，在结构、功能上具有连续性的、由膜围成的细胞器或结构。内膜系统包括内质网、高尔基复合体、溶酶体、过氧化物酶体以及核膜等膜结构，但不包括线粒体和叶绿体。

1. 内质网

（1）内质网的形态结构及类型 **内质网（endoplasmic reticulum，ER）**是由一层单位膜所形成的囊状、泡状和管状结构并形成一个连续的网膜系统，膜厚 5～6nm。内质网和核膜相连续。根据内质网的形态结构不同，可将其分为粗面内质网和滑面内质网（图 1-1）。粗面内质网（RER）的主要特点是在 ER 膜的外表面附有颗粒状核糖体，粗面内质网多为互相连通的扁囊状。滑面内质网（SER）膜表面光滑，无核糖体颗粒附着。SER 的结构常由小管和小泡构成。

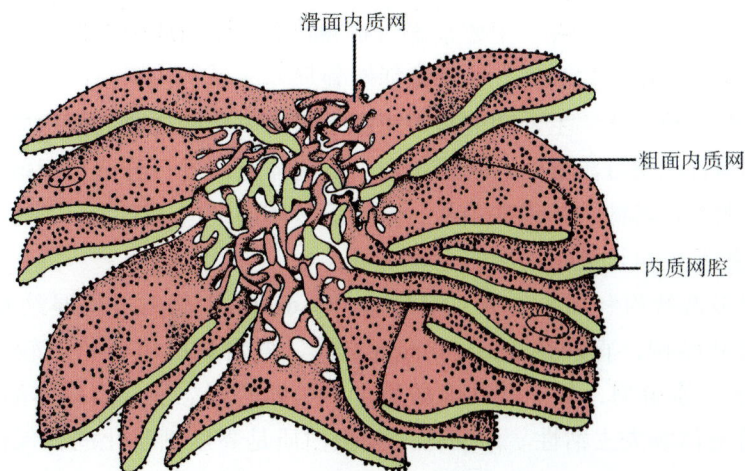

图1-1 内质网立体结构模式图

（2）内质网的化学组成　内质网主要由脂类和蛋白质组成。内质网膜含有大量的酶类，其中葡萄糖 -6- 磷酸酶一般视为内质网膜的标志酶。

（3）内质网的功能　粗面内质网主要负责蛋白质的合成、加工和转运。粗面内质网合成的蛋白质主要有内质网驻留蛋白、分泌蛋白、溶酶体酶和膜蛋白等。滑面内质网在不同类型细胞中的功能差异很大。合成脂类和固醇类激素是滑面内质网最明显的功能。在睾丸间质细胞、肾上腺皮质细胞和卵巢黄体细胞等分泌类固醇激素的细胞中，滑面内质网非常发达。骨骼肌细胞的滑面内质网又称肌浆网，调节肌肉的收缩。

2. 高尔基复合体　普遍存在于真核细胞中，在细胞的蛋白质加工和分泌过程中有着重要作用。

（1）高尔基复合体的形态结构　高尔基复合体的形态结构、数量、分布状态与细胞的生理功能有关。光镜下，高尔基复合体多为网状或颗粒状。电镜下，高尔基复合体是由顺面高尔基网、中央扁平囊和反面高尔基网所组成（图1-2）。

顺面高尔基网（CGN）主要由小囊泡构成，小囊泡是由粗面内质网"芽生"而来，载有粗面内质网合成的蛋白质。中央扁平囊为高尔基复合体中最富特征性的一种结构，一般有 3～8 个。反面高尔基网（TGN）位于扁平囊的反面，常有直径较大的囊泡。

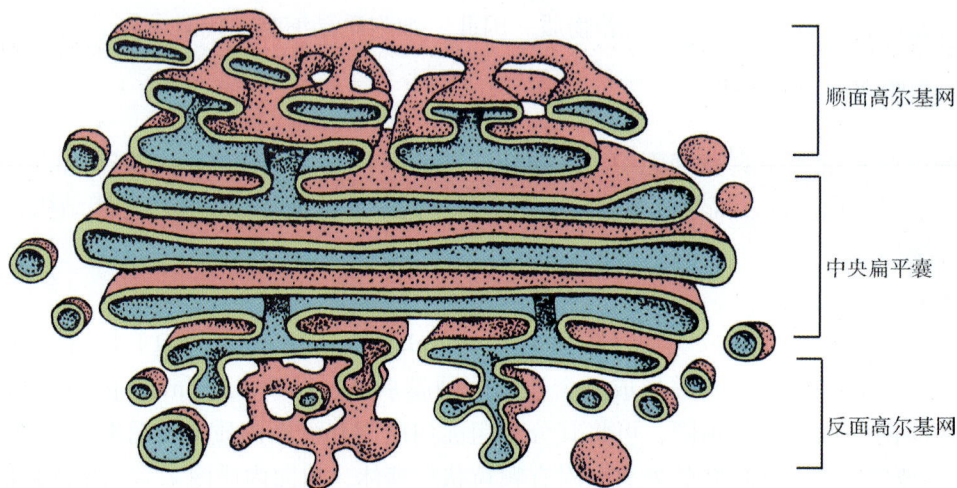

顺面高尔基网

中央扁平囊

反面高尔基网

图1-2　高尔基复合体立体结构模式图

（2）高尔基复合体的化学组成　主要是蛋白质和脂类。蛋白质的含量介于内质网膜和细胞膜之间。糖基转移酶被认为是高尔基复合体的特征性酶。

（3）高尔基复合体的功能　主要功能是对来源于粗面内质网合成的蛋白质进行糖基化等加工修饰；对粗面内质网合成的分泌蛋白、跨膜蛋白、溶酶体蛋白进行分选与运输。高尔基复合体通过给溶酶体酶蛋白加入甘露糖 -6- 磷酸信号，参与溶酶体的形成。

3. 溶酶体　是细胞内执行消化功能的主要场所。

（1）溶酶体的形态结构和化学组成　**溶酶体（lysosome）**是由一层厚约 6nm 的单位膜围成的球形或卵圆形囊状结构，直径在 0.2～0.8μm 之间，内含物的电子密度较高，故着色深。溶酶体含有 60 余种酸性水解酶，其中酸性磷酸酶是溶酶体的标志酶。溶酶体酶最适 pH 值为 5.0，pH 值大于 7.0 时溶酶体酶失去活性。溶酶体的膜蛋白质是高度糖基化的，保护溶酶体膜免受自身酶的消化。

（2）溶酶体的类型　根据溶酶体的形成过程和功能状态可将溶酶体分为初级溶酶体、次级溶酶体和残余小体。

初级溶酶体是由高尔基复合体扁平囊边缘膨大而分离出来的大囊泡与内体融合所形成的结构，不含作用底物，仅含水解酶。

次级溶酶体是初级溶酶体吞噬来自细胞外部或内部的物质时形成的，其中含有水解酶、作用底物和消化产物。根据底物的来源和性质不同，次级溶酶体又可分为异噬性溶酶体和自噬性溶酶体。前者的消化底物来源于细胞外，如细菌、异物及坏死组织等；后者的消化底物来源于细胞内，如细胞内衰老和损伤的细胞器。

残余小体是次级溶酶体到达末期阶段时，还剩下一些消化不了的残渣物质留在溶酶体内形成的。如肝细胞、心肌细胞等的残余小体形成电镜下观察到的脂褐素。

（3）溶酶体的功能 溶酶体的消化作用包括自噬作用和异噬作用。自噬作用是溶酶体对细胞自身衰老或损伤的细胞器的消化过程。异噬作用是溶酶体对细胞外源性异物（大分子营养物质、细菌、病毒等）的消化过程。溶酶体的自溶作用是指溶酶体膜破裂，释放出其中的水解酶到细胞内，引起细胞自身的消化分解。另外，某些情况下，溶酶体可通过胞吐方式将溶酶体酶释放到细胞之外，消化细胞外物质。如精子的顶体是一个大的特化的溶酶体，其释放的酶协助精子进入卵细胞内。

（4）溶酶体与疾病 现已发现有 40 多种疾病是由于溶酶体缺乏某些酶而引起的，由于酶的先天性缺乏以致相应的底物不能被消化，从而引起代谢障碍。例如，**台－萨氏病（Tay–Sachs disease）**又称黑蒙性家族痴呆症，是由于患者神经细胞溶酶体内缺乏 β－氨基己糖酯酶 A，致使神经节苷脂无法降解而贮积在脑组织中。硅肺的病因与溶酶体膜的破裂有关。目前，类风湿关节炎、休克和肿瘤等疾病与溶酶体的关系也日益受到人们的关注。

4. 过氧化物酶体 又称微体（microbody），是一种异质性的细胞器，在不同生物及不同发育阶段有所不同。常见于哺乳动物的肝细胞和肾细胞中。过氧化物酶体是由一层单位膜包裹的卵圆形或球形小体，直径约 0.5μm。过氧化物酶体中含有 40 多种酶，其中过氧化氢酶是过氧化物酶体的标志酶。过氧化物酶体利用此功能可有效去除血浆或细胞中的毒素。

（二）核糖体

核糖体（ribosome）又称核糖核蛋白体，是一种非膜性的细胞器，是细胞中蛋白质合成的中心场所。

1. 核糖体的类型和化学组成 生物体内存在两种基本类型的核糖体：一种是 70S 的核糖体，存在于原核细胞和真核细胞的线粒体内；另一种是 80S 的核糖体，存在于真核细胞。核糖体均由大亚基和小亚基组成。核糖体的主要化学成分是 rRNA 和蛋白质，但是原核细胞和真核细胞 rRNA 和蛋白质的数量和种类存在差异（表 1-2）。

表 1-2 真核细胞与原核细胞核糖体成分的比较

来源	类型	大亚基	小亚基	rRNA	蛋白质
原核细胞	70S	50S	30S	3种	82种
真核细胞	80S	60S	40S	4种	55种

2. 核糖体在细胞内的分布和活性部位 真核细胞中的核糖体可以游离于细胞质基质中，称游离核糖体，也可附着在内质网膜或核膜的外表面，称附着核糖体。在蛋白质合成过程中，同一条

mRNA 分子能够同多个核糖体结合，同时合成若干条多肽链，这种串联在同一条 mRNA 上的核糖体是蛋白质合成的功能单位，称多聚核糖体。

核糖体是细胞内合成蛋白质的细胞器，有六个活性部位与蛋白质合成密切相关。

3. 核糖体与蛋白质的合成 蛋白质生物合成的过程包括氨基酸的活化形成氨酰 –tRNA，肽链合成的起始、延伸、终止和释放等阶段。

（三）线粒体

线粒体（mitochondrion）是细胞内能量转换的重要细胞器，细胞内 95% 以上的能量来自线粒体。除了哺乳动物成熟红细胞以外，几乎所有的真核细胞都具有线粒体。

1. 线粒体的形态结构 光镜下，线粒体多呈线状、杆状或颗粒状，其形态常与细胞种类及生理状态有关。线粒体的直径一般为 0.5 ～ 1.0μm，长度为 3μm 左右。线粒体的形态、大小和分布根据所在的细胞类型和生理状态的不同呈现多变性和可塑性。

电镜下，线粒体是由两层单位膜围成的封闭的囊状结构，主要由外膜、内膜、膜间腔和基质四部分组成（图 1-3）。外膜厚约 6nm，平整、光滑。膜上有孔蛋白，为贯穿脂双分子层的筒状圆柱体，允许分子量低于 5kD 的分子通过其进入膜间腔。内膜位于外膜的内侧，厚度 6 ～ 8nm。内膜对物质的通透性很差，仅允许小的不带电荷的分子通过，如 O_2 和 CO_2。内膜向线粒体基质突出形成皱褶称线粒体嵴，嵴的出现大大增加了内膜的表面积。线粒体内膜和嵴的内表面覆盖有许多有柄的圆球形颗粒，称为基粒，也称 ATP 酶复合体，是偶联磷酸化形成 ATP 的关键装置，由头、柄部和基片组成。膜间腔是线粒体内外膜之间的腔隙，膜间腔内含有许多可溶性酶、底物和辅助因子。基质位于内膜的内侧，内含脂类、蛋白质和多种酶系，还有线粒体 DNA、核糖体、各种 RNA、DNA 聚合酶、氨基酸活化酶等，这些成分构成了线粒体自主的蛋白质表达系统。

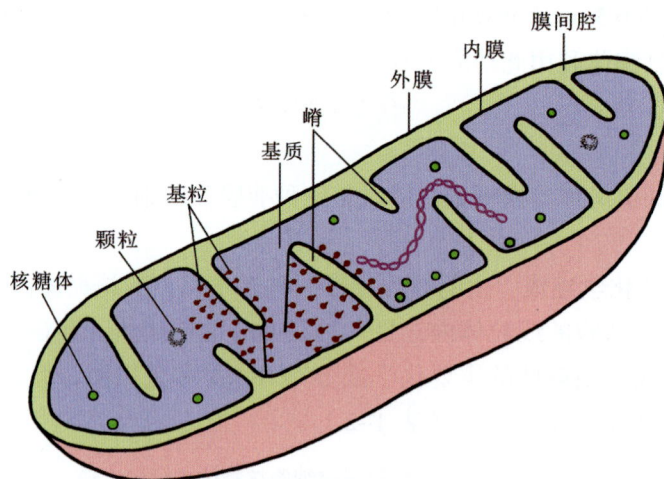

图1-3 线粒体超微结构模式图

2. 线粒体的主要功能 线粒体被称为细胞的氧化中心和能量工厂，其主要功能是对能源物质的氧化和能量的转换。线粒体在酶的催化及 O_2 的参与下，将糖、脂肪、氨基酸等能源物质彻底氧化并释放能量的过程称细胞氧化，也称细胞呼吸。在线粒体内膜上进行电子传递的过程中，将氧化反应释放的能量转化成细胞可利用的 ATP 的过程称为能量转换。

3. 线粒体的半自主性 线粒体有独立的遗传系统。线粒体 DNA（mitochondrial DNA，

mtDNA）和细菌 DNA 相似，是一条环状双链的 DNA 分子；mtDNA 可进行自我复制，转录自己的 mRNA、tRNA、rRNA；mtDNA 有自己的核糖体，能独立合成线粒体蛋白质；mtDNA 所用的遗传密码和通用的遗传密码不完全相同。但是，线粒体遗传系统受细胞核遗传系统的制约，90% 的线粒体蛋白质由核 DNA 编码。线粒体的生长和增殖受两套系统控制。因此，线粒体为半自主性细胞器。

（四）细胞骨架

真核细胞胞质内由蛋白质构成的纤维网络系统称**细胞骨架（cytoskeleton）**，包括微管、微丝和中间纤维三类结构。广义的细胞骨架还包括核骨架、细胞膜骨架和细胞外基质。

1. 微管 微管（microtubule，MT）即直径为 24 ～ 26nm 的中空管状纤维，内径约 15nm。微管的主要化学成分是**微管蛋白（tubulin）**，α 微管蛋白和 β 微管蛋白构成的异二聚体是微管的基本结构单位。微管结合蛋白（MAP）包括结合微管的结构域和向外突出的结构域，是与质膜、中间纤维和其他细胞组分结合的蛋白质，与微管的功能相关。细胞中的微管有单管、二联管和三联管三种类型。

微管与微丝、中间纤维共同维持细胞的形态；参与细胞内物质运输及细胞器的位移；参与细胞内染色体的运动，调节细胞分裂；参与细胞内信号转导；是构成纤毛、鞭毛和中心粒的主要结构，参与细胞运动。

2. 微丝 微丝（microfilament，MF）即由肌动蛋白构成的实心纤维，直径约 7nm。微丝的主要化学成分是**肌动蛋白（actin）**。肌动蛋白在细胞中有两种存在方式，一种是呈游离状态的球状肌动蛋白单体，称 G- 肌动蛋白；另一种是由 G- 肌动蛋白聚合形成的纤维状肌动蛋白，称 F- 肌动蛋白，F- 肌动蛋白呈螺旋状。每个肌动蛋白分子都具有明显的极性，所以它们首尾相接后形成的微丝也具有极性。

微丝与微管共同组成细胞的支架，以维持细胞的形状，如小肠上皮细胞表面的微绒毛是靠微丝支撑来维持其形态的。微丝可参与细胞的各种运动，如细胞的胞吞、胞吐作用等。微丝可调节肌肉收缩。微丝参与细胞分裂，在动物细胞有丝分裂末期时，在细胞中央胞膜下的收缩环主要由微丝形成，由其帮助细胞完成分裂。

3. 中间纤维 中间纤维（intermediate filament，IF）在电镜下呈直径为 10nm 的绳索状纤维，直径介于微丝和微管之间。中间纤维的主要化学成分是中间丝蛋白。

中间纤维是最稳定的细胞骨架成分，主要起到支撑作用。中间纤维对细胞器和细胞核在细胞内的固定，以及保持细胞特定形态发挥了重要的机械性支架作用。中间纤维参与细胞内信息传递及物质运输，也参与细胞的分化。

三、细胞核

细胞核（nucleus）是细胞生命活动的中心，是真核细胞与原核细胞的主要区别之一。细胞核将遗传物质 DNA 与细胞质隔开，使得细胞功能区域化，复制和转录在细胞核完成，转录后形成的 mRNA 通过核孔转运至细胞质，在细胞质的核糖体完成蛋白质的合成。

（一）细胞核的形态、大小、数目和位置

细胞核的形态多种多样，一般与细胞的形态相适应。如人血液中单核细胞的核为肾形或马蹄形；血管内皮细胞的核为扁平形等。细胞核的大小在不同生物、不同生理状态下有所不同，一般

与 DNA 含量成正比。常用细胞核与细胞质的体积比即核质比（NP）来表示细胞核的相对大小。分化程度低的细胞的核相对体积较大，如各种干细胞、胚胎细胞、肿瘤细胞等。

一般来说，一个细胞只有一个核。但软骨细胞、肝细胞和肾小管上皮细胞这些增殖速度较快或功能活跃的细胞常有两个核，骨骼肌细胞甚至有几十个核，破骨细胞的核可达数百个，而哺乳动物外周血中的成熟红细胞没有核。细胞核一般位于细胞的中心位置或稍偏向一侧。

（二）细胞核的结构

细胞核的形态结构随细胞的增殖过程呈周期性变化，只有在细胞分裂间期时才能观察到核的完整结构。细胞分裂间期细胞核的基本结构包括核被膜、染色质、核仁及核基质四部分。

1. 核被膜 又称核膜，是细胞内膜系统的一部分。电镜下，核被膜由内外两层单位膜构成，分别为外核膜和内核膜，在核被膜上可见有规律排列的核孔。

外核膜面向细胞质，厚 4 ～ 10nm，外表面附有核糖体，也可合成蛋白质。外核膜与粗面内质网相连。内核膜面向核质，无核糖体附着，内表面有一层由蛋白质构成的核纤层附着。内、外核膜之间有宽为 20 ～ 40nm 的腔隙，称核周间隙。核周间隙与粗面内质网腔相通，内含有呈溶解状态的各种蛋白质和酶。核膜上存在着由内、外核膜的局部融合形成的环形孔道，称核孔。核孔是细胞核与细胞质间物质交换的通道，并有一定选择性。核纤层是一层由核纤层蛋白组成的纤维网络结构，在细胞的有丝分裂中和核被膜的崩解与重组密切相关。核纤层磷酸化时，核被膜崩解；去磷酸化时，核被膜重组。

2. 染色质和染色体 **染色质（chromatin）**是在间期细胞核内伸展、弥散呈丝网状分布，易被碱性染料着色的物质，是间期核内遗传物质的存在形式。进入分裂期后，染色质经螺旋、折叠卷曲形成的棒状结构称**染色体（chromosome）**。因此，染色质和染色体是同一物质在细胞间期和分裂期表现出的不同形态。

（1）染色质的化学成分 染色质的主要化学物质是 DNA、组蛋白、非组蛋白和少量的 RNA。DNA 是遗传信息的携带者，是染色体中结构性质稳定、数量恒定的基本成分。

组蛋白属碱性蛋白质，带正电荷，可以与酸性的 DNA 紧密结合，染色质中组蛋白与 DNA 含量之比近于 1 ：1。组蛋白只在 S 期合成。组蛋白对维持染色质结构和功能的完整性起关键作用。

非组蛋白是染色质中除组蛋白以外所有蛋白质的统称，是酸性蛋白质，带负电荷。非组蛋白在整个细胞周期都进行合成。非组蛋白与组蛋白结合，能特异性地解除组蛋白对 DNA 活性的抑制作用，其功能主要有：帮助 DNA 折叠；启动基因的复制；调控基因的表达。

染色质中 RNA 的含量很低，而且在不同物种间含量变化较大，大部分被认为是新合成的各类 RNA 的前体。

（2）常染色质和异染色质 根据螺旋化和折叠程度的不同，间期细胞核内的染色质可分常染色质和异染色质（图 1-4，表 1-3）。

常染色质（euchromatin）是间期核内结构较疏松、螺旋化程度低、不易被碱性染料着色且功能活跃的染色质。常染色质多分布于细胞核的中央，少量分布于核仁内。常染色质的 DNA 主要由单一序列和重复序列构成。

异染色质（heterochromatin）是间期核内一种高度螺旋化、易被碱性染料着色且功能不活跃的染色质。异染色质多分布于核膜边缘、核仁周围。

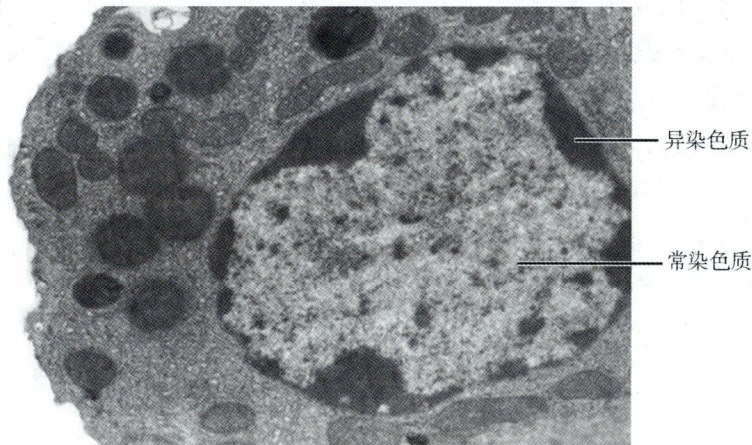

图1-4 精原细胞间期细胞核

表 1-3 常染色质与异染色质的区别

特征	常染色质	异染色质
数量和分布	绝大部分，细胞中央	核膜边缘、核仁周围染色质
螺旋化程度	疏松	紧密
组成特性	含单一和重复序列	结构异染色质多为高度重复序列；功能异染色质含有活动基因
DNA复制	正常	晚
DNA转录	活跃	不活跃

性染色质是 X 和 Y 染色体在间期细胞核中显示出来的一种特殊结构。

人的性别是由人类细胞中的性染色体决定的，性染色体有 X 和 Y 染色体两种，相互组合形成正常男性的核型46，XY 及正常女性的核型46，XX。其中，对性别起决定性作用的是 Y 染色体，目前已经证实 Y 染色体上有性别决定区（SRY），SRY 上有一重要基因——睾丸决定因子（TDF），可以决定睾丸的发育。

（3）人类染色体的数目、形态与结构 人类体细胞为二倍体细胞（2n），有 46 条染色体。每条中期染色体均含有两条染色单体（chromatid），它们在着丝粒处相连，互称姐妹染色单体。着丝粒位于两条染色单体连接处，将染色体分为两个臂，即短臂（p）和长臂（q）。

（4）常见的染色体病 染色体数目或结构畸变所导致的疾病称染色体病（chromosome disease）。常染色体病患者临床上常出现智力低下、生长发育迟缓及特征性异常体征（或面容），可见合并先天性多发畸形。性染色体病的主要表现有性发育不全或两性畸形、智力低下等。

3. 核仁 核仁（nucleolus）即真核细胞间期核中最明显的结构，其形状、大小、数目随着细胞种类和生理状态不同而异，一般为 1 个或几个。一般蛋白质合成旺盛和分裂增殖较快的细胞有较大和数目较多的核仁，反之核仁很小或缺如。

（1）核仁的化学组成 主要成分为蛋白质，占核仁干重的80%，RNA 约占干重的10%，DNA 占核仁干重的8%，脂类含量极少。蛋白质种类很多，如核糖体蛋白、组蛋白、非组蛋白、RNA 聚合酶、ATP 酶等多种酶系。

（2）核仁的结构 电镜下，核仁是一个无界膜包围的网络状结构，可见 3 个特征性区域。①纤维中心（FC）：为核仁中央的低电子密度浅染区，主要成分为 rDNA 伸出的襻环。②致密纤维组分（DFC）：电子密度最高，位于浅染区周围，呈环形或半月形包围纤维中心。主要含有正在转录的 rRNA 分子、核糖体蛋白及某些特异性的 RNA 结合蛋白。③颗粒组分（GC）：由直径为 15 ～ 20nm 的致密颗粒构成，分布于核仁的外侧。这些颗粒代表着正在加工、处于不同成熟阶段的核糖体大、小亚基的前体。

除以上三种特征性组分外，核仁还被一些染色质包围，称为核仁相随染色质。核仁相随染色质分为核仁周围染色质、核仁内染色质两部分。核仁内还包括一些无定形的核仁基质。

（3）核仁周期　核仁是一种动态的结构，随着细胞周期的变化而变化，即形成－消失－形成，这种变化称为核仁周期。当细胞进入有丝分裂时，核仁先变形和变小，最终解体消失；在分裂末期时，核仁组织区 DNA 解凝集，rRNA 合成重新开始，由核仁组织区组装构成核仁。

（4）核仁的功能　核仁是 rRNA 合成、加工和组装核糖体大、小亚基的重要场所。真核细胞中，大、小亚基经过核孔运输到细胞质中，成为有功能的核糖体。

4. 核基质　核基质（nuclear matrix）指细胞核内除核膜、染色质和核仁外的由蛋白质构成的纤维网架结构系统，又称**核骨架（nuclear skeleton）**。核骨架与胞质骨架有一定联系，并且基本形态也很相似。

核基质成分复杂，网架纤维粗细不一，直径 3 ～ 30nm。核骨架的主要化学成分是蛋白质。

核基质参与真核细胞染色体的构建，30nm 的染色质纤维就是结合在核骨架上，形成放射环状的结构，在分裂期进一步包装成在光镜下可见的染色体。核基质在基因表达调控、DNA 复制、DNA 损伤修复、RNA 转录及转录后的加工和运输过程也都有着重要的作用。

第三节　细胞的增殖

细胞增殖（cell proliferation）是指细胞通过生长和分裂获得和母细胞一样遗传特性的子细胞，从而使细胞数目成倍增加的过程。细胞增殖是机体生长发育、繁殖后代、创伤修复、新陈代谢和细胞分化的基础。

一、细胞的增殖方式

细胞增殖方式主要有 3 种：无丝分裂、有丝分裂和减数分裂。

1. 无丝分裂（amitosis）　又称直接分裂，细胞分裂时核伸长，从中部缢缩，然后胞质分裂，期间不涉及纺锤体形成和染色体的变化。无丝分裂是低等生物增殖的主要方式，在人体中只发生在某些迅速分裂的组织，如口腔上皮及创伤修复等组织中。

2. 有丝分裂（mitosis）　又称间接分裂，是真核细胞最主要的增殖方式。因在细胞分裂过程中形成专门执行细胞分裂功能的临时性细胞器——有丝分裂器而得名。

3. 减数分裂（meiosis）　又称成熟分裂，是有性生殖生物的生殖细胞（又称配子）在形成过程中发生的一种特殊的有丝分裂，其特点是遗传物质复制一次，而细胞连续分裂两次，形成单倍体的配子。

二、细胞的增殖周期

从亲代细胞分裂结束到子代细胞分裂结束之间的间隔时期即为一个**细胞增殖周期（cell generation cycle）**，简称**细胞周期（cell cycle）**。细胞周期是生物繁殖的必要机制，在这一过程中，细胞数目增加一倍，细胞的遗传物质复制一次并均等地分配到两个子细胞中。根据光镜所观察到的细胞分裂时的活动，将细胞周期分为两个主要时期（图1-5）：分裂间期和分裂期（M）。

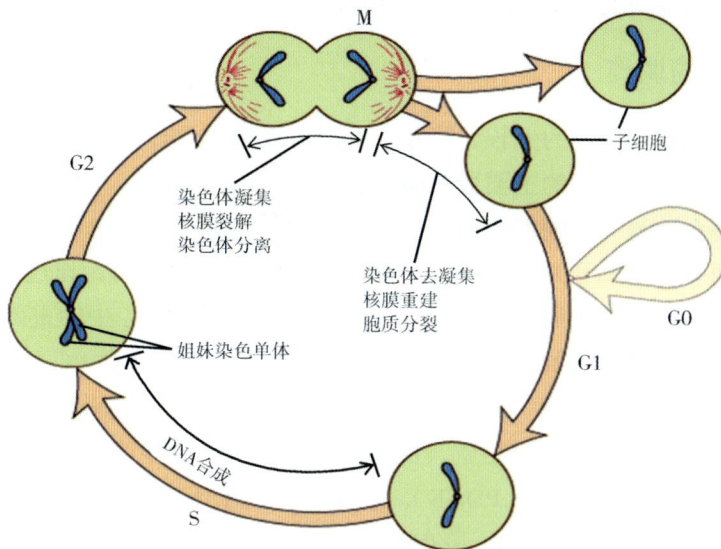

图1-5　细胞增殖周期示意图

细胞周期时间（cell cycle time，TC） 指从第一次细胞分裂结束到第二次细胞分裂结束所经历的时间。不同种类的细胞周期时间可以有很大差别，主要取决于 G1 期的长短。

（一）细胞增殖周期各时相的特点

细胞周期各时相均有各自的特点，为了便于对细胞周期活动的理解，仅对细胞周期中有关遗传物质的复制和细胞分裂活动进行叙述。

1. G1 期（DNA 合成前期）　此期是指从上一次细胞分裂结束到 S 期之间的一段时间，该期所占时间最长，是细胞生长的关键时期。此期内细胞进行大量的生物合成，产生大量的 RNA 和蛋白质。

2. S 期（DNA 合成期）　此期细胞主要进行 DNA 的复制、组蛋白和非组蛋白等染色质成分的合成及染色质的组装。DNA 复制是细胞增殖的关键，中心粒复制开始于 G1 期末，一直延续到 S 期晚期，此时细胞中已含有两对中心粒。

3. G2 期（DNA 合成后期）　此期细胞主要进行分裂前的物质准备，合成 M 期所需要的物质。

4. M 期（有丝分裂期）　此期是一个复杂的连续动态过程，细胞周期中 M 期占用的时间最短，但细胞的形态结构变化最大。此期细胞主要的生化特点是 RNA 合成停止、蛋白质合成减少以及染色体高度螺旋化。

（1）前期　前期的特征：染色质逐渐凝集形成染色体；纺锤体逐渐形成；核仁解体；核膜消失。

（2）中期　中期是从核膜消失到有丝分裂器完全形成的时期。中期特征：纺锤体和赤道板形成。该期染色体最大限度地被压缩，呈现出典型的中期染色体形态特征。

此期如果用药物，如秋水仙碱，可抑制微管的聚合，破坏纺锤体的形成，细胞分裂就被阻断在有丝分裂中期。因此，可获得大量中期细胞，进行细胞染色体组分析。

（3）后期　后期的主要特征：着丝粒分开，两条染色单体移向两极。

（4）末期 末期是从染色单体到达两极开始，至形成两个新细胞为止的一段时期。末期的主要特征：染色体解螺旋重新变成染色质，核仁、核膜重新形成。

（二）细胞周期的调控

细胞周期的精确调控对机体的生长、繁殖、发育都极为重要。

1. 细胞内参与细胞周期调控的主要蛋白质

（1）细胞周期蛋白 是一类随细胞周期进程而呈周期性变化的蛋白质。

（2）细胞周期依赖性蛋白激酶 是一组丝氨酸/苏氨酸蛋白激酶，通过对丝氨酸/苏氨酸蛋白的化学作用驱动细胞周期，和周期蛋白协同作用，是细胞周期调控中的重要因子。

（3）细胞周期蛋白依赖激酶抑制因子 对细胞周期起负调控作用。

2. 细胞外调控细胞增殖的因素 细胞增殖是通过细胞信号转导机制来实现的。生长因子是细胞外一大类参与调控细胞增殖的信号物质。目前发现的生长因子多达几十种，大多有促进细胞增殖的功能，如血小板衍生生长因子（PDGF）、表皮生长因子（EGF）；有些具有抑制细胞增殖的作用，如抑素、肿瘤坏死因子（TNF）；还有些具有双向调控作用，如转化生长因子β。

3. 细胞周期检查点的调控 哺乳动物细胞周期有两个主要的调控点：一个是G1/S期检查点，是细胞周期的主要调控点；另一个是G2/M期检查点（图1-6）。

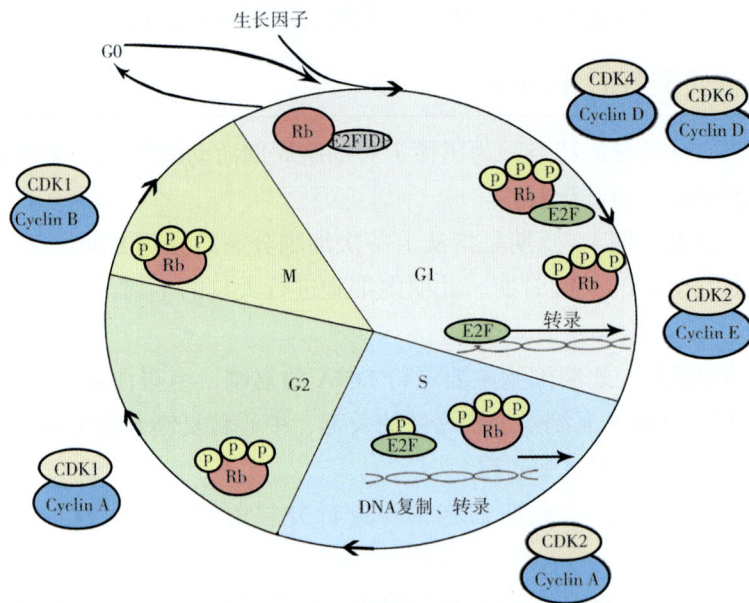

图1-6 细胞周期的调控

三、减数分裂和配子发生

（一）减数分裂

1. 减数分裂过程 减数分裂过程中细胞连续分裂两次。减数分裂可分为四个阶段：减数分裂前间期、第一次减数分裂期、减数分裂间期和第二次减数分裂期（图1-7）。

（1）减数分裂前间期 是指间期细胞在进入减数分裂之前，要经过一个较长的间期。这一阶段分为G1期、S期和G2期。G2期是有丝分裂细胞向减数分裂转化的关键。

（2）第一次减数分裂期（减数分裂Ⅰ） 有两个主要特点：同源染色体彼此分离，分别进入两个子细胞，且同源染色体分开之前要发生交换和重组；同源染色体的分离是随机的，非同源染色体是自由组合的。结果是染色体组发生重新组合。

1）前期Ⅰ：变化最复杂，呈现许多减数分裂的特征性变化，如同源染色体配对、非姐妹染色单体互换等。可分为5个时期：细线期、偶线期、粗线期、双线期和终变期。核膜破裂和消失，是前期Ⅰ结束的标志。

2）中期Ⅰ：主要特点是同源染色体排列在赤道面上。纺锤体进入核区，染色体以四分体的形式排列在细胞中央。

3）后期Ⅰ：同源染色体分别向两极移动，子细胞中的染色体数目减半。

4）末期Ⅰ：每一个极接受一套随机组合的染色体组。末期Ⅰ进行胞质分裂。

（3）减数分裂间期 是在减数分裂Ⅰ和减数分裂Ⅱ之间的短暂时期。此期不进行DNA合成，只进行动粒组装和中心粒复制。次级精母细胞和次级卵母细胞均为处于减数分裂间期的细胞。

（4）第二次减数分裂期（减数分裂Ⅱ） 第二次减数分裂分为前期Ⅱ、中期Ⅱ、后期Ⅱ和末期Ⅱ。其过程与有丝分裂过程基本相同，染色体排列在细胞中央，姐妹染色单体被拉向两极。末期Ⅱ染色体完全移到两极去凝集成染色质。核仁、核膜重新形成，细胞质分裂并形成两个子细胞。

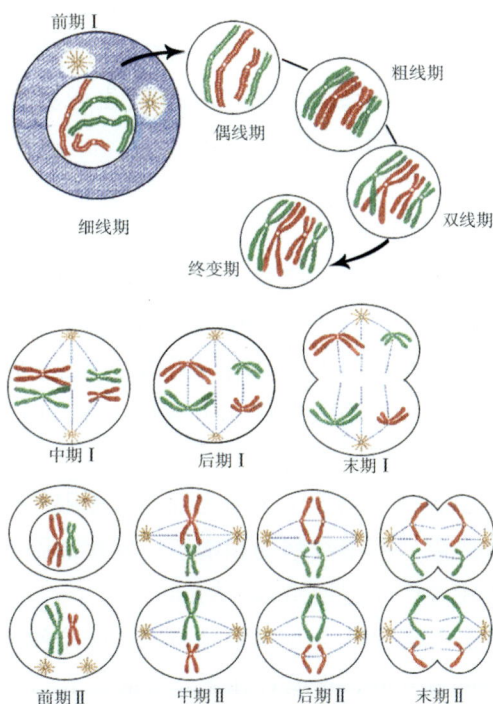

图1-7 减数分裂过程示意图

经过上述减数分裂过程，一个母细胞分裂成4个子细胞，每个子细胞中只含有一套染色体，是单倍体。

2. 减数分裂的生物学意义 减数分裂保证了有性生殖生物在世代交替中染色体数目的恒定；减数分裂通过同源染色体的交叉互换，使遗传物质得以重组和非同源染色体自由组合，增加了生物的多样性。

3. 减数分裂与有丝分裂的比较 减数分裂与有丝分裂的共同点：分裂过程基本相同（动物有中心粒的复制、分离），染色体在分裂间期复制、分裂期实现平均分布。但二者之间也有许多差异（表1-4）。

表1-4　减数分裂与有丝分裂的比较

	减数分裂	有丝分裂
发生	生殖细胞	
DNA复制	复制一次，细胞分裂二次，染色体数目减半，一侧有动粒（减数分裂Ⅰ）	复制一次，细胞分裂一次，染色体数目不变，两侧有动粒
DNA合成时段	S期	S期
联会、交换	减数分裂Ⅰ有	无
持续时间	男性24小时，女性数年	1～2小时
结果	产生遗传的多样性	遗传物质保持恒定

（二）配子发生

配子发生是有性生殖过程中精子和卵子的形成过程。其共同特点：都经过一系列有丝分裂后，在成熟期进行减数分裂。人类精子和卵子的形成过程都经历增殖期、生长期、成熟期，精子细胞还要经过变形期形成精子。一个初级精母细胞经过减数分裂，产生4个具有相同生理功能的精子；一个初级卵母细胞经过减数分裂，产生1个具有生理功能的卵细胞和3个功能不明的极体。

四、细胞增殖与肿瘤

肿瘤细胞是体内一些正常细胞生长失去控制，并出现异常分化的细胞群。细胞增殖能力失去控制是肿瘤细胞增殖的一大特征。研究表明，肿瘤细胞的迅速增长并不是由于细胞周期时间变短，细胞分裂加快，大多数肿瘤细胞增殖周期时间与其相对应的正常细胞的周期时间相同。在肿瘤细胞群中，处于G0期的细胞很少，绝大多数处于增殖状态，而且细胞具有无限的增殖能力。与正常细胞增殖相比，肿瘤细胞还有以下不同。

1. 永生性　也称不死性，指在体外培养中表现为细胞可无限传代而不凋亡的能力。体外培养的恶性肿瘤细胞失去接触抑制现象，能继续移动和增殖，导致细胞向三维空间扩展，使细胞发生堆积。肿瘤细胞还有自泌或内泌性产生促增殖因子的能力。

2. 分裂方式　肿瘤细胞不仅增殖能力与正常细胞不同，在增殖方式上也有向低等方式转变的倾向。肿瘤细胞除了有丝分裂的方式外，普遍存在无丝分裂。

五、干细胞

干细胞（stem cell）是指具有无限或较长期的自我更新能力的细胞，能产生一种以上高度分化的子代细胞。目前，对干细胞的研究多集中在造血干细胞、神经干细胞和胚胎干细胞等方面。

受精卵具有分化为体内多种不同类型细胞的潜能，并能发育成一个完整的个体，细胞的这一潜能称为全能性，具有这种潜能的细胞称全能干细胞，可以直接克隆人体。不同组织中都有干细胞的存在，但随着年龄的增长，干细胞的数量逐渐减少，其分化潜能也会逐渐降低。在干细胞的发育过程中还有一种中间类型的细胞称为祖细胞，其具有有限的增殖和分化能力，但是没有自我更新能力，经过几轮细胞分裂周期后产生两个子代细胞（终末分化细胞）。

（一）干细胞的分类

一般来说，干细胞的分类方法有两种：一是根据干细胞所处的发育阶段分为胚胎干细胞和成体干细胞；二是根据干细胞分化潜能将干细胞分为全能干细胞、多能干细胞和单能干细胞。

1. 胚胎干细胞 简称 ES 细胞，是指源自胚泡内细胞团的一类特定细胞群，具有多向性分化潜能。

2. 成体干细胞 是一类成熟较慢、只能自我维持增殖且未分化的细胞。这种细胞存在于各种组织的特定位置上，一旦被需要可按发育途径先进行细胞分裂，然后通过分化产生出另外一群具有有限分裂能力的细胞群。

（二）干细胞的基本特征

干细胞是生物个体发育和组织发生的基础，对于干细胞的生物学特性的了解有助于对发育现象的认识，并有利于进一步加深对人体的生理和病理状况发生机制的认识。

1. 干细胞的形态学特征 各种哺乳动物的胚胎干细胞在形态上都具有一定的共同特征。干细胞通常呈圆形或椭圆形，体积小，核质比较大，细胞间结合紧密，细胞染色不明显。

2. 干细胞的生化特征 干细胞的生化特性与其组织类型密切相关，还与其分化程度有关。通常来说，干细胞都具有比较高的端粒酶活性，不同的干细胞具有各自特异的生化标志。但是，不能仅根据细胞的形态和表面抗原来寻找干细胞。

3. 干细胞的增殖方式 通过细胞动力学的研究，干细胞本身的分裂通常很缓慢，这种缓慢增殖有利于干细胞对特定的外界信号做出反应，以决定是进入增殖状态，还是特定的分化程度。

4. 干细胞的多向分化潜能 具有多向分化能力是干细胞的本质特征。越来越多的研究证明，分离自成体的干细胞在适宜的条件下，表现出了更广泛的分化能力，甚至实现跨胚层的分化。

第四节 基本组织

一、上皮组织

上皮组织（epithelial tissue）由排列密集、形态规则的上皮细胞与极少量的细胞外基质组成。上皮细胞具有明显的**极性**（polarity），分为游离面和基底面，基底面与结缔组织间有一层薄膜，称为**基膜**。上皮组织内大多无血管，但有丰富的神经末梢，能感受冷热、轻触和痛觉。

上皮组织具有保护、吸收、分泌、排泄等功能。根据上皮组织的形态和功能，可将其分为被覆上皮、腺上皮和感觉上皮等。

（一）被覆上皮

被覆上皮（covering epithelium）分布广泛，覆盖于身体外表面，或衬贴在体内的各种管、腔、囊的内表面。根据上皮细胞的层数，分为单层上皮和复层上皮（表 1-5）。

表 1-5　被覆上皮的分类及主要分布

	上皮类型	主要分布
单层上皮	单层扁平上皮	内皮：心、血管和淋巴管的腔面 间皮：胸膜、腹膜和心包膜的表面
	单层立方上皮	肾小管、甲状腺滤泡等
	单层柱状上皮	胃、肠、胆囊、子宫等腔面
	假复层纤毛柱状上皮	呼吸管道等腔面
复层上皮	复层扁平上皮	未角化的：口腔、食管和阴道等腔面 角化的：皮肤表皮
	复层柱状上皮	眼睑结膜、男性尿道等
	变移上皮	肾盏、肾盂、输尿管和膀胱等腔面

1. 单层扁平上皮　仅由一层扁平细胞构成。核扁圆形，位于细胞中央；从垂直切面观察，细胞很薄，只有含核的部分稍厚（图 1-8）。根据分布位置不同可分为**内皮**（**endothelium**）和**间皮**（**mesothelium**）（表 1-5），有利于物质交换并能减少摩擦。

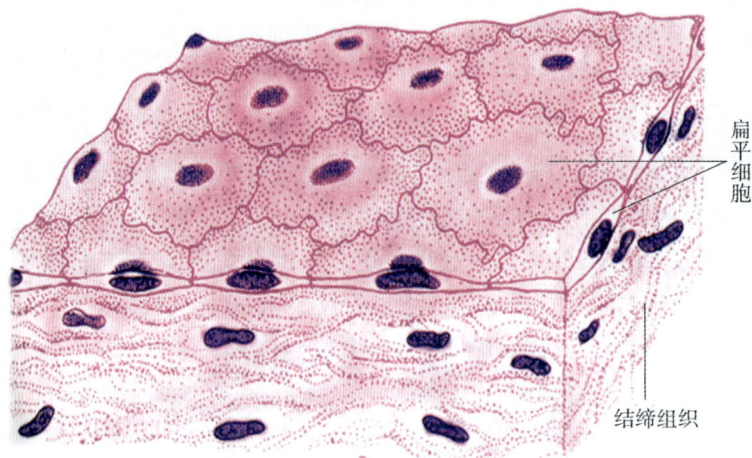

图1-8　单层扁平上皮立体模式图

2. 单层立方上皮　由一层立方形的细胞组成，表面观呈六边形或多边形；从垂直切面观察：呈立方形。核圆形，位于中央（图 1-9）。主要分布于肾小管、甲状腺滤泡等处，具有吸收和分泌的功能。

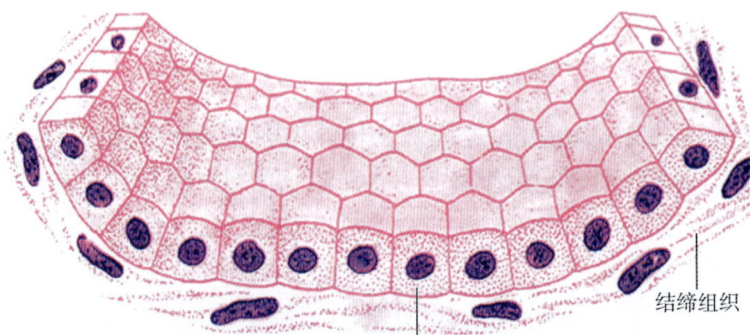

图1-9　单层立方上皮立体模式图

3. 单层柱状上皮 由一层棱柱状细胞组成。从垂直切面观察，细胞为柱状，核椭圆形，多位于细胞基底部。分布于胃、肠、胆囊、输卵管和子宫等器官的腔面，主要有吸收和分泌的功能。肠壁的上皮细胞之间有许多散在的**杯状细胞（goblet cell）**，可分泌黏液，润滑和保护上皮（图1-10）。

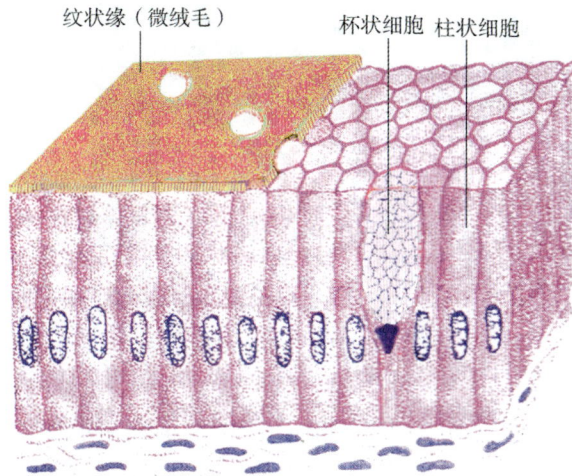

图1-10 单层柱状上皮立体模式图

4. 假复层纤毛柱状上皮 由形态不同、高低不等的细胞组成。有纤毛、柱状细胞、梭形细胞、锥形细胞和杯状细胞，其中柱状细胞最多。因核的位置参差不齐，貌似复层（图1-11）。主要分布在咽、喉、气管、支气管等腔面，主要起保护作用。

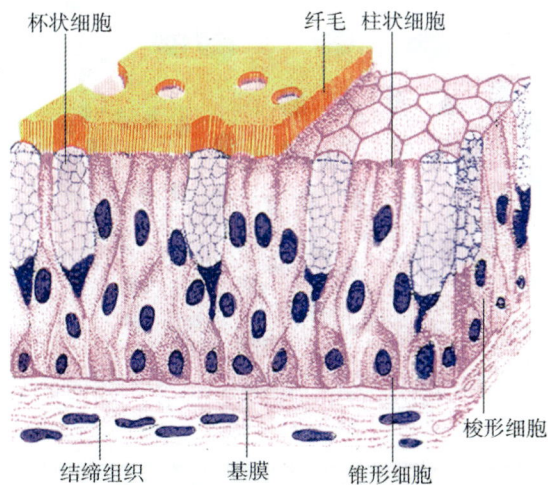

图1-11 假复层纤毛柱状上皮立体模式图

5. 复层扁平上皮 又称复层鳞状上皮，由多层细胞组成。从垂直切面观察，基底层由一层矮柱状细胞组成，为干细胞。中间数层细胞为多边形，浅表数层上皮细胞为扁平鳞片状并出现退化、脱落现象。该上皮与深层结缔组织的连接处凹凸不平（图1-12）。分布在皮肤表层的上皮细胞已无核，细胞干硬且可脱落，称为**角化的复层扁平上皮**；分布于口腔、食管和阴道腔面的称为**未角化的复层扁平上皮**。此种上皮具有很强的机械保护作用和较强的再生修复能力。

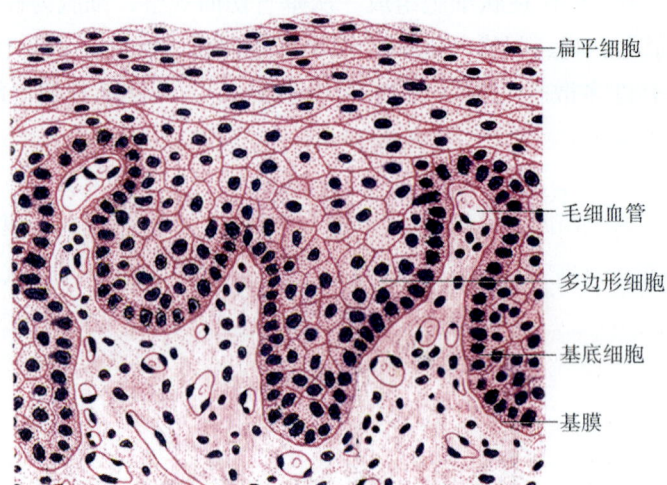

图1-12　复层扁平上皮模式图

6. 变移上皮　又称移行上皮，分为表层细胞、中间层细胞和基底层细胞。其特点是细胞形态和层数随器官功能状态不同而变化。表层的盖细胞可保护其深部细胞免受尿液侵蚀。中间几层细胞呈多边形，基底细胞为立方形（图 1-13、图 1-14）。

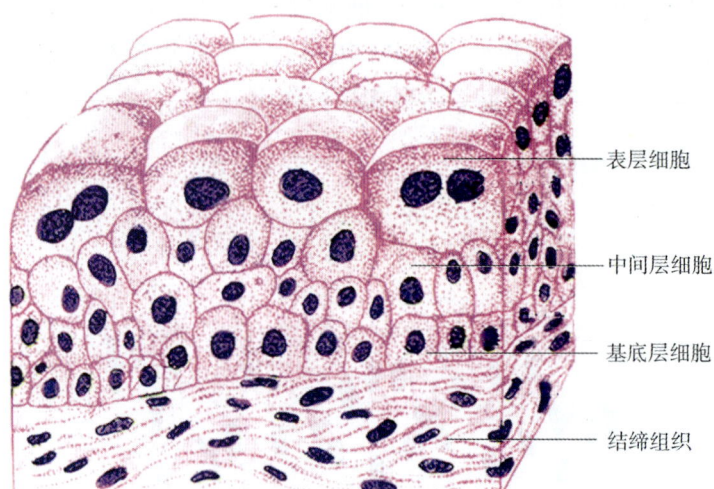

图1-13　变移上皮立体模式图（收缩状态）

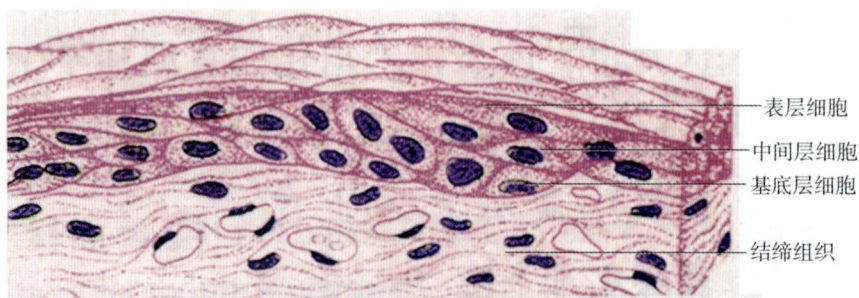

图1-14　变移上皮立体模式图（扩张状态）

（二）腺上皮和腺

腺上皮（glandular epithelium） 指由腺细胞组成并以分泌功能为主的上皮；以腺上皮为主要成分所组成的器官称腺。有的腺分泌物经导管排至体表或器官腔内，称**外分泌腺（exocrine gland）**，如汗腺、肠腺等。有的腺无导管，分泌物（主要为激素）释放入血液或淋巴中，称**内分泌腺（endocrine gland）**，如甲状腺、肾上腺等。

1. 腺细胞　通常根据腺细胞产生分泌物的化学成分不同，将腺细胞归纳为四种。①**蛋白质分泌细胞**：锥体形细胞的顶部含许多酶原颗粒，基底部胞质呈强嗜碱性，又称**浆液性细胞（serous cell）**。该细胞分泌物稀薄，富含酶类，具有消化作用。②**糖蛋白分泌细胞**：细胞呈锥体形，胞质内充满黏原颗粒。HE 染色，因颗粒被溶解而呈泡沫状或空泡状，又称**黏液性细胞（mucous cell）**。该细胞分泌物较黏稠，起滑润和保护上皮的作用。③**类固醇分泌细胞**：细胞圆形或多边形，胞质内含有大量脂滴。电镜下，胞质内滑面内质网丰富，并可见许多管状嵴线粒体和含脂类小泡，可分泌类固醇激素。④**肽分泌细胞**：细胞为圆形、多边形或锥形，基底部含有大小不等的分泌颗粒，故又称**基底颗粒细胞**，可产生肽类和胺类激素，属于 APUD 细胞。

其中蛋白质分泌细胞和糖蛋白分泌细胞为外分泌腺细胞，类固醇分泌细胞和肽分泌细胞属内分泌腺细胞。

2. 外分泌腺的结构　外分泌腺可分为单细胞腺和多细胞腺。杯状细胞属单细胞腺。人体大部分外分泌腺为多细胞腺，由分泌部和导管两部分组成（图 1-15）。

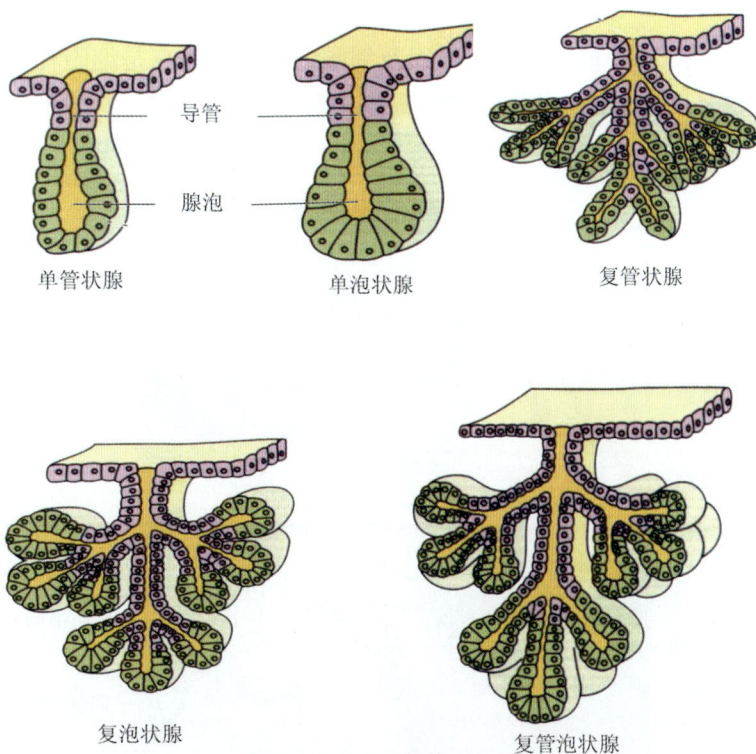

图1-15　外分泌腺结构模式图

（1）分泌部　分泌部多由一层腺细胞组成。泡状或管泡状的分泌部称**腺泡（acinus）**。腺泡分泌物释放入腺泡腔。

（2）导管   **导管（duct）**直接与分泌部连通，由单层或复层上皮构成，可将分泌物排至体表或器官腔内。

3. 外分泌腺的分类   根据分泌物性质分类：①**浆液性腺（serous gland）**，由浆液性细胞构成，如腮腺、胰腺。②**黏液性腺（mucous gland）**，由黏液性细胞构成，如十二指肠腺、子宫腺等。③**混合性腺（mixed gland）**，由浆液性细胞和黏液性细胞共同构成的腺泡组成，如舌下腺、下颌下腺。

二、结缔组织

结缔组织（connective tissue）由细胞和大量细胞外基质构成。其功能复杂，组织形式多样化，但它们之间却有着共同的特点：细胞的种类多，数量少，无极性地分散在细胞外基质中。细胞外基质多由基质和纤维构成，功能多样，主要为连接、支持、保护、防御、运输和营养等功能。

根据结缔组织基质的物理性状，广义的结缔组织分为基质呈胶体状的固有结缔组织，基质呈液体状的血液和淋巴，以及基质呈固体状的软骨组织和骨组织三大类；狭义的结缔组织仅指固有结缔组织。

（一）固有结缔组织

固有结缔组织分布广泛，按其结构和功能的不同可分为疏松结缔组织、致密结缔组织、网状组织和脂肪组织。

1. 疏松结缔组织   广泛分布于器官、组织及细胞之间。其特点是细胞种类较多而数量较少，纤维少，基质含量较多，故又称为**蜂窝组织**。该组织具有连接、支持、防御、保护、营养和创伤修复等功能（图 1-16）。

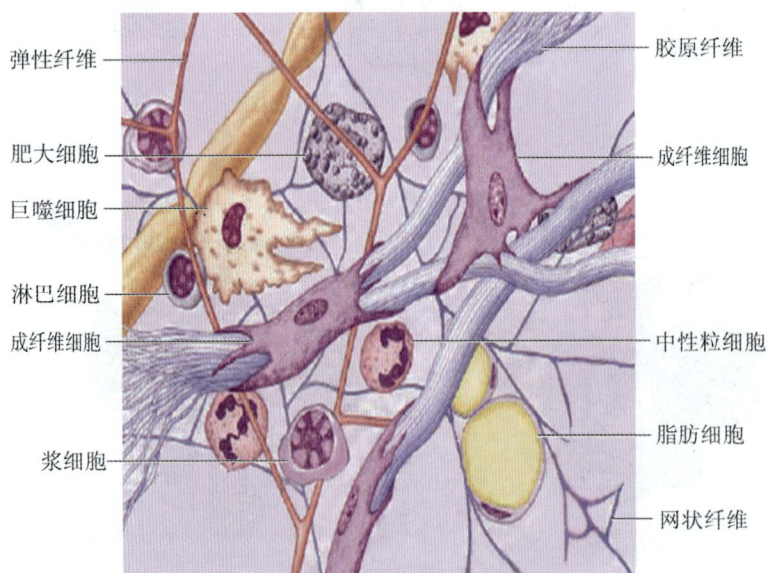

图1-16   疏松结缔组织铺片模式图

（1）基质   是由生物大分子构成的黏稠的无定形胶状物，包括蛋白多糖、糖蛋白和组织液等。①**蛋白多糖**：又称黏多糖，为基质的主要成分，是多糖分子与蛋白质结合成的复合物。其形成的分子筛，构成限制细菌、肿瘤细胞、寄生虫等有害大分子物质扩散的防御屏障。②**糖蛋白**：

种类多达数十种，其中的纤维粘连蛋白在细胞识别、黏附、迁移和增殖中发挥重要作用。③**组织液**：是从毛细血管动脉端渗出的部分血浆成分，经毛细血管静脉端或毛细淋巴管回流到血液循环中。它不断循环与更新，成为组织细胞赖以生存的内环境。组织液形成异常可导致组织水肿或脱水。

（2）纤维　包括3种类型（图1-17）。①**胶原纤维**：是结缔组织中的主要纤维成分。新鲜时呈白色，又称**白纤维**。HE 染色呈浅红色。纤维粗细不等，有分支并互相交织成网。具有韧性，柔软易弯曲，抗拉力强。②**弹性纤维**：新鲜状态下呈黄色，又称**黄纤维**。HE 染色，纤维折光性较强，着色淡红，较细可有分支，交织成网。弹性纤维的弹性较强，与胶原纤维交织成网，使疏松结缔组织既有韧性又有弹性。③**网状纤维**：较细，直径 0.2 ～ 1.0μm，分支交织成网。HE 染色不易着色，具有嗜银性，用银染法可呈黑色，故又称**嗜银纤维**。

（3）细胞　疏松结缔组织的细胞种类甚多，散在分布，细胞数量和分布随所在部位和功能状态而不同（图 1-16 ～ 图 1-18）。

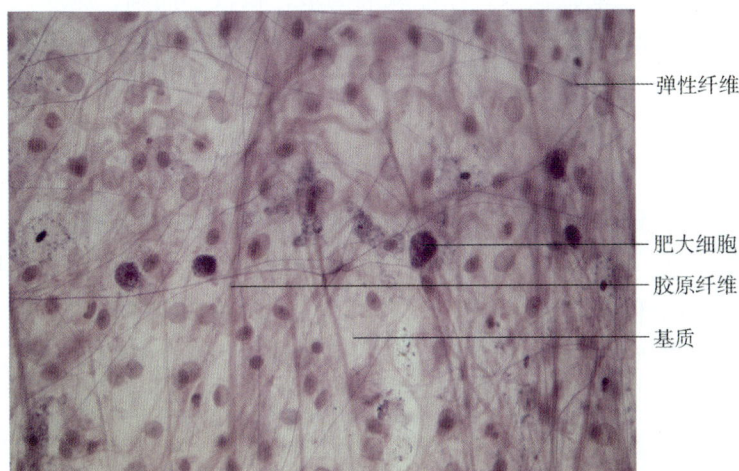

图1-17　疏松结缔组织铺片（混合染色　低倍）

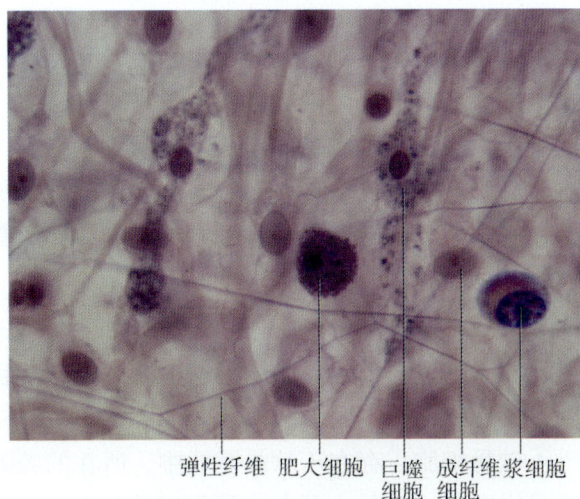

图1-18　疏松结缔组织铺片（混合染色　高倍）

1）成纤维细胞：是疏松结缔组织中最主要的细胞。光镜下，胞体扁平而不规则，多突起，胞核长卵圆形，核仁明显。可合成和分泌胶原蛋白、弹性蛋白，构成疏松结缔组织中的三种纤维，同时也可合成分泌基质。当成纤维细胞功能处于静止状态时，细胞体积变小，呈长梭形，称**纤维细胞**。在创伤修复时，纤维细胞可转变为成纤维细胞，并向受损部位迁移，合成和分泌细胞外基质成分。

2）巨噬细胞：是体内广泛存在的一种具有强大吞噬功能的细胞。光镜下，细胞形态因其功能状态不同而变化。功能活跃时常伸出较长的伪足，核小呈卵圆形，着色较深，胞质丰富。HE染色难以与成纤维细胞区别，当给机体内注射染料或墨汁时，巨噬细胞胞质内可出现吞噬的染料或墨汁颗粒。

巨噬细胞来源于血液中的单核细胞，具有吞噬功能，参与和调节免疫应答，是一种抗原提呈细胞，还有活跃的分泌功能。

3）浆细胞：光镜下，胞体呈圆形或卵圆形，呈嗜碱性，核圆形，多偏于细胞的一侧，异染色质粗，呈车轮状排列。浆细胞来源于B淋巴细胞，能合成和分泌免疫球蛋白，即抗体，可参与体液免疫。

4）肥大细胞：光镜下，细胞较大，圆形或椭圆形，核较小而圆，胞质充满了异染性嗜碱性颗粒。特殊颗粒中含有肝素、组胺和嗜酸性粒细胞趋化因子等，胞质内还有白三烯。肥大细胞与过敏反应关系密切。

5）未分化间充质细胞：是结缔组织中少量仍保留有分化潜力的细胞。常分布在小血管，尤其是毛细血管周围。

除上述几种细胞外，还可见到脂肪细胞和各种游走在组织液中的白细胞。

2. 致密结缔组织   是一种以纤维为主要成分的固有结缔组织，纤维粗大，排列紧密，以支持和连接为主要功能。根据纤维的性质和排列方式的不同，可将致密结缔组织分为以下几种类型。

（1）规则致密结缔组织   主要构成肌腱、韧带和腱膜，由大量密集的胶原纤维顺着受力方向平行排列成束。

（2）不规则致密结缔组织   主要见于真皮、硬脑膜、巩膜及许多器官的被膜等，其特点是粗大的胶原纤维彼此交织成致密的板层结构。

（3）弹性组织   是以弹性纤维为主的致密结缔组织，见于项韧带、黄韧带、弹性动脉的中膜等。

3. 脂肪组织   主要是由大量密集的脂肪细胞构成。富含血管和神经的疏松结缔组织将脂肪组织分隔成小叶。

4. 网状组织   是由网状细胞、网状纤维和基质组成。**网状细胞**是有突起的星形细胞，相邻细胞的突起互相连接成网。网状细胞产生的网状纤维是网状细胞依附的支架。网状组织主要分布于骨髓、脾、淋巴结等处，为血细胞的发生和淋巴细胞的发育提供适宜的微环境。

（二）软骨和骨

1. 软骨（cartilage）   由软骨组织及其周围的软骨膜构成，而**软骨组织**则由软骨细胞和软骨基质构成。软骨的功能主要是支持和保护作用。

（1）软骨组织的结构   ①**软骨细胞**：存在于软骨基质中，所在的腔隙称**软骨陷窝**。位于周边的软骨细胞较幼稚，形态小呈扁圆形，常单个分布；越靠近软骨中央部的软骨细胞越成熟，体积逐渐增大为圆形或椭圆形，并成群分布，可见**同源细胞群**（图1-19）；电镜下，软骨细胞质内含有丰富的粗面内质网和发达的高尔基复合体，具有分泌软骨基质的能力。②**软骨基质**：是由软骨细胞分泌产生的，包括纤维和无定形的基质，呈透明凝胶状。软骨内无血管，但由于软骨基质内富含水分，通透性强，故营养物质可进入软骨组织深部。纤维成分埋于基质中，使软骨具有韧性和弹性。

（2）软骨组织的分类 根据软骨组织所含纤维种类及含量的不同，可将软骨分为透明软骨、纤维软骨和弹性软骨3类。①**透明软骨**：新鲜时呈半透明状，主要分布于肋软骨、呼吸道软骨及关节软骨等处。纤维成分主要是交织排列的胶原原纤维，HE染色切片不易分辨（图1-19）。②**纤维软骨**：新鲜状态时呈不透明的乳白色，分布于椎间盘、关节盘和耻骨联合等处。纤维成分是大量平行或交叉排列的胶原纤维束，故此种软骨韧性很大，主要起连接和保护作用。③**弹性软骨**：新鲜状态时呈不透明的黄色，分布于耳郭、咽喉及会厌等处。弹性软骨内含大量交织分布的弹性纤维，故具有较强的弹性。

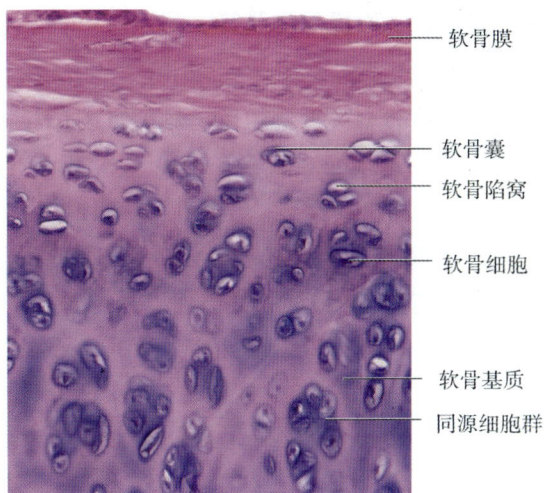

图1-19 透明软骨（HE染色 高倍）

（3）软骨膜 除关节软骨外，软骨表面被覆薄层致密结缔组织构成的**软骨膜**，分为内外两层。外层以胶原纤维为主，主要起保护作用；内层细胞较多，含有能分化为成软骨细胞的骨祖细胞。

2. 骨 骨是体内坚硬的结缔组织，由骨组织、骨膜和骨髓等构成。骨组织由各种类型的骨细胞和细胞外基质构成。骨对机体起支持和保护作用，其内的骨髓是血发生的主要部位，此外，骨还是机体钙、磷的贮存库。

（1）骨组织的结构 **骨组织（osseous tissue）**由细胞和钙化的细胞外基质构成。

1）骨组织的细胞：骨组织内有骨祖细胞、骨细胞、成骨细胞和破骨细胞等类型，骨细胞最多，位于骨基质内，其余三种细胞均分布在骨组织边缘。①**骨细胞**：是一种多突起的细胞，单个分散于骨板内或骨板间。骨细胞胞体所在的腔隙称**骨陷窝**，突起所占的腔隙称**骨小管**，骨陷窝借骨小管彼此相通，内含组织液，骨细胞参与调节钙、磷代谢。②**骨祖细胞**：又称**骨原细胞**，是骨组织的干细胞，位于骨膜内，可分化为成骨细胞和成软骨细胞。③**成骨细胞**：分布在骨祖细胞内侧面，呈矮柱状或立方形，成骨细胞合成并分泌骨基质中的有机成分，形成**类骨质（osteoid）**，而自身则被包埋其中，转变为骨细胞。④**破骨细胞**：分布于骨组织边缘，是一种多核巨细胞，由多个血液单核细胞融合而成。参与骨的生长和改建。

2）骨组织的细胞外基质：由基质和纤维组成。**骨基质**简称**骨质**，包括有机成分和无机成分。有机成分包括大量胶原纤维及少量基质，其中胶原纤维占90%。无机成分又称骨盐，约占干骨重量的65%，以钙、磷元素为主，其主要的存在形式是羟基磷灰石结晶。骨基质各种成分共同构成薄的板层状结构，称为**骨板**。

骨板排列规则，层数多，构成**密质骨**。数层不规则骨板形成大量针状或片状骨小梁，它们纵横交错形成**松质骨**。

（2）长骨的结构 长骨由骨干和骨骺构成，表面被覆骨膜和关节软骨，骨干内部的骨髓腔内有骨髓。

1）骨干：主要由密质骨构成，包括环骨板、骨单位和间骨板（图1-20）。骨干中有横穿其间的**穿通管**又称**福尔克曼管**，是血管、神经和淋巴管的通道。①**环骨板**：是围绕骨干内、外表面排列的骨板，分别称内环骨板和外环骨板。②**骨单位**：又称**哈弗斯系统**，位于内、外环骨板之间，是长骨的主要支持结构。每个骨单位呈圆筒状，由 10 ～ 20 层呈同心圆状排列的环骨板围绕中央的**中央管**共同组成。③**间骨板**：是填充在骨单位之间或骨单位与环骨板之间的不规则平行骨板。

2）骨骺：主要由松质骨构成，表面有薄层密质骨。

3）骨膜：除长骨的关节面以外，被覆于骨内、外表面的结缔组织，分别称为骨内膜及骨外膜。骨膜具有营养骨组织，并为骨的生长和修复提供成骨细胞的功能。

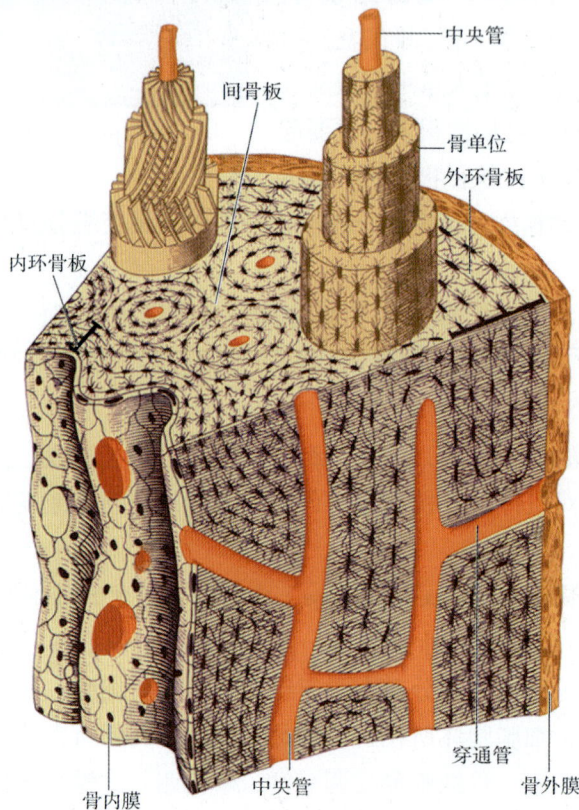

图1-20 长骨骨干立体模式图

（三）血液

血液（blood）是流动于心血管系统内的液态结缔组织，由血浆、血细胞和血小板组成。血细胞分红细胞和白细胞，血细胞和血小板合称血液有形成分，约占血液体积的 45%。血浆约占血液体积的 55%，血液将机体摄入的营养物质和氧运送至全身组织与细胞，同时带走机体代谢产生的废物和二氧化碳。

正常情况下，血细胞的形态、数量和比例等都保持相对稳定；当机体出现疾病或异常情况时可发生改变，故血液学检查是临床诊断疾病的重要依据之一。临床上，将血细胞形态、数量、百分比和血红蛋白含量的测定称为血象（表 1-6）。

1. 血浆 血浆（plasma）为淡黄色半透明的黏稠性液体，主要成分是水（占 90%），其余为血浆蛋白（白蛋白、球蛋白、纤维蛋白原等）、酶、糖、激素、维生素、无机盐和多种代谢产物等。

在新鲜血液中加入适量抗凝剂，静置或离心沉淀后，血液可分三层：上层为淡黄色的血浆，中间灰白色的薄层是白细胞和血小板，下层深红色的是红细胞（图1-21）；若不加抗凝剂，血浆中溶解状态的纤维蛋白原转变为不溶解的纤维蛋白，将细胞成分及大分子血浆蛋白包裹起来，形成血凝块。血凝块静置后析出淡黄色的清亮液体，称为**血清（serum）**。

表 1-6 血液有形成分分类和计数正常值

有形成分	分类	正常值
红细胞		男：$(4.0 \sim 5.5) \times 10^{12}/L$
		女：$(3.5 \sim 5.0) \times 10^{12}/L$
白细胞		$(4.0 \sim 10) \times 10^9/L$
	中性粒细胞	$50\% \sim 70\%$
	嗜酸性粒细胞	$0.5\% \sim 3\%$
	嗜碱性粒细胞	$0 \sim 1\%$
	单核细胞	$3\% \sim 8\%$
	淋巴细胞	$25\% \sim 30\%$
血小板		$(100 \sim 300) \times 10^9/L$

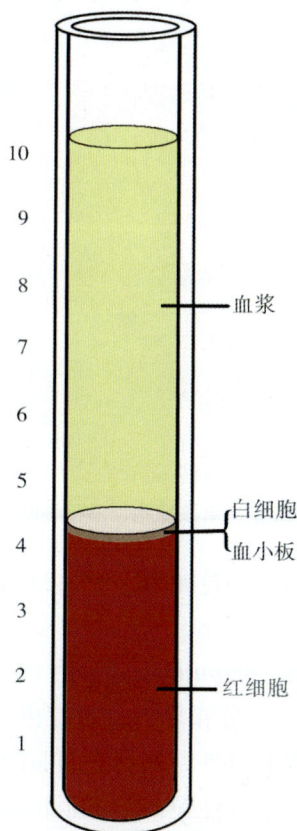

图1-21 血液成分示意图

2. 血液的有形成分

（1）红细胞 红细胞（red blood cell，RBC）呈双凹圆盘状，直径约 7.5μm，中央较薄周缘较厚（图 1-22）。这种形态的特点使其具有较大的表面积，有利于气体的交换。成熟的红细胞无核，无细胞器，胞质内充满**血红蛋白**（hemoglobin，Hb），易与酸性染料结合而染成红色。血红蛋白具有结合与运输 O_2 和 CO_2 的功能。当红细胞和血红蛋白低于正常值时，称为**贫血**（anemia）。在病理情况下，红细胞破裂，血红蛋白逸出，称为**溶血**（hemolysis）。

红细胞具有一定的弹性和可塑性。细胞膜上的镶嵌蛋白有抗原性，构成了人类的 ABO 血型抗原系统，对临床输血具有重要意义。红细胞的平均寿命为 120 天，衰老的红细胞主要被脾和肝的巨噬细胞清除。新进入血液的红细胞内残留有部分核糖体，用煌焦油蓝染色时呈细网状，故称**网织红细胞**（reticulocyte）。

（2）白细胞 白细胞（white blood cell，WBC）是有核的球形细胞。根据胞质内有无特殊颗粒，可将白细胞分成有粒白细胞和无粒白细胞两类。有粒白细胞可分为中性粒细胞、嗜酸性粒细胞和嗜碱性粒细胞三种（图 1-22）。无粒白细胞则分为单核细胞和淋巴细胞。

1）**中性粒细胞**（neutrophilic granulocyte）：占白细胞总数的 50%～70%。直径 10～12μm，胞核呈杆状或分叶状，一般分 2～5 叶，正常以 2～3 叶者居多。核的分叶越多表示细胞越衰老。胞质内有较多呈淡紫红色的细小颗粒（图 1-22），电镜下，可分为特殊颗粒和嗜天青颗粒两种，前者约占颗粒总数的 80%。机体有严重细菌感染时，1～2 叶核的细胞百分率增高，称核左移；4～5 叶核的细胞增多，称为核右移，表明骨髓造血功能障碍。

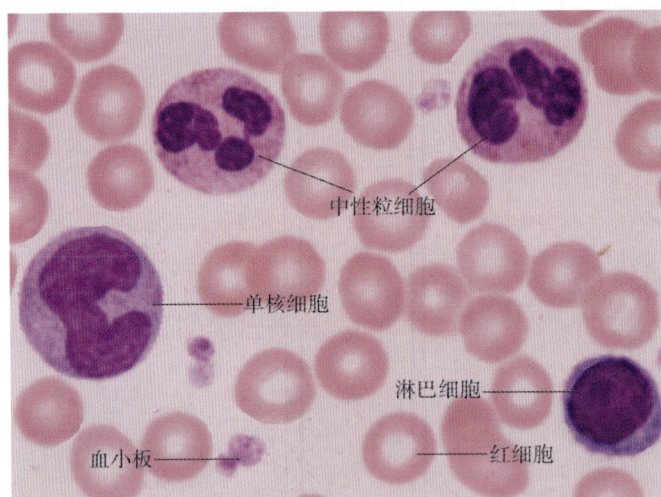

图1-22 中性粒细胞、单核细胞、淋巴细胞（瑞氏染色 油镜）

中性粒细胞具有活跃的变形运动和吞噬能力，中性粒细胞在吞噬、处理了大量细菌后，自身也可解体死亡，称为脓细胞。

2）**嗜酸性粒细胞**（eosinophilic granulocyte）：占白细胞总数的 0.5%～3%。直径 10～15μm，核多为两叶。胞质内充满粗大、分布均匀的鲜红色嗜酸性颗粒（图 1-23）。嗜酸性颗粒是一种特殊的溶酶体，除含一般溶酶体酶以外，还含有组胺酶、芳基硫酸酯酶以及其他细胞溶酶体未含有的四种阳离子蛋白等。因此，嗜酸性粒细胞可阻止或缓解过敏反应，杀伤寄生虫以及吞噬抗原抗体复合物。

3）**嗜碱性粒细胞**（basophilic granulocyte）：仅占白细胞总数的 0～1%。直径约 10μm，胞核分叶不清楚。胞质内充满大小不等、分布不均匀的嗜碱性颗粒（图 1-23）。嗜碱性颗粒内含有肝素、组胺、嗜酸性粒细胞趋化因子等，胞质内还含有白三烯，因此嗜碱性粒细胞与肥大细胞功能相似，参与机体过敏反应。

4）淋巴细胞（lymphocyte）：占白细胞总数的 25%～30%，直径 5～20μm。按细胞体积大小可分为小淋巴细胞（直径 5～8μm）、中淋巴细胞（直径 9～12μm）和大淋巴细胞（直径 13～20μm）。在血液中以小淋巴细胞为主，也有少量中淋巴细胞。大淋巴细胞主要分布于淋巴结、脾等淋巴器官和淋巴组织中，血液中几乎不存在。小淋巴细胞的核为圆形，一侧常有浅凹，染色质浓密呈粗块状，着色深。胞质很少，仅在核周形成一窄带，具有较强的嗜碱性，着色为蔚蓝色（图 1-22、图 1-23）。

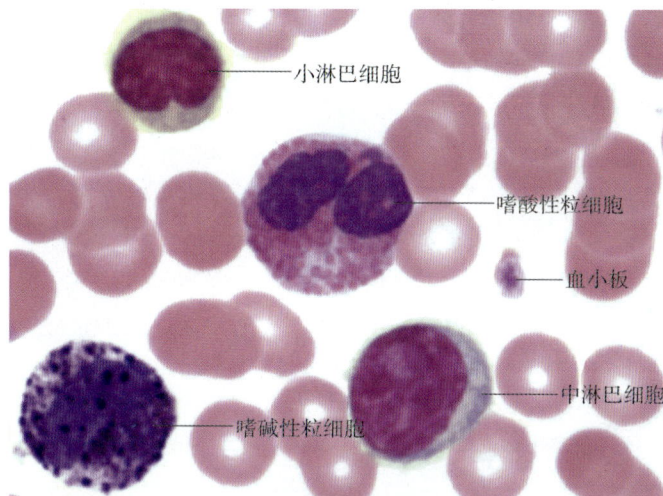

图1-23 嗜酸性粒细胞、嗜碱性粒细胞、淋巴细胞（瑞氏染色 油镜）

淋巴细胞根据其发生来源、细胞表面标志和免疫功能等的不同，可分为：①胸腺依赖淋巴细胞（T 细胞），发生于胸腺，占血液中淋巴细胞的 70%～75%，参与细胞免疫。②骨髓依赖淋巴细胞（B 细胞），发生于骨髓，占血液中淋巴细胞的 10%～15%。B 细胞受抗原刺激后增殖分化为浆细胞，参与体液免疫。③自然杀伤细胞（NK 细胞），发生于骨髓，约占 10%。淋巴细胞是机体重要的免疫细胞，在机体防御、稳定、监护等免疫功能中发挥关键作用，能直接杀伤某些肿瘤细胞和病毒感染细胞。

5）单核细胞（monocyte）：占白细胞总数的 3%～8%。直径 14～20μm，胞核可呈肾形、马蹄形或扭曲折叠的不规则形等，染色质呈细网状，着色浅。胞质丰富，常染成灰蓝色，内含许多细小的嗜天青颗粒，在电镜下嗜天青颗粒即为溶酶体（图 1-22）。单核细胞在血流中停留 12～48 小时后，进入结缔组织或其他组织分化为巨噬细胞。单核细胞具有活跃的趋化性、吞噬功能和杀菌功能，还能分泌多种生物活性物质并参与造血调控。

（3）血小板 血小板（blood platelet）是骨髓巨核细胞脱落下来的胞质小块，无核，但有完整的胞膜。正常人血小板的数量为（100～300）×10⁹/L。血小板呈双凸圆盘状，直径 2～4μm，在血涂片上可单个或成群分布（图 1-22、图 1-23）。血小板在止血和凝血中起着重要作用，寿命为 7～14 天。

三、肌组织

肌组织（muscle tissue）由具有收缩功能的肌细胞和少量的结缔组织、血管、淋巴管及神经构成。肌细胞呈细长纤维状，又称肌纤维，肌细胞膜称为肌膜，肌细胞质称为肌浆。根据肌组织的形态结构和功能的不同，分为骨骼肌、心肌和平滑肌三种，骨骼肌、心肌又称**横纹肌**。骨骼肌受躯体神经支配，属随意肌；心肌和平滑肌受自主神经支配，属不随意肌。

（一）骨骼肌

骨骼肌（skeletal muscle）收缩特点为迅速有力、易疲劳。包裹在整块骨骼肌外面的结缔组织形成肌外膜。包裹肌束的结缔组织称为肌束膜，而分布在每条肌纤维周围的结缔组织称为肌内膜（图 1-24）。结缔组织对骨骼肌具有支持、连接、营养和功能调节作用。

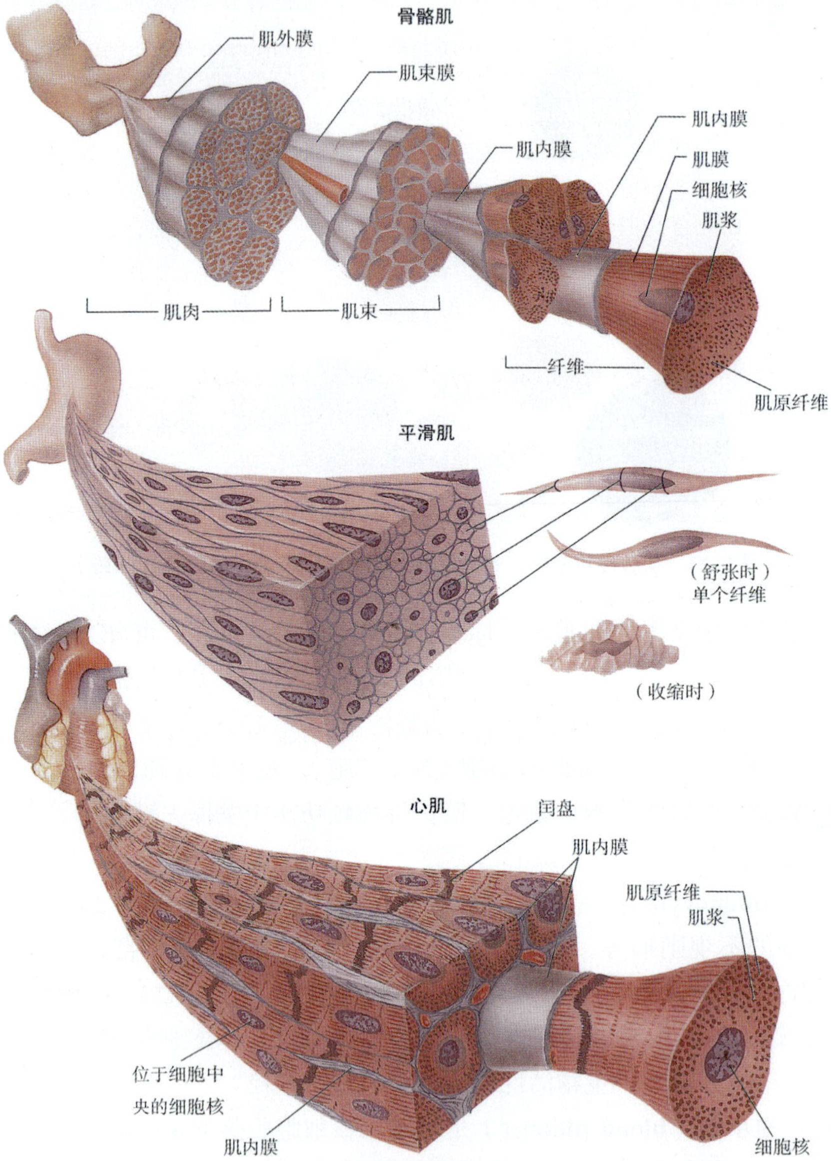

图1-24　三种肌纤维结构模式图

1. 骨骼肌纤维的光镜结构　骨骼肌纤维呈长圆柱形，直径 10 ～ 100μm，长 1 ～ 40mm，长者可达 10cm。可有多个甚至几百个核，核呈扁椭圆形，位于肌膜下。在肌浆中有沿肌纤维长轴平行排列、呈细丝样的**肌原纤维**（myofibril），直径 1 ～ 2μm。每条肌原纤维上都有明暗相间的带，各条肌原纤维的明带和暗带都相应地排列在同一平面上，因而构成了骨骼肌纤维明暗相间、规则交替的横纹（图1-25）。**明带**又称 I 带，**暗带**又称 A 带。暗带中央有一条浅色窄带，称 **H 带**，H 带中央有一条较深色的 **M 线**。明带中央有一条较深而细的 **Z 线**。相邻两条 Z 线之间的一段肌原纤维称**肌节**（sarcomere）。每个肌节由 1/2 I 带＋A 带＋1/2 I 带组成，是骨骼肌纤维结构和功能的基本单位。

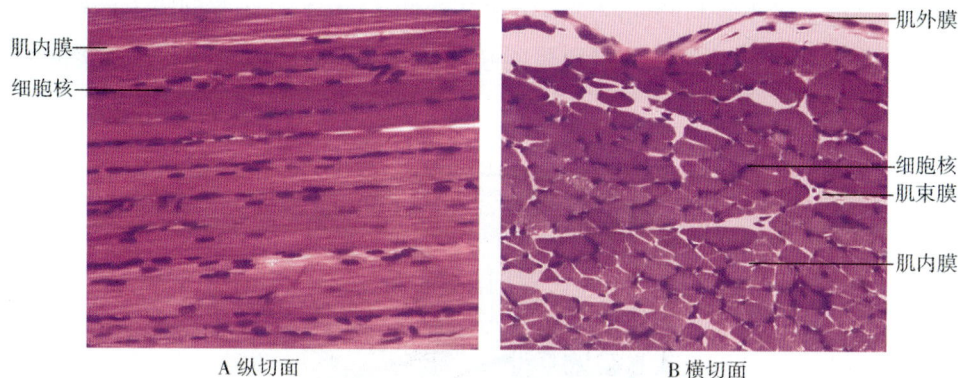

A 纵切面　　　　　　　　　B 横切面

图1-25　骨骼肌（高倍）

2. 骨骼肌纤维的超微结构

（1）肌原纤维　由粗、细两种**肌丝**（myofilament）构成，两种肌丝沿肌纤维的长轴规则地互相穿插平行排列。**粗肌丝**（thick filament）位于肌节中部，两端游离，中央借 M 线固定。**细肌丝**（thin filament）位于肌节两侧，一端附着于 Z 线，另一端伸至粗肌丝之间，并与之平行，其末端游离，止于 H 带的外侧。明带仅由细肌丝构成，H 带仅有粗肌丝，H 带两侧的暗带由粗、细两种肌丝构成。

粗肌丝长约 1.5μm，直径 15nm，由肌球蛋白分子组成。大量肌球蛋白分子平行排列成束，组成一条粗肌丝。分子头部朝向 Z 线并露于表面，形成电镜下可见的**横桥**（图 1-26）。

细肌丝长约 1μm，直径 5nm，由肌动蛋白、原肌球蛋白和肌钙蛋白组成。肌钙蛋白为球形，附着于原肌球蛋白分子上，由三个球形亚单位构成，其中 C 亚单位可与 Ca^{2+} 相结合（图 1-26）。

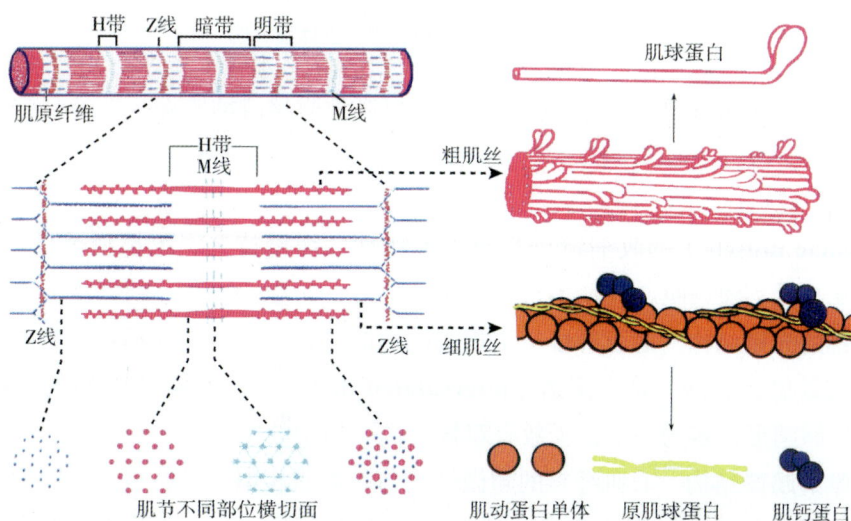

图1-26　骨骼肌肌原纤维超微结构及两种肌丝分子结构模式图

（2）横小管　**横小管**（transverse tubule）是骨骼肌纤维的肌膜向肌浆内凹陷形成的管状结

构，其走向与肌纤维长轴垂直，人与哺乳动物的横小管位于暗带与明带交界处。同一水平面上的横小管分支吻合，环绕每条肌原纤维（图1-27），可将肌膜的兴奋迅速传至肌纤维内部。

（3）肌浆网　肌浆网（sarcoplasmic reticulum）是肌纤维中特化的滑面内质网，位于横小管之间。其中部纵行包绕每条肌原纤维，称**纵小管**；两端扩大呈扁囊状盲管，称**终池**（图1-27）。在骨骼肌纤维中，每条横小管与两侧的终池组成**三联体（triad）**。肌浆网膜上的钙泵能逆浓度差把肌浆中的 Ca^{2+} 泵入肌浆网内贮存。当肌浆网膜接受兴奋后，钙通道开放，肌浆网内 Ca^{2+} 涌入肌浆。

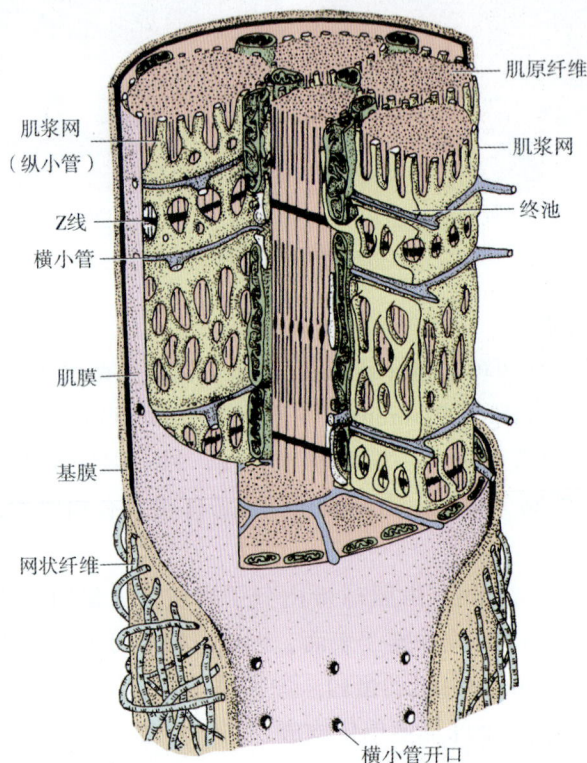

图1-27　骨骼肌纤维超微结构立体模式图

3.骨骼肌纤维的收缩原理　骨骼肌纤维的收缩机制为肌丝滑动原理（见第七章第二节）。

（二）心肌

心肌（cardiac muscle）的收缩特点为自动节律性、缓慢持久、不易疲劳。心肌是横纹肌，受自主神经支配，属不随意肌。

1.心肌纤维的光镜结构　心肌纤维呈不规则的短圆柱状，有分支并相互吻合成网。相邻心肌纤维分支的连接处染色较深，称为**闰盘（intercalated disk）**（图1-24）。心肌的横纹不如骨骼肌明显。细胞核呈卵圆形，多为一个，少数有双核，位于细胞的中央。

2.心肌纤维的超微结构　心肌纤维的超微结构与骨骼肌相似，其特点：①肌原纤维的粗细不等、界限不清，肌原纤维间有极为丰富的线粒体。②横小管较粗，位于 Z 线水平。③肌浆网稀疏，纵小管不发达，终池少而小，多见横小管与一侧的终池紧贴形成**二联体（diad）**。④闰盘在心肌纤维表面有紧密连接，在横位部分有中间连接和桥粒，起着牢固的连接作用，在闰盘的纵位部分有缝隙连接，利于细胞间化学信息的交流和电冲动的传导，分别使心房肌和心室肌整体的收缩和舒张同步化（图 1-28）。

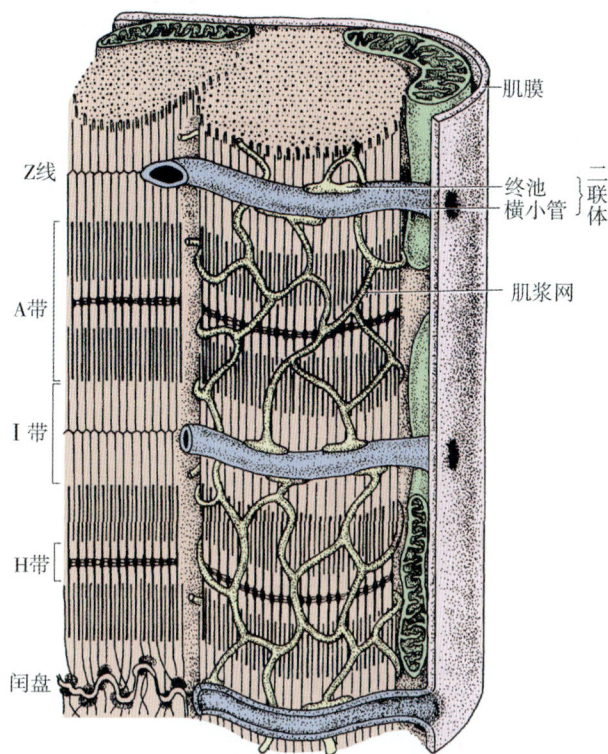

图1-28 心肌纤维超微结构立体模式图

（三）平滑肌

平滑肌（smooth muscle）分布于消化管、呼吸道、血管等器官的管壁内，属不随意肌。收缩特点为缓慢持久、不易疲劳。光镜下，平滑肌纤维呈长梭形，大小不均，一般长约 200μm，直径 2～20μm。细胞中央有一个杆状或椭圆形的核。胞质嗜酸性，无横纹（图 1-24）。

电镜下，平滑肌纤维内无肌原纤维，可见大量密斑、密体、细肌丝、粗肌丝和中间丝。当肌丝滑动时，肌纤维呈螺旋状扭曲，长轴缩短。

四、神经组织

神经组织（nervous tissue）由神经细胞和神经胶质细胞组成，是神经系统中最主要的组织成分。**神经细胞**（nerve cell）又称**神经元**（neuron），它们具有接受刺激、传导冲动和整合信息的能力。通过神经元之间的联系，可将接收到的信息传递给相应的组织器官，以产生效应。此外有一些神经元（如下丘脑某些神经元）还具有内分泌功能。**神经胶质细胞**（neuroglial cell）数量为神经元的 10～50 倍，不具有接受刺激、传导冲动的能力，对神经元起支持、保护、营养和绝缘等作用。

（一）神经元

1. 神经元的形态结构 神经元是高度分化的细胞，形态多种多样，大小不一，是神经系统的结构和功能单位。神经元由胞体和突起组成，突起又分树突与轴突两部分。

（1）胞体 神经元的胞体主要有星形、锥形、梭形和圆形等，是神经元的营养和代谢中心，均由细胞膜、细胞质和细胞核构成（图 1-29）。

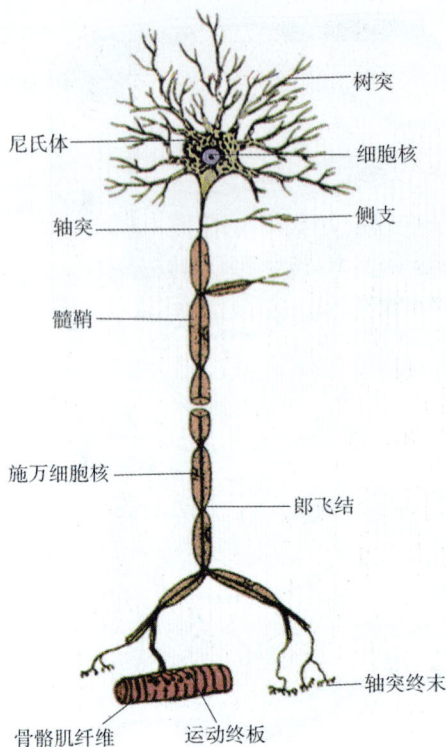

图1-29　运动神经元结构模式图

1）细胞膜：薄，为可兴奋膜。具有接受刺激、处理信息和传导冲动的功能。

2）细胞核：一个，大而圆，位于中央。核膜明显，常染色质多，核仁清晰、大而圆。

3）细胞质：胞质内除含线粒体、高尔基复合体、溶酶体等细胞器外，还含有两种特征性结构。①**尼氏体（Nissl body）**：位于胞体和树突内（图 1-29、图 1-30）。光镜下，强嗜碱性，呈斑块状或颗粒状；电镜下，尼氏体由发达的粗面内质网和游离核糖体构成（图 1-31）。尼氏体具有活跃的合成蛋白质的功能。尼氏体是神经元功能状态的一种标志。②**神经原纤维**：在镀银染色切片，可见神经原纤维在胞体内，呈棕黑色细丝，交错排列成网，并伸入树突和轴突内，直达神经末梢。电镜下，由神经丝和微管构成（图 1-31）。神经原纤维除构成神经元的细胞骨架外，其内的微管还参与物质运输。

（2）突起

1）**树突（dendrite）**：每个神经元有一个或多个树突。从胞体发出的突起开始较粗，逐渐变细，并多有分支，形如树枝状，故称树突（图 1-29、图 1-30），在树突表面常可见大量棘状的短小突起，称**树突棘**。树突内胞质的结构与胞体相似。树突的功能主要是接受刺激将信息传入细胞体。

2）**轴突（axon）**：每个神经元只有一个轴突，其长短不一，长者可达 1 米以上，短者仅数微米，直径变化不大。

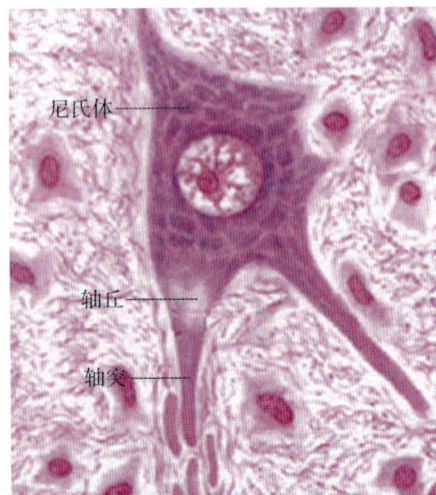

图1-30　运动神经元光镜像（高倍）

轴突分支少，胞体发出轴突的部位常呈圆锥形，染色淡（图1–30），称**轴丘**（**axon hillock**）。轴突与轴丘内无尼氏体。轴突内无粗面内质网、游离核糖体和高尔基复合体，故不能合成蛋白质。轴突所需的蛋白质和酶是由胞体内合成后输送到轴突的。轴突内的物质运输称轴突运输。

（二）突触

神经元与神经元之间或神经元与非神经元之间的细胞连接称**突触**（**synapse**），是传递信息的结构部位，通过它的传递作用实现神经元与神经元之间的通讯。最常见的形式是轴–树突触、轴–棘突触或轴–体突触，还有轴–轴突触、树–树突触等（图1–31）。突触可分为化学突触和电突触两大类。

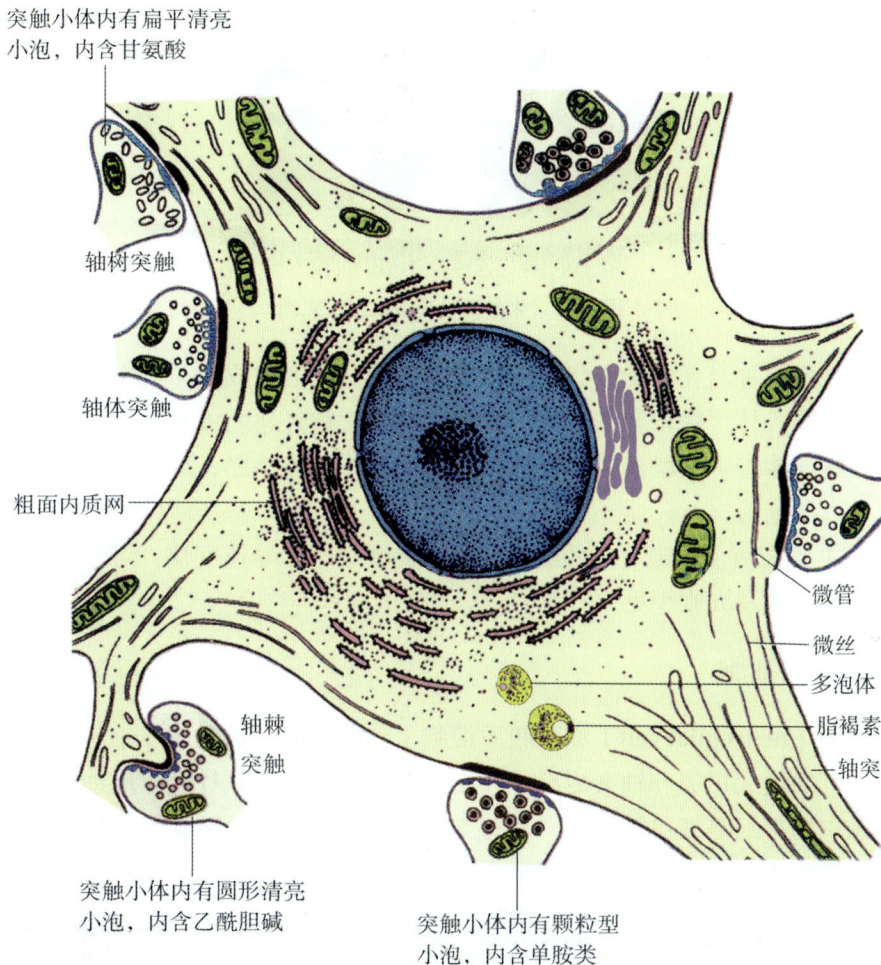

图1–31　多极神经元及其突触超微结构模式图

1. 化学突触　化学突触（chemical synapse）以神经递质作为传递信息的媒介，在神经系统中最常见，即一般所说的突触。光镜下，镀银染色可见神经元胞体或树突表面有杵状或环扣状的膨大，称突触小体。电镜下，突触由**突触前成分**（**presynaptic element**）、**突触间隙**（**synaptic cleft**）和**突触后成分**（**postsynaptic element**）三部分构成（图1–32）。突触前、后成分彼此相对的胞膜，分别称突触前膜和突触后膜，两者之间有宽 15～30nm 的突触间隙。

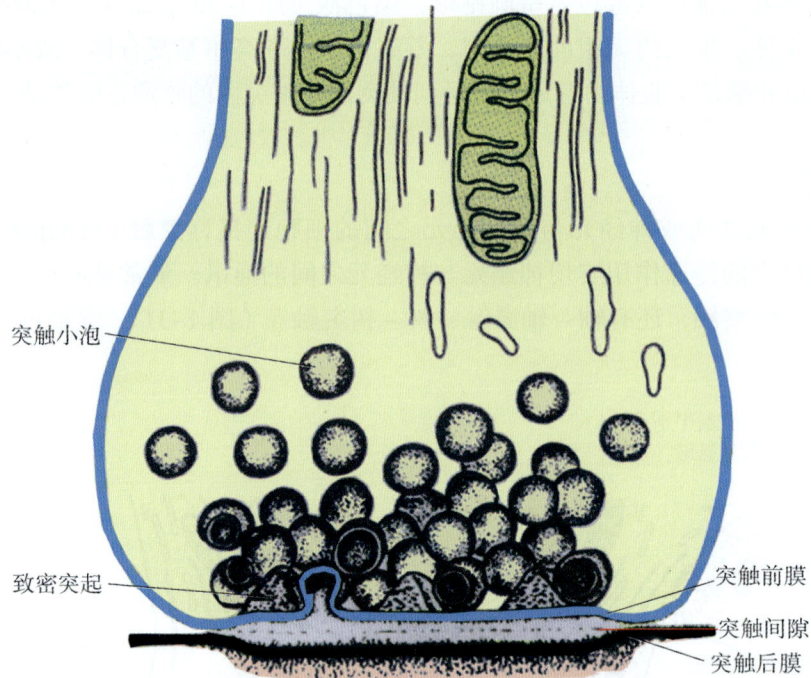

图1-32　化学突触超微结构模式图

突触前成分一般是神经元的轴突终末，呈球状膨大。突触前成分（或突触小体）内含许多**突触小泡**，还有少量线粒体、微丝和微管等。突触小泡内含神经递质或神经调质。突触前、后膜胞质内有一些致密物质附着。突触前膜和突触后膜比一般细胞膜略厚，突触后膜中有特异性的神经递质的受体以及离子通道。

2. 电突触　主要指两个细胞之间的缝隙连接。其特点是传导速度快，可双向传导。在低等动物较常见，而哺乳动物及人则少见。

（三）神经胶质细胞

神经胶质细胞（neuroglial cell）亦称胶质细胞（glial cell）。神经胶质细胞形态各异，体积较小，无尼氏体，其突起无树突和轴突之分，亦无传导冲动的功能。神经胶质细胞广泛存在于神经元胞体、突起及中枢神经毛细血管周围，具有支持、营养、保护、绝缘等功能。

1. 中枢神经系统的神经胶质细胞　按形态特点及分布部位的不同，中枢神经系统的胶质细胞可分四种（图1-33）。①星形胶质细胞：**星形胶质细胞（astrocyte）**呈星形，核圆或卵圆形、较大、染色较浅。星形胶质细胞能分泌神经营养因子，维持神经元的生存及其功能活动，在脑和脊髓损伤时，星形胶质细胞可增生，形成胶质瘢痕填补缺损。②**少突胶质细胞**：分布于神经元胞体附近及轴突周围。胞体较小，突起较少。少突胶质细胞参与形成中枢神经系统的髓鞘。③**小胶质细胞（microglia）**：是最小的神经胶质细胞。其胞体细长或椭圆形，核小；胞体发出的突起细长有分支，表面有许多小棘突。当中枢神经系统损伤时，小胶质细胞可转变为巨噬细胞。参与单核吞噬细胞系统的组成。④**室管膜细胞**：衬在脑室和脊髓中央管的腔面，为单层立方或柱状上皮。具有产生脑脊液的功能。

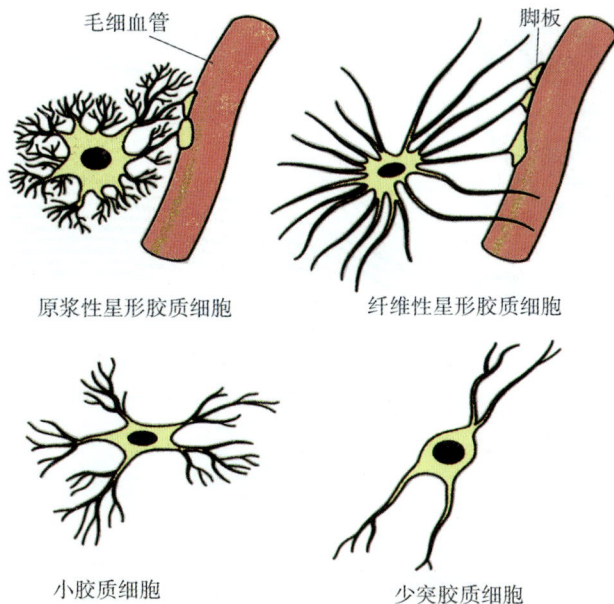

图1-33　中枢神经系统胶质细胞结构模式图

2. 周围神经系统的神经胶质细胞　有两种。①**施万细胞（Schwann cell）**：参与周围神经系统中神经纤维的构成。施万细胞沿着轴突排列成串包绕轴突（图1-34），并形成有髓神经纤维的髓鞘。施万细胞膜外有一层基膜，能分泌神经营养因子。②卫星细胞：神经节内神经元胞体外被一层扁平或立方细胞包裹，称**卫星细胞（satellite cell）**，对神经节细胞有保护和支持作用。

（四）神经纤维和神经

1. 神经纤维的结构及分类　神经纤维（nerve fiber）由神经胶质细胞包裹神经元的轴突或感觉神经元的长树突构成。根据神经胶质细胞是否形成髓鞘，可将其分为有髓神经纤维和无髓神经纤维两类。

（1）有髓神经纤维　①周围神经系统的有髓神经纤维：一个施万细胞包裹的一段轴突或长树突（图1-34），称**结间体**；神经纤维上相邻的施万细胞之间轴膜裸露，这一部位较狭窄，称**郎飞结（Ranvier node）**（图1-29）。髓鞘是由施万细胞呈同心圆状包卷一段轴突或长树突而成。②中枢神经系统的有髓神经纤维：形成髓鞘的细胞是少突胶质细胞，其多个突起末端的扁平薄膜可同时包卷多个轴突，其胞体位于神经纤维之间。

（2）无髓神经纤维　①周围神经系统的无髓神经纤维：较细，施万细胞的膜不形成髓鞘，故无郎飞结（图1-34）。因此，一条无髓神经纤维可含多条轴突。②中枢神经系统的无髓神经纤维：轴突裸露地走行于有髓神经纤维或神经胶质细胞之间。

2. 神经　周围神经系统的神经纤维合在一起，构成**神经（nerve）**。有些神经只含感觉神经纤维或运动神经纤维，但多数神经二者均有。由于有髓神经纤维的髓鞘含髓磷脂，故肉眼观察神经通常呈白色。

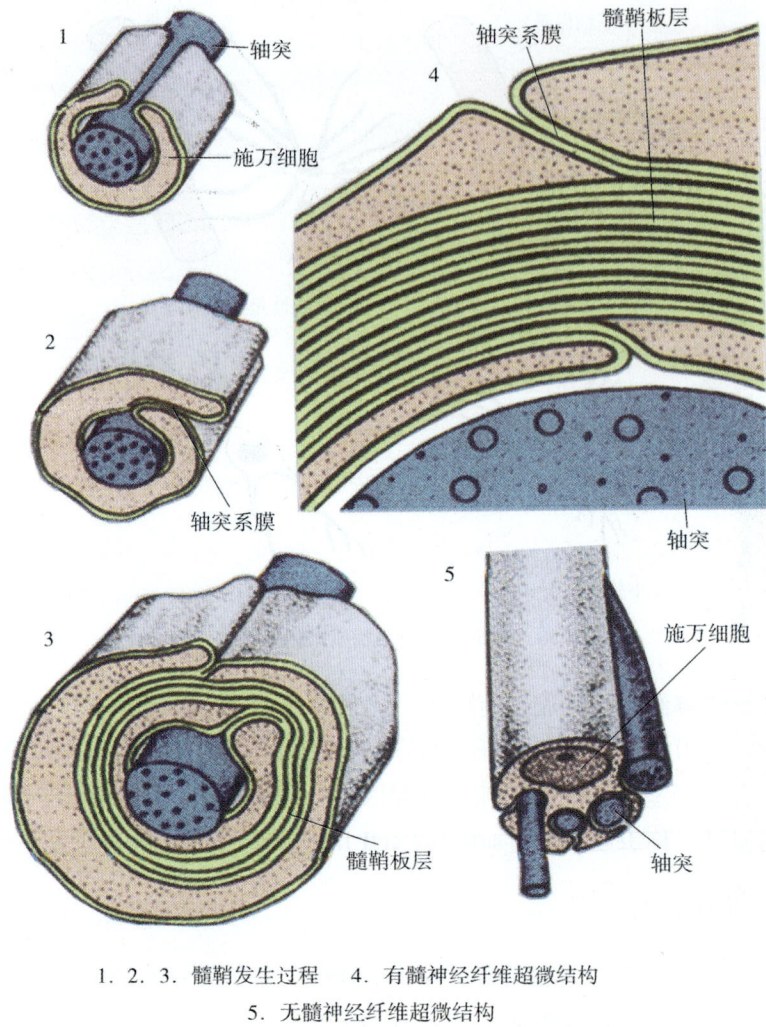

1. 2. 3. 髓鞘发生过程   4. 有髓神经纤维超微结构
5. 无髓神经纤维超微结构

图1-34 周围神经系统的髓鞘形成超微结构模式图

（五）神经末梢

神经末梢是周围神经纤维的终末部分，它们终止于全身各种组织或器官内，形成各式各样的神经末梢，按功能分为感觉神经末梢和运动神经末梢两类。

1. 感觉神经末梢 感觉神经末梢（sensory nerve ending）是感觉神经元周围突的末端，通常和周围的其他组织构成**感受器**。按感觉神经末梢的形态结构不同，可分为以下类型。

（1）游离神经末梢 由较细的有髓或无髓神经纤维的终末反复分支而成。在接近末梢处髓鞘消失，其裸露的细支广泛分布于表皮、角膜和毛囊的上皮细胞之间，或结缔组织内，可感受冷热、疼痛和轻触的刺激（图 1-35）。

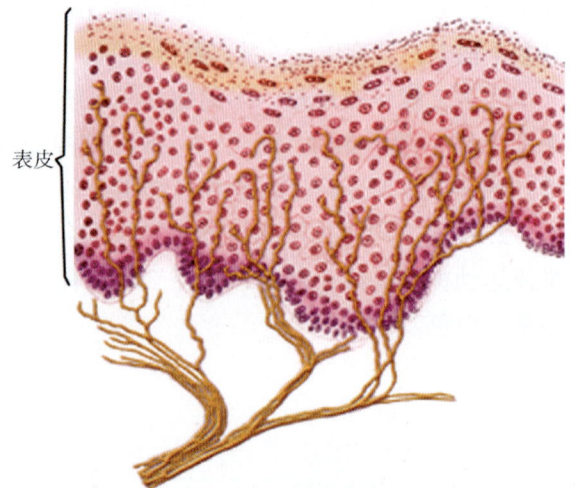

图1-35 表皮游离神经末梢模式图

（2）有被囊神经末梢　神经末梢外面包裹有结缔组织被囊，神经纤维入被囊前失去髓鞘是其共同特点。常见的有以下几种。

1）触觉小体：分布在真皮乳头处，以手指、足趾的掌侧皮肤内最多，数量随年龄的增长而递减。形态呈卵圆形，小体内有许多扁平的触觉细胞，外包结缔组织被囊（图1-36）。可感受应力刺激，产生触觉。

2）环层小体：广泛分布在皮下组织、腹膜、骨膜、韧带和关节囊等处。环层小体体积较大，呈卵圆形或圆形，中央有一条均质状的圆柱体，小体的被囊内有数十层同心圆状排列的扁平细胞（图1-37）。可感受较强的应力刺激，参与产生压觉和振动觉。

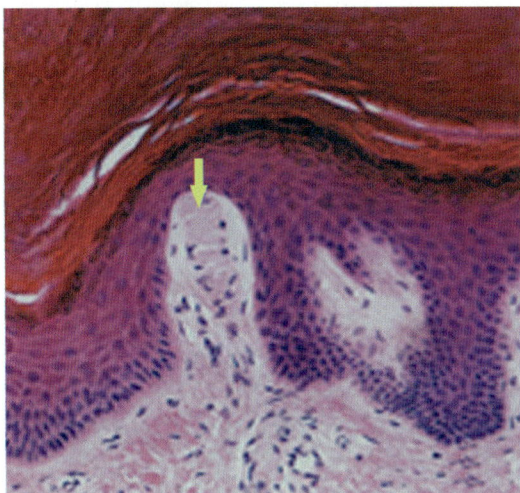

图1-36　触觉小体光镜像（高倍）

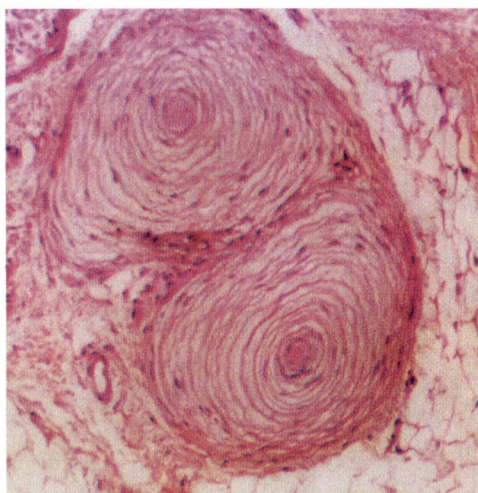

图1-37　环层小体光镜像（低倍）

3）肌梭：是分布在骨骼肌内的梭形结构，内含4～14条较细的骨骼肌纤维，称梭内肌纤维。肌梭属于本体感受器，主要感受肌纤维伸缩变化，在调节骨骼肌的活动中起重要作用。

2. 运动神经末梢　运动神经末梢是运动神经元的轴突在肌组织和腺体内的终末结构，神经末梢与邻近组织构成**效应器**，支配肌纤维的收缩，调节腺细胞的分泌。

（1）躯体运动神经末梢　分布于骨骼肌。位于脊髓前角或脑干的运动神经元轴突末端反复分支与骨骼肌纤维建立突触连接，此连接区域呈椭圆形板状隆起，称为**运动终板**或**神经肌连接**。

（2）内脏运动神经末梢　分布于心肌、各种内脏及血管的平滑肌和腺体等处的运动神经末梢，称为内脏运动神经末梢。这类神经纤维无髓鞘，分支末段呈串珠样或呈膨大的小体，与效应细胞建立突触。

思考题

1. 细胞膜的化学组成、基本特性及物质转运方式？
2. 细胞的内膜系统包括哪些？形态`功能各有何特点？
3. 细胞分裂间期细胞核的基本结构包括哪些？形态功能各有何特点？
4. 染色质的分类及特征。
5. 染色体与疾病的关系。
6. 细胞周期的概念、分期及各期特点。

7. 有丝分裂和无丝分裂的概念及特点。

8. 上皮组织的特点。

9. 结缔组织的特点。

10. 结缔组织中主要的细胞分类及功能。

11. 骨骼肌的光镜及电镜结构特点。

12. 神经元的形态结构特点，突触的概念及分类，神经末梢的分类及功能。

扫一扫，查阅本章数字资源，含PPT、音视频、图片等

第一节　概述

一、人体的组成与分部

人体结构和功能的最基本单位是**细胞（cell）**。许多形态和功能相同或相似的细胞和细胞外基质（又称细胞间质）组合在一起，共同构成**组织（tissue）**。人体有四种基本组织，即上皮组织、结缔组织、肌组织和神经组织。几种不同的组织有机地结合在一起，组成具有一定形态并完成一定生理功能的结构称为**器官（organ）**。结构和功能相似的多个器官结合在一起，共同完成某种特定生理功能过程，称为**系统（system）**。人体共有九大系统：运动系统、消化系统、呼吸系统、泌尿系统、生殖系统、脉管系统、感觉器、神经系统、内分泌系统。各系统在神经、体液的调节下，彼此联系，相互影响，构成一个完整的有机体，进行正常的功能活动。全部系统组合成完整的**人体（human body）**。简而言之，人体结构关系可概括为：细胞→组织→器官→系统→人体。

人体可分为头部、颈部、躯干和四肢。头部可分为颅和面；颈部可分为颈和项；躯干可分为胸部、背部、腰部、腹部和盆部；四肢可分为上肢和下肢，上肢可分为肩、臂、前臂和手，下肢可分为臀、大腿、小腿和足。

二、人体解剖学基本术语

人体解剖学（human anatomy）是研究正常人体形态结构的科学，属于生命科学中形态学的范畴。其基本任务是阐明正常人体各器官的形态结构、位置与毗邻、生长发育规律及其功能意义，为学习其他基础医学课程和临床医学课程打下坚实的基础。

人体解剖学按研究方法和叙述方式的不同，可分为系统解剖学和局部解剖学。

系统解剖学是将人体划分为九大功能系统进行描述和研究的学科。局部解剖学是在系统解剖学的基础上按人体各局部（头部、颈部、胸部、腰部、腹部、盆部、会阴、上肢和下肢等），由表及里、由浅入深地逐层描述人体的形态结构及其相互关系的学科。

基于研究角度、方法和目的不同，解剖学又分出外科解剖学、断层解剖学、影像解剖学、运动解剖学、艺术解剖学、护理解剖学等。

为了正确描述人体各器官的形态结构和位置关系，必须使用统一的标准和描述术语，这些标准和术语是人为规定的又是国际上公认的学习解剖学必须掌握和遵循的基本原则。

（一）解剖学姿势

解剖学姿势（anatomical position）或称为标准姿势是：人体直立，面向前，两眼向正前方平视，上肢下垂，双足并拢，掌心和足尖向前。描述人体任何结构时，均应以此解剖学姿势作为标准。

（二）轴

在解剖学研究中，可按解剖学姿势设置人体的三个相互垂直的轴（图 2-1）。轴是描述某些器官的形态，特别是关节运动时常用的术语。

1. 垂直轴　为上下方向垂直于地平面的轴。

2. 矢状轴　为前后方向垂直于垂直轴和冠状轴的轴。

3. 冠状轴　为左右方向与上述二轴相垂直的轴，又称额状轴（frontal axis）。

（三）面

按上述三种轴，人体可设以下相互垂直的三个面（图 2-1）。

1. 矢状面　按矢状轴方向，将人体分成左右两部分的纵切面为矢状面。经过人体正中的矢状面称正中矢状面（median sagittal plane），它将人体分成左右等分的两部分。

2. 冠状面　又称额状面，按冠状轴方向，将人体分为前后两部分的纵断面。

3. 水平面　又称横切面，与上述两面垂直并与地面平行的断面，将人体横断为上、下两部分。

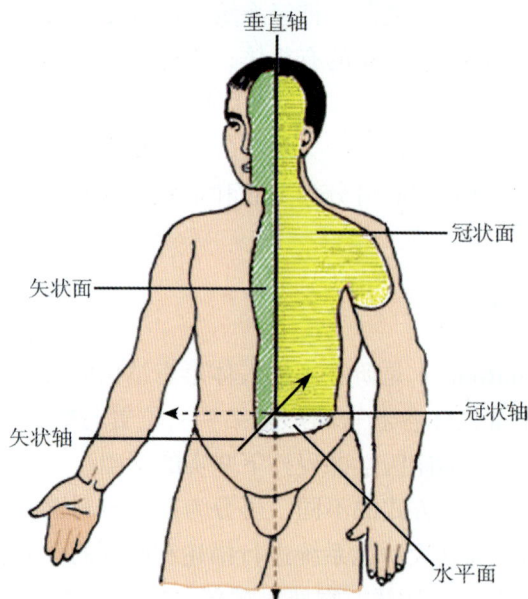

图2-1　人体的轴和面

（四）常用方位术语

以解剖学姿势为准，人体解剖学又规定了一些相对的表示方位的术语。

1. 上和下　是描述部位高低的关系，靠近头的为上，靠近足的为下。

2.前和后 靠近腹者为前，也称腹侧，靠近背者为后，也称背侧。

3.内和外 适用于空腔器官，近内腔者为内，远离内腔者为外。

4.内侧和外侧 以人体正中矢状面为准，近正中矢状面者为内侧，远者为外侧。前臂的内侧和外侧分别称尺侧和桡侧，小腿的内侧和外侧分别称胫侧和腓侧。

5.浅和深 以体表为准，近皮肤者为浅，远者为深。

6.近侧和远侧 在四肢，连接躯干的一端为近侧，另一端为远侧。

思考题

1. 简述人体的组成及分部。
2. 简述解剖学姿势。

第二节 运动系统

运动系统（motion system） 由骨、骨连结和骨骼肌组成。全身各骨借骨连结相连形成骨骼，构成人体坚硬的骨支架，骨骼肌附着于骨，在神经系统调控下进行舒缩，牵引骨骼产生运动。运动系统具有支持体重、保护内脏及运动功能（图2-2）。

一、骨学总论

（一）骨的分类

成人有206块骨，按部位可分为颅骨、躯干骨、上肢骨及下肢骨四部分。按形态可分为四类。

1.长骨 呈中空长管状，多分布于四肢。分为一体两端。中部细长的体又称**骨干**，内有空腔称为骨髓腔，容纳骨髓；两端膨大为**骺**，有一光滑的关节面，表面被覆薄层关节软骨。骨干与骺相移行处称干骺端，幼年时保留一层软骨称**骺软骨**，骺软骨细胞不断分裂增殖和骨化，使骨不断加长；成年后，骺软骨完全骨化、消失，其间遗留一线性痕迹称**骺线**。

2.短骨 形似立方体。多成群位于连结牢固且较灵活的部位，如腕骨和跗骨。

3.扁骨 呈板状。主要构成骨性颅腔、胸腔和盆腔的壁，起保护作用，如颅盖骨和肋。

4.不规则骨 形状不规则，如椎骨。

（二）骨的构造

1.骨质 由骨组织构成，分骨密质和骨松质两种（图2-3）。**骨密质**质地致密而坚硬，耐压性强，分布于骨的表面。**骨松质**呈海绵状，由相互交织的骨小梁排列而成，配布于骨的内部。

2.骨膜 是一层致密结缔组织膜，被覆在除关节面以外所有骨的外表面称**骨外膜**，衬贴在骨髓腔内面和骨松质间隙内面的骨膜称**骨内膜**。骨膜内层疏松结缔组织有成骨细胞和破骨细胞，具有产生新骨质、破坏原骨质和重塑骨的功能。骨膜含有丰富的血管和神经，对骨的营养、再生和感觉有重要的作用，如骨膜剥离太多或损伤过大，则骨折愈合困难。

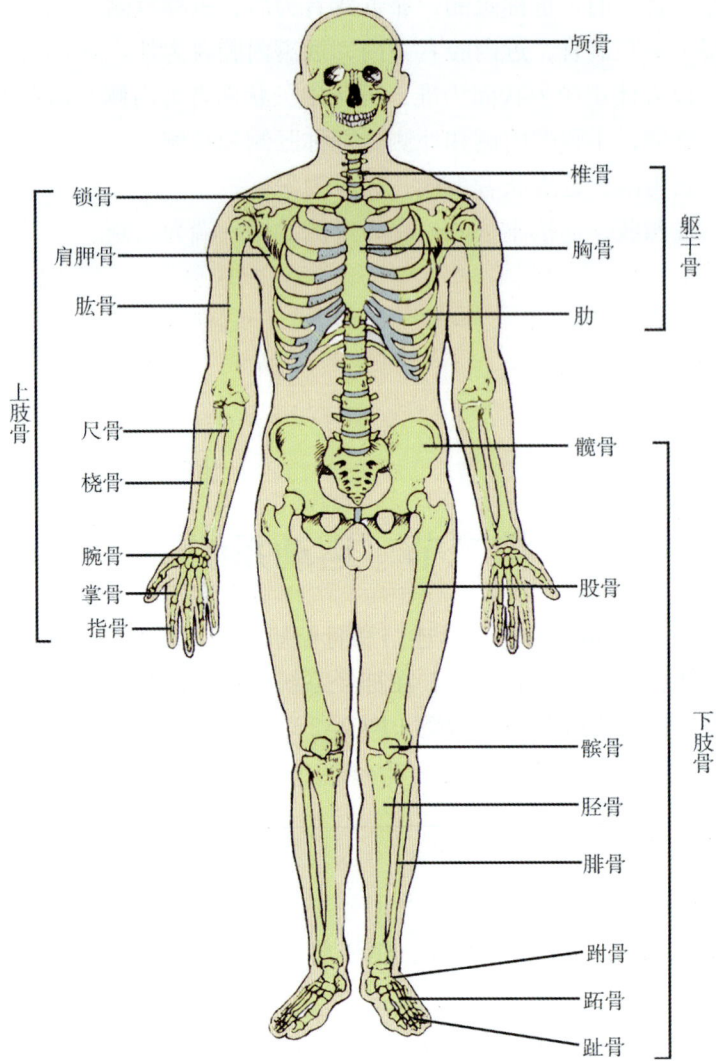

图2-2 全身骨骼

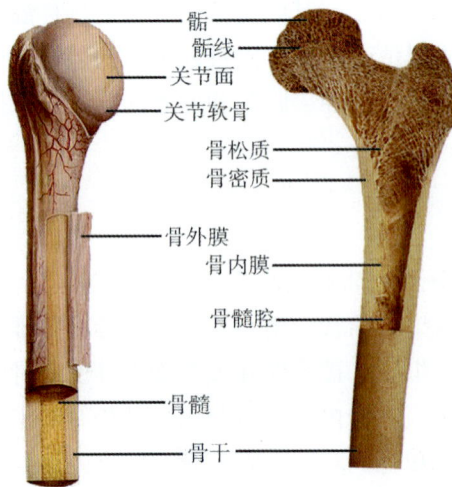

图2-3 骨的构造

3. 骨髓 充填于骨髓腔和骨松质间隙内。胎儿和婴幼儿的骨髓是**红骨髓**，有造血功能。5岁以后，长骨骨干骨髓腔内的红骨髓逐渐被脂肪组织所代替，称**黄骨髓**，失去造血能力。但在慢性失血过多或重度贫血时，黄骨髓能转化为红骨髓，又恢复造血功能。临床常选髂前上棘或髂后上棘等处进行骨髓穿刺，检查骨髓象。

（三）骨的化学成分和物理性质

骨由有机质和无机质构成。**有机质**主要是骨胶原纤维束，赋予骨弹性和韧性。**无机质**主要是钙盐，使骨具有硬度。两种成分的比例，随年龄的增加而发生变化。婴幼儿骨的有机质和无机质各占一半，故弹性较大，柔软，易发生变形，所以不易骨折或折而不断，后者称青枝骨折。成年人骨有机质和无机质的比例约为 3：7，骨具有很强的硬度和一定的弹性，坚韧而结实。老年人无机质所占比例更大，骨的脆性较大，易发生粉碎性骨折。

二、骨连结总论

骨与骨之间的连结装置称骨连结。按照连结的方式不同，可分为直接连结和间接连结两种。

直接连结是指两骨间借纤维结缔组织、软骨或骨直接相连结，其间无间隙，不能活动或仅有少许活动。如颅骨的缝隙连结，椎骨之间的韧带连结；椎体间的椎间盘和耻骨联合的耻骨间盘都是终身不骨化的软骨连结；髂骨、坐骨和耻骨三骨骨性结合成髋骨等。

间接连结又称关节，是指两骨之间借结缔组织囊（关节囊）互相连结，其间有腔隙及滑液，有较大的活动性。

（一）关节的基本结构

1. 关节面 为参与组成关节诸骨互相接触的光滑面，其表面覆盖一层透明软骨称关节软骨，可减少运动时的摩擦。通常有形成凸面的**关节头**和凹面的**关节窝**（图 2-4）。

2. 关节囊 附着于关节面周缘的结缔组织囊，封闭关节腔，分为内、外两层。外层厚而坚韧的致密结缔组织称**纤维层**，起连结牢固的作用；内层光滑柔软的疏松结缔组织称**滑膜层**，能分泌少量滑液，有润滑、营养关节软骨的作用。

3. 关节腔 为关节囊滑膜层与关节软骨之间所围成的密闭潜在性腔隙，内含有少量滑液。关节腔内呈负压，有利于关节的稳固。

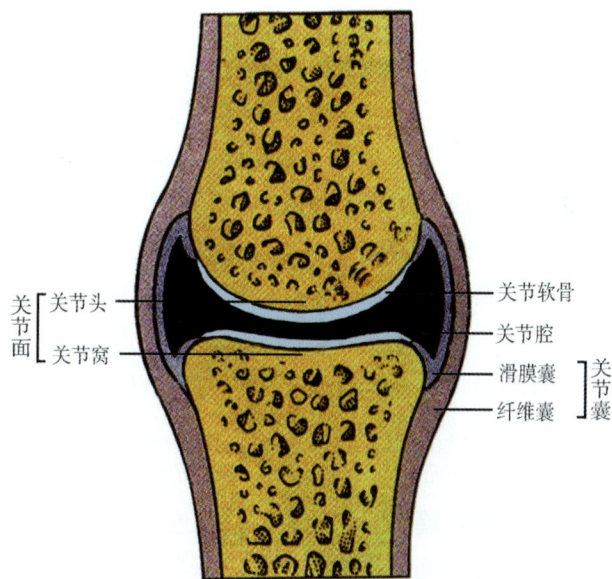

图2-4 关节的构造

（二）关节的辅助结构

除上述基本结构外，某些关节为适应其特殊功能，需要一些辅助结构，包括韧带、关节盘、关节唇等。

1. 韧带 是连结相邻两骨之间的致密结缔组织束，有稳固关节或限制其过度运动的作用。位于关节囊外的称**囊外韧带**，关节囊内的称**囊内韧带**。

2. 关节盘　是位于两骨关节面之间的纤维软骨盘，能使两骨关节面更为适合，能增加关节的运动范围，并减少外力冲击和震荡的作用。膝关节腔内的关节盘呈半月形，称**半月板**。

3. 关节唇　为附着于关节窝周缘的纤维软骨环，有加深关节窝并扩大关节面的作用，使关节更加稳固。

（三）关节的运动

关节在肌肉的牵拉下，一般都是围绕一定的轴做多种运动。

1. 屈和伸　指关节沿冠状轴进行的运动。两骨之间角度缩小称为**屈**；反之，角度加大的则称**伸**。

2. 内收和外展　关节沿矢状轴进行的运动。运动时骨向正中矢状面靠拢者称**内收**；反之，远离正中矢状面者称**外展**。

3. 旋转　骨沿垂直轴进行的运动称旋转。骨的前面转向内侧的称**旋内**；反之，旋向外侧的称**旋外**。手背转向前方为前臂**旋前**，手背转向后方为前臂**旋后**。

4. 环转　凡具有二轴或三轴的关节均可做环转运动，即关节头原位转动，骨的远端做圆周运动，运动时全骨绘成一圆锥形的轨迹。

三、骨及骨连结各论

（一）颅骨及其连结

1. 颅的组成　颅位于脊柱上方，由 23 块颅骨围成（中耳的 3 对听小骨未计入），颅骨多为扁骨或不规则骨。颅分为后上部的脑颅和前下部的面颅。**脑颅**由 8 块脑颅骨围成骨性颅腔，容纳并保护脑。其中成对的有颞骨和顶骨，不成对的有**额骨**、**筛骨**、**蝶骨**和**枕骨**。颅腔的顶是穹隆形的颅盖，由额骨、顶骨和枕骨构成。颅腔的底由前方的额骨和筛骨、中部的蝶骨、后方的枕骨、两侧的颞骨构成。**面颅**由 15 块面颅骨构成。成对的面颅骨有**泪骨**、**鼻骨**、**颧骨**、**上颌骨**、**腭骨**和**下鼻甲**，不成对的有**下颌骨**、**犁骨**和**舌骨**。面颅骨围成骨性眼眶、鼻腔和口腔。

2. 颅骨的连结　除下颌骨和舌骨以外，颅骨多数借缝或软骨直接牢固连结。**颞下颌关节**由下颌骨的下颌头与颞骨的下颌窝和关节结节构成，内有关节盘。颞下颌关节属联动关节，两侧必须同时运动，能做开口、闭口、前进、后退及侧方运动。当张口过大、过猛，下颌头和关节盘可一起向前滑出关节窝，造成下颌头前下方脱位。

3. 颅的整体观

（1）颅顶面观　呈前窄后宽，光滑隆凸的卵圆形。额骨与两侧顶骨连结构成冠状缝；两侧顶骨连结为**矢状缝**；两侧顶骨与枕骨连结成**人字缝**。新生儿颅顶各骨尚未完全发育，骨缝间充满纤维组织膜直接连结称为**颅囟**，在矢状缝与冠状缝相接处有最大呈菱形的**前囟**（额囟），在出生后 1 岁半左右闭合。

（2）颅前面观　自上而下有骨性眼眶、骨性鼻腔和骨性口腔（图 2-5）。

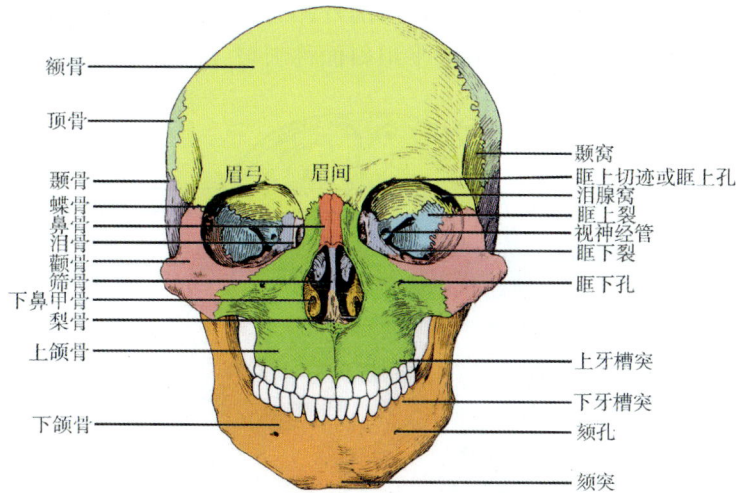

图2-5　颅的前面观

　　眶为底朝前外、尖向后内的一对四棱锥形深腔，容纳眼球及附属结构。底略呈四边形，向前外下倾斜；眶上缘中内 1/3 交界处有眶上孔或眶上切迹，眶下缘中部下方有眶下孔。尖指向后内，尖端有一圆形的视神经管口，视神经借此口向后通颅中窝。

　　骨性鼻腔位于面颅中央，由犁骨和筛骨垂直板构成骨性鼻中隔，将其分为左右两半。鼻腔外侧壁由上而下有三个向下卷曲的骨片，分别称上、中、下鼻甲，每个鼻甲下方相应的间隙，分别称上、中、下鼻道。鼻腔前方的开口称梨状孔，后方开口称鼻后孔，通咽腔。

　　（3）颅侧面观　侧面中部有外耳门，门后方的突起为乳突，前方是横行的颧弓。颧弓将颅侧面分为上方浅凹的颞窝和下方的颞下窝。颞窝前下部较薄，额、顶、颞、蝶四骨会合处形成 H 形的缝称**翼点**，此处薄弱，其内面有脑膜中动脉前支通过，受到暴力打击时易骨折，损伤血管造成硬膜外血肿而危及生命（图 2-6）。

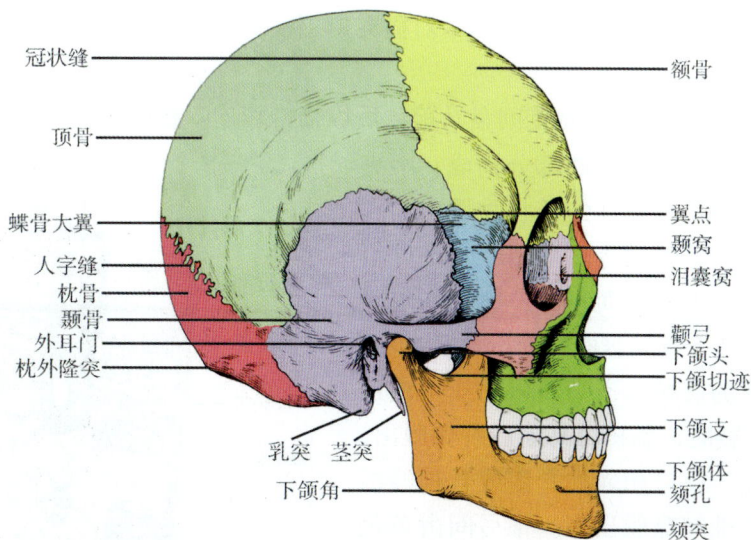

图2-6　颅的侧面观

　　（4）颅底内面观　颅底内面高低不平，由前向后呈阶梯状降低形成三个窝，分别称颅前、中、后窝。窝中有很多孔、裂，大都与颅底外面相通，为血管和神经的通路。

　　颅前窝：中央是筛骨的筛板，嗅神经经筛板上的筛孔通向脑。

颅中窝：中央是蝶骨体，上面有垂体窝，窝前外侧有视神经管，通入眶。

颅后窝：中央有枕骨大孔，孔前上方的平坦斜面称斜坡（图 2-7）。

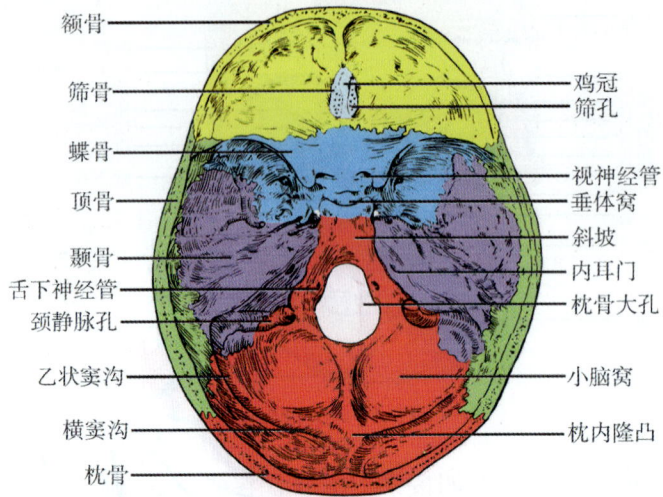

图2-7 颅底内面观

（二）躯干骨及其连结

躯干骨包括椎骨、胸骨和肋。它们分别参与构成脊柱、骨性胸廓和骨盆。

1. 椎骨

（1）一般形态　椎骨由前方短圆柱形的**椎体**和后方弓状的**椎弓**组成。椎体与椎弓共同围成**椎孔**。各椎孔上下贯通，构成容纳脊髓的椎管。椎弓与椎体连结的缩窄部分，称为**椎弓根**，根的上、下缘各有一切迹，分别称椎上、下切迹。相邻椎骨的椎上、下切迹共同围成**椎间孔**，有脊神经和血管通过。两侧椎弓根向后内扩展变宽的部分，称椎弓板。由椎弓发出 7 个突起：向上、下方各伸出一对上、下关节突；向两侧伸出一对横突，颈椎的横突上有横突孔；向后方伸出单一的棘突。

（2）椎骨的连结　椎体之间藉椎间盘及**前、后纵韧带**相连。**椎间盘**是连结相邻两个椎体的纤维软骨盘（图 2-8）。椎间盘由两部分构成，中央部为**髓核**，是柔软而富有弹性的胶状物质；周围部为**纤维环**，由多层纤维软骨环呈同心圆排列组成，牢固连结各椎体上、下面，保护髓核并限制髓核向周围膨出。23 个椎间盘既坚韧，又富弹性，可缓冲外力对脊柱的震荡。当剧烈运动或负重过大，致使纤维环破裂时，髓核容易向后外侧脱出，突入椎管或椎间孔，压迫相邻的脊髓或脊神经根引起临床症状，称椎间盘脱出症。椎弓间由黄色的弹性纤维构成的黄韧带连结；各棘突之间形成棘间韧带，棘突尖之上的纵行韧带为棘上韧带，在颈部形成发达的项韧带（图 2-8）。

（3）脊柱的组成及功能　脊柱由颈椎 7 块、

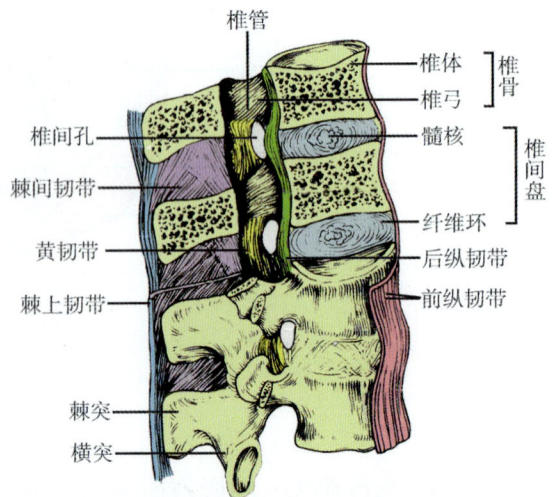

图2-8 椎骨的连结

胸椎 12 块、腰椎 5 块、骶骨和尾骨各 1 块借椎间盘、韧带和关节连结而成。成人脊柱有颈、胸、腰、骶 4 个生理性弯曲，这些弯曲增大了脊柱的弹性，除了支持躯干和保护脊髓的作用外，对维持人体的重心稳定和减轻震荡有重要意义。整个脊柱的活动范围较大，可作屈、伸、侧屈、旋转和环转运动。由于颈、腰部运动灵活，故损伤也较多见。

2. 胸骨 位于胸前壁正中，前凸后凹，可分胸骨柄、体和剑突三部分。柄与体连接处微向前突的一横行隆起，称为**胸骨角**，可在体表扪及，两侧与第 2 肋软骨相连接，是计数肋的重要标志。

3. 肋 由肋骨和肋软骨组成，共 12 对。第 1～7 对肋前端直接与胸骨连结，称**真肋**，下 5 对肋前端不与胸骨相连，称**假肋**。其中第 8～10 对肋前端依次连于上一位肋软骨，形成**肋弓**；第 11～12 对肋前端游离于腹壁肌层中，称**浮肋**。肋的后端与胸椎构成肋椎关节。

4. 胸廓 由 12 块胸椎、12 对肋、1 块胸骨和它们之间的连结共同构成。呈上窄下宽，前后略扁的圆锥形。胸廓除保护、支持脏器外，主要参与胸式呼吸运动。

（三）四肢骨及其连结

包括上肢骨和下肢骨（图 2-2）。上、下肢骨的数目和排列方式基本相同。由于人体直立，上肢成为灵活的劳动器官，下肢起着支持和移位的作用。因而，上肢骨纤细轻巧，下肢骨粗壮坚固。

上肢骨包括上肢带骨（肩胛骨、锁骨）和自由上肢骨（肱骨、桡骨、尺骨、腕骨、掌骨、指骨）。下肢骨包括下肢带骨（髋骨）和自由下肢骨（股骨、胫骨、腓骨、髌骨、跗骨、跖骨、趾骨）。

1. 上肢骨的连结

（1）肩关节 由肱骨头与肩胛骨的关节盂构成。其特点是头大盂浅，周缘附有盂唇；关节囊薄而松弛，关节囊下壁最为薄弱，临床以肱骨头前下方脱位为多见；肱二头肌长头肌腱通过肩关节腔内。肩关节为人体运动最灵活的关节，能做屈、伸、收、展、旋内、旋外和环转运动。

（2）肘关节 由肱骨下端和尺、桡骨上端构成，包括肱尺关节、肱桡关节和桡尺近侧关节。其特点是上述 3 个关节在一个共同的关节囊内成为复合关节。桡骨头环状韧带可防止桡骨头脱出。主要做屈、伸运动，同时参与前臂旋前、旋后运动。

（3）桡腕关节 又称**腕关节**，由桡骨下端的腕关节面和尺骨头下方的关节盘组成的关节窝，与近侧列 3 块腕骨即手舟骨、月骨、三角骨组成的关节头共同构成。桡腕关节可做屈、伸、收、展和环转运动。

2. 下肢骨的连结

（1）骨盆 由骶骨、尾骨及左右髋骨借和韧带连结而成。其主要功能是支持体重和保护盆腔脏器，在女性还是胎儿娩出的产道。

（2）髋关节 由股骨头与髋骨的髋臼构成。其特点是头大、髋臼深，周缘附有髋臼唇；关节囊只包被股骨颈的内侧 2/3，使股骨颈骨折有囊内、囊外和混合型骨折之分；关节囊的后下部相对较薄弱，临床上以后下方脱位为多见；关节囊内有股骨头韧带。髋关节的运动与肩关节类似，但运动范围较小。

（3）膝关节 是人体内最大、最复杂的关节。由股骨下端，胫骨上端和髌骨共同构成。其特点是关节囊宽阔而松弛；囊的前方由髌韧带加强，叩击髌韧带会出现膝跳反射；囊内有连接股骨和胫骨之间的前、后交叉韧带加固；在股骨与胫骨相对的内、外侧髁之间有内侧、外侧半月板相适应。膝关节主要做屈、伸运动。

（4）距小腿关节　又名**踝关节**，由胫、腓两骨下端的踝关节面和距骨滑车构成。主要可做背屈和跖屈运动。临床以跖屈、内翻位扭伤为多见。

四、骨骼肌

骨骼肌是运动系统的动力部分，附着于骨骼上，受躯体神经支配，牵引骨骼产生随意运动，故称随意肌。骨骼肌在人体有 600 多块，每块肌都是一个独立器官。

（一）肌的形态和构造

骨骼肌按形态可分为长肌、短肌、扁肌和轮匝肌四种。每块骨骼肌包括**肌腹**和**肌腱**两部分。肌腹位于中央，由肌纤维组成，具有收缩能力。肌腱位于肌腹的两端，主要由平行致密的胶原纤维束构成，色白、强韧而抗拉力强。肌腹借肌腱附着于骨骼上。扁肌的腱性部分呈薄膜状，称腱膜。

（二）肌的起止、配布

肌通常中间跨过一个或多个关节。一般来说，两块骨有一块骨的位置相对固定，另一块骨相对地移动。通常把接近身体正中或四肢靠近近侧的附着点看作肌肉的**起点**，另一端则为**止点**。

（三）肌的辅助装置

在肌的周围有辅助装置，具有保护肌和协助肌运动、减少运动时的摩擦等作用，包括筋膜、滑膜囊和腱鞘等。

（四）人体主要肌肉

按部位可分为头颈肌、躯干肌、上肢肌、下肢肌（图 2-9、表 2-1）。

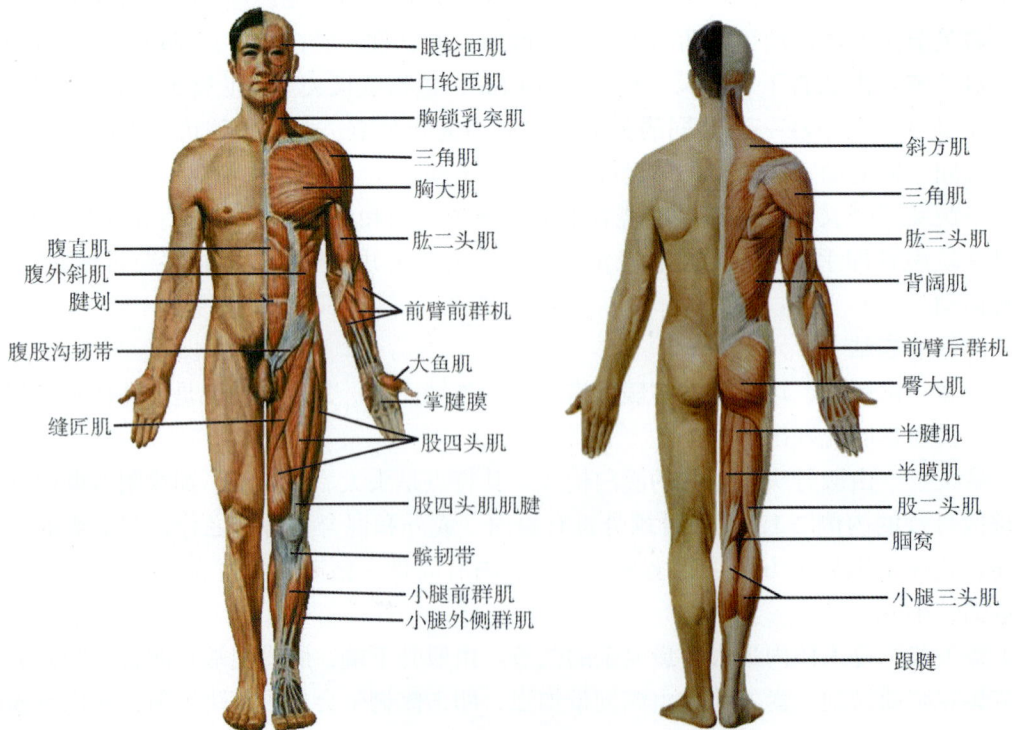

眼轮匝肌
口轮匝肌
胸锁乳突肌
三角肌
胸大肌
肱二头肌
前臂前群机
大鱼肌
掌腱膜
股四头肌
股四头肌肌腱
髌韧带
小腿前群肌
小腿外侧群肌

腹直肌
腹外斜肌
腱划
腹股沟韧带
缝匠肌

斜方肌
三角肌
肱三头肌
背阔肌
前臂后群机
臀大肌
半腱肌
半膜肌
股二头肌
腘窝
小腿三头肌
跟腱

图2-9　人体主要肌肉

表 2-1　人体主要肌肉简表

分部	分群	主要肌肉	主要作用
头肌	表情肌	眼轮匝肌、口轮匝肌	牵动面部皮肤显示各种表情
	咀嚼肌	咬肌、颞肌、翼内肌和翼外肌	牵动下颌骨产生咀嚼
颈肌	颈浅肌	胸锁乳突肌	一侧收缩头屈向同侧，脸转向对侧；两侧收缩头后仰
	颈中肌	舌骨上肌群、舌骨下肌群	上提、下降舌骨和喉，协助吞咽
	颈深肌	前、中、后斜角肌	一侧收缩使颈侧屈
躯干肌	背肌	浅层：斜方肌；背阔肌 深层：竖脊肌	拉肩胛骨向内，瘫痪时"塌肩"；肱骨内收、旋内和后伸脊柱后伸和仰头，一侧收缩脊柱侧屈。损伤出现腰肌劳损
	胸肌	胸大肌 肋间外肌；肋间内肌	肩关节内收、旋内和前屈；提肋助吸气 提肋助吸气；降肋助呼气
	膈		主要的呼吸肌，收缩时膈穹隆下降，助吸气；松弛时助呼气
	腹肌	前外侧群：腹直肌、腹外斜肌、腹内斜肌、腹横肌 后群：腰大肌、腰方肌	参与腹壁的组成，增加腹压，脊柱前屈 屈髋关节、下降和固定第12肋并使脊柱侧屈
上肢肌	肩肌	三角肌、冈上肌、冈下肌、小圆肌、大圆肌、肩胛下肌	外展、旋外肩关节；三角肌萎缩呈"方肩" 内收和旋内肩关节
	臂肌	前群：肱二头肌、肱肌和喙肱肌 后群：肱三头肌	屈肘关节 伸肘关节
	前臂肌	前群：肱桡肌、桡尺侧腕屈肌、掌长肌、指浅深屈肌 后群：桡尺侧腕伸肌、指伸肌	屈腕、屈指 伸腕、伸指
	手肌	外侧群：大鱼际 中间群：蚓状肌、骨间肌 内侧群：小鱼际	拇指外展、内收、屈和对掌动作 第2、4、5指向中指内收、外展 小指外展、屈和对掌动作
下肢肌	髋肌	前群：髂腰肌、阔筋膜张肌 后群：臀大肌、梨状肌	屈髋关节 伸、旋外和外展髋关节
	大腿肌	前群：缝匠肌 　　股四头肌（股直肌、股中间肌、股内侧肌、股外侧肌） 后群：股二头肌、半腱肌、半膜肌 内侧群：耻骨肌、长收肌、短收肌、大收肌、股薄肌	屈髋和屈膝关节 伸膝关节 屈膝关节、伸髋关节 内收髋关节
	小腿肌	前群：胫骨前肌、趾长伸肌 后群：小腿三头肌（两块腓肠肌、一块比目鱼肌） 外侧群：腓骨长肌、腓骨短肌	伸踝关节（背屈）、伸趾 屈踝关节（跖屈）和屈膝关节 足外翻和屈踝关节
	足肌	足背肌 足底肌	伸趾 屈趾和维持足弓

1. 骨的基本构造是什么？
2. 描述肩关节和膝关节的构成、特点和运动。
3. 叙述骨骼肌的构造和辅助装置。

第三节　消化系统

消化系统（digestive system）由消化管和消化腺两部分组成（图2-10）。消化管包括口腔、咽、食管、胃、小肠（十二指肠、空肠、回肠）和大肠（盲肠、阑尾、结肠、直肠、肛管）。从口腔到十二指肠称上消化道，空肠以下部分为下消化道。消化腺分泌消化液为主。消化管的一般结构由内到外分为四层，分别是黏膜、黏膜下层、肌层和外膜（图2-11）。

消化系统主要功能是对食物进行消化、吸收，并将食物残渣形成粪便排出体外。

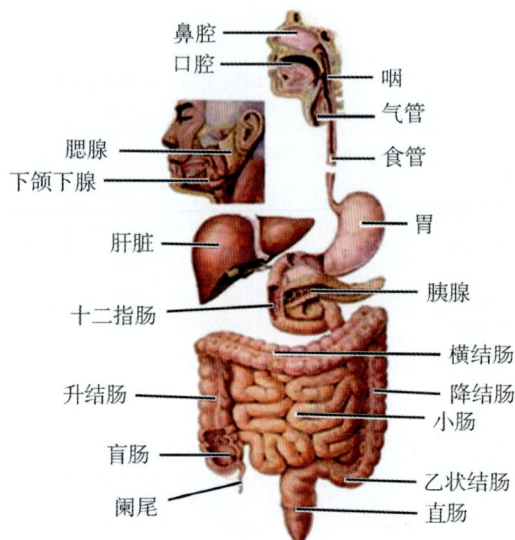

图2-10　消化系统

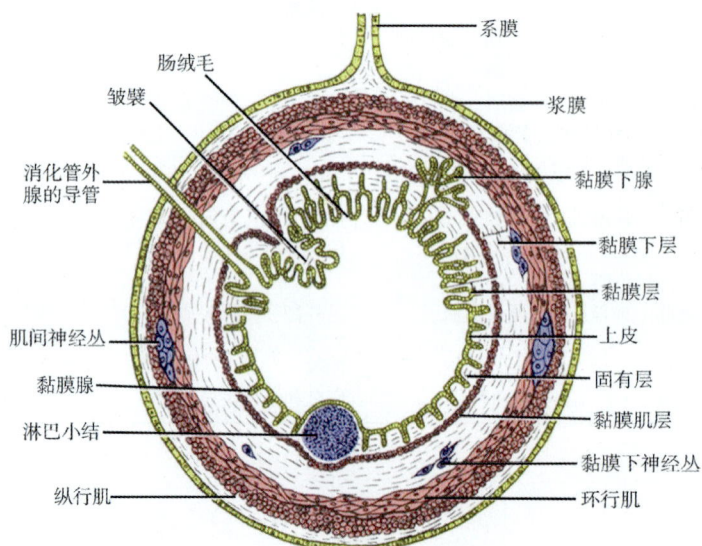

图2-11　消化管一般结构图

一、消化管

（一）口腔

口腔（oral cavity） 是消化管起始部，前壁为口唇，侧壁为颊，下壁为口腔底，上壁为腭。腭的后端中部垂向下方的突起称腭垂。自其两侧向下分出两条黏膜皱襞，前方一对称腭舌弓，后方一对称腭咽弓。腭垂、两侧腭舌弓及舌根围成咽峡，是口腔通向咽的门户。腭舌弓和腭咽弓之间凹陷的窝内有腭扁桃体（图 2-12）。

牙是人体最坚硬的器官，有咀嚼食物及辅助发音的作用，嵌于上、下颌骨的牙槽内排成上、下弓。牙齿分三部分，嵌于牙槽内的部分称牙根，露于口腔内的部分称牙冠，两者之间称牙颈。牙的内腔容纳牙髓，牙髓由结缔组织、血管和丰富感觉神经末梢组成。紧贴于牙颈周围及邻近牙槽骨上的口腔黏膜称牙龈。人的一生中，先后有乳牙和恒牙发生，乳牙共 20 个，恒牙共 32 个。

舌是由骨骼肌及其表面覆盖的黏膜构成，有协助吞咽和咀嚼食物、感受味觉和辅助发音等功能（图 2-13）。

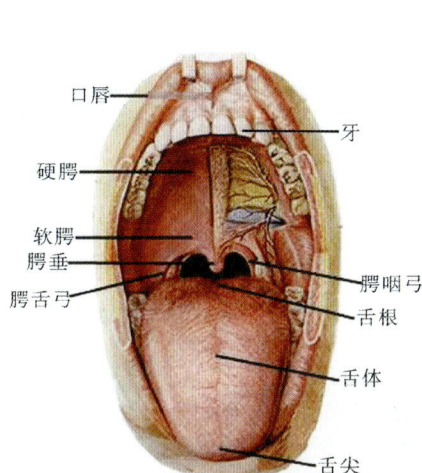

图2-12　口腔与咽峡

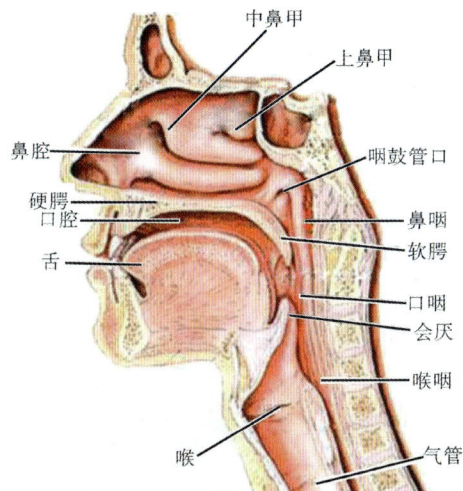

图2-13　口腔和咽纵切面

（二）咽

咽（pharynx） 为前后略扁的漏斗形肌性管道，是消化和呼吸的共用通道。其位于 1～6 颈椎体前方，上端起自颅底，下端约在第 6 颈椎体下缘续于食管。咽的前壁不完整，依次通向鼻腔、口腔和喉腔，据此将咽分为鼻咽、口咽和喉咽三部分（图 2-13）。

（三）食管

食管（esophagus） 是消化管的最窄部分。上端于第 6 颈椎下缘处接咽，下端于第 11 胸椎水平连通胃的贲门。全长约 25cm，分颈部、胸部和腹部三段。食管全长有三个生理性狭窄，分别位于：食管起始处、与左主支气管交叉处和膈食管裂孔处（图 2-14）。

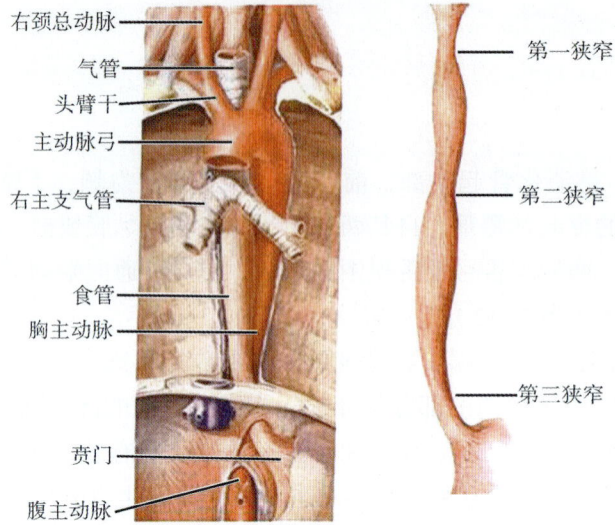

右颈总动脉
气管
头臂干
主动脉弓
右主支气管
食管
胸主动脉
贲门
腹主动脉

第一狭窄
第二狭窄
第三狭窄

图2-14　食管位置与狭窄

（四）胃

胃（stomach）是消化管最膨大的部分。胃有二口（贲门和幽门）、二缘（胃大弯和胃小弯）、二壁（前壁和后壁）。胃分四部，贲门部、胃底、胃体和幽门部（图 2-15）。贲门部为近贲门的部分，胃底为贲门切迹平面以上向左上方膨凸的部分，幽门部自角切迹右侧至幽门的部分称幽门管。近胃体的部称幽门窦，胃体为胃底与幽门部之间的部分。胃具有受纳、暂贮食物，分泌胃液及内分泌功能。

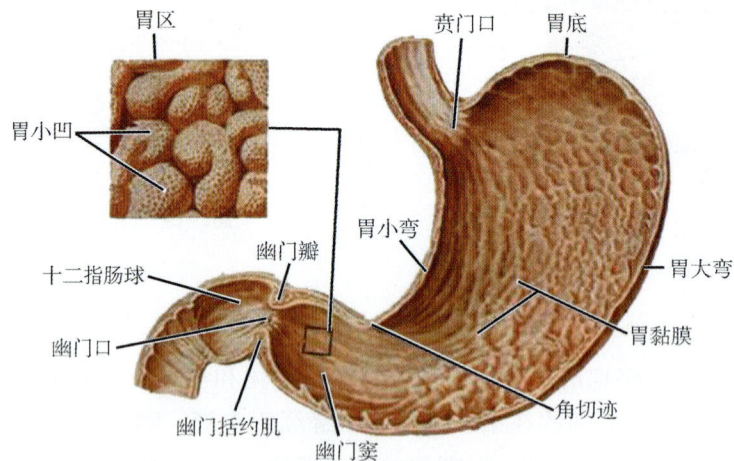

胃区
胃小凹
十二指肠球
幽门瓣
幽门口
幽门括约肌
幽门窦
贲门口
胃底
胃小弯
胃大弯
胃黏膜
角切迹

图2-15　胃的分部与黏膜

胃壁的微细结构：由内向外分为黏膜、黏膜下层、肌层、外膜四层。其黏膜功能最重要，上皮主要有表面黏液细胞，胃小凹的底部连接胃底腺（图 2-16），主要由主细胞（合成和分泌胃蛋白酶原）和壁细胞（合成和分泌盐酸及内因子）构成。

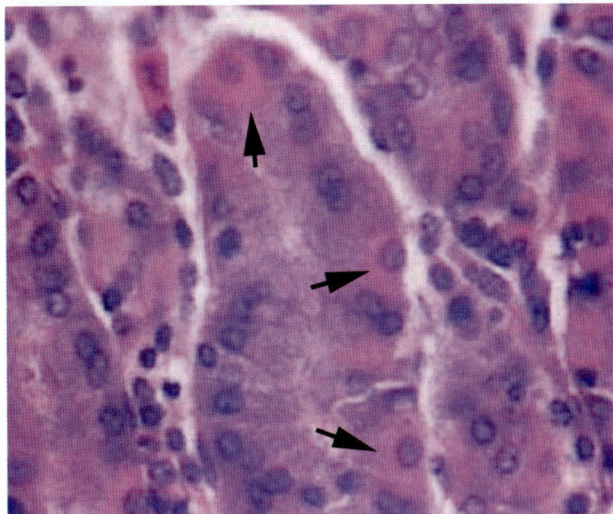

图2-16　胃底腺与壁细胞（↑）

胃溃疡和胃癌多发生于胃幽门窦近小弯处。2005 年，澳大利亚科学家巴里·马歇尔因证实幽门螺旋菌是导致胃炎、胃溃疡的主要病因而获得诺贝尔生理学或医学奖，而他"以身试菌"的故事也为世人广为传颂。纵观人类科学发展史，像马歇尔这样为了探求科学真理，甘愿用自己的身体做实验的科学家不计其数，这需要有扎实的基础知识和自我奉献精神。因此，只有扎实学好基础知识，才能为健康中国建设增砖添瓦，为人民的生命健康保驾护航。

（五）小肠

小肠（small intestine）分十二指肠、空肠和回肠 3 段，全长 5 ～ 7m。

1. 十二指肠　呈"C"形，包绕胰头，贴附于腹后壁。分上部、降部、水平部和升部四部分。降部中份后内侧壁下方有十二指肠大乳头，为胆总管和胰管共同通路（图 2-17）。微细结构特点是黏膜表面凸起形成肠绒毛，以吸收细胞为主。中轴部位可见中央乳糜管，毛细血管和毛细淋巴管等结构，共同参与了营养物质的转运（图 2-18）。

2. 空肠和回肠　空肠起于十二指肠空肠曲，约占空回肠全长的近侧 2/5，主要位于腹腔左上部。回肠占远侧 3/5，主要位于腹腔右下部。

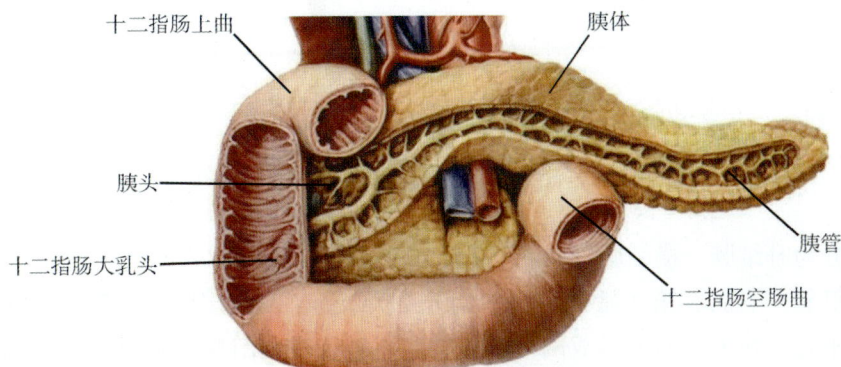

图2-17　十二指肠与胰腺

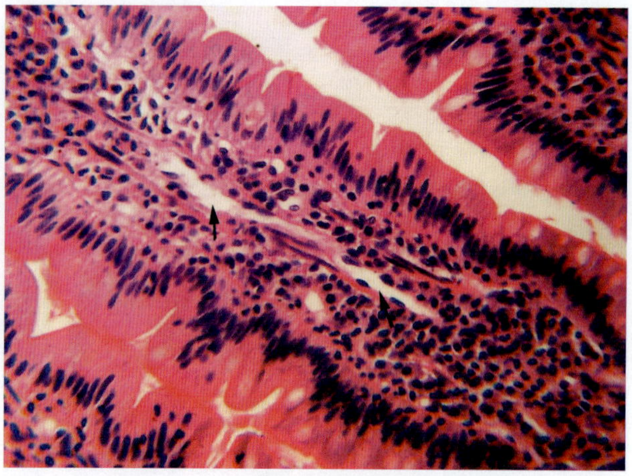

图2-18　肠绒毛与中央乳糜管（↑）

（六）大肠

大肠（large intestine）分为盲肠、阑尾、结肠、直肠和肛管五部分。结肠和盲肠有三个特征性结构为结肠带、结肠袋和肠脂垂。

1. 盲肠和阑尾　盲肠为大肠起始端，长 6～8cm。位于右髂窝内，有回肠的开口，称回盲口。口周缘环形隆起的皱襞，称回盲瓣（图 2-19）。

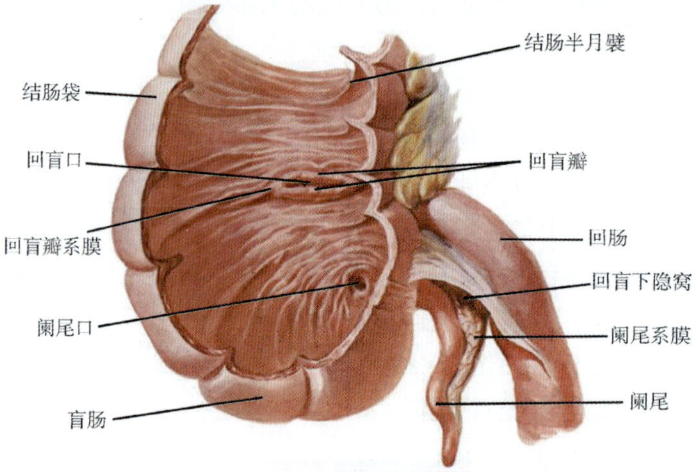

图2-19　盲肠与阑尾

阑尾附于盲肠，末端游离，根部附于盲肠后内侧壁。阑尾腔开口于回盲口下方约2cm处（图 2-19）。阑尾根部的体表投影位置，多在右髂前上棘与脐连线的中、外 1/3 交点处，此点称 McBurney 点。

2. 结肠　分为升结肠、横结肠、降结肠和乙状结肠四部分。

3. 直肠和肛管　直肠在第 3 骶椎的前方续于乙状结肠，沿骶尾骨前方下行，穿过盆膈移行于肛管。直肠并不直，在矢状面上形成两个明显弯曲。肛管被肛门括约肌包绕，其末端为肛门。

二、消化腺

（一）唾液腺

大唾液腺有 3 对，即腮腺、下颌下腺和舌下腺（图 2-20）。

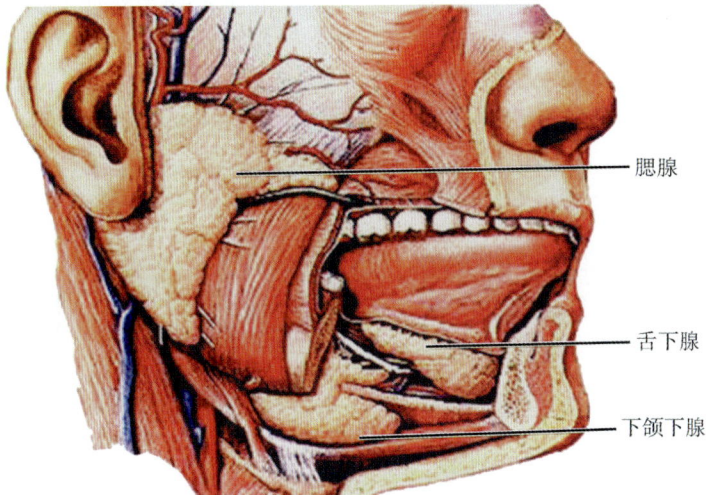

腮腺

舌下腺

下颌下腺

图2-20 大唾液腺

（二）肝及肝外胆道

肝（liver）是最大的消化腺。活体呈棕红色，质地柔软而脆弱，呈不规则的楔形，有上、下两面。肝的上面膨隆，与膈相贴，称膈面。膈面上有镰状韧带，将肝分为左、右两叶（图 2-21）。肝的下面凹凸不平，又称脏面。脏面中部有略呈"H"形的沟。其中的横沟称肝门，有肝固有动脉、门静脉，肝左、右管，神经和淋巴管等通过。肝右纵沟前方为胆囊窝，容纳胆囊。胆囊呈梨形，分为底、体、颈和管四部分，有贮存和浓缩胆汁的作用（图 2-22）。胆囊和输胆管道（肝左管、肝右管、肝总管和胆总管）组成肝外胆道系统，这些管道将肝分泌的胆汁输送至十二指肠腔。

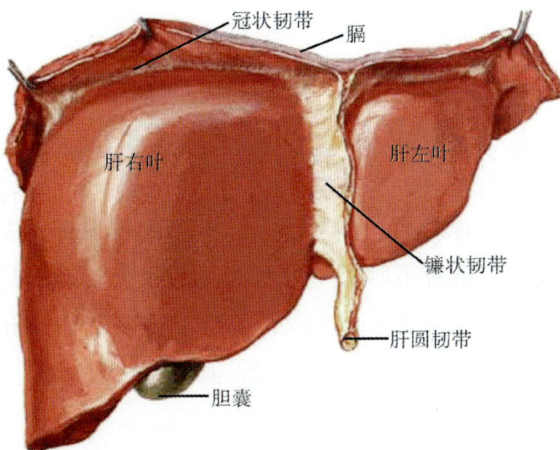

冠状韧带　膈

肝右叶　　　肝左叶

镰状韧带

肝圆韧带

胆囊

图2-21 肝脏膈面

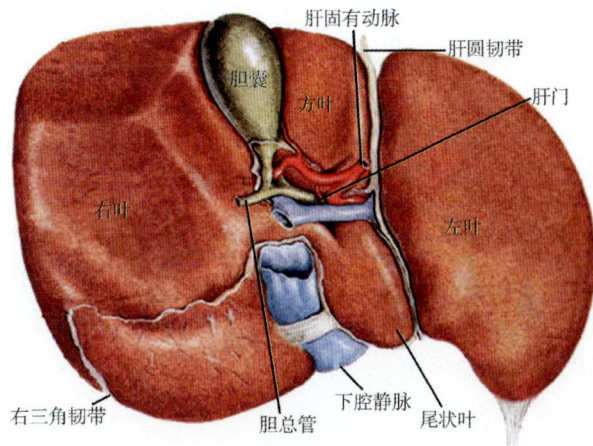

肝固有动脉

胆囊　　肝圆韧带

方叶　　肝门

右叶　　　　左叶

右三角韧带　　　　下腔静脉　尾状叶

胆总管

图2-22 肝脏脏面

肝微细结构主要包括肝小叶和门管区。肝小叶内含中央静脉（图 2-23）、肝板（肝索）、肝血窦、窦周隙和胆小管。构成肝板的肝细胞是肝的实质性细胞。门管区在相邻肝小叶之间，结缔组织较多的区域。肝是人体新陈代谢最活跃的器官，不仅参与多种物质的合成、转化和分解，还具有分泌胆汁，防御以及在胚胎时期造血等功能。

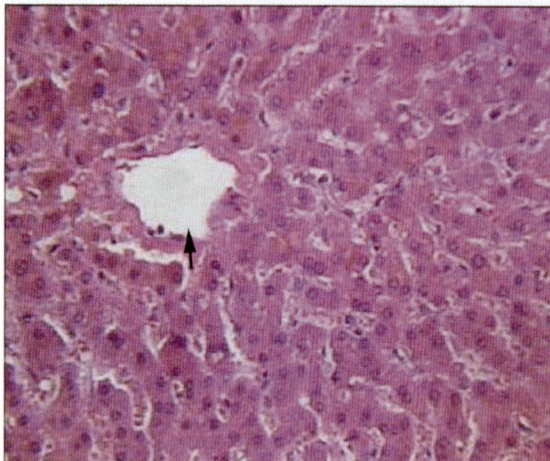

图2-23　肝小叶与中央静脉（↑）

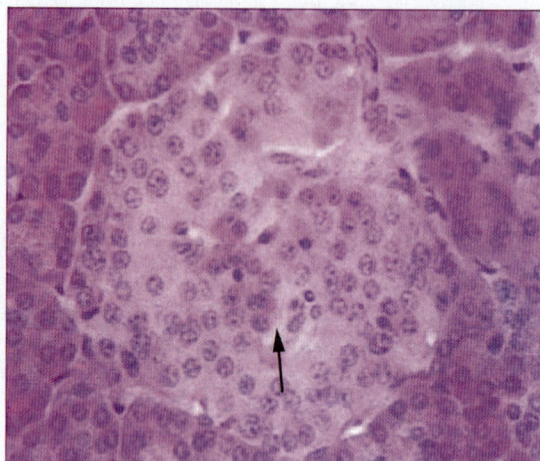

图2-24　胰腺腺泡与胰岛（↑）

（三）胰

胰（pancreas）横贴于腹后壁，颜色灰红，质柔软，表面呈分叶状。胰由外分泌部和内分泌部组成。外分泌部分泌胰液，经导管排入十二指肠，内含多种消化酶，在食物消化中起重要作用。内分泌部（胰岛）主要分泌胰岛素，调节血糖浓度（图 2-24）。

思考题

1. 消化系统的组成和主要功能。
2. 简述食管的生理狭窄位置。
3. 简述胃分部。
4. 简述肝的微细结构。
5. 简述肝外胆道系统的构成。

第四节　呼吸系统

呼吸系统（respiratory system）由呼吸道和肺组成。呼吸道包括鼻、咽、喉、气管和各级支气管，临床上将鼻、咽、喉称上呼吸道，气管和各级支气管称下呼吸道。呼吸系统主要功能是进行气体交换，即吸入氧，排出二氧化碳。呼吸道是气体进出的通道，肺是进行气体交换的器官（图 2-25）。

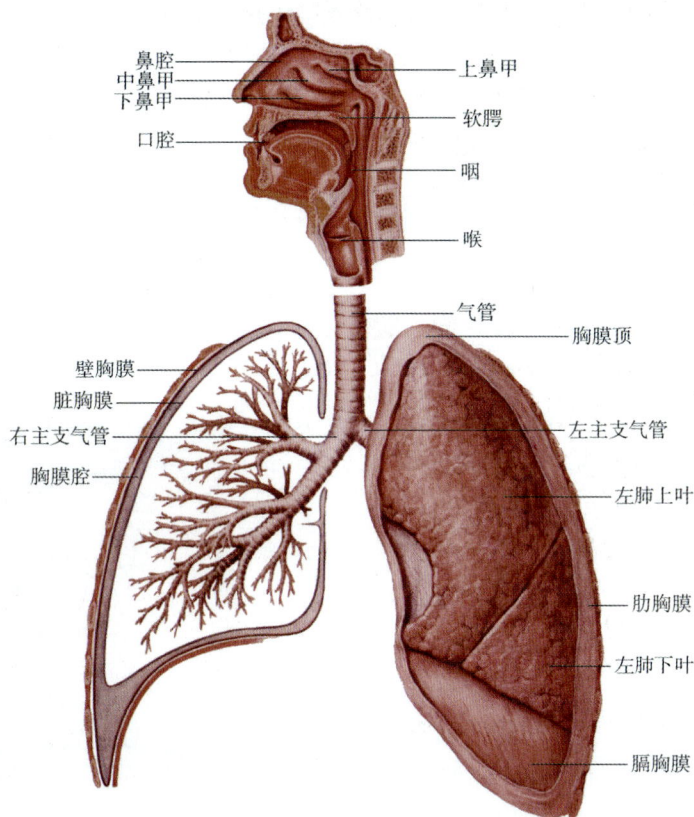

图2-25　呼吸系统模式图

一、呼吸道

（一）鼻

鼻（nose）是呼吸道的起始部分，能净化吸入的空气并调节其温度和湿度，它也是嗅觉器官，还可辅助发音。鼻可分外鼻、鼻腔和鼻旁窦三部分。

1. 外鼻　外鼻以骨和软骨为支架，外被皮肤、内覆黏膜。上端较窄，位于两眼眶之间的部分称鼻根，下端高突的部分称鼻尖，中央的隆起部称鼻背，鼻尖两侧的隆起称鼻翼。

2. 鼻腔　鼻腔是以骨和软骨为支架，内衬黏膜和皮肤而成，被鼻中隔分为左右两腔。前借鼻前孔通外界，后借鼻后孔通鼻咽。鼻中隔以犁骨、筛骨的垂直板和鼻中隔软骨为支架，被以黏膜而成。鼻中隔构成鼻腔的内侧壁，其前下方黏膜较薄、血管丰富、位置表浅，易引起出血，故称易出血区。鼻腔外侧壁自上而下有上、中、下三个鼻甲，每一鼻甲下方的裂隙分别称上、中、下鼻道。上、中鼻道有鼻旁窦开口，下鼻道有鼻泪管开口（图2-25）。

每侧鼻腔分鼻前庭和固有鼻腔两部分。鼻前庭为鼻翼内面的部分，内衬皮肤，生有鼻毛，有净化空气、阻挡灰尘的作用。固有鼻腔内衬黏膜，黏膜按功能不同分为嗅区和呼吸区。嗅区位于上鼻甲内侧面及其对应的鼻中隔部分，略呈淡黄色，内含嗅细胞，具有嗅觉功能。呼吸区为嗅区以外的黏膜，呈淡红色。此区黏膜内富有血管、纤毛和黏液腺，对吸入的空气起加温、湿润和净化作用。

3. 鼻旁窦　鼻旁窦由骨性鼻旁窦表面衬以黏膜构成。鼻旁窦黏膜通过各窦开口与鼻腔黏膜相续，有温暖、湿润空气及对发音起共鸣作用。鼻旁窦包括上颌窦、额窦、筛窦、蝶窦四对，分别位于同名的颅骨内。

（二）咽

略，详见消化系统。

（三）喉

喉（larynx）以软骨为基础，借关节、韧带和肌肉等连结而成，它既是呼吸道又是发音器官。成人喉位于颈前部中央，第3～6颈椎高度，上连舌骨，下续气管。前方覆以皮肤、浅筋膜和肌肉，后为喉咽，两侧邻颈部大血管、神经和甲状腺侧叶。

1. 喉软骨 喉软骨构成喉的支架，包括甲状软骨、环状软骨、会厌软骨和成对的杓状软骨等（图2-26～图2-28）。

2. 喉腔 喉的内腔向上经喉口与喉咽相通，向下与气管相通。喉腔中部两侧壁上有上、下两对呈前后方向突向喉腔的黏膜皱襞，上方一对称前庭襞，下方一对称声襞。声襞活体上颜色较白，比前庭襞更为突向喉腔。两侧前庭襞之间的间隙称前庭裂，两侧声襞及杓状软骨基底部之间的间隙称声门裂，是喉腔最狭窄的部位。声襞处的喉黏膜及其深面的韧带和肌肉共同构成声带，是发音的结构。

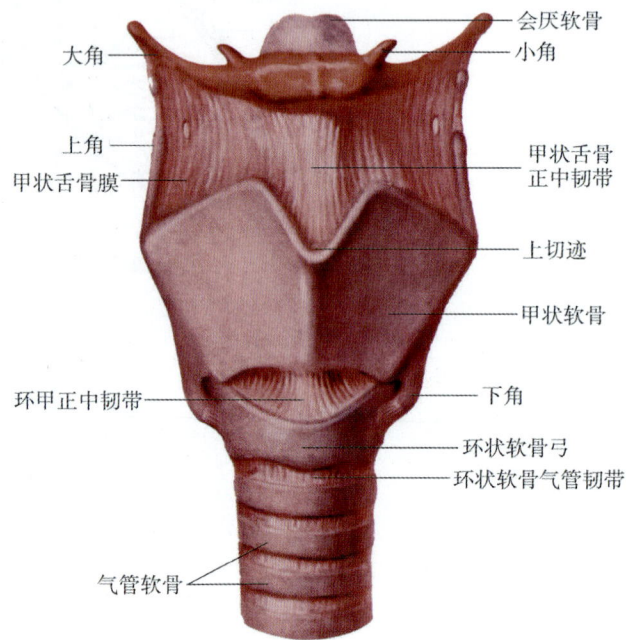

图2-26 喉软骨及其连结（前面观）

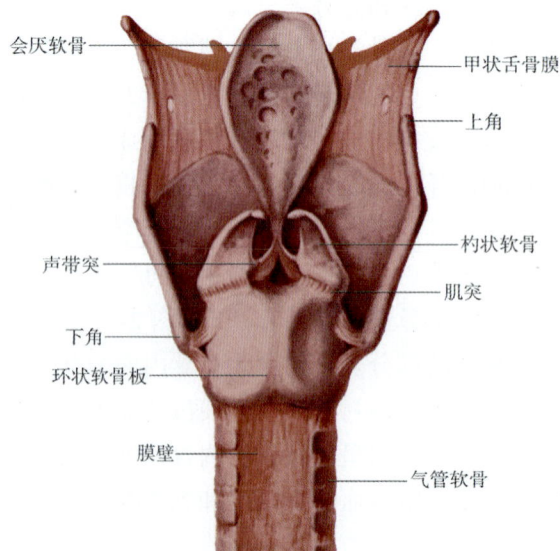

图2-27 喉软骨及其连结（后面观）

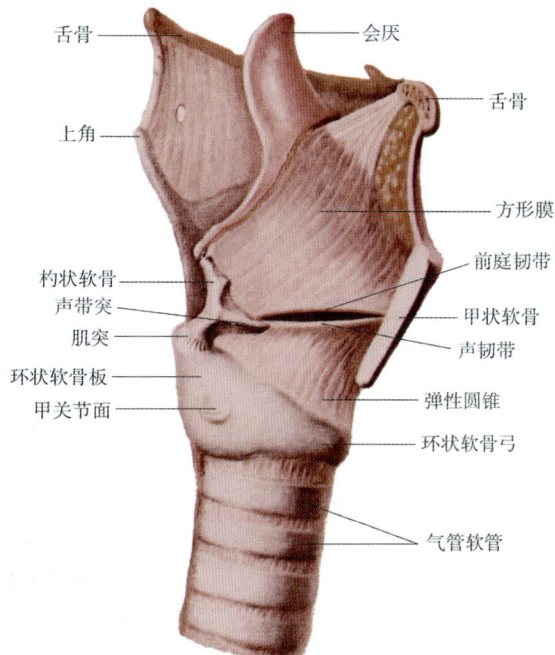

图2-28　喉软骨及其连结（侧面观）

喉腔借前庭襞和声襞分为喉前庭、喉中间腔和声门下腔三部分。喉前庭是前庭裂以上的部分；喉中间腔是前庭裂和声门裂之间的部分，喉中间腔向两侧突出的隐窝称喉室；声门裂以下为声门下腔（图2-29）。

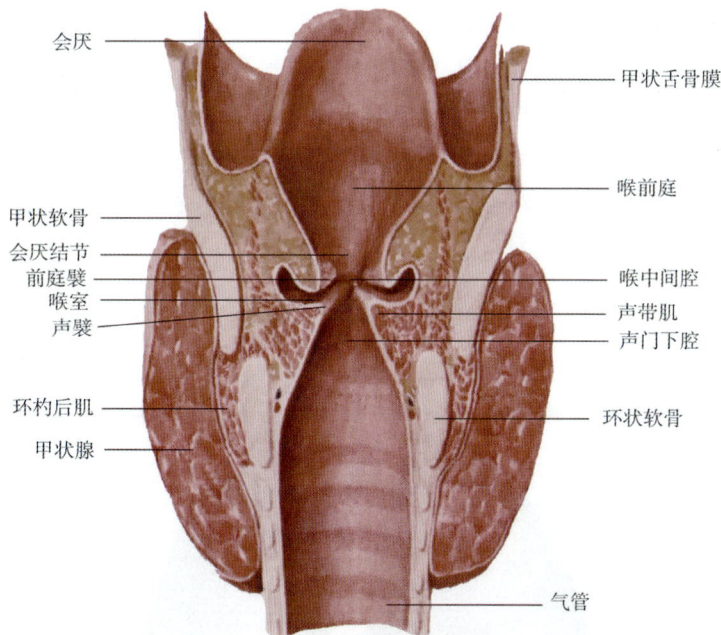

图2-29　喉冠状切面（后面观）

（四）气管和支气管

1. 气管　气管（trachea）位于食管的前方，上端在颈部起自环状软骨下缘，向下到胸部约在胸骨角平面分为左、右主支气管，分叉处称气管杈。气管由 14～16 个呈 "C" 字形的气管软骨环借环形韧带连结而成,环后方缺口处由平滑肌和结缔组织膜封闭。

2. 支气管   气管的分支称**支气管**（**bronchi**）,支气管进入肺内反复分支最后连于肺泡,气管的第一级分支称左、右主支气管。左主支气管细而长,走向较斜。右主支气管粗而短,走向较垂直,异物易落入右主支气管（图2-30）。

二、肺

（一）肺的位置和形态

肺（**lung**）是进行气体交换的器官,位于胸腔内纵隔的两侧,左右各一。肺的表面被覆脏胸膜,透过胸膜可见许多呈多角形的小区,称肺小叶。肺质地柔软呈海绵状,富有弹性。幼年时期肺呈淡红色,成人肺由于吸入空气中的灰尘沉积在肺内,肺呈暗红或深灰色,老年人肺可变为蓝黑色。成人肺的重量约

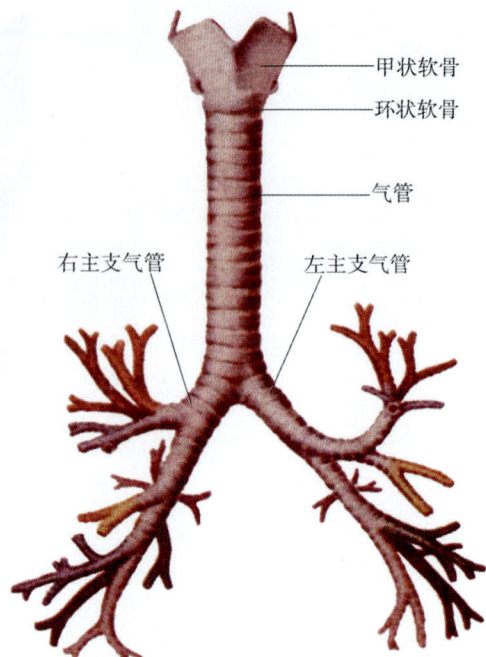

图2-30   气管与主支气管

1000g,两肺的空气容量为5000～6500mL,女性小于男性。人出生后肺内含有空气,比重小于水,可浮于水中。未经呼吸的肺不含空气,法医学上常借此判断新生儿死亡时间（图2-31）。

肺呈圆锥形,分一尖、一底、三面、三缘。肺尖钝圆,经胸廓上口伸入颈根部,高出锁骨内1/3上方达2.5cm。肺底贴膈上面,又称膈面。肋面隆突与肋和肋间肌相邻。内侧面朝向纵隔又称纵隔面,其中央有椭圆形凹陷,称肺门。肺门内有支气管、肺动脉、肺静脉、神经及淋巴管等出入,进出肺门的结构被结缔组织包裹,称**肺根**（**root of lung**）。肺后缘圆钝,与脊柱相邻。肺前缘和下缘较锐利,右肺前缘近于垂直,左肺前缘下部有心切迹,切迹下方有一突起称左肺小舌。肺借叶间裂分叶,左肺有一条斜裂将它分为上、下两叶。右肺的叶间裂包括斜裂和水平裂,将右肺分为上、中、下三叶（图2-31）。

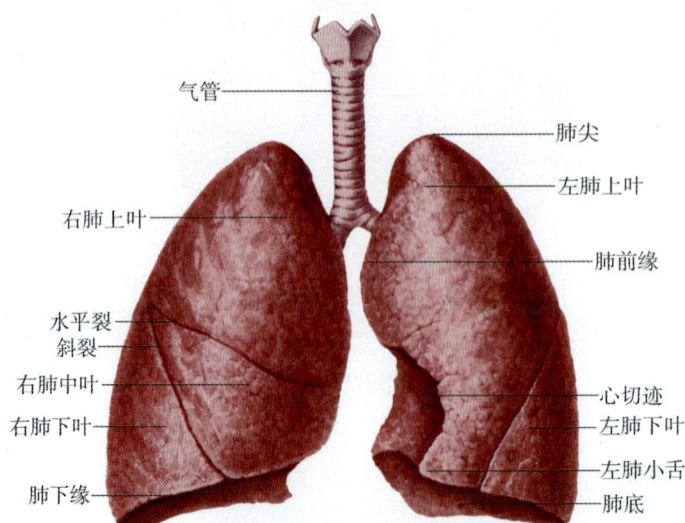

图2-31   气管、主支气管和肺

（二）肺的组织结构

肺的构造包括实质和间质两部分，实质为支气管树和肺泡，间质为肺内的结缔组织及血管、淋巴管和神经等（图2-32）。左右主支气管入肺后反复分支，依次分成叶支气管、段支气管、小支气管、细支气管、终末细支气管、呼吸性细支气管、肺泡管、肺泡囊和肺泡，这一系列分支如一棵大树故称支气管树。

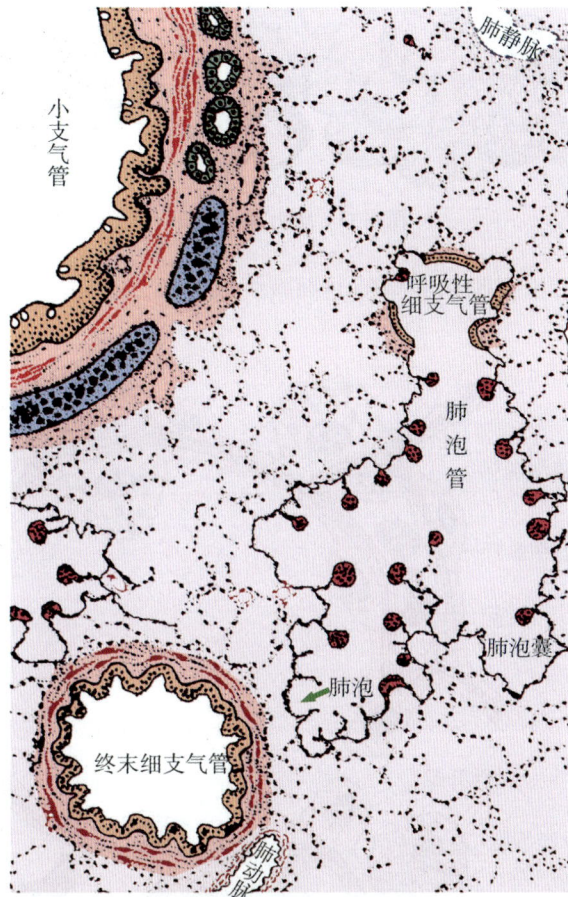

图2-32　肺结构模式图

每一个细支气管及其分支和肺泡构成一个肺小叶。肺小叶是肺的结构单位，呈锥体形，尖端朝向肺门，底面向肺表面。每肺有 50 ～ 80 个肺小叶（图2-33）。从叶支气管到终末性细支气管为肺的导气部，由呼吸性细支气管到肺泡为肺呼吸部，其特点是管壁上均有肺泡，是气体交换的场所。肺泡为半球形小囊，直径约 0.2mm，开口于肺泡囊、肺泡管或呼吸性细支气管，是肺进行气体交换的部位。成人肺有 3 亿～ 4 亿个肺泡，吸气时总表面积可达 $140m^2$。肺泡壁很薄，由单层肺泡上皮和基膜构成，相邻肺泡之间有少量结缔组织，富含毛细血管和弹性纤维，称肺泡隔。

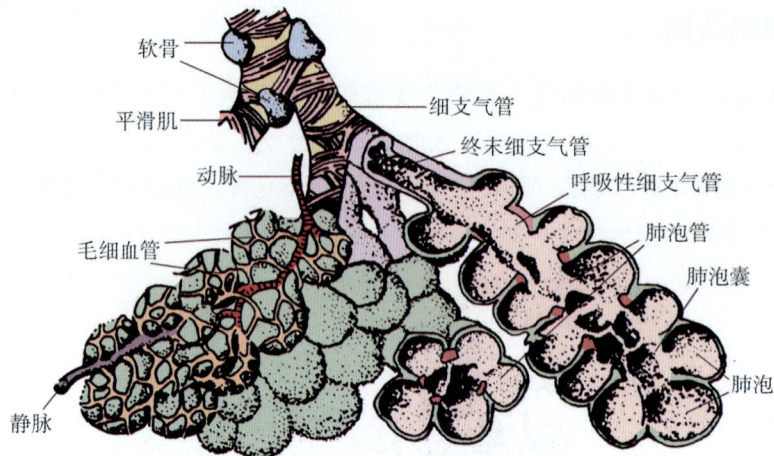

图2-33 肺小叶模式图

1.肺泡上皮 由Ⅰ型肺泡细胞和Ⅱ型肺泡细胞组成（图2-34）。

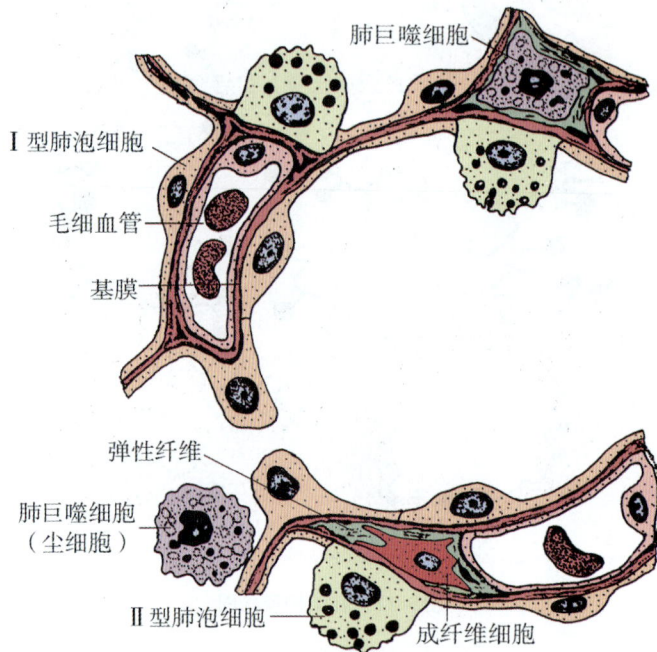

图2-34 肺泡结构模式图

（1）Ⅰ型肺泡细胞 Ⅰ型肺泡细胞为单层扁平上皮，覆盖了肺泡约95%的表面积，是进行气体交换的部位。Ⅰ型上皮细胞无增殖能力，损伤后由Ⅱ型肺泡细胞增殖分化补充。

（2）Ⅱ型肺泡细胞 位于Ⅰ型肺泡细胞之间，覆盖肺泡约5%的表面积。肺泡上皮表面有一薄层的表面活性物质，有降低肺泡表面张力，稳定肺泡大小的重要作用。

2.气血屏障 肺泡内气体与血液内气体进行交换所通过的结构，包括肺泡表面活性物质层、Ⅰ型肺泡细胞与基膜、薄层结缔组织、毛细血管基膜与内皮。有的部位无结缔组织，两层基膜直接相贴而融合。气血屏障很薄，总厚度0.2～0.5μm，有利于气体迅速交换。

三、胸膜与纵隔

（一）胸膜

1. 胸膜和胸膜腔的概念　胸膜为被覆于肺表面、胸壁内面、膈上面和纵隔侧面的一层薄而光滑的浆膜。贴于肺表面的称脏胸膜，贴于胸壁内面、膈上面和纵隔侧面的称壁胸膜。脏、壁两层胸膜在肺根周围相互移行，围成完全封闭的胸膜腔，胸膜腔左右各一，互不相通。正常的胸膜腔为负压，内有少量浆液，可减少呼吸时两层胸膜间的摩擦（图 2-35）。

2. 胸膜的分部　脏胸膜覆盖在肺表面并深入至肺裂，与肺实质紧密连接不可分开。壁胸膜按其所覆盖的部位分为四部分：肋胸膜、膈胸膜、纵隔胸膜和胸膜顶。壁胸膜各部相互移行转折处的胸膜腔部分称胸膜隐窝，当深吸气时肺缘也不能充满其内。其中肋胸膜与膈胸膜转折处的隐窝称肋膈隐窝（肋膈窦）。左右各一，它是人体直立时胸膜腔的最低点，胸膜炎症的渗出液常积聚于此。

（二）纵隔

纵隔（mediastinum）是指两侧纵隔胸膜之间所有器官和结构的总称。稍偏左，呈矢状位，上窄下宽。其前界为胸骨；后界为脊柱胸段，两侧为纵隔胸膜，上界为胸廓上口，下界为膈。通常将纵隔以胸骨角平面（向后平第 4 胸椎体下缘）分为上纵隔和下纵隔，下纵隔又以心包为界，分为前、中、后纵隔（图 2-36）。

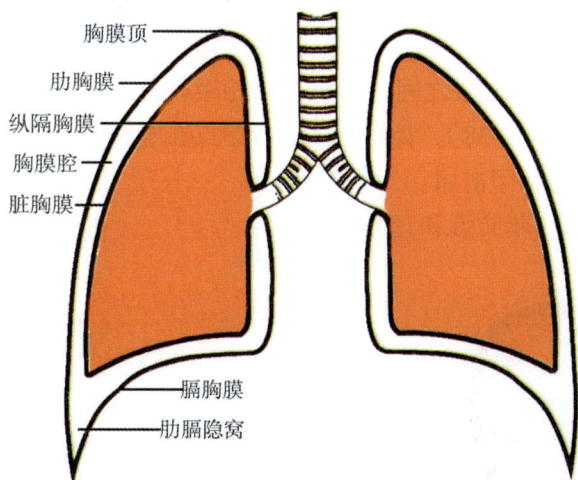

图2-35　胸膜模式图

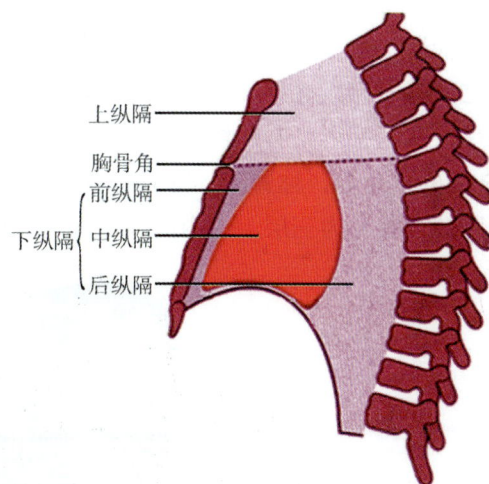

图2-36　纵隔的分部示意图

思考题

1. 简述呼吸系统的组成和主要功能。

2. 构成喉的软骨主要有哪些？叙述喉腔的结构和分部。

3. 简述肺的位置、形态和组织结构。

4. 胸膜和纵隔的定义。

第五节　泌尿系统

泌尿系统（urinary system）由肾、输尿管、膀胱和尿道组成（图2-37）。其主要功能是排出机体新陈代谢中产生的废物和多余的水，保持机体内环境的平衡和稳定。此外，肾还有内分泌功能。

一、肾

（一）肾的形态

肾（kidney）是实质性器官，左、右各一，形似蚕豆。肾分上、下两端，前、后两面及内、外侧两缘。内侧缘中部凹陷称肾门，为肾的血管、神经、淋巴管及肾盂出入之门户。肾门诸结构被结缔组织包裹称肾蒂。由肾门伸入肾实质的凹陷称肾窦，为肾门出入的结构所占据。

（二）肾的位置与被膜

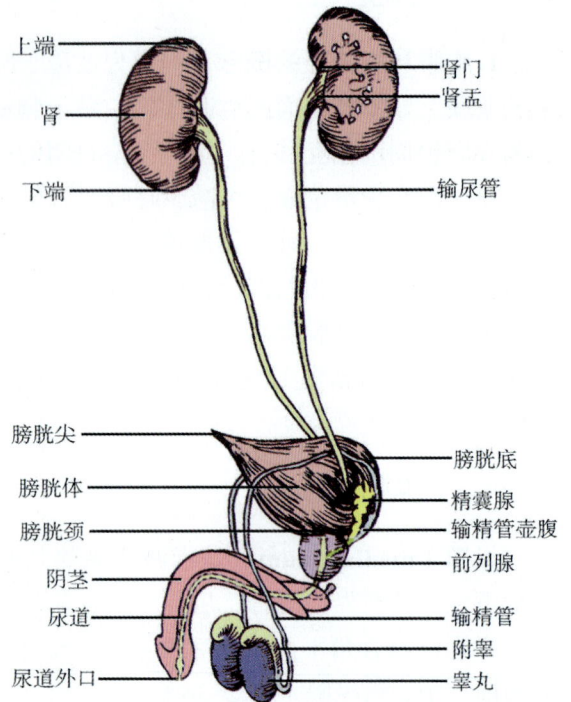

图2-37　泌尿生殖器模式图

肾位于脊柱两侧，腹后壁上部，属腹膜外位器官。因受肝的影响，左肾较右肾约高出一个椎间盘高度。左肾在第11胸椎体下缘至第2腰椎体下缘之间；右肾则在第12胸椎体上缘至第3腰椎体上缘之间。两肾上端相距较近，下端相距较远，呈"八"字形。肾门约在第1腰椎体平面（图2-38）。肾门的体表投影点在竖脊肌外侧缘与第12肋的夹角处，称肾区，肾病患者可出现压痛和叩击痛。

肾的被膜分为三层，由内向外依次为纤维囊、脂肪囊和肾筋膜。

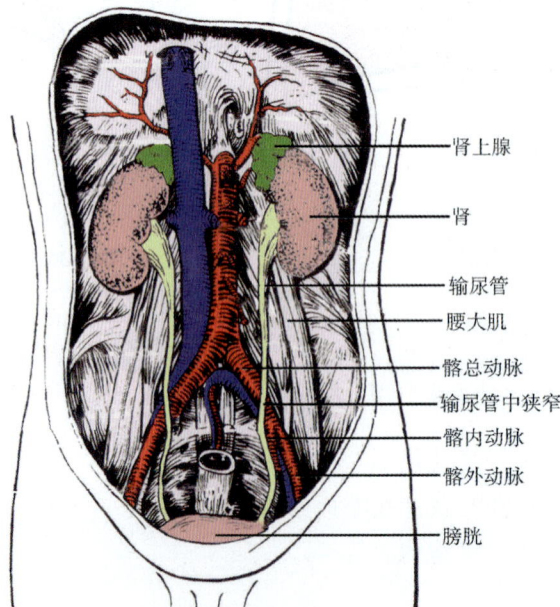

图2-38　泌尿器官的位置

（三）肾的大体结构

在肾的冠状切面，肾实质可分为浅表的**肾皮质**和深层的**肾髓质**。肾皮质新鲜标本为红褐色，富含血管可见许多红色点状细小颗粒。肾髓质色淡红，由 15 ～ 20 个圆锥形的**肾锥体**构成。肾锥体尖端钝圆伸向肾窦称**肾乳头**。伸入肾锥体之间的皮质称肾柱。2 ～ 3 个肾乳头合并突入漏斗形扁囊**肾小盏**，2 ～ 3 个肾小盏合成一个**肾大盏**，2 ～ 3 个肾大盏汇合形成一个**肾盂**。肾盂离开肾门向下弯行逐渐变细与输尿管相移行（图 2-39）。

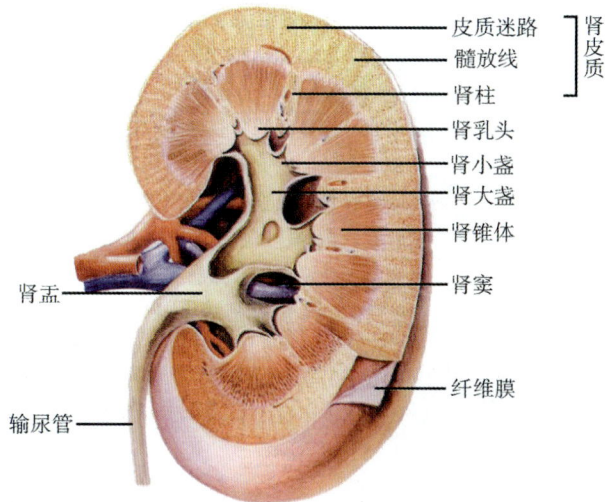

图2-39　肾冠状剖面模式图

（四）肾的微细结构

肾实质分为皮质和髓质，其间少量结缔组织、血管、淋巴管、神经构成肾间质。肾实质由大量肾单位和集合管构成。**肾单位（nephron）**是尿液形成的结构和功能单位，由一个**肾小体**和一条**肾小管**构成，与集合管共同行使泌尿功能。肾小管汇入集合管，合称泌尿小管。浅层皮质中的肾单位占总数的 85% 称浅表肾单位，在生成原尿中发挥主要作用；深层皮质中的肾单位占总数的 15% 称髓旁肾单位，在尿液浓缩中发挥主要作用（图 2-40）。

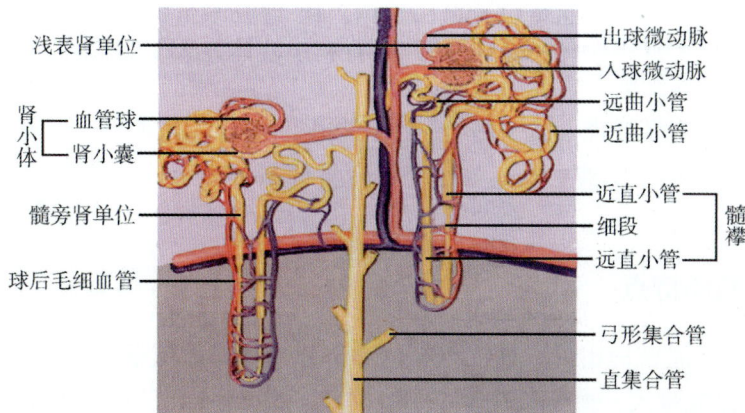

图2-40　肾单位模式图

1. 肾小体（renal corpuscle）　呈球形，由血管球和肾小囊构成。肾小体有两极：微动脉出入的一端称血管极，对侧一端与近曲小管相连称尿极（图2-41）。

（1）血管球　是由一条入球微动脉从血管极进入肾小囊内，其分支反复襻状反折形成特殊的一团动脉性毛细血管襻，继而汇合再由一条出球微动脉在血管极离开血管球。入球微动脉粗短，出球微动脉细长，形成高效的毛细血管滤过压。

（2）肾小囊　肾小管起始部膨大凹陷而成的双层杯状囊。**脏层**的足细胞紧贴血管球，足细胞胞体发出粗大的初级突起，继而再分出指状的次级突起，相邻的次级突起呈指状相互穿插嵌合，形成栅栏状，包围在毛细血管基膜外面，次级突起间的裂孔膜参与滤过膜。**壁层**的单层扁平上皮与肾小管的单层立方上皮相延续，脏、壁两层间的狭窄腔隙称**肾小囊腔**，与近端小管相通。

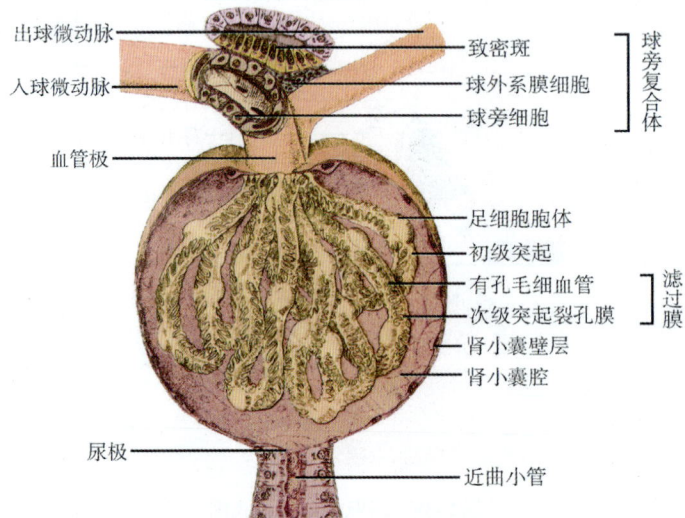

图2-41　肾小体立体结构模式图

（3）滤过膜　又称**滤过屏障（filtration barrier）**，当血液流经血管球毛细血管时，血浆中的某些成分选择性通过有孔内皮、基膜、足细胞次级突起裂孔膜滤入肾小囊腔形成原尿，这三层结构统称滤过膜。每日约形成 180L 的原尿。

2. 肾小管　为单层立方上皮性小管，近端接肾小囊，远端接集合管，分为近端小管（近曲小管、近直小管）、细段和远端小管（远直小管、远曲小管）。近直小管、细段和远直小管形成 U 字形髓襻，有重吸收原尿中大部分成分和分泌排泄的作用，每日形成 1～2L 终尿，不足原尿的 1%。

3. 球旁复合体　位于肾小体血管极，由球旁细胞、致密斑、球外系膜细胞构成。球旁细胞是入球微动脉中膜的上皮样细胞，含分泌颗粒，能合成和释放肾素，促进远端小管保钠排钾，升高血压。致密斑为远端小管靠近肾小体一侧的高柱状上皮细胞，排列紧密，形成一椭圆形的斑，为离子感受器，感受远端小管滤液中 Na^+ 浓度变化，将信息传递给球外系膜细胞和球旁细胞（图2-41）。

（五）肾血液循环特点

肾血液循环与肾功能密切相关。其特点：①肾每分钟流经血流量约 1200mL，相当于心输出量的 1/4～1/3，故血流量大，血压较高。②肾小体入球微动脉管径粗于出球微动脉，血管球内压较高，有利于滤过原尿。③形成两次毛细血管网：血管球为有孔的动脉性毛细血管网，起高效滤过作用；球后毛细血管网缠绕在泌尿小管周围，起重吸收原尿作用，在 U 字形髓襻周围的血管襻，有利于原尿的重吸收和对尿液的进一步浓缩。

二、输尿管

输尿管（ureter） 是一对扁而细长的肌性管道（图 2-37），属于腹膜外位器官。根据行程全长分三部：起自肾盂，经腰大肌前面下行达骨盆入口即跨过髂血管处为输尿管腹部；经盆腔侧壁走向前内下至膀胱底外上角向内下穿入膀胱壁为输尿管盆部；斜行穿经膀胱壁开口于输尿管口为输尿管壁内部，终于膀胱，长约 25cm（图 2-38）。输尿管全程有三处狭窄：**上狭窄** 位于肾盂输尿管移行处；**中狭窄** 跨过髂血管处；**下狭窄** 位于膀胱壁内部。狭窄部位是结石易于滞留的地方，结石滞留出现绞痛和血尿症状，常并发梗阻和感染，应尽早解除病痛，保护肾脏功能。

三、膀胱

膀胱（urinary bladder） 是储存尿液的肌性囊状器官，其形状、大小、位置和壁的厚度随尿液充盈程度而异。一般正常成年人的膀胱容量为 350 ～ 500mL，最大容量为 800mL。

（一）膀胱的形态、分部

膀胱空虚时呈三棱锥体形，充盈时呈卵圆形，分尖、体、底和颈四部。膀胱尖细小朝向前上方，膀胱后面膨大朝向后下方，称膀胱底，尖与底之间为膀胱体，膀胱的最下部称膀胱颈。膀胱颈的下端有一开口称尿道内口，通向尿道（图 2-42）。

在膀胱底内面，有一个呈三角形的区域，位于左、右输尿管口和尿道内口之间，此处膀胱黏膜与肌层紧密连接，缺少黏膜下层组织，无论膀胱充盈或收缩，始终保持平滑状态而无黏膜皱襞，称 **膀胱三角**，是肿瘤、结核和炎症的好发部位。

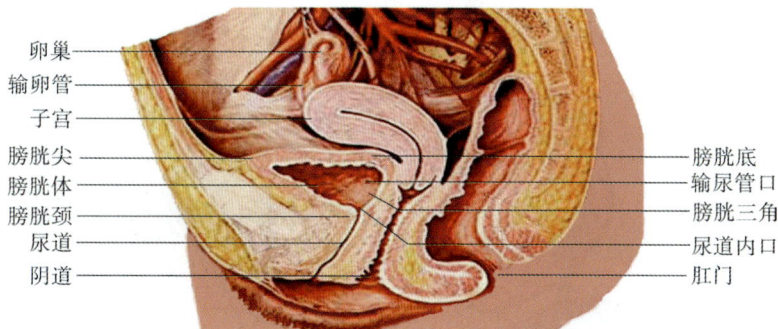

图2-42 女性盆腔正中矢状切面

（二）膀胱的位置与毗邻

膀胱位于盆腔的前部，前方为耻骨联合。膀胱后方在男性与精囊腺、输精管壶腹和直肠相毗邻；在女性，与子宫颈和阴道相贴。膀胱下方的膀胱颈与男性的前列腺和与女性的尿生殖膈相接。

空虚时膀胱全部位于盆腔内，充盈时膀胱腹膜返折线可上移至耻骨联合上方，此时，可在耻骨联合上方行膀胱穿刺术，不会伤及腹膜和污染腹膜腔。

四、尿道

男性尿道见男性生殖系统。女性尿道较男性尿道短、宽而直，长 3～5cm，故易发生逆行性尿路感染。尿道外口位于阴道口的前方、阴蒂的后方约 2cm 处。

思考题

1. 描述肾的大体结构和微细结构。
2. 肾脏的位置与被膜的组成。
3. 球旁复合体的位置、组成。
4. 输尿管的三个狭窄。

第六节　生殖系统

生殖系统（reproductive system）分为男性生殖系统和女性生殖系统，主要功能为产生生殖细胞，繁殖后代，分泌性激素，维持第二性征。

一、男性生殖系统

男性生殖系统分内生殖器和外生殖器：内生殖器包括生殖腺（睾丸）、生殖管道（附睾、输精管、射精管及男性尿道）、附属腺（精囊、前列腺及尿道球腺）；外生殖器包括阴囊和阴茎（图2-43）。

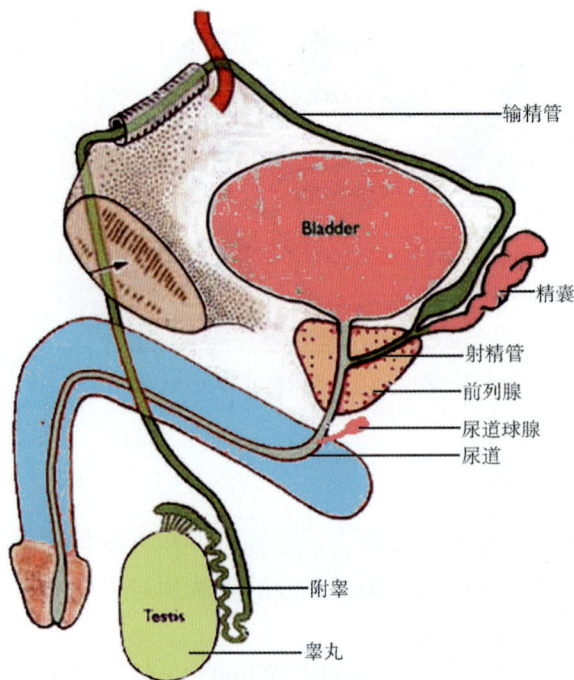

图2-43　男性生殖系统组成示意图

（一）内生殖器

1. 睾丸　睾丸（testis）是男性生殖腺，能产生精子，分泌雄激素。

（1）睾丸的位置和形态 睾丸位于阴囊内，左、右各一，呈扁卵圆形，表面光滑，后缘有血管、神经和淋巴管出入（图2-44）。

（2）睾丸的结构 睾丸为实质性器官，表面覆以浆膜，深部为致密结缔组织形成的白膜，白膜在睾丸后缘增厚形成睾丸纵隔，从纵隔呈放射状发出一些小隔进入睾丸实质内，将睾丸实质分隔为许多睾丸小叶，内有1～4条弯曲的生精小管，是产生精子的部位。生精小管在靠近睾丸纵隔处汇合成精直小管，进入睾丸纵隔内交织成睾丸网，睾丸网发出睾丸输出小管，经睾丸后缘进入附睾（图2-45）。生精小管之间的结缔组织内有睾丸间质细胞，能分泌雄激素。

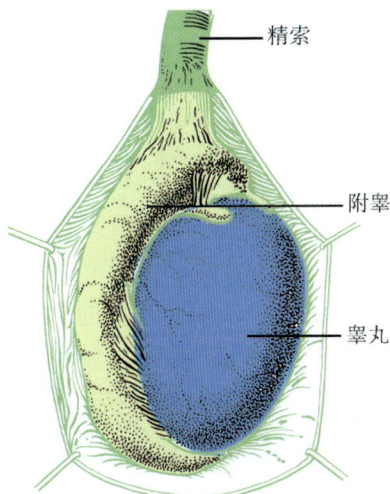

图2-44 睾丸和附睾

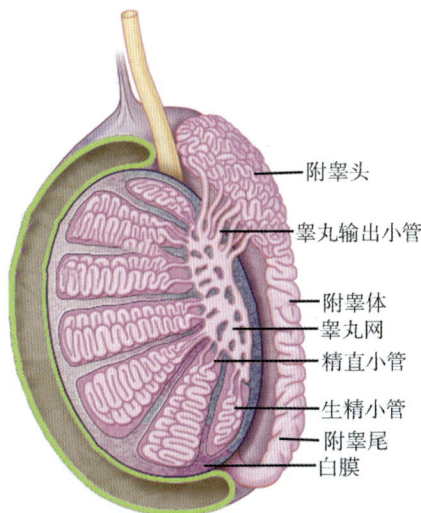

图2-45 睾丸和附睾的结构模式图

（3）生精小管的组织结构 生精小管的管壁由生精上皮构成。生精上皮由支持细胞和生精细胞组成。

1）生精细胞：从生精小管基膜到腔面，依次有精原细胞、初级精母细胞、次级精母细胞、精子细胞和精子（图2-46）。从精原细胞到形成精子的过程称精子发生。精原细胞紧贴基膜，圆形或椭圆形，细胞较小。初级精母细胞体积较大，核大而圆，染色质呈网状，经过第一次减数分裂，形成两个次级精母细胞。次级精母细胞进行第二次减数分裂，形成单倍体的精子细胞。精子细胞位近管腔，体积小，核圆，染色质致密。精子细胞经过复杂的变化，由圆形逐渐分化转变为蝌蚪形的精子。精子形似蝌蚪，长约60μm，分头、尾两部（图2-47）。

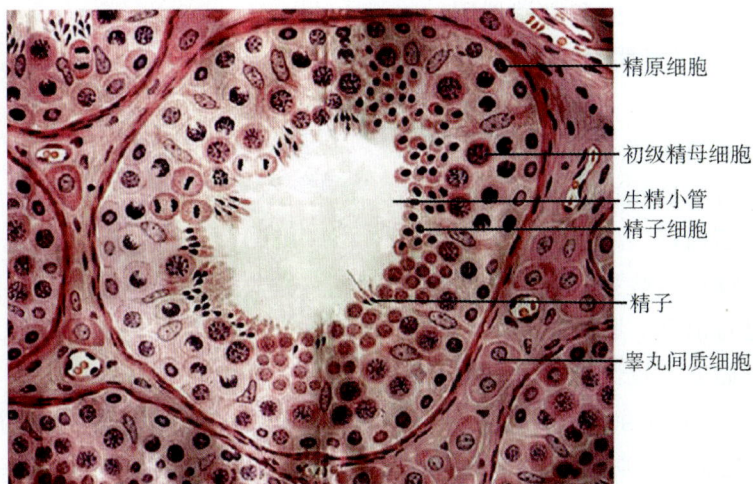

图2-46 生精小管和睾丸间质光镜结构模式图

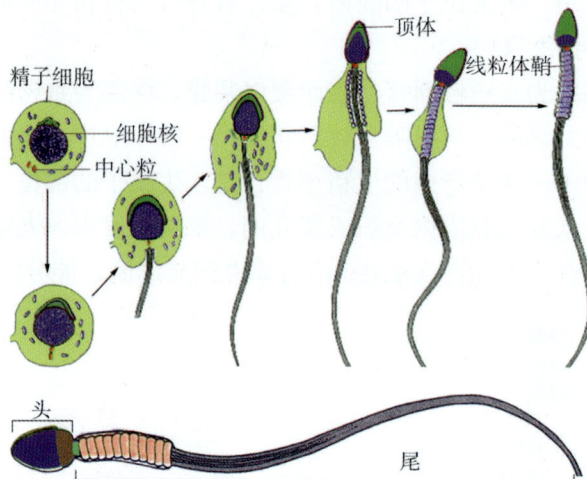

图2-47　精子形成过程示意图及精子

2）支持细胞：呈不规则锥体形，基部紧贴基膜，顶部伸达管腔，侧面和腔面有许多不规则凹陷，其内镶嵌着各级生精细胞，具有支持、营养和保护各级生精细胞等功能。

2. 生殖管道　生殖管道是输送精子并将其排出体外的管道，包括附睾、输精管、射精管和男性尿道。

（1）附睾　呈新月形，紧贴睾丸的上端和后缘，分附睾头、附睾体、附睾尾（图2-45）。附睾有贮存精子并促进精子的继续发育成熟的作用。

（2）输精管　是附睾管的延续，壁厚，肌层发达，活体触摸时呈圆索状，有一定的坚实感。按照行程分睾丸部、精索部、腹股沟管部和盆部四部分（图2-43）。

精索（spermatic cord） 是柔软的圆索状结构，由睾丸上端至腹股沟管深环由腹股沟管深环至睾丸上端，周围包有被膜。精索内主要有输精管、睾丸动脉、蔓状静脉丛、神经和淋巴管等。精索的主要成分有输精管、睾丸动脉、蔓状静脉丛、神经和淋巴管。

（3）射精管　由输精管末端与精囊腺的排泄管汇合而成，穿经前列腺实质，开口于尿道的前列腺部（图2-43）。

（4）男性尿道　具有排尿和排精作用。起于膀胱的尿道内口，终于阴茎头的尿道外口（图2-48）。

男性尿道分为前列腺部、膜部和海绵体部三部分。男性尿道有三处狭窄和两处弯曲。三处狭窄分别位于尿道内口、尿道膜部和尿道外口，尿路结石易嵌顿在这些狭窄部位。两处弯曲为耻骨下弯和耻骨前弯。耻骨下弯位于耻骨联合下方，凸向下后方，较恒定。耻骨前弯位于耻骨联合前下方，凸向上前方，阴茎勃起或将阴茎上提时，耻骨前弯变直而消失。

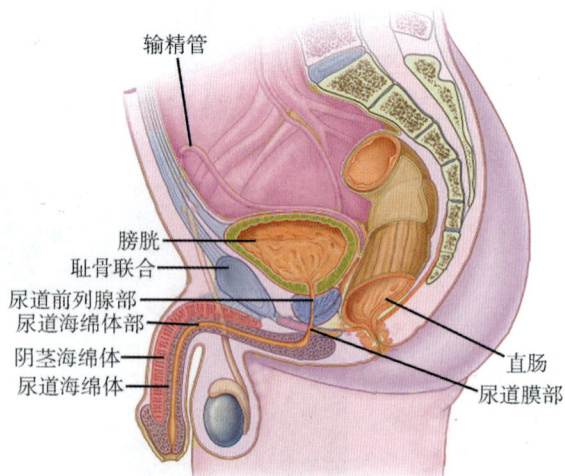

图2-48　男性骨盆正中矢状切面

3. 附属腺体　包括精囊腺、前列腺和尿道球腺，它们的分泌物与精子共同组成精液，并对精子有营养和促进其活动的作用。

（1）精囊　又称精囊腺，为一对长椭圆形的囊状器官位于膀胱底后方（图2-49）。

（2）前列腺　为不成对的实质性器官。位于膀胱和尿生殖膈之间。其形状和大小均似前后稍扁的栗子，上宽下尖，体的后面中间有一纵行浅沟，称前列腺沟，直肠指诊可触及此沟（图2-49）。

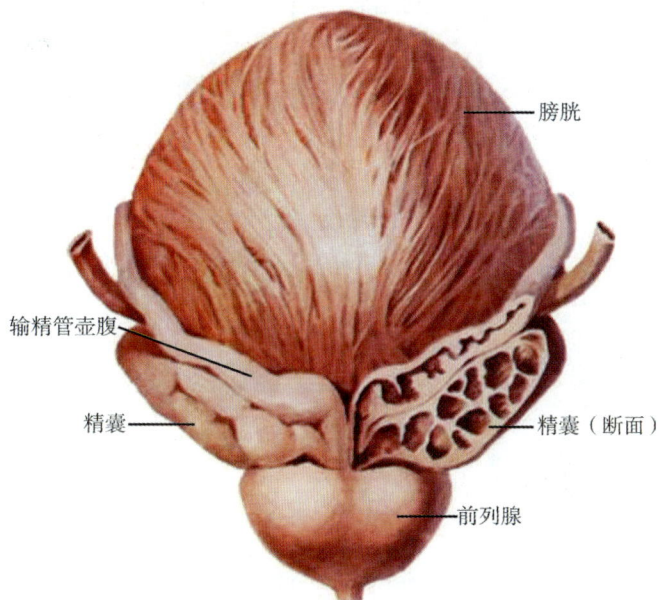

膀胱

输精管壶腹

精囊

精囊（断面）

前列腺

图2-49　前列腺和精囊

（3）尿道球腺　尿道球腺（**bulbourethral gland**）为一对豌豆大小的球形器官（图2-43）。

（二）外生殖器

1. 阴囊　阴囊（scrotum）为位于阴茎后下方的皮肤囊袋，由皮肤和肉膜组成。肉膜是阴囊的浅筋膜，含有平滑肌，可随外界的温度变化反射性收缩，以调节阴囊内的温度，有利于精子的发育和生存。

2. 阴茎　阴茎（penis）可分头、体、根三部分。阴茎头的前端有矢状位的尿道外口。阴茎主要由两个阴茎海绵体和一个尿道海绵体构成，外包皮肤和筋膜。阴茎海绵体在阴茎背部并列，前端嵌入阴茎头的凹陷内，后端分开，成为阴茎脚，附着于耻骨弓。尿道海绵体呈细长圆柱形，位于两个阴茎海绵体的腹侧，有尿道贯穿其全长，前端扩大成阴茎头，后端稍扩大成尿道球（图2-50）。

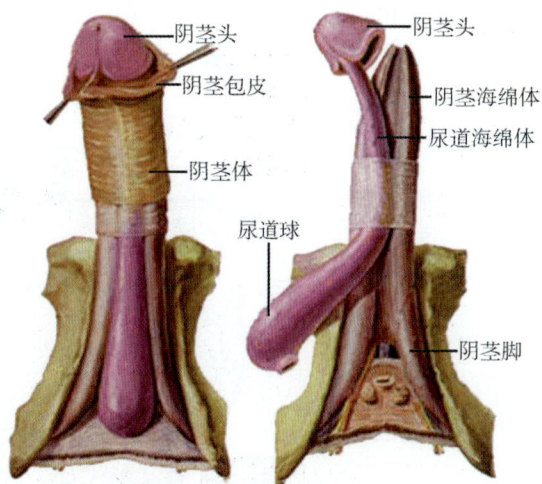

阴茎头

阴茎包皮

阴茎体

阴茎头

阴茎海绵体

尿道海绵体

尿道球

阴茎脚

图2-50　阴茎的外形和结构

二、女性生殖系统

女性生殖系统分内生殖器和外生殖器。内生殖器包括生殖腺（卵巢），生殖管道（输卵管、子宫、阴道），附属腺（前庭大腺）（图2-51）；外生殖器即女阴。

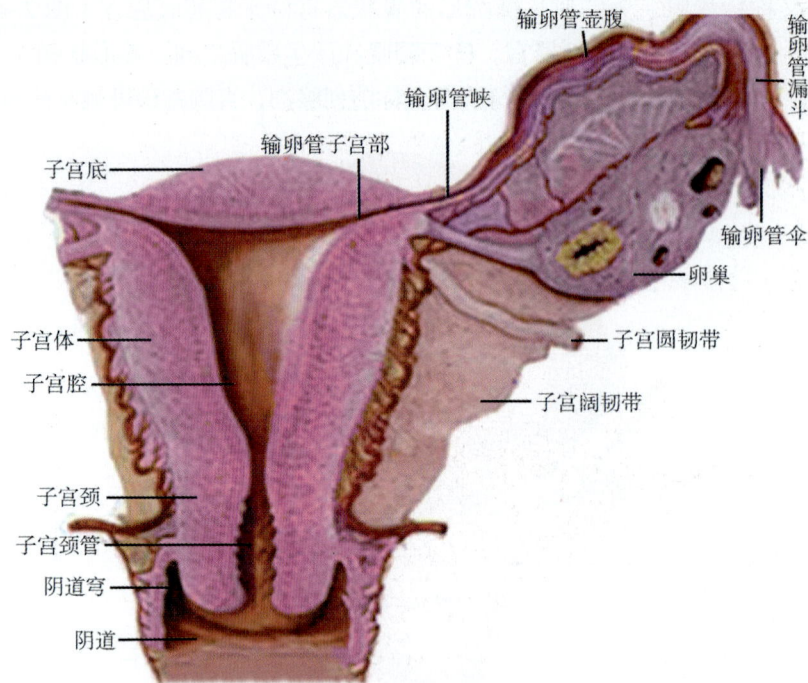

图2-51 卵巢、输卵管、子宫和阴道

（一）内生殖器

1.卵巢 卵巢（ovary）为女性生殖腺，能产生卵子，分泌女性激素。

（1）卵巢的位置和形态 卵巢位于盆腔卵巢窝内，为成对的实质性器官，呈扁卵圆形（图2-51、图2-52）。

（2）卵巢的组织结构 卵巢表面为单层立方或扁平的表面上皮，上皮下是致密结缔组织构成的白膜。卵巢实质分为外周的皮质和中央的髓质。皮质含不同发育阶段的卵泡、黄体等；髓质为富含血管、淋巴管和神经的疏松结缔组织（图2-52）。

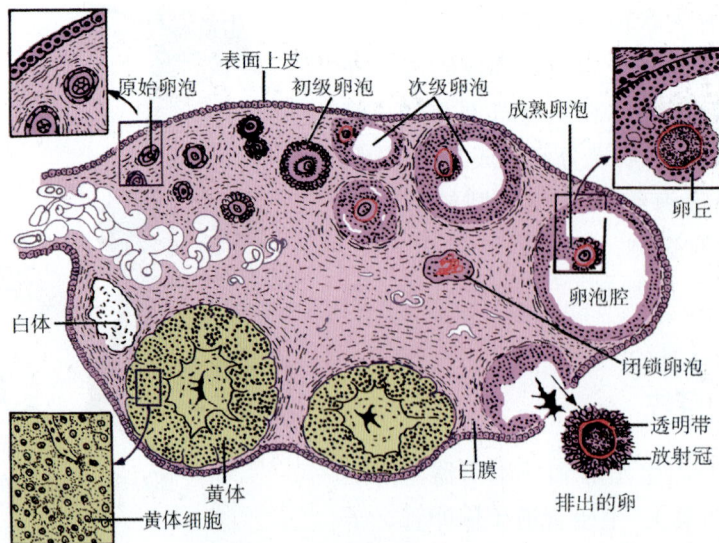

图2-52 卵巢组织结构模式图

卵泡的发育过程和黄体的转归：卵泡由一个卵母细胞和包围在其周围的许多卵泡细胞构成。卵泡的发育分为原始卵泡、初级卵泡、次级卵泡和成熟卵泡四个阶段（图2-52～图2-54）。①原始卵泡：位于皮质浅层，体积小，数量多。由一个初级卵母细胞和周围一层扁平的卵泡细胞组成。②初级卵泡：从青春期开始，陆续发育，初级卵母细胞增大；卵泡细胞由扁平变为立方，并增殖为多层，出现放射冠、透明带和卵泡膜。③次级卵泡：卵泡细胞增多为6～12层，出现卵泡腔。初级卵母细胞、透明带、放射冠及部分卵泡细胞突入到卵泡腔内形成卵丘，卵泡膜分化为两层。④成熟卵泡：体积增大，向卵巢表面突出，排卵前形成第二次减数分裂中期的次级卵母细胞。

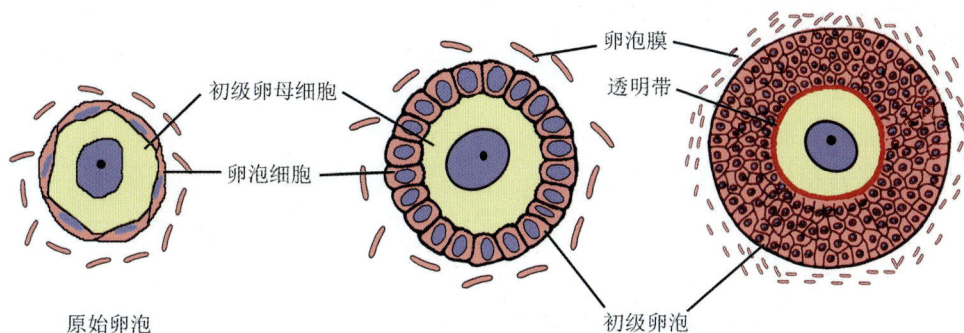

图2-53　原始卵泡和初级卵泡结构模式图

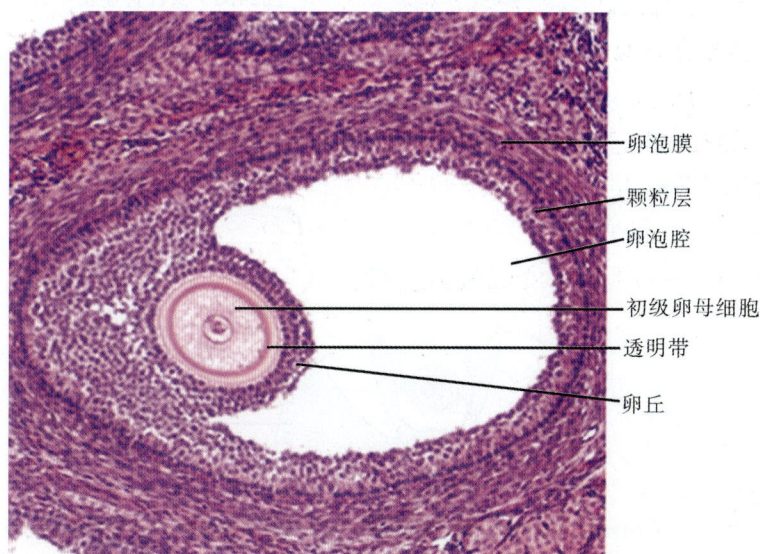

图2-54　次级卵泡光镜图

排卵：成熟卵泡破裂，次级卵母细胞、透明带和放射冠随卵泡液从卵巢排出的过程称排卵。排卵一般在月经周期的第14天左右。

黄体的形成和演变：排卵后，残留在卵巢内的卵泡颗粒层和卵泡膜演变成富含血管的内分泌细胞团，称黄体（图2-52）。黄体的发育和持续时间的长短取决于排出的卵是否受精。若排出的卵未受精，形成月经黄体，维持12～14天；若受精，黄体继续发育，形成妊娠黄体，可存留4～6个月。黄体最后萎缩退化形成白体。

2. 输卵管　输卵管（uterine tube）是输送卵子的肌性管道，左、右各一，从卵巢上端连于子宫底的两侧，由内侧向外侧分为输卵管子宫部、输卵管峡部、输卵管壶腹部和输卵管漏斗部四部分。输卵管子宫部以输卵管子宫口通子宫腔。漏斗部末端有输卵管腹腔口，开口于腹膜腔。卵巢排出的卵子由输卵管腹腔口进入输卵管，多在粗而长的壶腹部受精。受精卵经输卵管子宫口进入子宫腔，植入子宫内膜发育成个体（图 2-51）。

3. 子宫

（1）子宫的形态和分部　成年未孕的**子宫（uterus）**呈前后略扁、倒置的梨形，可分底、体、颈三部分。子宫底为子宫在两侧输卵管子宫口以上的圆凸部分；子宫颈为子宫下端细圆的部分；子宫体为子宫底与颈之间的部分。子宫颈与子宫体连接的部位，稍狭细，称子宫峡（图 2-51），长约 1cm，在妊娠期间逐渐伸展变长。

（2）子宫的位置　子宫位于小骨盆腔的中央，在膀胱和直肠之间。当膀胱空虚时，成年人子宫呈轻度前倾前屈位（图 2-55）。

（3）子宫的固定装置　子宫的正常位置主要依靠下列 4 对韧带维持。①子宫阔韧带：位于子宫两侧，可限制子宫向两侧移动（图 2-51）。②子宫圆韧带：起自子宫角的下方，经过腹股沟管，止于阴阜和大阴唇的皮下，维持子宫前倾位（图 2-51）。③子宫主韧带：自子宫颈两侧连于盆腔侧壁，防止子宫颈脱垂。④子宫骶韧带：起自子宫颈后面，附于骶骨前面，维持子宫的前屈位（图 2-56）。

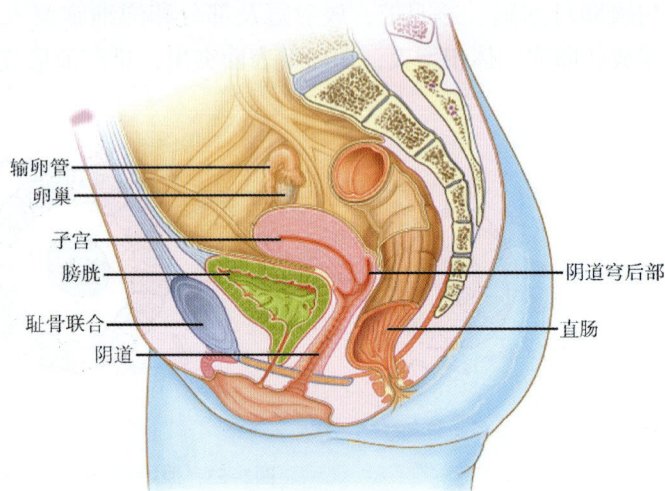

图2-55　女性骨盆正中矢状切面

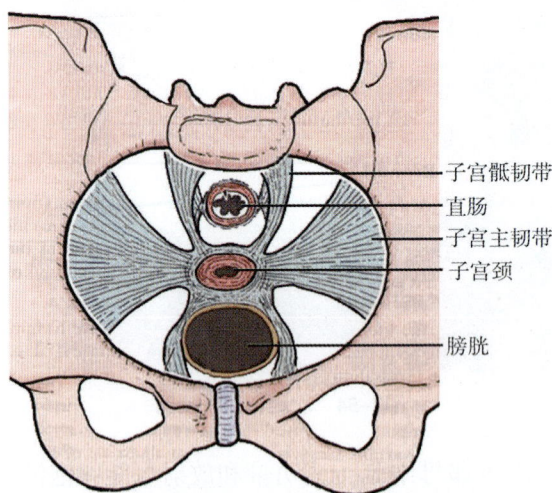

图2-56　子宫固定装置模式图

（4）子宫壁的组织结构　子宫壁由内向外分为子宫内膜、子宫肌膜和子宫外膜三层（图 2-57）。

子宫内膜的形态结构：子宫内膜由单层柱状上皮和固有层构成。上皮由分泌细胞和散在的纤毛细胞组成，固有层的结缔组织较厚（图 2-57）。按照在月经周期中的变化，子宫内膜分为浅层的功能层和深层的基底层。功能层较厚，可随月经周期变化而发生剥脱、出血和修复。基底层较薄而致密，不脱落，在月经期后增生修复功能层。

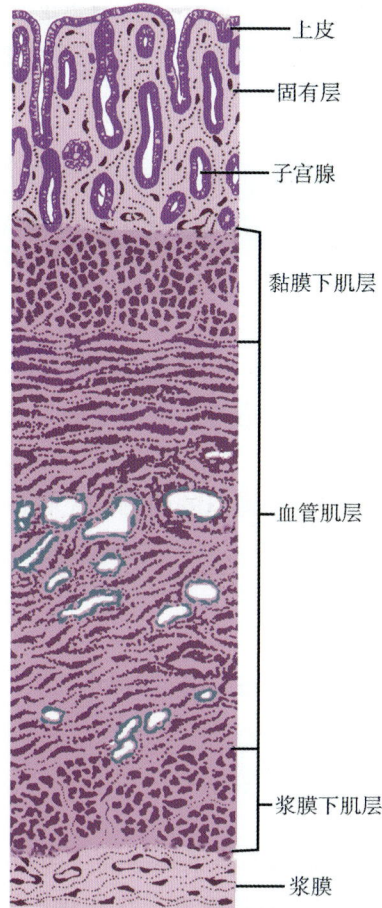

图2-57　子宫壁结构模式图

　　子宫内膜的周期性变化：自青春期开始，在卵巢分泌的雌激素和孕激素的作用下，子宫内膜发生周期性的剥脱、出血、修复和增生，称月经周期。月经周期平均天数 28 天，包括月经期、增生期和分泌期（图 2-58，表 2-2）。

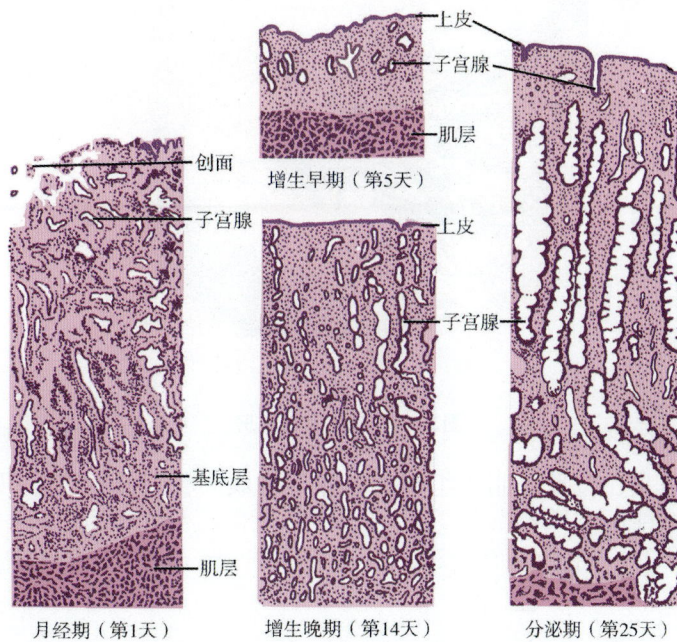

图2-58　子宫内膜周期性变化示意图

表 2-2　子宫内膜的周期性变化

月经周期	月经期	增生期	分泌期
时间	月经周期的第1~4天	月经周期的第5~14天	月经周期的第15~28天
卵巢变化	黄体退化，雌、孕激素水平骤然下降	卵泡生长，分泌雌激素	黄体分泌雌激素和孕激素
子宫内膜	螺旋A收缩、破裂，功能层剥脱、出血，从阴道排出	内膜修复，增厚，子宫腺少、细、短，螺旋动脉增长、弯曲。	子宫腺极度弯曲，腺腔充满分泌物。内膜水肿，螺旋动脉增长，更加弯曲

4. 阴道　阴道（vagina）为连接子宫和女性外生殖器的肌性管道（图 2-51、图 2-55）。阴道上端包绕子宫颈阴道部形成的环状腔隙称阴道穹。阴道穹分为前、后部和两个侧部，其中以后部最深。处女的阴道口周围有处女膜附着。

5. 前庭大腺　为女性附属腺体，位于阴道口的两侧，左右各一，状如豌豆，分泌物有润滑阴道口的作用。

（二）外生殖器

女性外生殖器即**女阴（female pudendum）**，包括阴阜、大阴唇、小阴唇、阴道前庭、阴蒂、前庭球。

（三）女性乳房

1. 乳房的位置和形态　乳房（mamma）位于胸前部，成年未哺乳女性乳房为半球形，紧张而富有弹性，乳房的中央有乳头，其表面有输乳孔；乳头周围有颜色较深的环形区域，称乳晕，其表面有许多小隆起的乳晕腺，分泌脂性物润滑乳头（图 2-59）。

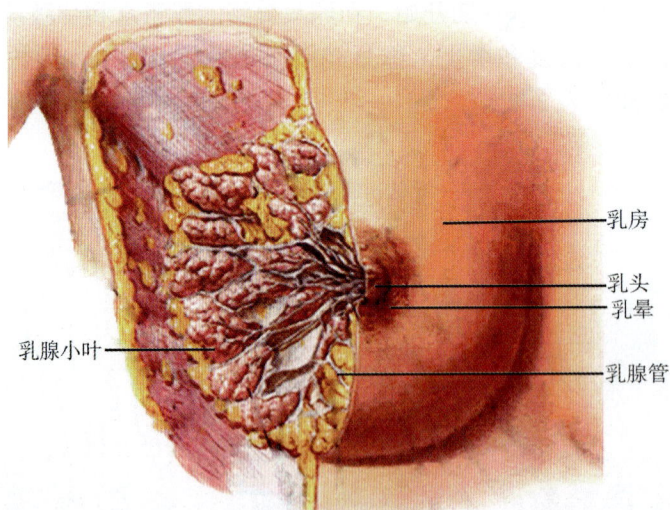

图2-59　成年女性乳房

2. 乳房的结构　乳房由皮肤、脂肪组织和乳腺等构成。乳腺被脂肪组织分隔成许多乳腺叶，以乳头为中心呈放射状排列。

（四）会阴

1. 会阴的概念和分部　会阴（perineum）有广义和狭义之分。广义的会阴指的是封闭骨盆下口的全部软组织，此区呈菱形，由两坐骨结节之间的连线可将会阴分为前、后两部，前部为尿生殖三角，男性有尿道通过，女性有尿道和阴道通过；后部为肛门三角，有直肠通过（图2-60）。狭义的会阴指的是肛门和外生殖器之间的软组织。

2. 尿生殖膈　尿生殖膈（urogenital diaphragm）是封闭尿生殖三角的深层结构。由尿生殖膈上、下筋膜及二层筋膜间的横纹肌构成。

3. 盆膈　盆膈（pelvic diaphragm）是指封闭肛区的深层结构。由盆膈上下筋膜及二层筋膜间的肛提肌构成，其中央有直肠通过。

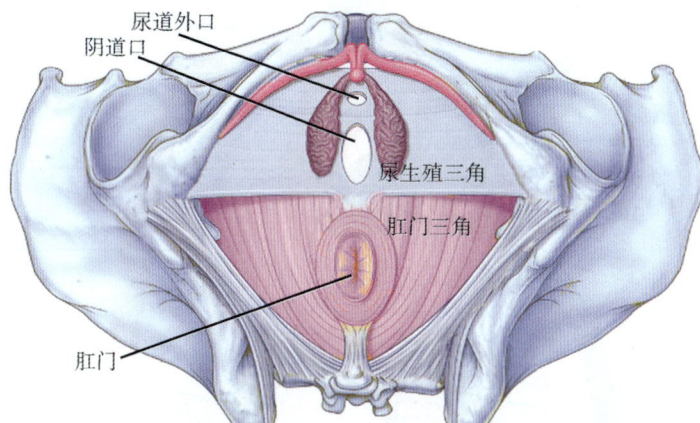

图2-60　会阴的分部

思考题

1. 简述男性、女性生殖系统的组成。
2. 简述精子的产生、贮存部位、排出途径。
3. 简述男性尿道的特点、分部、狭窄和弯曲。
4. 固定子宫的韧带有哪些？各自的功能是什么？
5. 简述子宫的位置、形态和正常姿势。
6. 简述女性输卵管的分部。
7. 简述卵泡的发育。

第七节　循环系统

循环系统（circulatory system）是连续封闭的管道系统，包括心血管系统和淋巴系统。心血管系统由心、动脉、毛细血管和静脉组成，管道内循环流动着血液（图2-61）。淋巴系统包括淋巴管道、淋巴器官和淋巴组织。淋巴管道内的淋巴向心性流动，最后汇入静脉。循环系统的主要功能是将营养物质和氧气运送到全身各器官的组织和细胞，同时将组织细胞的代谢产物及二氧化碳运送到肾、肺和皮肤等器官排出体外，以保证机体新陈代谢的正常进行。淋巴系统还可以产生淋巴细胞、滤过淋巴液，参与机体的免疫反应。

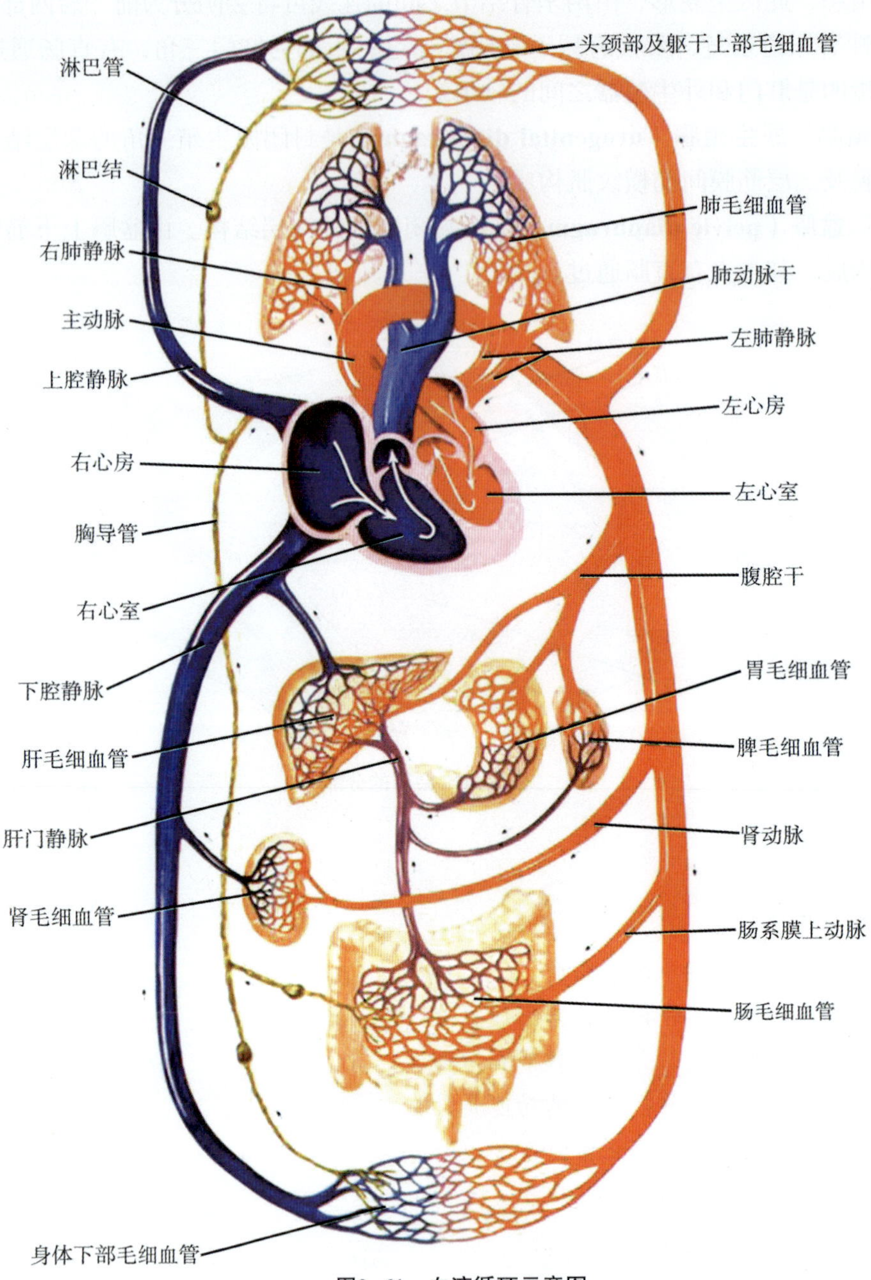
头颈部及躯干上部毛细血管
淋巴管
淋巴结
肺毛细血管
右肺静脉
肺动脉干
主动脉
左肺静脉
上腔静脉
左心房
右心房
左心室
胸导管
腹腔干
右心室
下腔静脉
胃毛细血管
肝毛细血管
脾毛细血管
肝门静脉
肾动脉
肾毛细血管
肠系膜上动脉
肠毛细血管
身体下部毛细血管

图2-61　血液循环示意图

一、心

（一）心的位置

心类似于本人拳头大小，斜位于胸腔内，约2/3在身体正中矢状面的左侧，1/3在其右侧。心前方为胸骨体和2～6肋软骨，后方平对第5～8胸椎，邻近支气管、食管、迷走神经和胸主动脉等。两侧为肺，下方为膈，上方连于心的大血管。

（二）心的外形

心似倒置的、前后稍扁的圆锥体。心在外形上可分为一尖、一底、两个面、三个缘和四条沟

（图 2-62）。心尖圆钝，朝向左前下方，由左心室构成，位于左侧第 5 肋间隙、左锁骨中线内侧 1～2cm 处，在活体于此处可扪及心尖搏动。心底朝向右后上方，大部分由左心房构成，小部分由右心房构成。胸肋面（前面）朝向前上方，大部分由右心房和右心室构成，小部分由左心耳和左心室构成；膈面（下面）略朝向后下，隔心包贴于膈，大部分由左心室构成，小部分由右心室构成。下缘接近水平位，由右心室和心尖构成，左缘和右缘圆钝。心表面有冠状沟，是心房与心室的分界标志，前、后室间沟是左、右心室在心表面的分界标志。心搏骤停时通过心内注射术进行抢救，即将药物通过胸壁直接注入心室腔内。

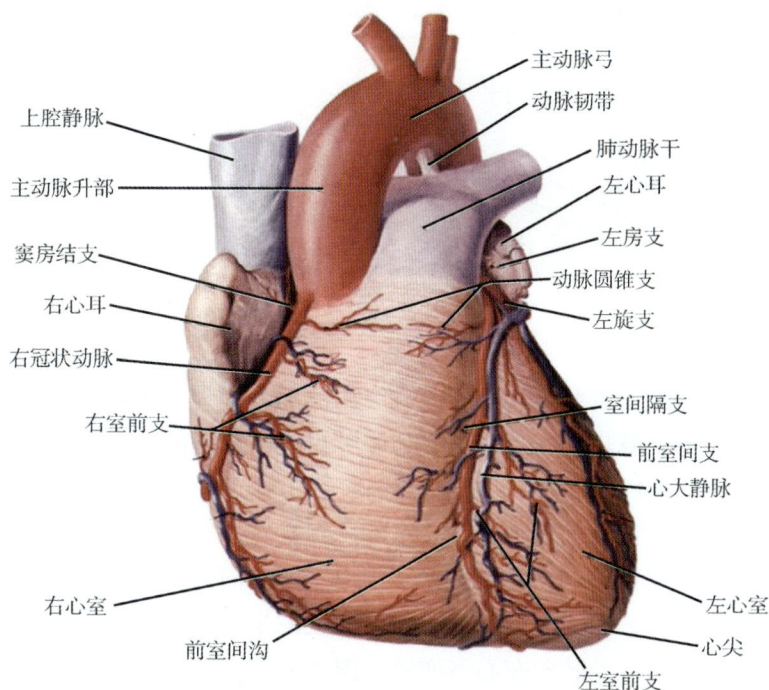

图 2-62　心脏外形（正面）

（三）心腔

心有 4 个心腔，即右心房、右心室、左心房和左心室。左、右心房之间有房间隔，左、右心室之间有室间隔，房间隔与室间隔相延续，将心分成互不相通的左右两半，但同侧心房与心室借房室口相交通。

1. 右心房　位于心的右上部。其向左前方突出的部分称为右心耳。右心房有 3 个入口：上部有上腔静脉口，下部有下腔静脉口，下腔静脉口与右房室口之间有冠状窦；右心房出口是右房室口，右心房的血液由此流入右心室（图 2-63）。在房间隔右侧面的下部有一卵圆形的浅窝，称为卵圆窝，为胎儿时期卵圆孔闭合后的遗迹。

2. 右心室　位于右心房的前下方，右心室的入口即右房室口，口周围的纤维环上附有 3 片瓣膜，称为三尖瓣，又称右房室瓣，垂向右心室，瓣膜借腱索连于由室壁突向室腔的锥体形乳头肌上。当心室收缩时，三尖瓣受血流推挤，封闭右房室口，由于腱索的牵拉，使瓣膜不致翻向右心房，防止血液从右心室向右心房逆流。右心室的出口为肺动脉口，口周围附有 3 个袋口向上的半月形瓣膜，称为肺动脉瓣。当右心室收缩时，血流冲开肺动脉瓣，进入肺动脉；当右心室舒张时，瓣膜袋口被倒流的血液充盈而使动脉口关闭，防止血液从肺动脉向右心室逆流（图 2-63）。

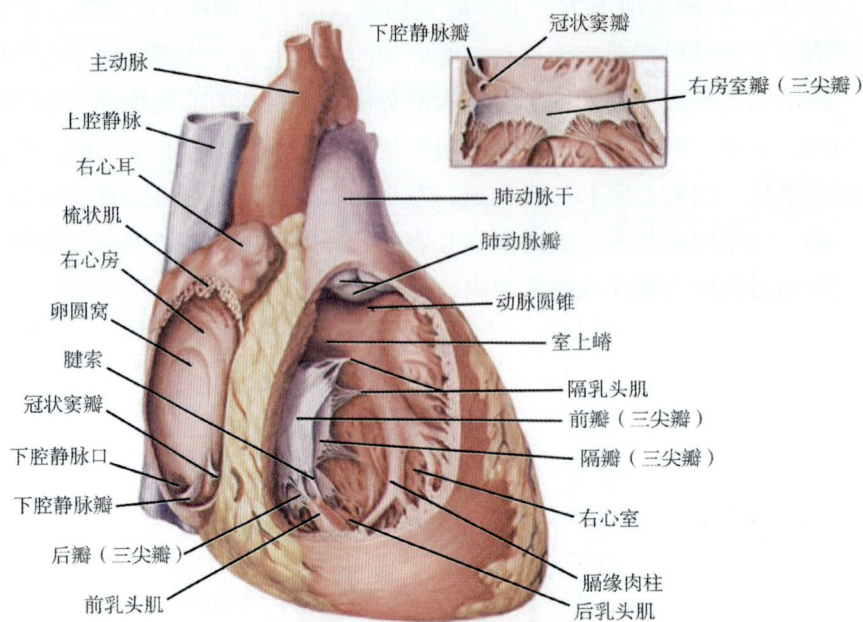

图2-63 右心房与右心室

3. 左心房 构成心底的大部分，其向右前方突出的部分称为左心耳。左心房的入口为四条肺静脉口，即左上、左下肺静脉口和右上、右下肺静脉口；出口是前下方的左房室口，左心房的血液由此流向左心室（图2-64）。

4. 左心室 位于左心房的左前下方。左心室的入口称左房室口，口周围的纤维环上有两片瓣膜，称为二尖瓣，又称左房室瓣，瓣膜借腱索连于由室壁突向室腔的乳头肌上，功能与三尖瓣相似。左心室出口为主动脉口，口周围也有3个袋口向上的半月形瓣膜，称为主动脉瓣，其功能与肺动脉瓣相似，防止血液从主动脉向左心室逆流（图2-64）。

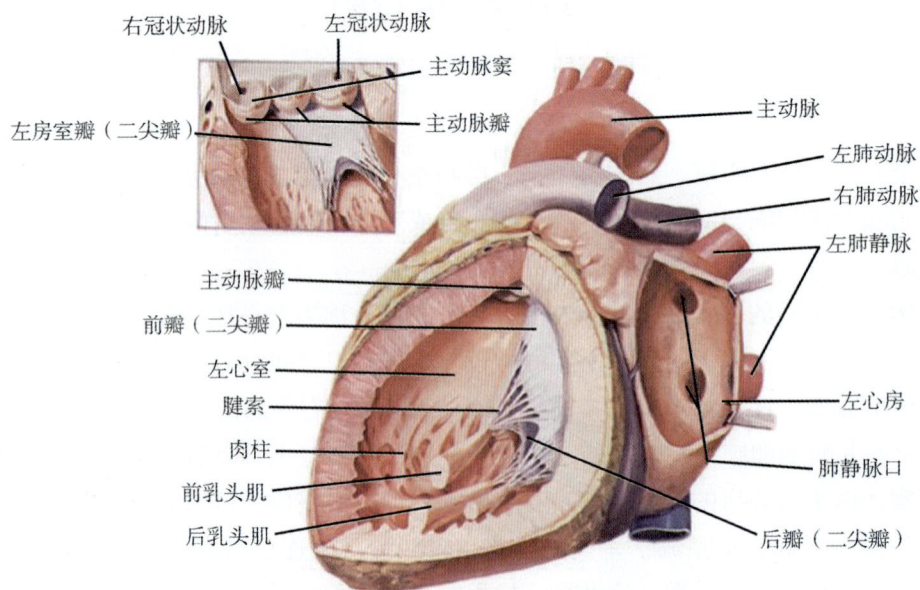

图2-64 左心房与左心室

（四）心壁构造

心壁由心内膜、心肌层和心外膜组成，心肌层主要由心肌细胞构成。心瓣膜由心内膜向心腔突起形成。

（五）心传导系

心传导系统包括窦房结、结间束、房室结、房室束，左、右束支和浦肯野纤维网（图2-65）。窦房结是心的正常起搏点，其产生的兴奋经心传导系传至整个心脏。心传导系统由特殊分化的心肌细胞组成，主要功能是产生和传导兴奋，引起普通心肌细胞的收缩、舒张，控制心的节律性活动。

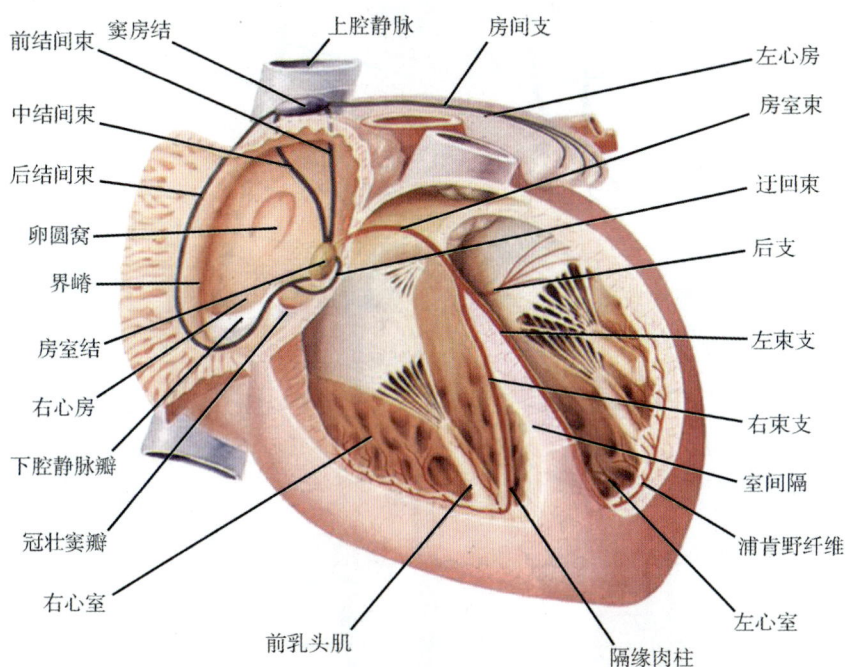

图 2-65　心传导系

（六）心脏的血管

心的血液供应来自左、右冠状动脉。回流的静脉血大多经冠状窦汇入右心房。冠状窦的主要属支有心大静脉、心中静脉和心小静脉等。

二、血管

血管由动脉、静脉和毛细血管构成（图2-66）。动脉是输送血液离心的血管，行程中不断分支，最后移行于毛细血管。由内皮、基膜和周细胞构成，分为连续毛细血管、有孔毛细血管和血窦三类，参与物质交换。静脉是输送血液回心的血管，起于毛细血管，向心性回流过程中不断接受属支。

（一）肺循环的血管

肺循环的血管包括肺动脉和肺静脉。肺循环时，右心室泵出静脉血，经肺动脉干及其各级分支到达肺泡壁的毛细血管，在此进行气体交换后，血液由静脉血转变成动脉血，再经左、右肺的上、下肺静脉，回流注入左心房后部（图2-66）。

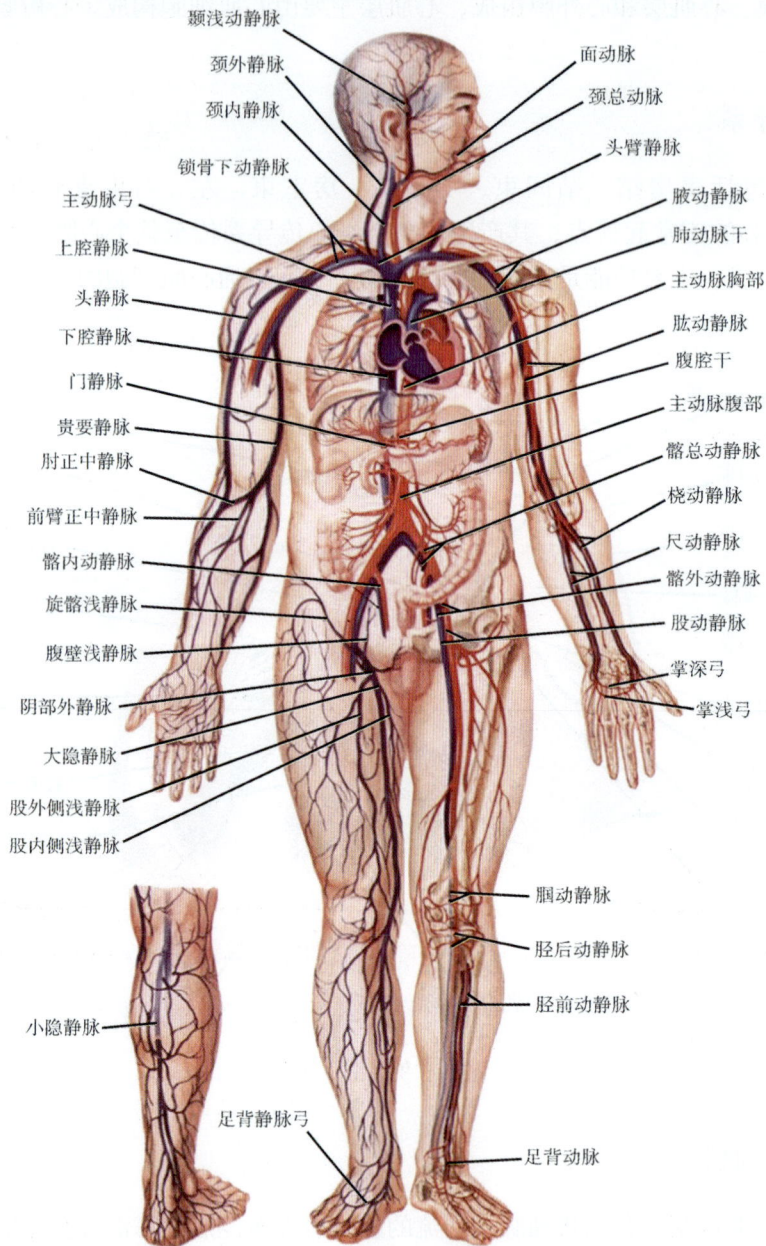

颞浅动静脉
颈外静脉
颈内静脉
锁骨下动静脉
主动脉弓
上腔静脉
头静脉
下腔静脉
门静脉
贵要静脉
肘正中静脉
前臂正中静脉
髂内动静脉
旋髂浅静脉
腹壁浅静脉
阴部外静脉
大隐静脉
股外侧浅静脉
股内侧浅静脉
小隐静脉
足背静脉弓

面动脉
颈总动脉
头臂静脉
腋动静脉
肺动脉干
主动脉胸部
肱动静脉
腹腔干
主动脉腹部
髂总动静脉
桡动静脉
尺动静脉
髂外动静脉
股动静脉
掌深弓
掌浅弓
腘动静脉
胫后动静脉
胫前动静脉
足背动脉

图2-66　全身血管分布图

（二）体循环的血管

体循环的血管包括体循环动脉和体循环静脉。体循环时，血液由左心室泵出，经主动脉及其分支到达全身毛细血管，在此进行物质和气体交换后，再通过各级静脉返回右心房（图2-66）。

1. 体循环动脉　主动脉是体循环的动脉主干，依据其走行部位和形态分为升主动脉、主动脉弓和降主动脉三部分。降主动脉又分为胸主动脉和腹主动脉。升主动脉起自左心室，主要分支为左、右冠状动脉。主动脉弓自右侧第2胸肋关节高度起自升主动脉，呈弓形向左后下方走行至第4胸椎椎体下缘，移行为降主动脉。主动脉弓的凸侧自右向左依次发出三大分支，即头臂干、左颈总动脉和左锁骨下动脉。头臂干短而粗，分为右颈总动脉和右锁骨下动脉。

（1）颈总动脉　颈总动脉是头颈部的动脉主干（图 2-67）。左颈总动脉起自主动脉弓，右颈总动脉起自头臂干。两侧颈总动脉沿食管、气管和喉的外侧上行，至甲状软骨上缘水平，分为颈外动脉和颈内动脉。颈外动脉上行穿腮腺至下颌颈处分为颞浅动脉和上颌动脉两条终支，其主要分支有甲状腺上动脉、舌动脉、面动脉、枕动脉等，分布于甲状腺、喉、腭、腮腺、舌下腺、面部、额颞顶部软组织等。颈内动脉经颈动脉管入颅腔，分支分布于视器和脑（详见中枢神经系统）。

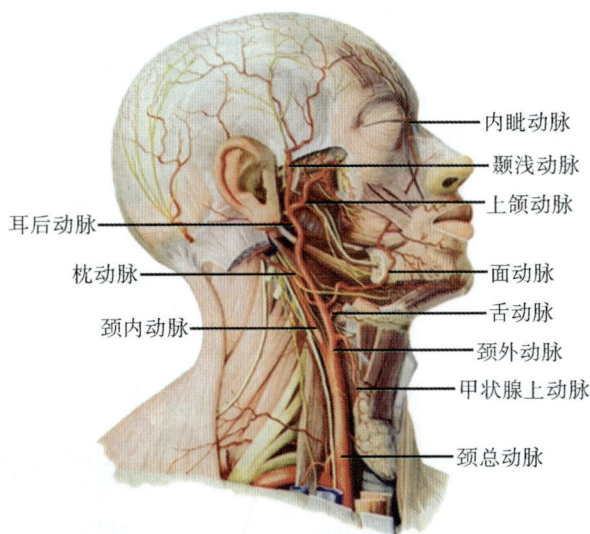

图2-67　颈总动脉、颈内动脉及其分支

（2）锁骨下动脉　右侧起自头臂干，左侧起于主动脉弓，两者均穿斜角肌间隙延续为腋动脉（图 2-67）。锁骨下动脉的分支有椎动脉、胸廓内动脉和甲状颈干。上肢的主要动脉干包括腋动脉、肱动脉、桡动脉和尺动脉。腋动脉在第 1 肋外缘由锁骨下动脉延续而来，至大圆肌下缘移行为肱动脉。肱动脉在肱二头肌内侧下行至肘窝，平桡骨颈高度分为桡动脉和尺动脉。桡动脉和尺动脉沿前臂进入手掌形成掌浅弓和掌深弓。锁骨下动脉和上肢的主要动脉干及分支在行程中营养其所支配的组织。

（3）胸主动脉　胸主动脉是胸部的动脉主干，自主动脉弓延续而来，至主动脉裂孔移行为腹主动脉。胸主动脉分支营养胸腔部分脏器和胸壁。

（4）腹主动脉　腹主动脉是腹部的动脉主干，由胸主动脉移行而来，至第 4 腰椎体的下缘分为左、右髂总动脉（图 2-66、图 2-68）。腹主动脉分

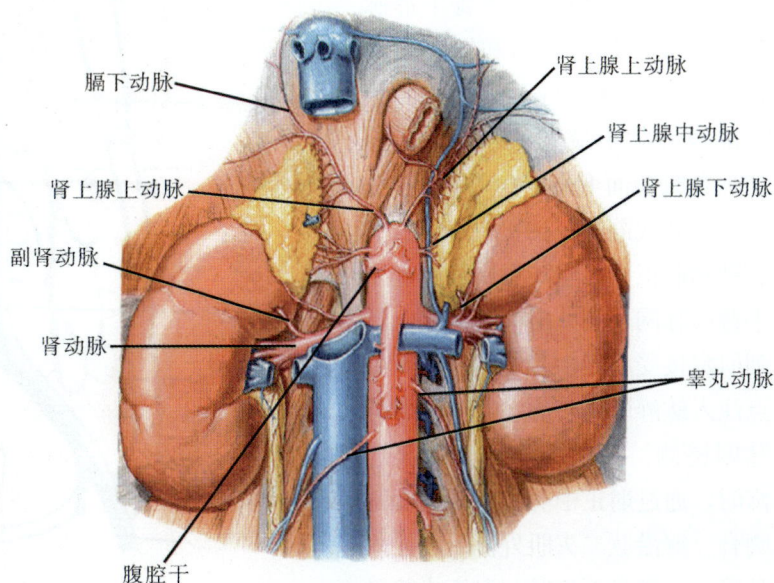

图2-68　腹主动脉

为壁支和脏支。壁支细小，分布于腹后壁、脊髓和盆腔后壁等处。脏支相对粗大，分为成对的脏支：肾上腺中动脉、肾动脉、睾丸动脉（男性）或卵巢动脉（女性），不成对的脏支：腹腔干、肠系膜上动脉和肠系膜下动脉。腹腔干为一粗短动脉干，分出胃左动脉、脾动脉和肝总动脉三支。肠系膜上动脉在腹腔干根部稍下方，分支有胰十二指肠下动脉，空、回肠动脉，回结肠动脉、中结肠动脉、右结肠动脉。肠系膜下动脉约平对第3腰椎高度起自腹主动脉前壁，分支有左结肠动脉、乙状结肠动脉、直肠上动脉。腹主动脉主干及分支分布于腹壁和腹腔绝大部分脏器。

（5）髂总动脉　自腹主动脉发出后，至骶髂关节处分为髂内、外动脉（图2-66）。髂内动脉是盆部的主要动脉干，为一短干，发出壁支和脏支。壁支有髂腰动脉、骶外侧动脉、臀上动脉、臀下动脉和闭孔动脉。脏支有脐动脉、膀胱下动脉、子宫动脉、直肠下动脉和阴部内动脉。髂内动脉的分支分布于盆腔脏器、盆壁、盆内肌、盆外肌等。髂外动脉沿腰大肌内侧缘下降，进入股三角移行为股动脉。下肢的主要动脉干包括股动脉、腘动脉、胫前动脉和胫后动脉等。股动脉由髂外动脉延续而来，下行至腘窝，移行为腘动脉。股动脉的分支股深动脉发出穿动脉等分支。腘动脉下行至腘肌下角分为胫前动脉和胫后动脉。胫后动脉下行经内踝后方至足底，分为足底内、外侧动脉。胫前动脉沿小腿前群肌之间下行足背，移行为足背动脉。髂外动脉和下肢主要动脉干及分支在行程中营养其所支配的组织。

2. 体循环静脉　体循环静脉包括心静脉系、上腔静脉系和下腔静脉系。

（1）上腔静脉系　上腔静脉系由上腔静脉及其属支组成（图2-69），收集头颈部、上肢及胸部（心和肺除外）等的静脉血。上腔静脉是一条粗短的静脉干，由左、右头臂静脉汇合而成，注入右心房上部前有奇静脉汇入。头臂静脉由同侧颈内静脉和锁骨下静脉汇合而成。颈内静脉和锁骨下静脉与同名动脉伴行。颈外静脉为颈部浅静脉中最大的一支，沿胸锁乳突肌表面下行。

上肢浅静脉包括贵要静脉、头静脉和肘正中静脉。贵要静脉起于手背静脉网尺侧，沿前臂尺侧上行到肘窝接受肘正中静脉后，至臂中点注入肱静脉。头静脉起于手背静脉网桡侧，沿前臂桡侧上行至肘窝时，通过肘正中静脉与贵要静脉吻合，继沿肱二头肌外侧上行注入腋静脉或锁骨下静脉。肘正中静脉通常在肘窝处连接贵要静脉和头静

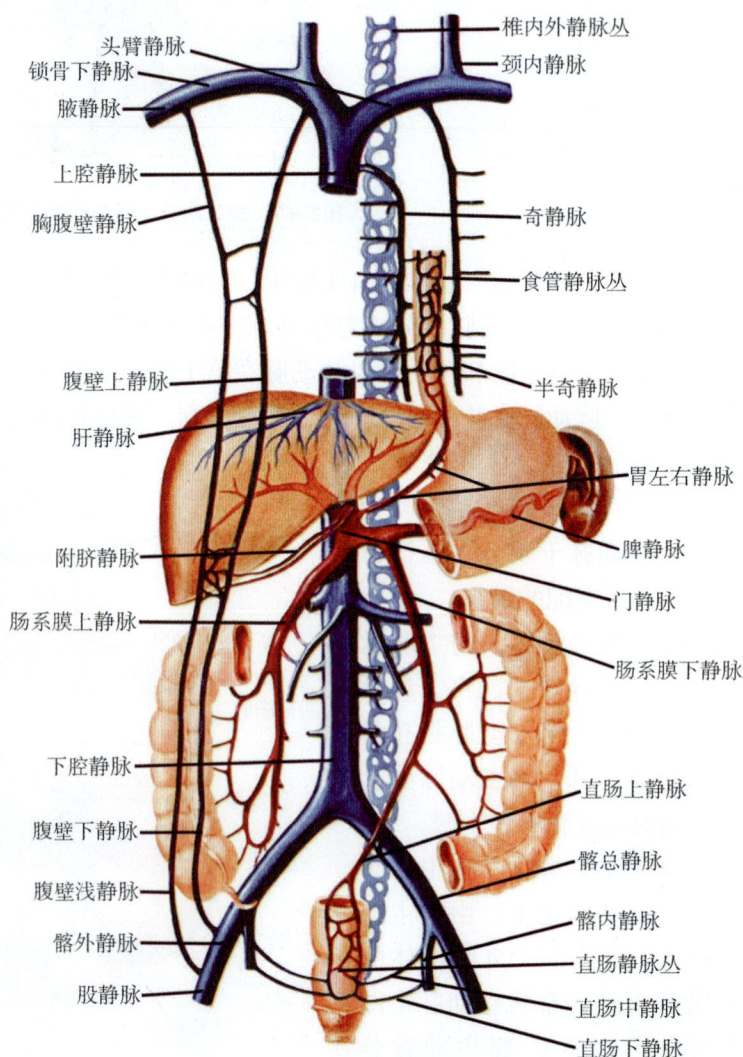

图2-69　上、下腔静脉系与门静脉吻合支

脉。上肢深静脉与同名动脉伴行。临床上常用上肢浅静脉取血、输液和注射药物。

（2）下腔静脉系　下腔静脉系由下腔静脉及其属支组成（图2-69），收集下半身的静脉血。下腔静脉由左、右髂总静脉在第5腰椎椎体的右前方汇合而成，在脊柱的右前方上行进入胸腔，注入右心房的下后部。髂总静脉由髂外静脉和髂内静脉在骶髂关节的前方汇合而成。髂内静脉起自盆腔脏器的静脉丛及盆壁，而髂外静脉收集下肢的静脉血。

下肢浅静脉包括小隐静脉和大隐静脉及其属支。小隐静脉起自足背静脉弓外侧，经外踝后方，沿小腿后面上行至腘窝注入腘静脉。大隐静脉起自足背静脉弓内侧，经内踝前方，伴隐神经沿小腿内侧面、膝关节内后方、大腿内侧面上行至隐静脉裂孔处注入股静脉。大隐静脉注入股静脉前接受股内侧浅静脉、股外侧浅静脉、阴部外静脉、腹壁浅静脉和旋髂浅静脉的静脉血。大隐静脉在内踝前方的位置表浅而恒定，是输液和静脉注射的常用部位。下肢深静脉与动脉同名伴行。

肝门静脉由肠系膜上静脉和脾静脉汇合而成（图2-70），收集腹腔内（除肝外）脾、胰、胆囊以及食管腹段至直肠上部消化管的静脉血。肝门静脉的属支包括肠系膜上静脉、脾静脉、肠系膜下静脉、胃左静脉、胃右静脉、胆囊静脉和附脐静脉等。肝门静脉系与上、下腔静脉系的交通吻合部位形成食管静脉丛、脐周静脉网和直肠静脉丛（图2-69、图2-70）。肝门静脉受阻时易导致呕血、便血等临床症状。

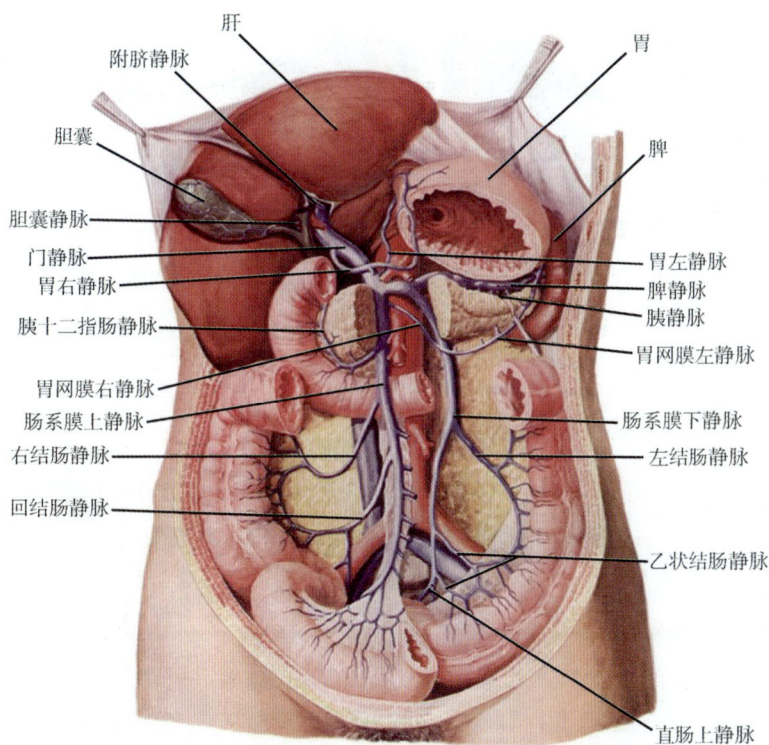

图2-70　肝门静脉及属支

三、淋巴系统

淋巴系统由淋巴管道、淋巴器官和淋巴组织组成。

（一）淋巴管道

淋巴管道分为毛细淋巴管、淋巴管、淋巴干和淋巴导管4级。全身共有9条淋巴干，即左、右颈干，左、右锁骨下干，左、右支气管纵隔干，左、右腰干和单个的肠干。淋巴干最终分别汇合成胸导管和右淋巴导管。胸导管是全身最粗大的淋巴管道，起始于第 1 腰椎前方的乳糜池，乳糜池由左、右腰干和肠干汇合而成，注入左静脉角。引流下半身和上半身左侧半（全身 3/4 部位）的淋巴。右淋巴导管由右颈干、右锁骨下干、右支气管纵隔干汇合而成，注入右静脉角，引流上半身右侧半（占全身 1/4 部位）的淋巴（图 2-71）。

（二）淋巴器官和淋巴组织

淋巴器官包括淋巴结、脾、扁桃体、胸腺和骨髓；淋巴组织为含有大量淋巴细胞的结缔组织，分布广泛，起防御作用。

1. 淋巴结　是淋巴管向心回流途中的必经器官，为灰红色椭圆形或圆形小体，大小不等。光镜下，可见结缔组织构成的薄膜及被膜内包被的实质。实质可分为皮质和髓质，均为淋巴组织和淋巴窦构成，可滤过淋巴，参与免疫反应。

2. 脾　是最大的淋巴器官，位于左季肋区，与第 9 ～ 11 肋相对，脾的长轴与第 10 肋相一致。脾呈椭圆形，质地脆软，暴力击打易导致破裂。

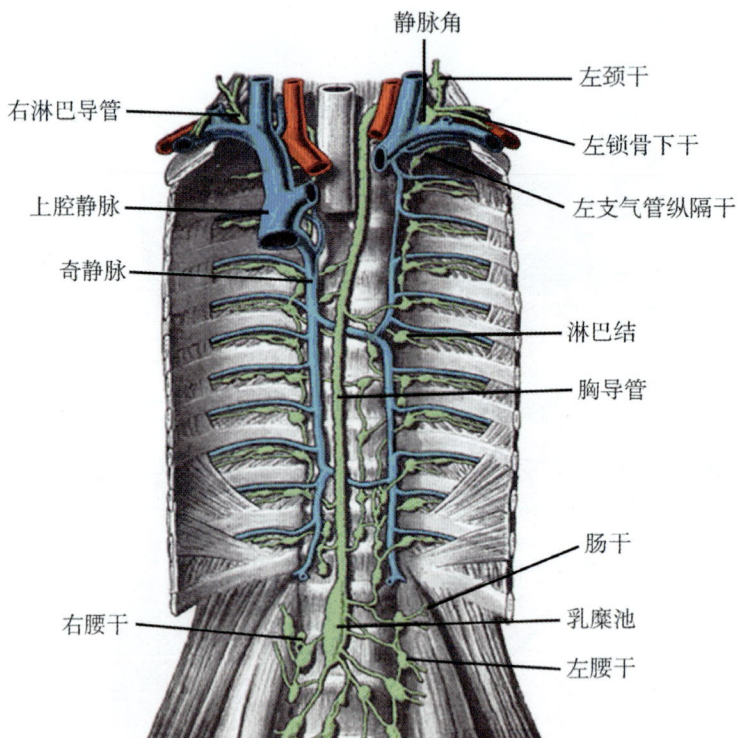

图2-71　淋巴干及淋巴导管

思考题

1. 循环系统的构成。
2. 简述心脏位置、外形与心腔的结构。
3. 全身 9 条淋巴干的名称。
4. 简述体循环的主要动脉及其分支。

5. 简述上肢和下肢的主要浅静脉的名称。

6. 论述门静脉及其属支。

第八节　内分泌系统

内分泌系统（endocrine system） 通过分泌激素调节机体的生长发育及各种代谢活动。内分泌系统由内分泌腺、内分泌组织和内分泌细胞组成（图 2-72）。内分泌腺包括甲状腺、甲状旁腺、肾上腺、垂体、松果体等；内分泌组织包括胰腺中的胰岛、睾丸中的间质细胞、卵巢中的卵泡和黄体等。内分泌腺的结构特点：腺细胞排列成索条状、团状或围成滤泡状；无导管；腺细胞之间有丰富的毛细血管和毛细淋巴管。腺细胞产生的分泌物称**激素（hormone）**。根据激素的化学性质，将内分泌细胞分为含氮激素细胞和类固醇激素细胞。

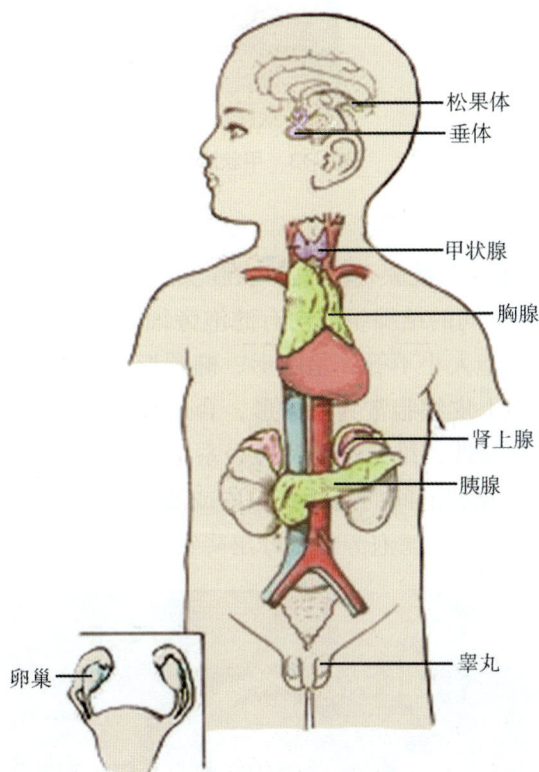

图2-72　全身内分泌腺

一、甲状腺

（一）甲状腺的位置和形态

甲状腺（thyroid gland） 位于颈前部，是人体最大的内分泌腺，棕红色，呈"H"形（图 2-73），分左、右两个侧叶和中间的峡部。

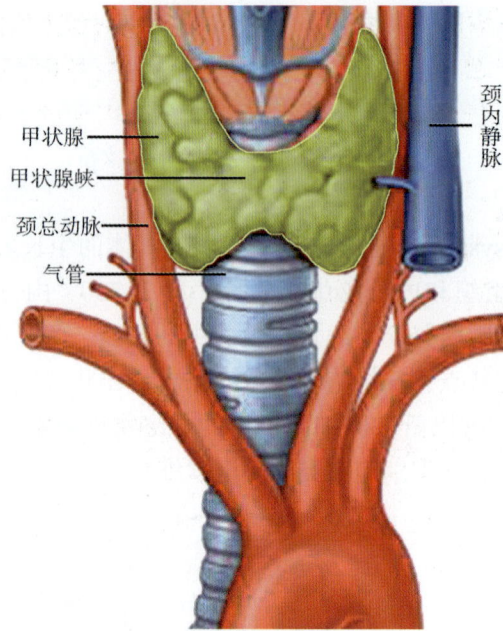

图2-73 甲状腺

（二）甲状腺的组织结构和功能

甲状腺表面包有薄层结缔组织被膜，被膜伸入腺实质，将其分成许多小叶，每个小叶含有20～40个甲状腺滤泡，滤泡之间的结缔组织内有滤泡旁细胞和丰富的毛细血管（图2-74）。

1. 甲状腺滤泡 甲状腺滤泡大小不等，呈圆形、椭圆形或不规则形，主要由滤泡上皮细胞围成，滤泡腔内充满胶质。滤泡上皮细胞常为立方形，合成和分泌甲状腺激素。甲状腺激素能促进机体的新陈代谢，提高神经兴奋性，维持骨骼和神经系统的正常发育。

2. 滤泡旁细胞 位于甲状腺滤泡间的结缔组织内或滤泡上皮细胞之间，细胞较大，在HE染色切片中胞质着色浅淡（图2-74）。滤泡旁细胞分泌降钙素，降低血钙浓度。

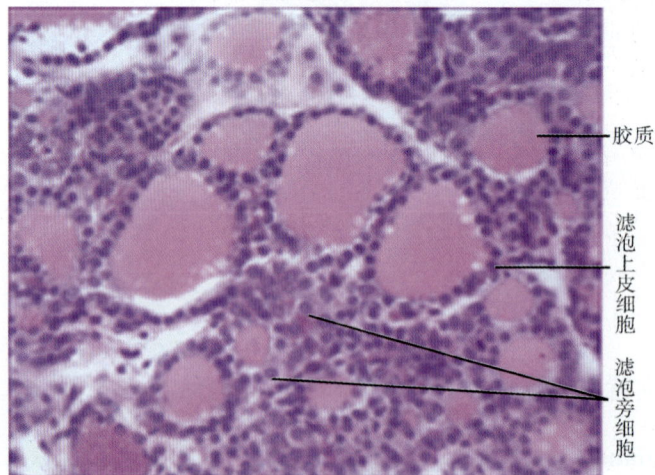

图2-74 甲状腺光镜像（高倍）

二、甲状旁腺

甲状旁腺（parathyroid gland）为上、下两对扁椭圆形小体，位于甲状腺左、右叶的背面

（图 2-75）。外包结缔组织被膜，腺实质内腺细胞分主细胞和嗜酸性细胞两种（图 2-76）。主细胞数量多，呈多边形或圆形，分泌甲状旁腺激素，与降钙素相互拮抗，共同调节钙的代谢，维持机体血钙平衡。嗜酸性细胞分布于主细胞之间，细胞大，胞质嗜酸性。

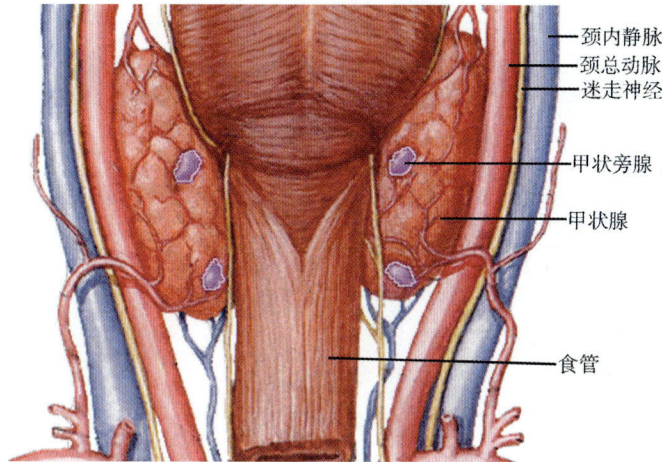

图2-75　甲状旁腺

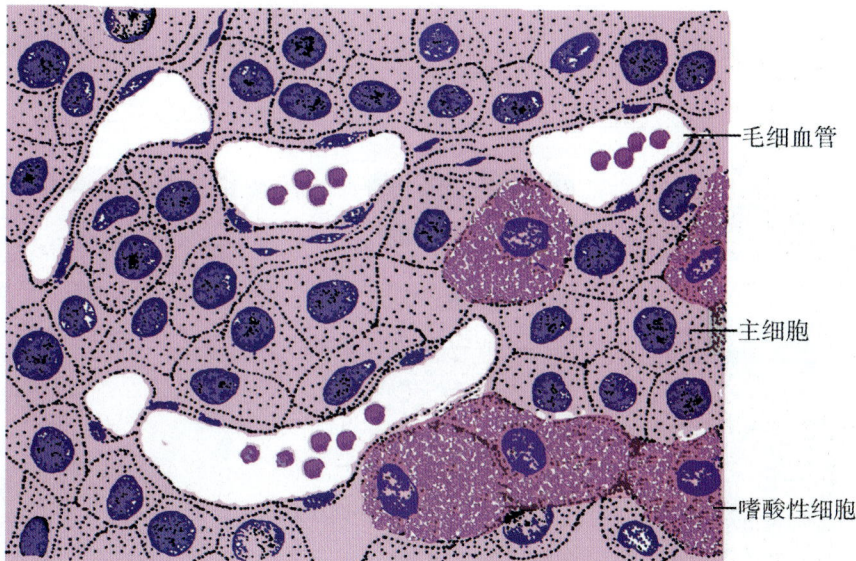

图2-76　甲状旁腺光镜结构模式图

三、肾上腺

（一）肾上腺的位置和形态

肾上腺（suprarenal gland）左右各一，左侧呈半月形，右侧呈三角形，分别位于两肾的上端（图 2-77）。

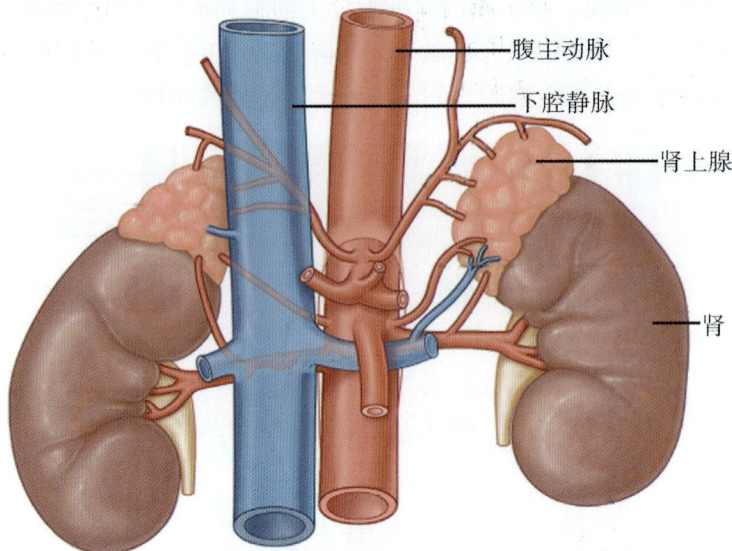

图2-77　肾上腺

（二）肾上腺的组织结构和功能

肾上腺表面包以结缔组织被膜，实质由周边的皮质和中央的髓质构成，腺细胞之间为血窦和少量结缔组织（图 2-78）。

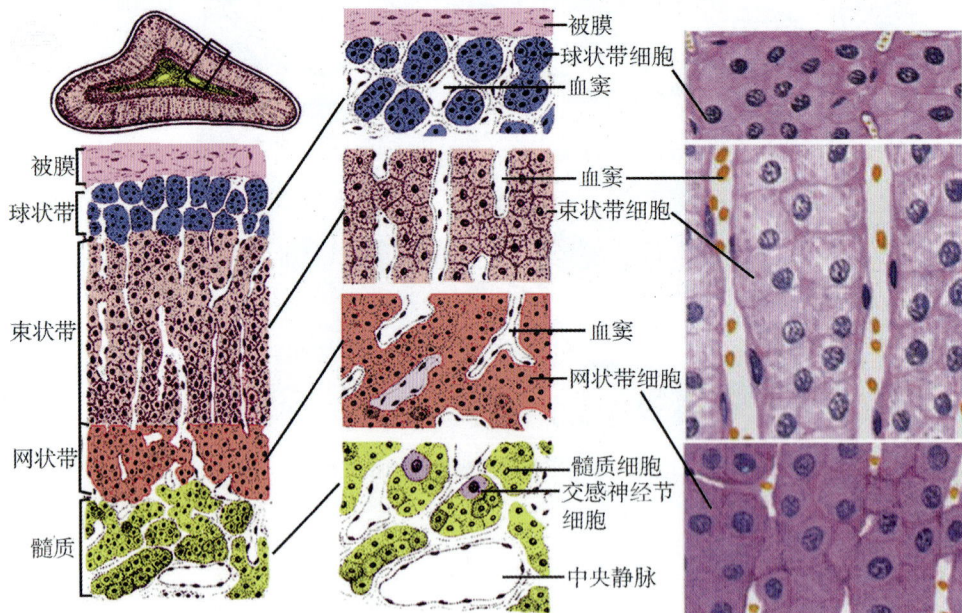

图2-78　肾上腺光镜结构模式图

1. 皮质　根据细胞的形态结构和排列特征，由外向内依次分为球状带、束状带和网状带。皮质各带具体特点见表 2-3。

表 2-3　肾上腺皮质结构功能比较

比较点 ＼ 名称	球状带（zona glomerulosa）	束状带（zona asciculata）	网状带（zona reticularis）
位置	被膜下方	皮质中间部	皮质最内层
厚度	较薄	最厚	较薄
腺细胞排列特点	细胞聚集成球团状	单行或双行细胞索	细胞索相互吻合成网
分泌激素	盐皮质激素	糖皮质激素	少量性激素

2. 髓质　人髓质主要由排列成索团状的髓质细胞组成。髓质细胞呈圆形或多边形，用铬盐处理标本，胞质内可见黄褐色颗粒，故又称嗜铬细胞。嗜铬细胞又分为肾上腺素细胞和去甲肾上腺素细胞两种。肾上腺素细胞数量较多，可分泌肾上腺素（adrenaline），使心肌收缩力增强，心率加快；去甲肾上腺素细胞数量较少，分泌去甲肾上腺素 (noradrenaline)，使血管收缩，血压增高。

四、垂体

（一）垂体的形态和分部

垂体（hypophysis）位于颅中窝的垂体窝内，借漏斗柄与下丘脑相连。根据发生和结构，垂体分为腺垂体和神经垂体。腺垂体分为远侧部、结节部和中间部；神经垂体分为神经部和漏斗部（图 2-79）。

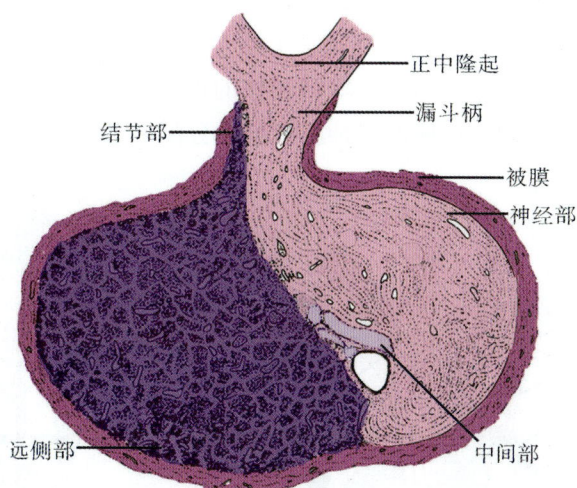

図2-79　垂体模式图

（二）腺垂体

1. 远侧部　腺细胞排列成团索状，细胞间有丰富的血窦。依据 HE 染色切片中着色的差异，腺细胞分为嗜酸性细胞、嗜碱性细胞和嫌色细胞（图 2-80）。嗜酸性细胞数量较多，胞质内含嗜酸性颗粒。根据分泌激素的不同分为生长激素细胞和催乳激素细胞。嗜碱性细胞数量较嗜酸性细胞少，胞质内含嗜碱性颗粒，分为促甲状腺激素细胞、促肾上腺皮质激素细胞和促性腺激素细胞，分别产生促甲状腺激素、促肾上腺皮质激素、促性腺激素（卵泡刺激素和黄体生成素），可促进相关的靶器官分泌激素。嫌色细胞约占远侧部腺细胞总数的 50%，体积小，着色浅，细胞界限不清楚。

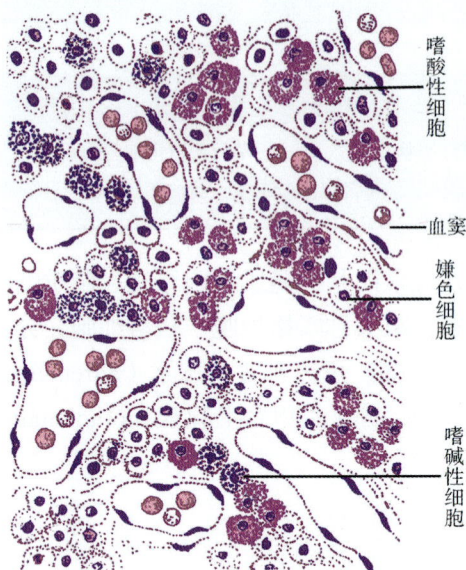

图2-80　垂体远侧部光镜结构模式图

2. 腺垂体的血管分布及垂体门脉系统　腺垂体的血液主要由大脑基底动脉环发出的垂体上动脉供应。垂体上动脉穿结节部上端，进入神经垂体的漏斗，在此形成初级毛细血管网；初级毛细血管网下行至结节部下端，汇成数条垂体门微静脉，下行入远侧部，再度分支形成次级毛细血管网，最后汇集成小静脉，注入垂体周围的静脉窦（图 2-81）。垂体门微静脉及其两端的毛细血管网共同构成垂体门脉系统。下丘脑的弓状核等神经核的神经内分泌细胞合成的激素经轴突释放入漏斗处，通过垂体门脉系统，调节远侧部各种腺细胞的分泌活动。

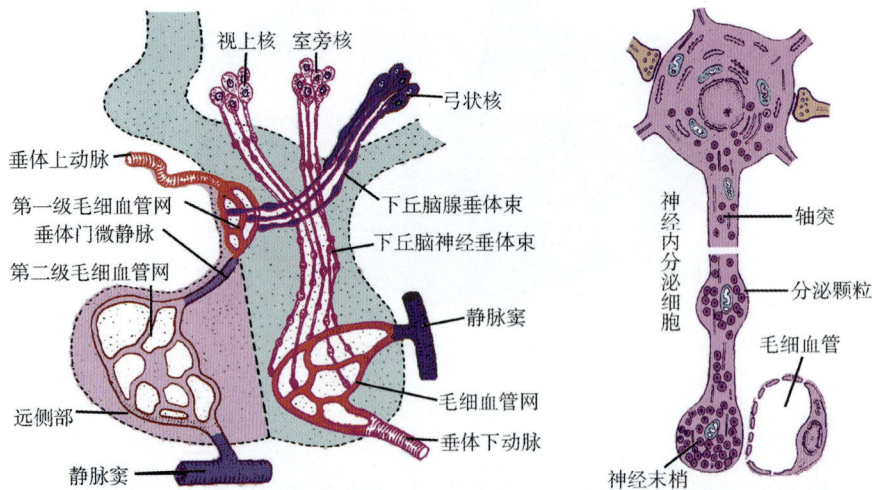

图2-81　垂体血管分布及其与下丘脑关系示意图

（三）神经垂体

神经垂体主要由无髓神经纤维和神经胶质细胞组成，含有较丰富的血窦。下丘脑视上核和室旁核的神经内分泌细胞合成抗利尿激素和催产素，在垂体神经部贮存并释放入血窦。因此，下丘脑与神经垂体实为一个整体（图2-81）。

五、松果体

松果体（**pineal body**）位于背侧丘脑的后上方，为一淡红色椭圆形小体。表面包以软脑膜，实质主要由松果体细胞、神经胶质细胞和无髓神经纤维等组成（图2-82）。松果体细胞分泌褪黑素，参与调节机体的昼夜生物节律、睡眠、情绪、性成熟等生理活动。

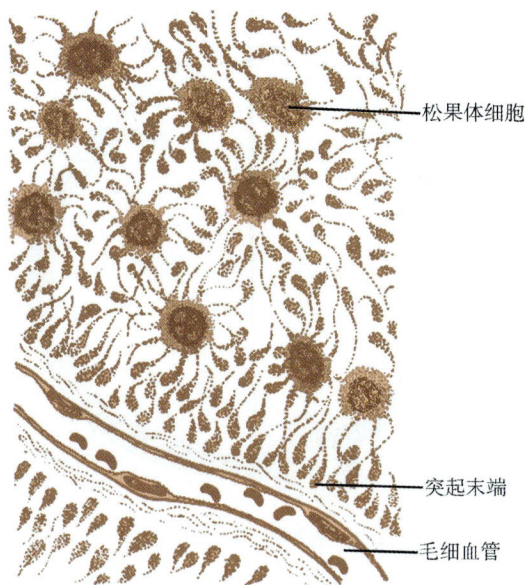

松果体细胞

突起末端

毛细血管

图2-82 松果体结构模式图

思考题

1. 试述肾上腺皮质的结构、功能。
2. 简述甲状腺的位置、形态和结构特点。
3. 简述腺垂体远侧部的结构。

第九节 感觉器官

感受器（**receptor**）是感受机体内、外环境变化的结构和装置。它可接受机体内、外环境的各种刺激，并把刺激转换为神经冲动，再经过神经系统传导至大脑皮质，从而产生相应的感觉。

感受器的结构形式是多种多样的，有些感受器就是感觉神经末梢（如痛觉感受器）；有些感受器是高度分化了的感觉细胞（如视网膜中的视杆细胞和视锥细胞、耳蜗中的毛细胞等）；这些感觉细胞和它们复杂的附属结构构成（如眼的折光系统、耳的集音和传音装置等）感觉器官。

人体感觉器有视器、前庭蜗器、嗅器和味器等，本节主要介绍视器（眼）、前庭蜗器（耳）。

一、视器

视器（**visual organ**）又称眼（**eye**），由眼球和眼副器两部分组成，眼球的功能是接受可见光的刺激，将其转变为神经冲动，经视觉传导通路到大脑视觉中枢，产生视觉。眼副器位于眼球的周围，包括眼睑、结膜、泪器、眼球外肌、眶脂体和眶筋膜等，对眼球起支持、保护和运动等作用。

（一）眼球

眼球（eyeball） 近似球形，居眶内，为视器的主要部分，前有眼睑，后借视神经连于脑（图2-83）。眼球由眼球壁及其眼球内容物所组成。

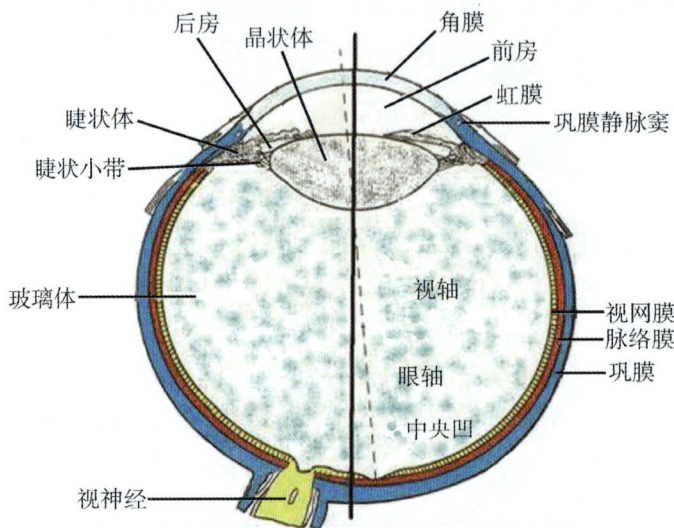

图2-83　右侧眼球（水平切面）

1. 眼球壁　眼球壁由外向内可分为外膜、中膜和内膜三层（图2-83）。

（1）外膜（又称纤维膜）　**纤维膜（fibrous tunic）** 为眼球壁最外层，由厚而坚韧的致密结缔组织构成，具有支持眼球外形和保护眼球内容物的作用。可分为角膜和巩膜两部分。

角膜占纤维膜的前1/6，无色透明，向前略凸，具有屈光作用，无血管，富有感觉神经末梢，故感觉十分敏锐。角膜盲可通过角膜移植和角膜干细胞移植重获光明。志愿者角膜捐献，生命常在，爱让光明延续。巩膜占眼球纤维膜的后5/6，为乳白色不透明的纤维膜。在角膜和巩膜交界处的深面有环形的巩膜静脉窦，是房水回流的通道。

（2）中膜（又称血管膜或葡萄膜）　**血管膜（vascular tunic）** 在纤维膜的内面，含丰富的血管、神经和色素，呈棕黑色，具有营养眼球内组织及遮光的作用。中膜由前向后可分为虹膜、睫状体和脉络膜三部分。

虹膜呈冠状位，是血管膜最前部圆盘形的薄膜，中央有圆形的瞳孔。虹膜的颜色取决于所含色素的多少。睫状体是续连于虹膜后方的环形增厚部分，睫状体发出睫状小带与晶状体相连，有调节晶状体曲度和产生房水的作用（图2-83）。脉络膜占眼球血管膜的后2/3，富含血管及色素。后方有视神经穿过，有营养眼球内组织并吸收眼球内分散光线以免扰乱视觉。

（3）内膜（又称视网膜）　**视网膜（retina）** 位于眼球壁的最内层，其中贴在虹膜和睫状体内面的部分无感光作用，称为视网膜盲部；贴在脉络膜内面的部分有感光作用，称为视网膜视部。

视网膜视部的内面，在与视神经相对应的部位有一圆盘形隆起，称为视神经盘。此处无感光细胞，故称生理性盲点。视神经、视网膜中央动、静脉由此穿行（图2-84）。在视神经盘的颞侧约3.5mm稍下方有一黄色区域称黄斑，其中央的凹陷称中央凹，是视敏度和辨色最敏锐的部位。这些结构在活体用眼底镜检查时可见到。

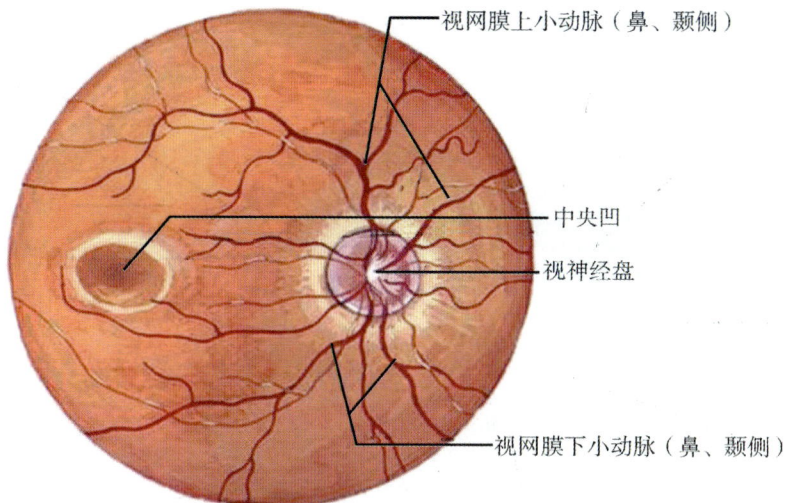

视网膜上小动脉（鼻、颞侧）
中央凹
视神经盘
视网膜下小动脉（鼻、颞侧）

图2-84 右侧眼底

2. 眼球的内容物 包括房水、晶状体和玻璃体（图2-83）。这些结构透明而无血管，具有屈光作用，与角膜一起构成眼的屈光系统。

（1）房水 **房水（aqueous humor）** 是无色透明的液体，由睫状体产生，充满于角膜与晶状体之间的眼房内。房水除具有屈光作用外，还具有营养角膜和晶状体以及维持眼内压的作用。若房水循环发生障碍，可导致青光眼。

（2）晶状体 **晶状体（lens）** 位于虹膜和玻璃体之间，借睫状小带与睫状体相连；呈双凸透镜状，无色透明而富有弹性，不含血管和神经。晶状体若因疾病或创伤而变混浊，影响视力称为白内障。

晶状体是眼屈光系统的主要调节结构，其曲度可随睫状肌的收缩而改变。当视近物时，睫状肌收缩，使睫状小带放松，晶状体则由于本身的弹性而变凸，屈光力加强，使物像能聚焦于视网膜上。视远物时，与此相反。随着年龄的增长，晶状体逐渐失去弹性，睫状肌也逐渐萎缩，调节功能减退，从而出现老视。了解近视、远视的成因，注意用眼卫生，提高爱眼护眼意识。

（3）玻璃体 **玻璃体（vitreous body）** 是位于晶状体和视网膜之间无色透明的胶状物质，约占眼球内腔的后 4/5，具有屈光作用和支撑视网膜的作用。若玻璃体发生混浊，可影响视力。

（二）眼副器

包括眼睑、结膜、泪器和眼球外肌等，对眼球起保护、运动和支持作用（图2-85）。

1. 眼睑 眼睑（eyelids）位于眼球前方，俗称眼皮，分上睑和下睑（图2-85、图2-89），两者之间的裂隙称睑裂。睑裂的内、外侧端成锐角，分别称内眦和外眦。

2. 结膜 结膜（conjunctiva）覆盖在眼睑的后面和眼球的前面，为富有血管的透明黏膜。按所在部位可分为睑结膜、球结膜、结膜穹隆三部分。结膜炎和沙眼是结膜的常见疾病。

3. 泪器 泪器（lacrimal apparatus）由泪腺和泪道组成，泪腺位于眶上壁外侧部的泪腺窝内。泪腺分泌泪液有保护眼球，冲洗结膜异物，湿润角膜和杀菌等作用。泪道包括泪点、泪小管、泪囊和鼻泪管（图2-86）。

4. 眼球外肌 眼球外肌（extraocular muscles）均为骨骼肌，共7块，配布在眼球周围（图2-87），统称视器的运动装置。包括运动眼球的上直肌、下直肌、内直肌、外直肌、上斜肌、下斜肌和收缩提上睑的上睑提肌。眼球的正常运动，是两眼多块肌肉协同作用的结果。

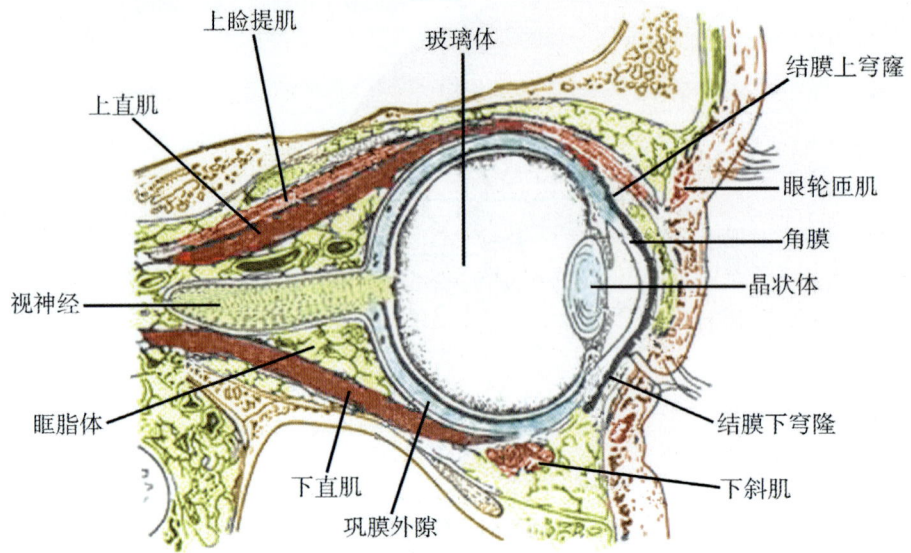

图2-85 眼眶（矢状切面）

上睑提肌
玻璃体
结膜上穹窿
上直肌
眼轮匝肌
角膜
晶状体
视神经
眶脂体
结膜下穹窿
下直肌
下斜肌
巩膜外隙

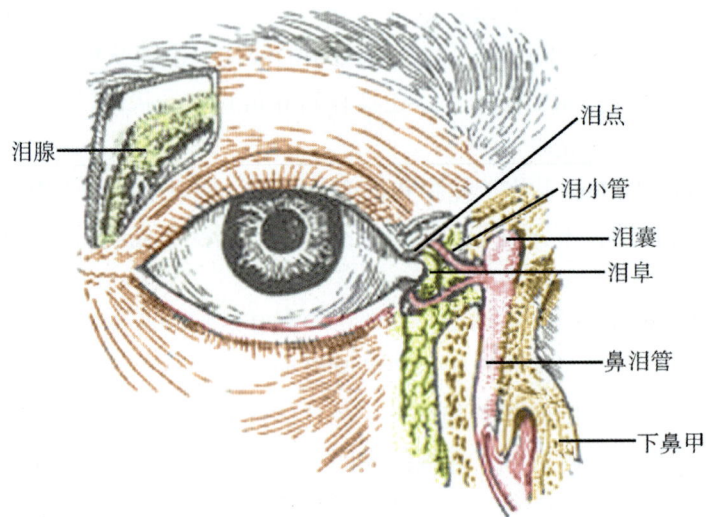

图2-86 泪器

泪腺
泪点
泪小管
泪囊
泪阜
鼻泪管
下鼻甲

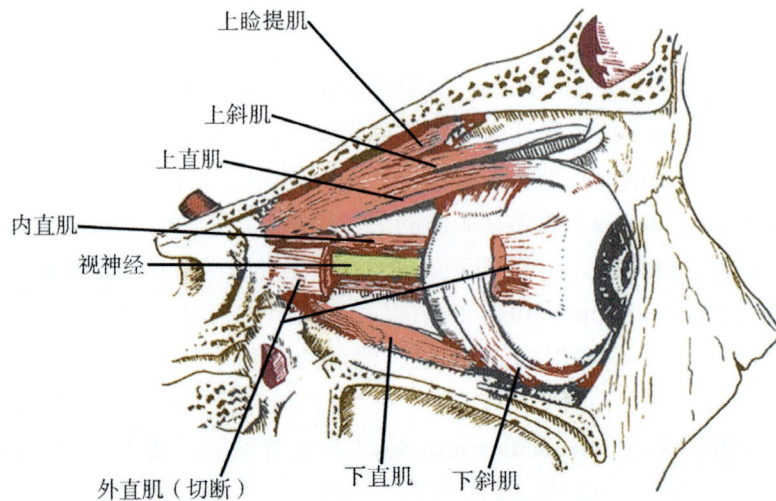

图2-87 眼球外肌

上睑提肌
上斜肌
上直肌
内直肌
视神经
外直肌（切断）
下直肌
下斜肌

（三）眼的血管

1. 眼的动脉 眼球和眶内结构的血液供应，主要来自眼动脉。主要的分支有视网膜中央动脉。黄斑中央凹无血管分布（图 2-84）。视网膜中央动脉是供应视网膜内层的唯一的动脉，临床上常用检眼镜观察此动脉，以帮助诊断某些疾病。

2. 眼的静脉 眶内血液通过眼静脉回流。眼球内的静脉主要包括视网膜中央静脉和涡静脉。眼球外的静脉有眼上、下静脉。眼静脉无瓣膜，向前与面静脉吻合，向后注入海绵窦。因此，面部感染可经此途径侵入颅内。

二、前庭蜗器

前庭蜗器（vestibulocochlear organ）又称**耳**（ear），包括前庭器（位置觉器）和蜗器（听觉器）两部。前庭蜗器包括外耳、中耳和内耳三部分（图 2-88）。外耳和中耳是收集和传导声波的装置，内耳是听觉和位觉感受器所在的部位。

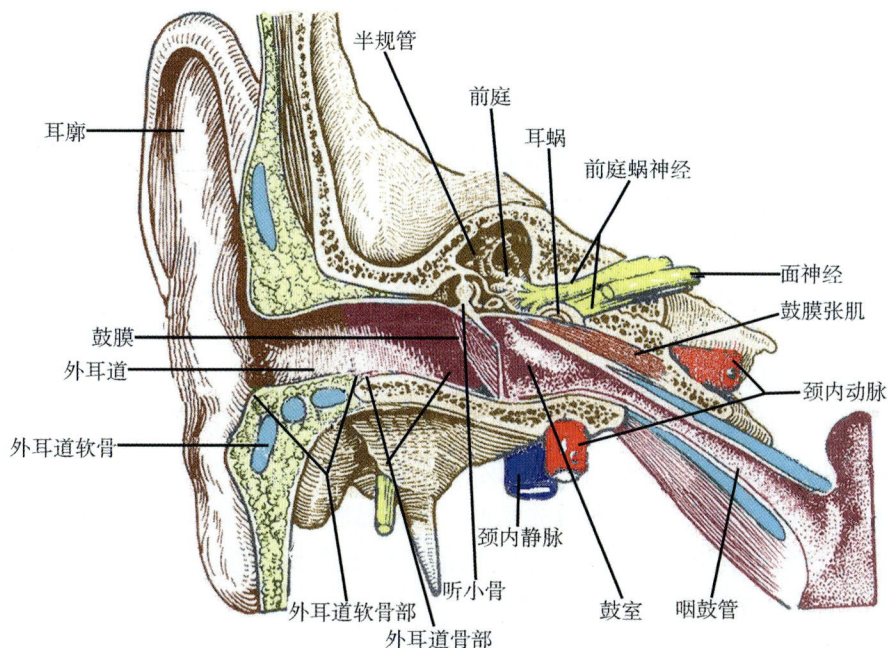

图2-88 前庭蜗器模式图

（一）外耳

外耳（external ear）包括耳郭、外耳道和鼓膜三部分。

1. 耳郭 位于头部两侧，由皮肤、弹性软骨和结缔组织构成。有收集声波的作用。耳郭的下方无软骨，称为耳垂，是临床常用的采血部位。耳郭的外部形态是耳针取穴的标志。

2. 外耳道 是自外耳门至鼓膜的弯曲管道，成人长 2.0 ～ 2.5 cm。可分为外 1/3 的软骨部和内 2/3 的骨性部。

3. 鼓膜 位于外耳道和鼓室之间的椭圆形的半透明薄膜，鼓膜上 1/4 的三角形区为松弛部，在活体呈淡红色。鼓膜的下 3/4 为紧张部，在活体呈灰白色（图 2-89）。

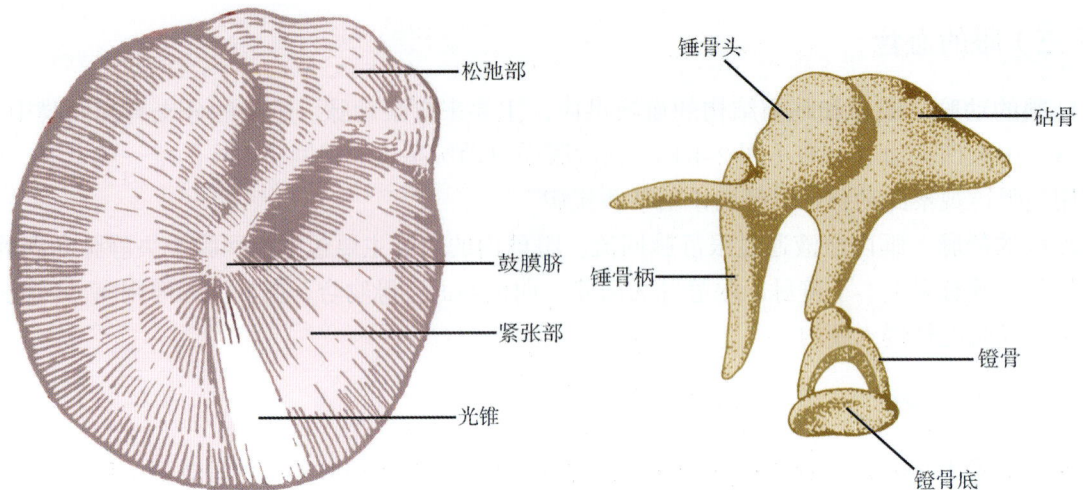

图2-89　鼓膜与听小骨（右侧）

（二）中耳

中耳（middle ear）位于外耳与内耳之间，包括鼓室、咽鼓管、乳突窦和乳突小房等，是声波传导的主要部分。

1. 鼓室　位于鼓膜和内耳之间，为颞骨岩部内不规则的含气小腔，覆有黏膜，向前经咽鼓管通咽，向后借乳突窦通乳突小房，通过前庭窗和蜗窗与内耳相连。鼓室有上、下、前、后、内侧和外侧6个不规则的壁（图2-90、图2-91）。鼓室内主要有听小骨，还有韧带、肌、血管和神经等。

听小骨共三块，由外向内依次为锤骨、砧骨和镫骨，三块听小骨借关节和韧带相连，构成一条听骨链（图2-89）。当声波振动鼓膜时，振动通过听骨链的传导，使镫骨底在前庭窗上来回摆动，从而将声波的振动从鼓膜传至内耳。

2. 咽鼓管　为连通咽与鼓室的管道，长3.5～4.0cm，斜向前内下方（图2-88）。咽鼓管的功能是使鼓室和外界的大气压相等，保证鼓膜内、外压力平衡，有利于鼓膜的正常振动。

3. 乳突窦及乳突小房　是鼓室向后的延伸，内衬黏膜并与鼓室的黏膜相连续（图2-90、图2-91）。乳突窦是鼓室与乳突小房间的小腔，向前开口于鼓室，向后与乳突小房相连通。乳突小房为颞骨乳突内的许多互相通连的含气小腔。

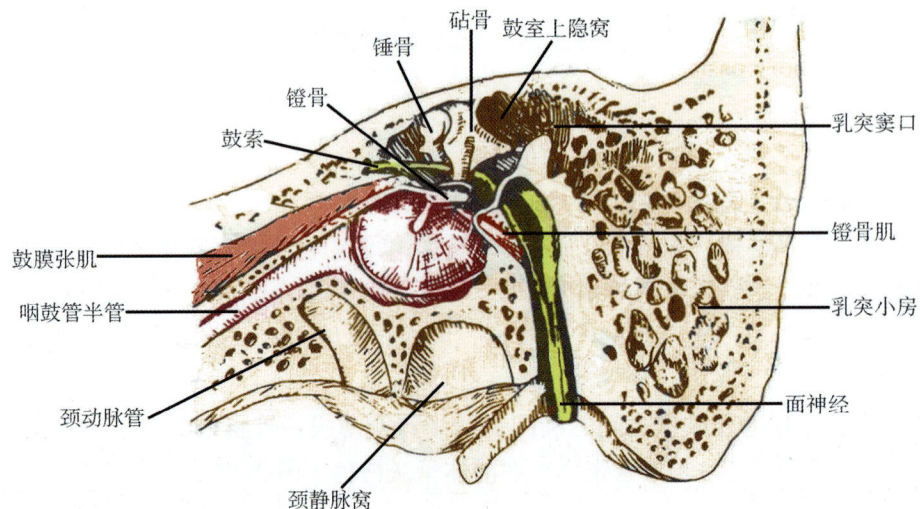

图2-90　鼓室外侧壁

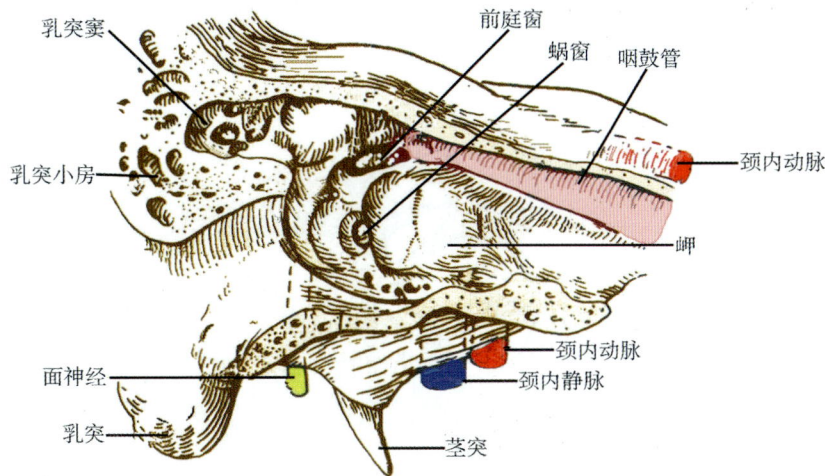

图2-91　鼓室内侧壁

（三）内耳

内耳（internal ear）又称迷路，位于颞骨岩部，鼓室和内耳道底之间。内耳由骨迷路和膜迷路组成，是位、听觉感受器的所在部位。骨迷路是颞骨岩部内曲折的骨性隧道，膜迷路套在骨迷路内，为一封闭的膜性管道系统，管内充满内淋巴。膜迷路和骨迷路之间的间隙充满外淋巴，内、外淋巴互不相通。

1. 骨迷路　骨迷路（bony labyrinth）由骨密质构成的管道，可分为耳蜗、前庭和骨半规管三部分（图2-92），它们互相通连。

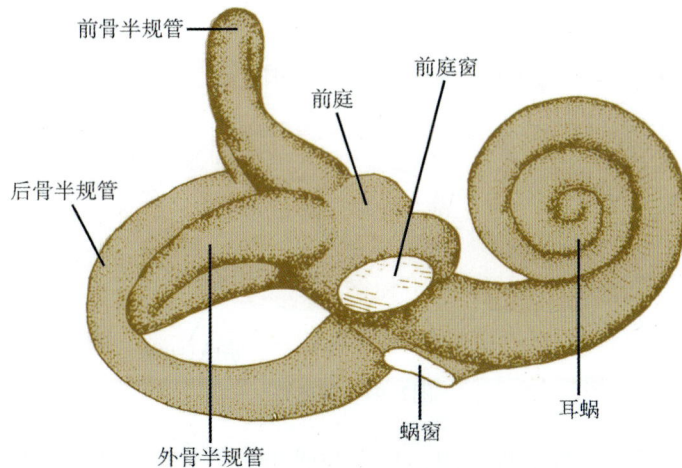

图2-92　骨迷路

（1）前庭　是位于骨迷路中部的椭圆形空腔，内藏膜迷路的椭圆囊和球囊。前庭的后上部有五个小孔通三个半规管，前下部有一大孔，通连耳蜗。前庭的外侧壁即鼓室的内侧壁，有前庭窗和蜗窗。内侧壁是内耳道的底，有前庭蜗神经穿行。

（2）骨半规管　为三个相互垂直排列的半环形小管，按其位置可分为前、后和外骨半规管。每个半规管有两个骨脚，其中一个骨脚膨大称为骨壶腹，三个半规管均通向前庭。

（3）耳蜗　位于前庭的前方，形如蜗牛壳（图2-93）。蜗底朝向内耳道底；尖端朝向前外，称蜗顶，中央部称蜗轴，耳蜗由蜗螺旋管（骨蜗管）环绕蜗轴约两圈半形成。自蜗轴伸出的骨螺旋板与蜗管一起将蜗螺旋管分成三部分，近蜗顶侧的管腔称前庭阶，近蜗底侧者称鼓阶，中间是蜗管，前庭阶和鼓阶内均含外淋巴。

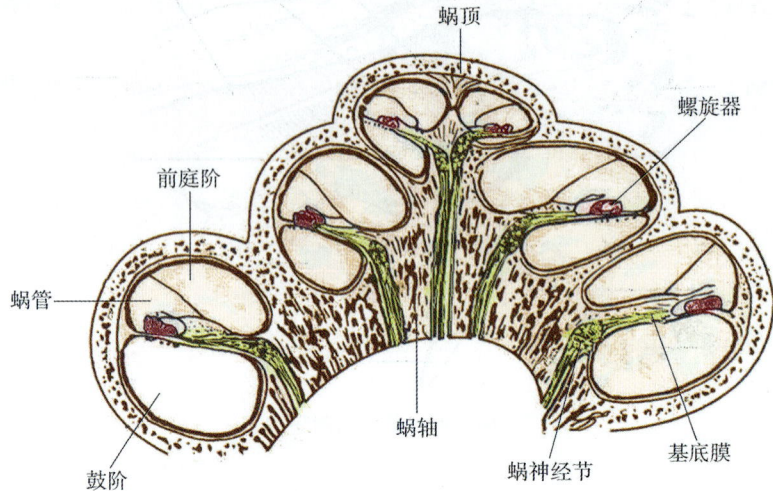

图2-93 耳蜗轴切面

2. 膜迷路 膜迷路（membranous labyrinth）可分为椭圆囊及球囊、膜半规管和蜗管三部分（图2-94），它们之间相连通，其内充满内淋巴。

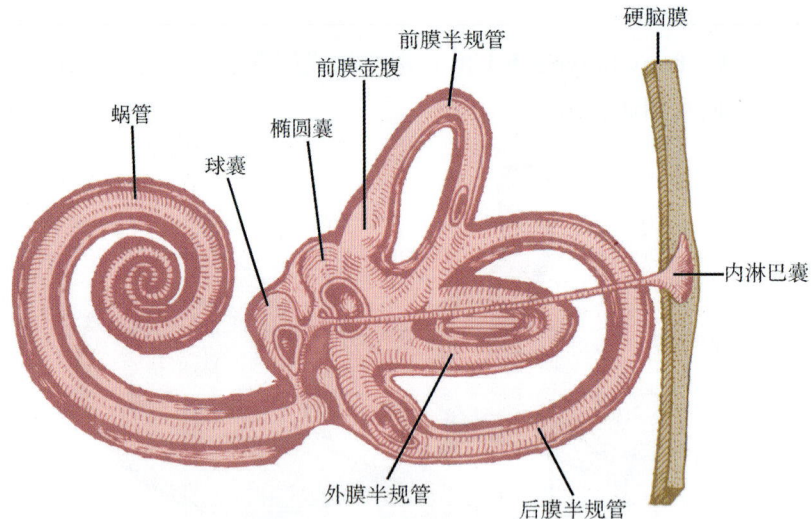

图2-94 膜迷路

（1）膜半规管 位于同名骨半规管内，形态与骨半规管相似。膜壶腹壁上有隆起的壶腹嵴，是位觉感受器，能感受头部旋转变速运动的刺激。

（2）椭圆囊和球囊 位于前庭部。椭圆囊在后上方，球囊在前下方，两者以椭圆球囊管相连，椭圆囊向后通三个膜半规管，球囊向前下方连蜗管。在椭圆囊的底部、前壁和球囊内的前壁上分别有椭圆囊斑和球囊斑，均为位觉感受器，能感受头部静止及直线变速运动的刺激。

（3）蜗管 套在蜗螺旋管内（图2-93、图2-94）横切面呈三角形，有上、下和外三个壁。其上壁为前庭膜；外侧壁较厚，富有血管；下壁由基底膜组成，又称螺旋膜。基底膜上有螺旋器，又称 Corti 器，为听觉感受器。

（四）声音的传导

声音传导途径有空气传导和骨传导两种，正常情况下以空气传导为主。

1. 空气传导途径　声波经外耳道传入内耳。

声波→耳郭→外耳道→鼓膜→锤骨→砧骨→镫骨→前庭窗→内耳淋巴液→螺旋器→前庭蜗神经→听觉中枢

2. 骨传导途径　声波经颅骨传入内耳。

声波→颅骨→骨迷路→内耳淋巴液→螺旋器→前庭蜗神经→听觉中枢

思考题

1. 简述眼球壁各层的结构和作用。
2. 简述眼球内容物的组成。
3. 简述眼的屈光系统的组成。
4. 简述中耳的组成。
5. 简述内耳的组成。
6. 听觉和位置觉感受器有哪些？分别位于何处？

第十节　神经系统

一、概述

神经系统（nervous system）包括位于颅腔内的脑、椎管内的脊髓，以及与脑和脊髓相连遍布全身各处的周围神经（图2-95）。神经系统是人体内主要的功能调节系统，通过直接或间接地调节体内各系统的器官、组织和细胞的活动，使之成为统一的整体；另一方面通过各种感受器接受外界刺激，经中枢的整合作用，使机体做出适宜的反应，保持人体与复杂多变的外界环境的平衡和统一。

（一）神经系统的区分

神经系统通常分为中枢神经系统和周围神经系统两部分。

中枢神经系统包括脑和脊髓，脑分为端脑、间脑、小脑、中脑、脑桥和延髓六部分，其中中脑、脑桥和延髓三部分又合称脑干。

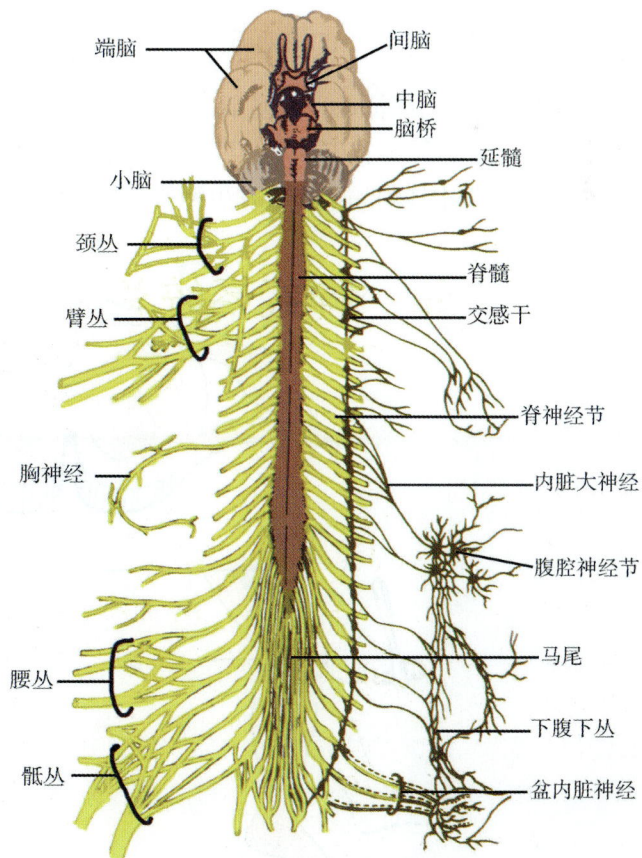

图 2-95　神经系统概况

周围神经系统包括脑神经、脊神经。脑神经 12 对，脊神经 31 对，分别与脑和脊髓相连。

根据分布范围的不同，可区分为躯体神经系统和内脏神经系统。它们的中枢部在脑和脊髓内，而周围部分别称躯体神经和内脏神经。两者都有感觉（传入）和运动（传出）两种纤维成分，躯体神经分布于体表和运动系统；内脏神经分布于内脏、心血管和腺体，关系可概括如下。

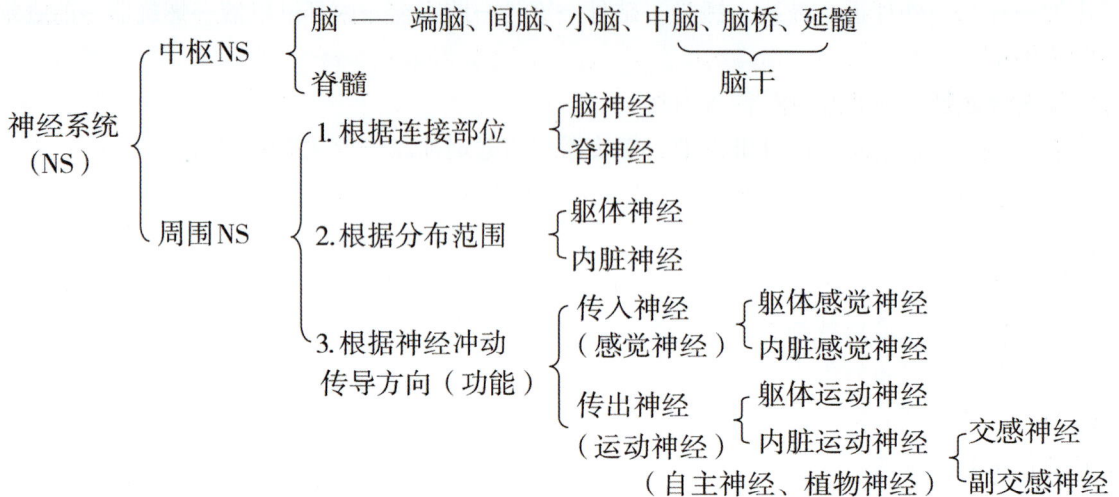

神经系统（NS）
- 中枢 NS
  - 脑 —— 端脑、间脑、小脑、中脑、脑桥、延髓 （中脑、脑桥、延髓为脑干）
  - 脊髓
- 周围 NS
  - 1. 根据连接部位
    - 脑神经
    - 脊神经
  - 2. 根据分布范围
    - 躯体神经
    - 内脏神经
  - 3. 根据神经冲动传导方向（功能）
    - 传入神经（感觉神经）
      - 躯体感觉神经
      - 内脏感觉神经
    - 传出神经（运动神经）
      - 躯体运动神经
      - 内脏运动神经（自主神经、植物神经）
        - 交感神经
        - 副交感神经

（二）神经系统的组成

神经系统主要由神经组织构成，神经组织主要由**神经元**和**神经胶质细胞**组成（见第一章第四节）。

（三）神经系统的活动方式

神经系统的功能活动十分复杂，但其基本活动方式是**反射（reflex）**。反射活动的形态基础是反射弧。反射弧由五个基本部分组成：感受器、传入神经、反射中枢、传出神经和效应器（图2-96）。反射弧中任何一个环节发生障碍，反射活动将减弱或消失。

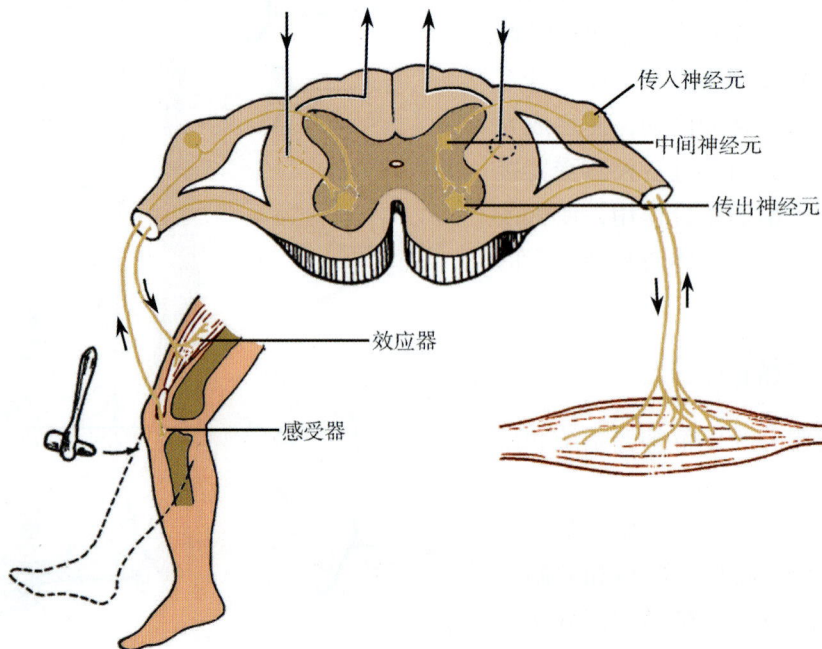

传入神经元
中间神经元
传出神经元
效应器
感受器

图2-96　反射弧示意图

（四）神经系统的常用术语

在神经系统中，由于神经元的胞体和突起聚集的部位和排列方式的不同，而采用不同的术语名称命名。

1. 灰质与皮质　在中枢神经系统内，神经元胞体和树突集中的部位，在新鲜标本上呈灰色，称为**灰质**（gray matter）。大、小脑表面的灰质特称为**皮质**（cortex）。

2. 白质与髓质　在中枢神经系统内，神经元轴突集中的部位，因多数轴突具有髓鞘，在新鲜标本上色泽亮白，称为**白质**（white matter）。分布于大、小脑深部的白质，称**髓质**（medulla）。

3. 神经核和神经节　除皮质外，形态和功能相似的神经元胞体聚集而成的灰质团块或柱。位于中枢部的称神经核，位于周围部的称神经节。

4. 神经纤维、神经和纤维束　神经元的轴突（或长突起）及其髓鞘统称神经纤维，神经纤维在周围部聚集并由结缔组织被膜包裹组成神经。在中枢部，起止、行程和功能相似的神经纤维聚集成束，称纤维束。

5. 网状结构　在中枢神经系统内，神经纤维交织成网状，网眼内含有分散的神经元胞体，这些区域称为网状结构。

二、脊髓和脊神经

（一）脊髓

1. 位置　脊髓（spinal cord）（图2-95）位于椎管内，上端在枕骨大孔处与延髓相连，下端在成人约平第1腰椎体下缘；新生儿约平第3腰椎体的下缘。脊髓长42～45cm，重约35g。

2. 外形　脊髓呈扁柱状，在颈段和腰段均较膨大，分别称颈膨大和腰骶膨大（图2-97）。颈膨大和腰骶膨大的形成，是因为内部的神经细胞和纤维的数目增多所致，与四肢出现有关。

脊髓末端变细呈圆锥状，称脊髓圆锥。脊髓表面有六条纵行的沟或裂。前面正中有一条较深的裂隙称前正中裂；后面正中有一条浅沟称后正中沟。由此二沟裂将脊髓分成大致对称的左、右两半，每一半脊髓的外侧面各有两条浅沟，分别称前外侧沟和后外侧沟，是脊神经前、后根的出入处。

脊髓与31对脊神经相连（图2-95、图2-97），通常将与每一对脊神经相连的一段脊髓称一个脊髓节段。故脊髓可

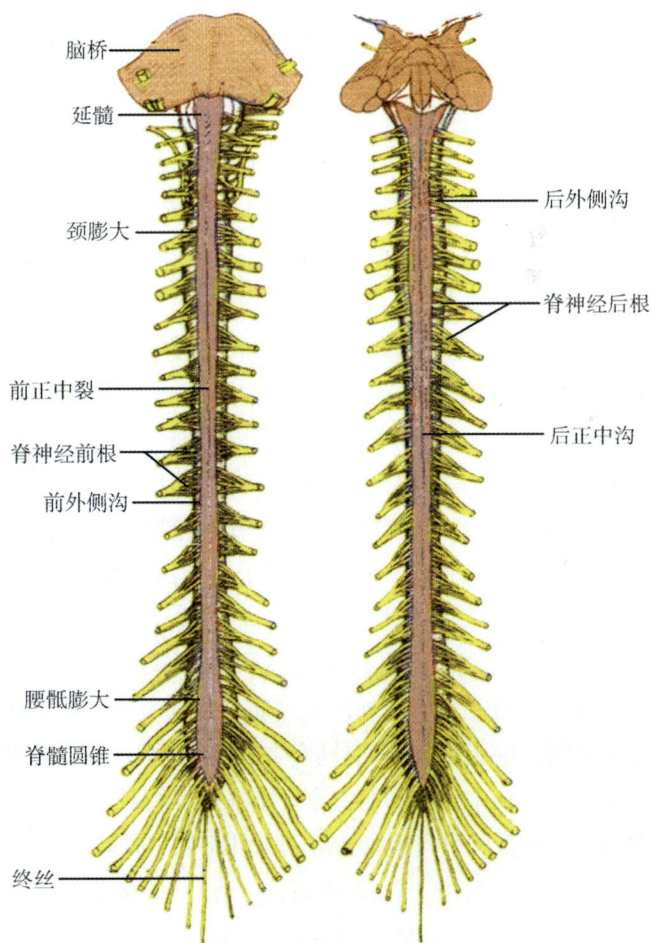

图2-97　脊髓的外形（背面）

划分为 31 个节段，即颈髓 8 个节段，胸髓 12 个节段，腰髓 5 个节段，骶髓 5 个节段，尾髓 1 个节段。临床上常在第 3、4 或第 4、5 腰椎间进行蛛网膜下隙穿刺或麻醉术，而不致损伤脊髓。

3. 脊髓的内部结构 由位于中央的灰质和周围的白质组成（图 2-98）。

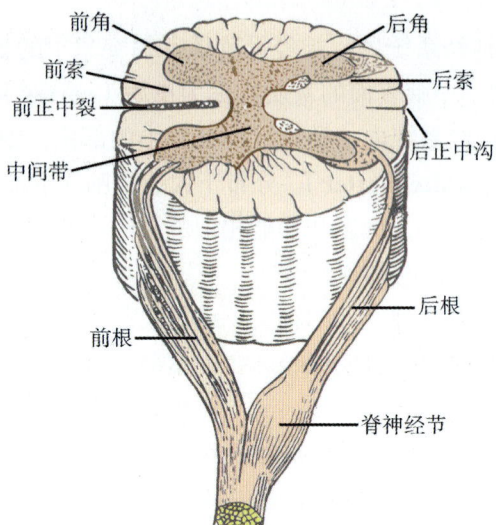

图2-98 脊髓内部结构

（1）灰质 在横切面上，脊髓中央有细小的中央管。中央管纵贯脊髓全长，向上通第四脑室。中央管周围是"H"形灰质，每侧的灰质前部扩大称前角，后部狭细称后角，前后角之间的区域称中间带。在纵切面上，灰质纵贯呈柱。

1）前角（柱）：主要为运动神经元。其轴突经前根和脊神经分布于躯干和四肢的骨骼肌。

2）中间带：中间带在 $T_1 \sim L_3$ 节段向外突出形成侧角（柱），有中间带外侧核，是交感神经低级中枢。在 $S_2 \sim S_4$ 节段的中间带外侧核有骶副交感核。

3）后角（柱）：组成复杂，分群较多，内含多极神经元，统称后角细胞，后角细胞接受后根传入的部分感觉信息。

脊髓灰质炎是由脊髓灰质炎病毒侵犯脊髓前角运动神经元引起的，患者多为 1 ~ 6 岁的儿童，常见的临床表现为发热、全身不适，严重时发生瘫痪，俗称小儿麻痹，严重危害儿童的身体健康。1960 年，我国著名科学家顾方舟带领团队发明了脊髓灰质炎的疫苗。为了解决疫苗的储存问题，同时考虑到孩子对药的抵触情绪，心思缜密的顾方舟又将疫苗制成孩子都喜欢的"糖丸"剂型。从此，这位"糖丸爷爷"保护了中国千万儿童，使他们远离小儿麻痹。2019 年，顾方舟因病在北京逝世，同年被授予"人民科学家"国家荣誉称号。顾方舟是伟大的，而他的伟大不仅源于他为人民带来健康的崇高理想，还源于他将一件事钻研到极致的精神，而这种精神也是我们的宝贵财富，值得后来人继承和发扬。

（2）白质 灰质的外面是白质，主要是纵行排列的上、下行纤维束。白质借脊髓表面的纵沟分为 3 个索：前正中裂与前外侧沟之间为前索；前、后外侧沟之间为外侧索；后外侧沟与后正中沟之间为后索，在中央管的前方有纤维在此横行越过，称白质前连合。上行（感觉）纤维束主要有薄束、楔束和脊髓丘脑束；下行（运动）纤维束主要有皮质脊髓束、红核脊髓束等（图 2-98、图 2-99）。

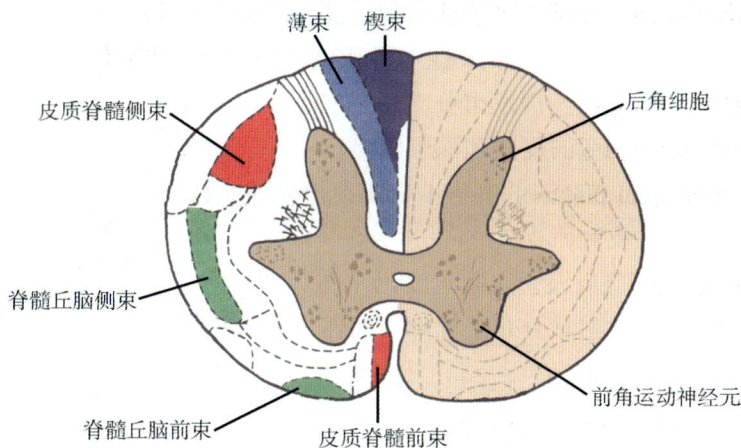

图2-99 脊髓内部结构（横断面）

4. 脊髓的功能

（1）传导功能 脊髓通过上行纤维束将躯干和四肢的各种感觉信息传至脑，同时又通过下行纤维束将脑发出的运动冲动传至效应器。

（2）反射功能 脊髓灰质内有许多低级反射中枢，可完成一些反射活动，如膝跳反射、排尿反射和排便反射等。

（二）脊神经

脊神经（spinal nerve）与脊髓相连，主要分布于躯干和四肢，共31对。每对脊神经（图2-100）由连于脊髓的前根和后根在椎间孔处合成。前根为运动性，由运动纤维组成；后根为感觉性，在椎间孔处有一椭圆形的膨大，称脊神经节，由假单极感觉神经元胞体聚集而成。

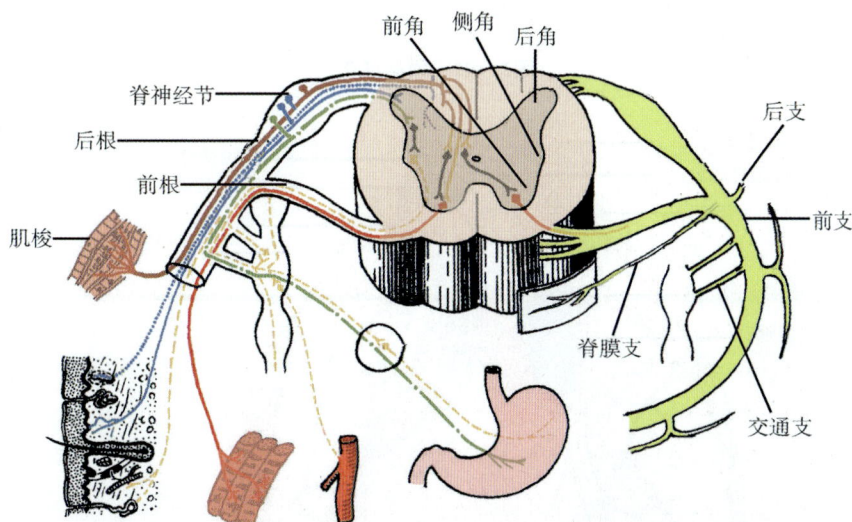

图2-100 脊神经的组成和分布模式图

31对脊神经可分为五部分：颈神经8对、胸神经12对、腰神经5对、骶神经5对、尾神经1对。

每一对混合性的脊神经含有4种纤维成分：躯体运动纤维支配骨骼肌的运动；躯体感觉纤维分布于皮肤、骨骼肌、肌腱和关节；内脏运动纤维支配平滑肌和心肌的运动，控制腺体的分泌；内脏感觉纤维分布于内脏、心血管和腺体。

脊神经在出椎间孔后，立即分为前支和后支。前支较粗大，分布于躯干前、外侧部和四肢的骨骼肌及皮肤。除胸神经前支呈明显节段性走行和分布外，其余脊神经前支相互交织形成颈丛、臂丛、腰丛和骶丛，由这些神经丛再发出分支至相应分布区。脊神经后支，较细短，有明显的节段性，主要分布于背部中线两旁的皮肤和深层肌肉。

1. 颈丛　颈丛（cervical plexus）由第 1～4 颈神经前支相互交织而成，位于胸锁乳突肌上部的深面。其分支可分为皮支和肌支。

（1）皮支　从胸锁乳突肌后缘中点附近浅出（图 2-101），主要分支为枕小神经、耳大神经、颈横神经和锁骨上神经，呈放射状分布于枕部、耳郭、颈部和肩部皮肤。

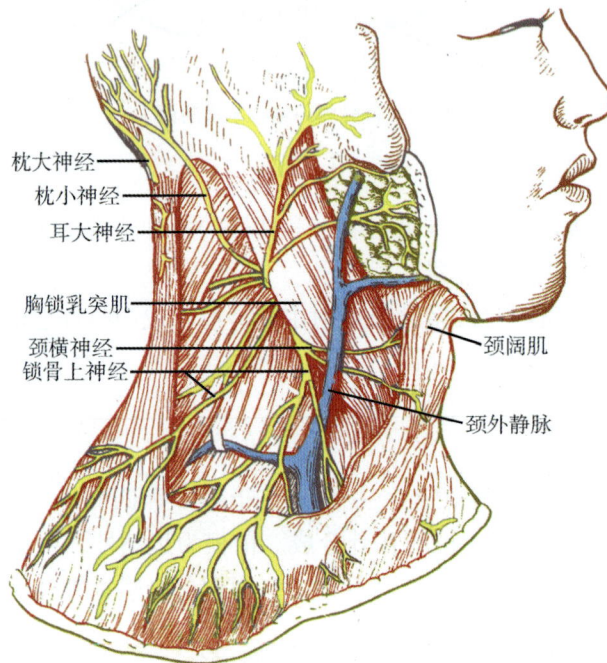

图2-101　颈丛皮支

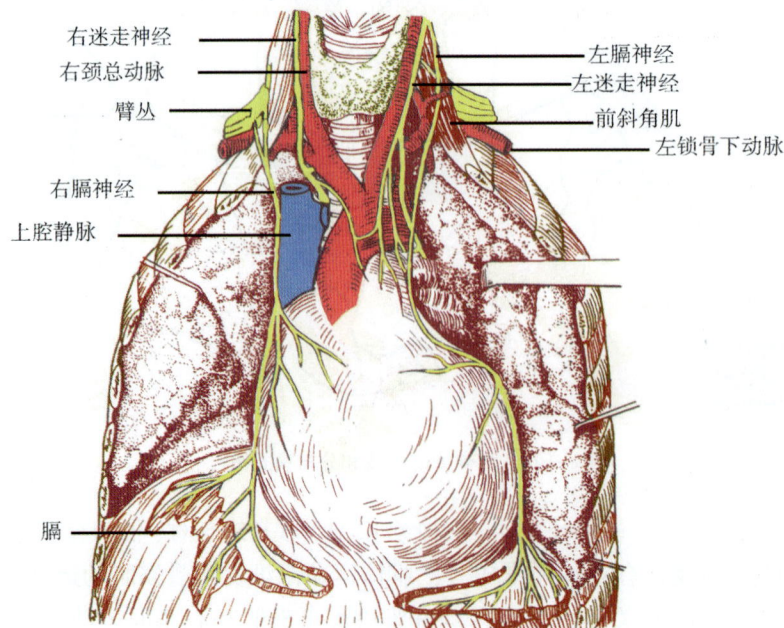

图2-102　膈神经

（2）肌支　主要支配舌骨下肌群、肩胛提肌、颈部深层肌和膈。其主要分支是膈神经（$C_3 \sim C_5$），运动纤维支配膈肌运动，感觉纤维分布于心包、胸膜、膈下的部分腹膜（图 2-102）。

2. 臂丛　臂丛（brachial plexus）由第 5 ～ 8 颈神经前支和第 1 胸神经前支大部分组成（图 2-103），于锁骨下动脉的后上方，穿斜角肌间隙，再经锁骨后方进入腋窝。在腋窝臂丛分支包绕腋动脉，位于动脉的外侧、内侧和后方，分别形成外侧束、内侧束和后束。

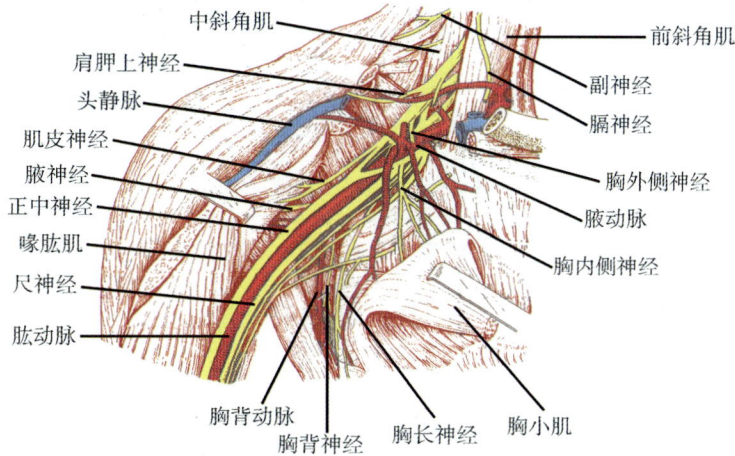

图2-103　臂丛及其分支

臂丛的分支可分为锁骨上分支和锁骨下分支。锁骨上分支包括胸长神经、肩胛背神经和肩胛上神经，分布于肩部和上肢。锁骨下分支主要有肌皮神经、正中神经、尺神经、桡神经和腋神经等，分布范围广泛，包括肩部、臂部、前臂部和手部的肌肉、关节和皮肤（图 2-104、图 2-105、图 2-106）。

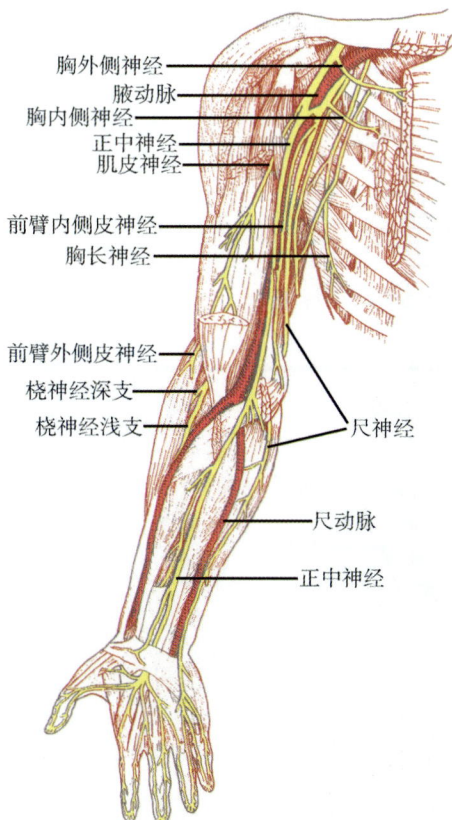

图2-104　上肢前面的神经

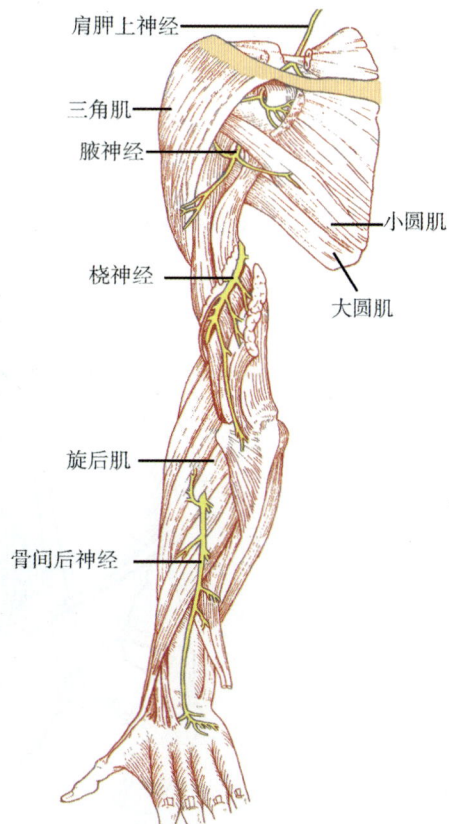

图2-105　上肢后面的神经

3. 胸神经前支　胸神经前支共 12 对（图 2-106），第 1 ～ 11 对胸神经前支位于相应肋间隙中，故称肋间神经，第 12 对则位于第 12 肋的下方，称肋下神经。分布于胸、腹壁的皮肤、肋间肌、腹前外侧群肌以及胸腹膜壁层。胸神经前支在胸、腹壁皮肤的分布呈明显的节段性，由上向下按神经序数依次排列。

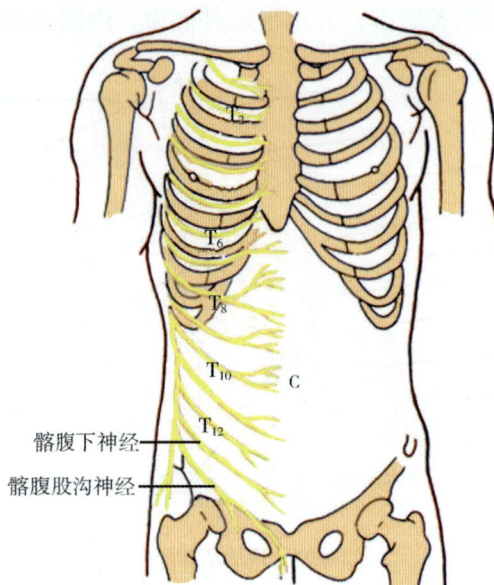

图2-106　胸神经前支的分布

4. 腰丛　腰丛（lumbar plexus）由第 12 胸神经前支的一部分、第 1 ～ 3 腰神经前支和第 4 腰神经前支的一部分组成，位于腰大肌深面、腰椎横突的前方（图 2-107）。主要分支为股神经和闭孔神经。股神经主要支配大腿前群肌以及大腿前面、小腿内侧面和足内侧缘的皮肤。闭孔神经支配大腿内收肌群以及大腿内侧皮肤（图 2-107、图 2-108）。

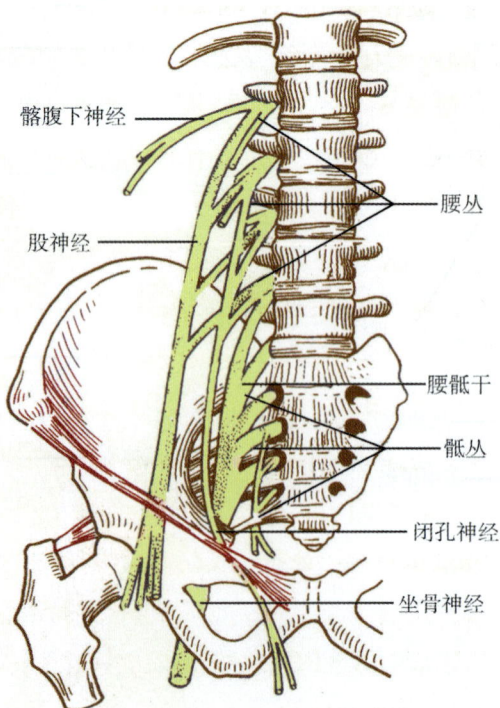

图2-107　腰骶丛组成模式图

5. 骶丛（sacral plexus）　由腰骶干和全部骶神经和尾神经前支共同组成，位于骶骨和梨状肌的前面，主要分布于臀部、大腿后部、小腿和足的肌和皮肤（图 2-108）。其主要分支为坐骨神经：

坐骨神经（sciatic nerve）（L_4、L_5，$S_1 \sim S_3$）是全身最粗大的神经，经梨状肌下孔出盆腔至臀大肌深面，经坐骨结节与股骨大转子连线中点之间至股后区，下行达腘窝上角上方分为胫神经和腓总神经两大终支（图 2-108、图 2-109）。

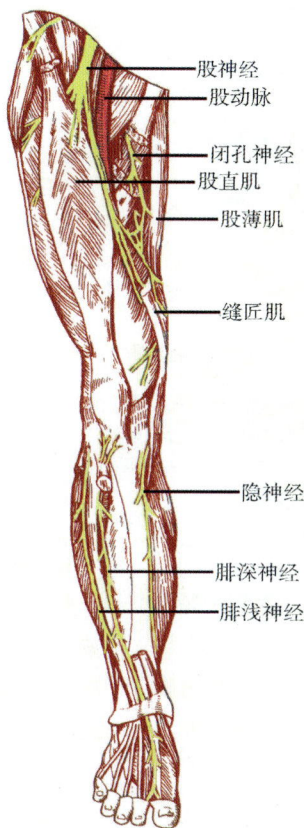

图2-108　下肢前面的神经　　　　　图2-109　下肢后面的神经

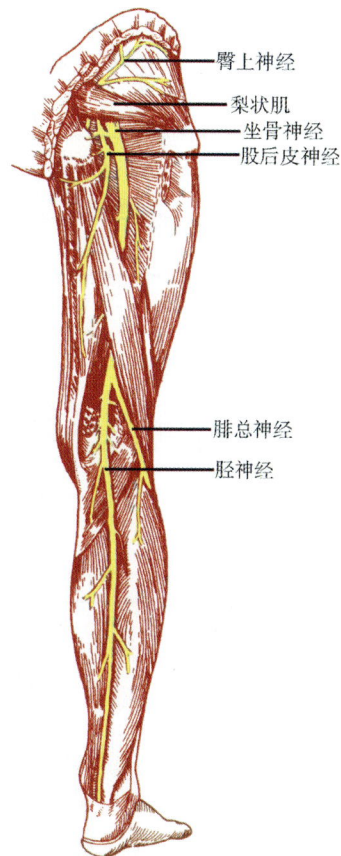

三、脑和脑神经

脑（brain）位于颅腔内（图 2-95、图 2-112），可分为端脑、间脑、小脑、中脑、脑桥和延髓 6 部分，其中中脑、脑桥和延髓三部分又合称**脑干（brain stem）**。

脑干自下而上由延髓、脑桥和中脑三部分组成。脑干向下续脊髓，向上接间脑，背面与小脑相连（图 2-110、图 2-111）。脑干从上到下依次有第Ⅲ～Ⅻ对脑神经根出入，内部有许多重要的神经中枢。

1. 脑干

（1）外部结构

1）**延髓（medulla oblongata）**：呈倒置的锥体形，上接脑桥，下连脊髓。腹侧面有舌咽神经（Ⅸ）、迷走神经（Ⅹ）和副神经（Ⅺ）和舌下神经（Ⅻ）等 4 对脑神经相连，背侧面有薄束结节和楔束结节，其深面有薄束核和楔束核（图 2-110、图 2-111）。

2）**脑桥（pons）**：位于脑干的中部，其腹侧面显著膨隆称脑桥基底部。在正中线上有纵行的基底沟，容纳基底动脉。基底部向两侧延伸逐渐缩细形成小脑中脚（脑桥臂）。在延髓脑桥沟从中线向外侧有三叉神经（Ⅴ）、展神经（Ⅵ）、面神经（Ⅶ）和前庭蜗神经（Ⅷ）出入（图2-110）。

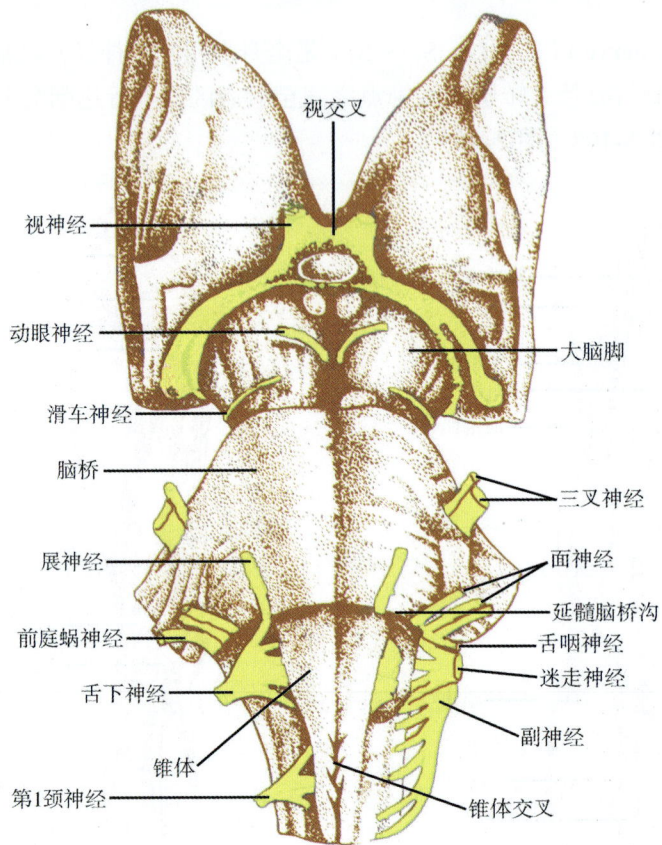

视交叉

视神经

动眼神经

大脑脚

滑车神经

脑桥

三叉神经

展神经

面神经

前庭蜗神经

延髓脑桥沟

舌下神经

舌咽神经

迷走神经

锥体

副神经

第1颈神经

锥体交叉

图2-110　脑干的腹面

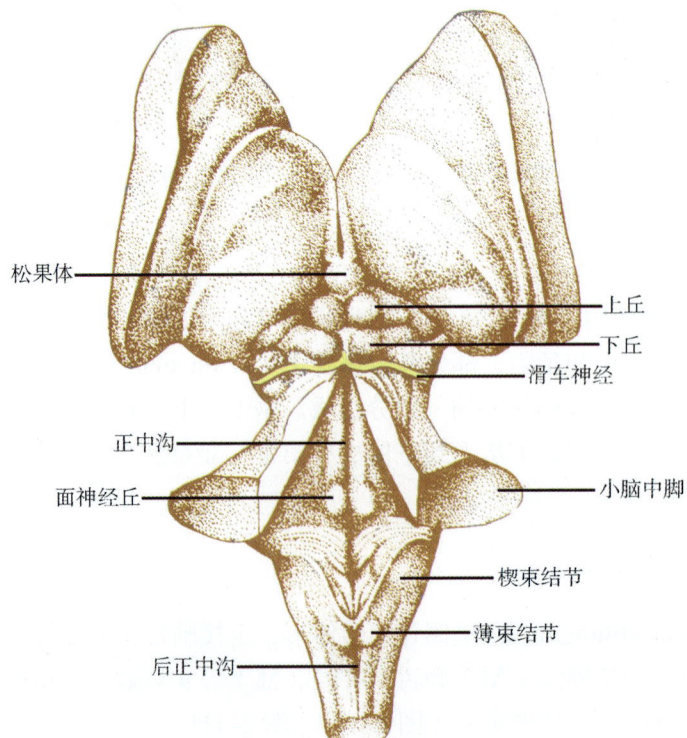

松果体

上丘

下丘

滑车神经

正中沟

小脑中脚

面神经丘

楔束结节

薄束结节

后正中沟

图2-111　脑干的背面

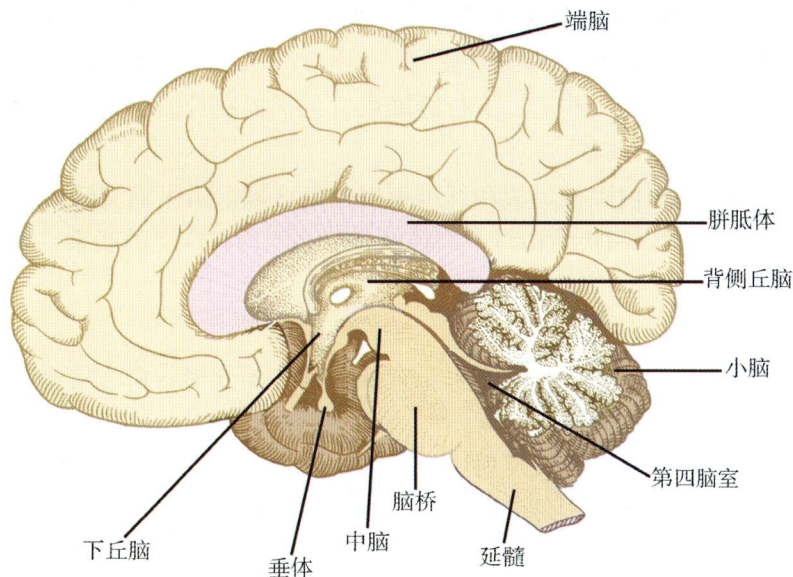

图2-112 脑的正中矢状面

3）**中脑（midbrain）**：位于脑干上部，其中间的管腔为中脑水管。腹侧面有一对粗大的大脑脚，动眼神经（Ⅲ）从脚间窝出脑（图2-110）。背侧面有两对小隆起称四叠体，上方的一对为上丘，是视觉皮质下反射中枢；下方的一对为下丘，是听觉皮质下反射中枢。在下丘下方有滑车神经（Ⅳ）出脑，是唯一自脑干背侧面出脑的脑神经（图2-111）。

4）**菱形窝**：第四脑室底即菱形窝（图2-111），由脑桥背侧面和延髓上半部背侧面构成。

（2）**脑干的内部结构**　脑干结构比脊髓复杂，也由灰质、白质和网状结构组成，脑干的灰质神经核较分散，分为两种：一种是直接与第Ⅲ～Ⅻ对脑神经相关联的，称脑神经核；另一种是不与脑神经相连，但参与组成各种神经传导通路或反射通路，称非脑神经核或传导中继核。脑干的白质纤维束含脊髓的上、下行纤维束。

1）**脑神经核**：根据支配对象可分为躯体运动核、内脏运动核、躯体感觉核和内脏感觉核（图2-113）。

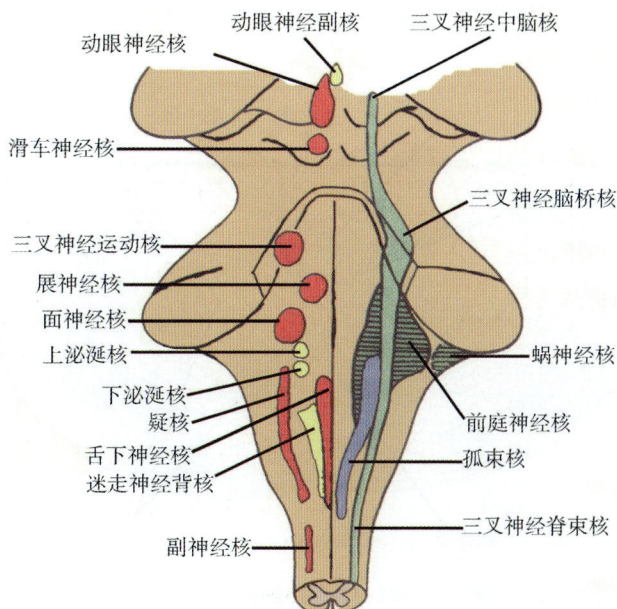

图2-113 脑神经核在脑干背面的投影

2）非脑神经核（传导中继核）：薄束核和楔束核为主要的非脑神经核，它们分别是薄束和楔束的终止核，传导意识性本体感觉和精细触觉。

3）脑干的纤维束：主要是一些上、下行纤维束，包括控制骨骼肌随意运动的锥体束，传导本体感觉和精细触觉的内侧丘系等。

4）脑干网状结构：脑干内除神经核和纤维束以外的区域，由纵横交错的纤维和散在的神经细胞核团构成，称网状结构。网状结构与中枢神经各部之间均有广泛的联系，有维持大脑皮质的觉醒状态，调节躯体、内脏活动等功能。

（3）脑干的功能

1）传导功能：脑干中的上、下行纤维束是脊髓与脑各部分相联系的重要通路，具有传导神经冲动的功能。

2）反射中枢：脑干内有多个低级反射中枢，如中脑有瞳孔对光反射中枢，脑桥有角膜反射中枢，延髓网状结构有调节心血管活动和呼吸运动的生命中枢。

2. 小脑

（1）小脑的位置和外形　小脑（cerebellum）位于颅后窝，在大脑半球枕叶的下方，借3对小脑脚连于延髓和脑桥的后方。小脑在外形上可分为中间窄细的小脑蚓和两侧部膨大的小脑半球。小脑半球下端前内侧部较为膨出，称小脑扁桃体（图2-114）。

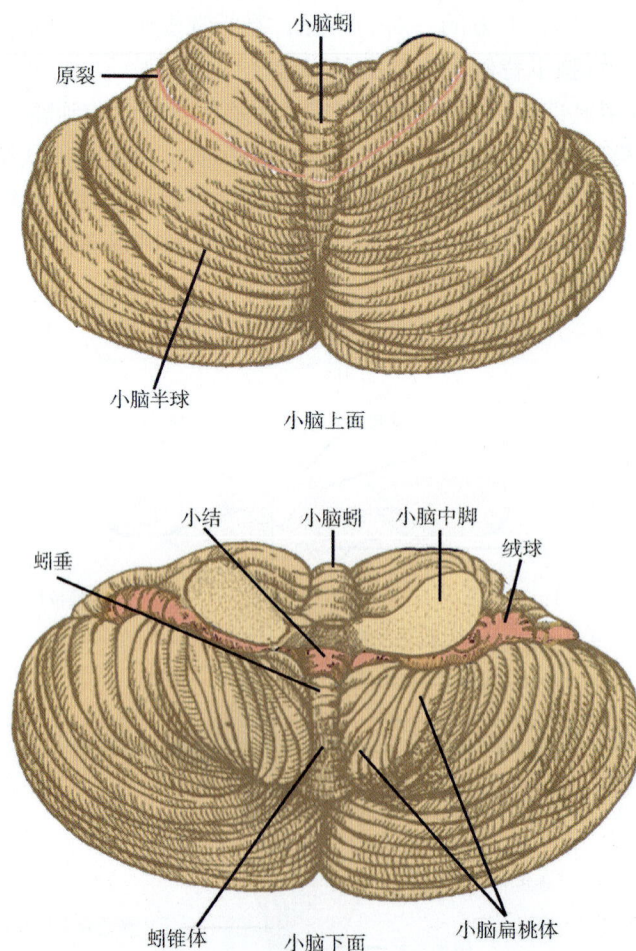

图2-114　小脑外形

（2）小脑的内部结构　小脑的实质由灰质和白质构成。小脑的灰质大部分集中在表面，故称皮质；皮质深面的白质称髓质，髓质内还埋有灰质核团，称小脑核（图2-115）。

（3）小脑的功能　小脑是一个重要的躯体运动调节中枢，其功能是维持身体平衡、调节肌张力和协调骨骼肌的运动。

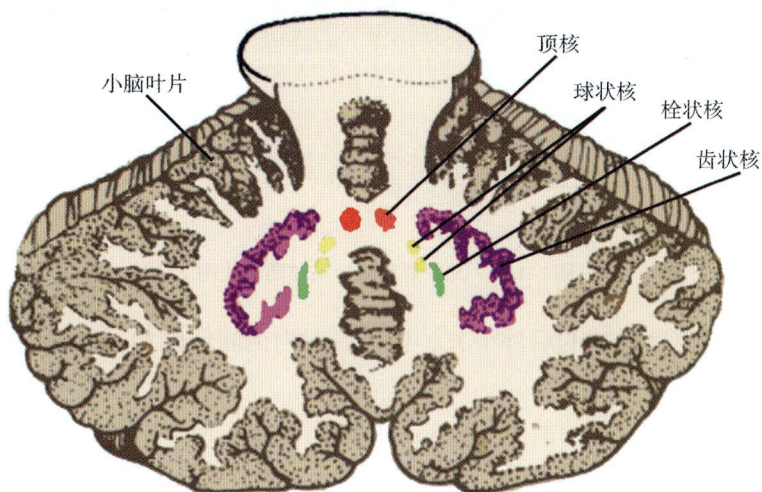

图2-115　小脑水平切面示小脑核

3. 间脑　位于中脑与端脑之间（图2-112），大部分被端脑所掩盖。间脑的外侧壁与大脑半球愈合，中间有矢状裂隙称第三脑室，其前部借两个室间孔与左、右侧脑室相通，后方通中脑水管。间脑主要包括背侧丘脑、后丘脑和下丘脑三部分（图2-112、图2-116）。

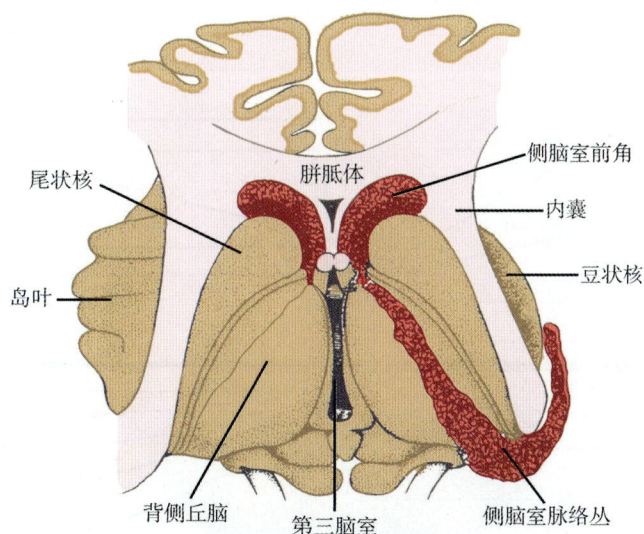

图2-116　间脑的背面

（1）背侧丘脑　又称丘脑，为一对卵圆形的灰质团块，中间被第三脑室隔开。背侧丘脑由若干灰质核团组成（图2-117）。背侧丘脑的功能主要有：①感觉传导路的皮质下中继站，是大脑皮质的信息进入门户。②复杂的调节中枢，可以实现对躯体运动的调节，同时也参与对情感、记忆等多种生理活动的调节。

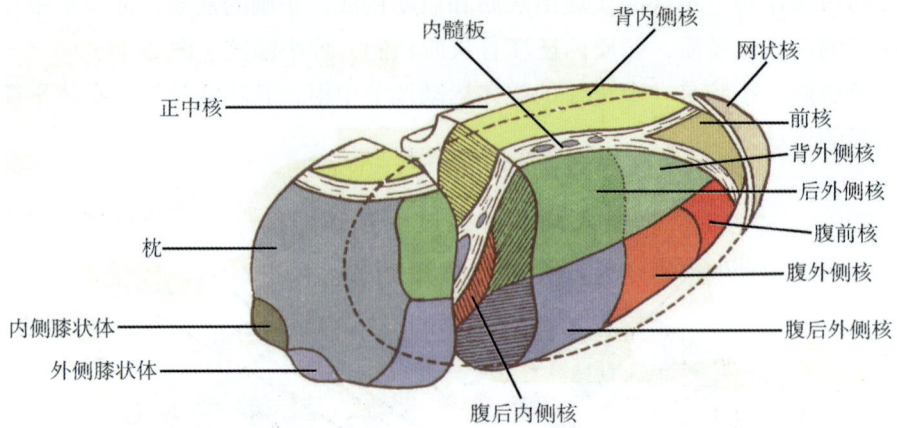

图2-117　人右侧背侧丘脑核团模式图

（2）后丘脑　位于背侧丘脑的后外下方，包括一对内侧膝状体和一对外侧膝状体，它们分别是听觉和视觉传导路的中继站。

（3）下丘脑　位于背侧丘脑的前下方，它是皮质下重要的调节内脏和内分泌活动的中枢。

（4）第三脑室　为两侧背侧丘脑与下丘脑之间的矢状裂隙（图2-115），顶部为第三脑室脉络组织，并突入室腔形成第三脑室脉络丛，产生脑脊液。

4. 端脑（telencephalon） 又称大脑，是脑的最发达部分，被大脑纵裂分为左、右两个大脑半球，大脑纵裂的底部有胼胝体相连（图2-112、图2-118～图2-120）。

（1）大脑半球的外形　大脑半球表面凹凸不平，布满深浅不同的沟，沟间隆起的部分称为大脑回。每个半球分为上外侧面、内侧面和下面。

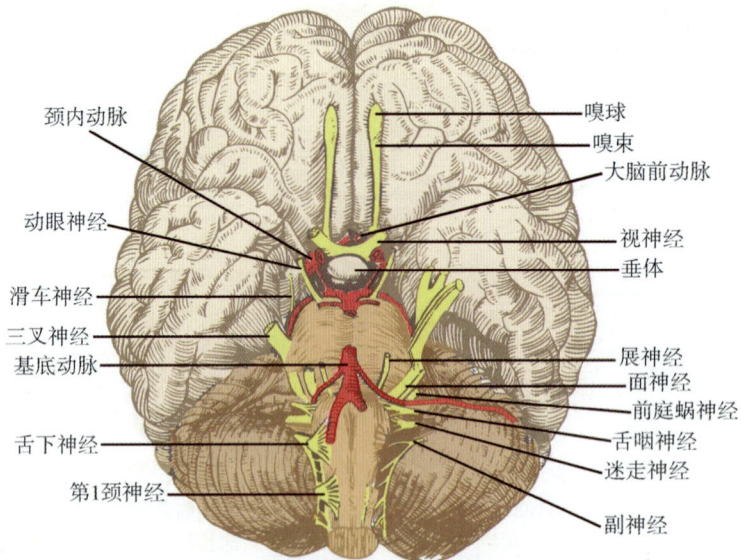

图2-118　脑的底面

1）大脑半球的分叶：大脑半球以三条深而恒定的大脑沟为标记，分为五个大脑叶。这三条沟是：①中央沟；②外侧沟；③顶枕沟。中央沟前方、外侧沟上方的部分是额叶；中央沟后方和外侧沟上方的部分为顶叶；外侧沟下方的部分为颞叶；顶枕沟以后较小的部分为枕叶。在外侧沟深面，被额、顶、颞叶掩盖的岛状皮质为岛叶（图2-119）。

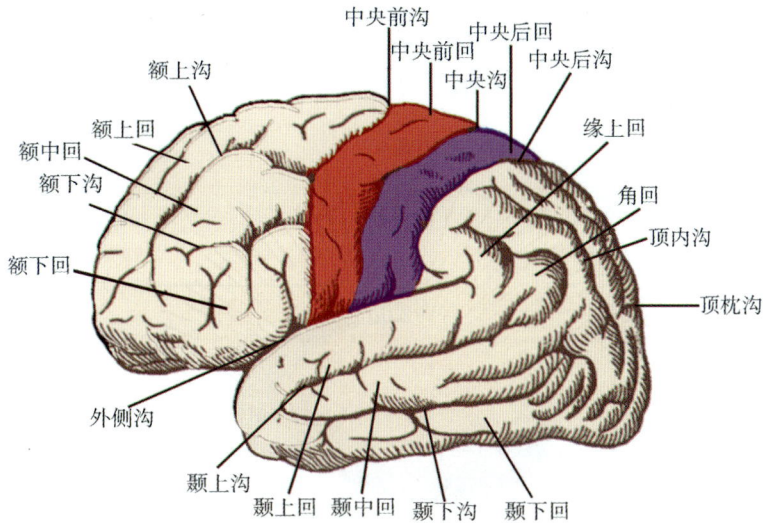

图2-119　大脑半球上外侧面

2）上外侧面的沟和回：额叶上有与中央沟相平行的中央前沟，两沟间为中央前回。自中央前沟前方通过水平向前走行的额上沟和额下沟将额叶上外侧面分为额上回、额中回和额下回。中央沟后方有一条与其平行的中央后沟（图2-119）。此沟中部向后发出与上缘平行的沟为顶内沟。中央沟与中央后沟之间为中央后回，顶内沟以上是顶上小叶；以下是顶下小叶。顶下小叶包括两个回，围绕外侧沟后端的缘上回，围绕颞上沟末端的角回。在颞叶，颞上沟与外侧沟大致平行，两者间的部分称颞上回。自颞上回转入外侧沟的下壁上，有2～3个短而横行的脑回，称颞横回。颞下沟与颞上沟大致平行，二者间的部分称颞中回，颞下沟以下的部分称颞下回。

3）内侧面的沟和回：额、顶、枕、颞四叶在内侧面均可见到（图2-120）。胼胝体上方与之平行的沟称扣带沟，其间是扣带回。扣带回外周部分，前份属额上回，中份称中央旁小叶。自顶枕沟前下向枕叶的弓形沟称距状沟。

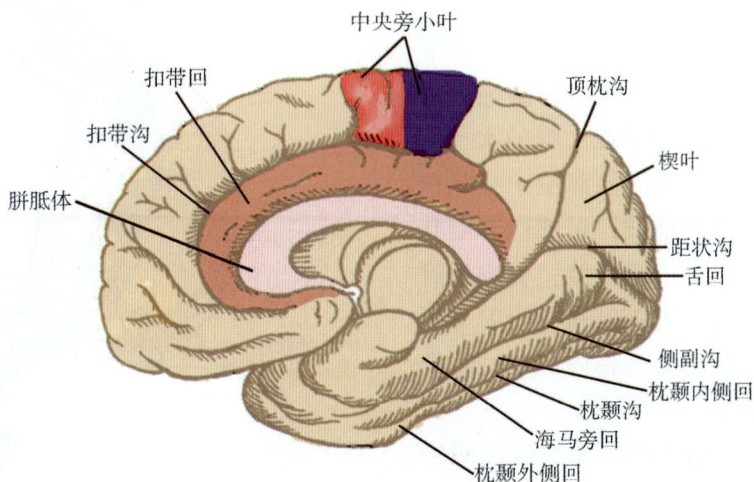

图2-120　大脑半球内侧面

4）下面：额、枕、颞三叶组成（图2-118）。额叶下面有一条白质带称嗅束，其前端膨大为嗅球，后端扩展为嗅三角。枕叶和颞叶下面内侧有海马旁回，在海马旁回外侧一部分皮质卷入侧脑室下角，形成海马。海马内侧有窄条状灰质，称齿状回，海马和齿状回合称海马结构。

（2）大脑半球的内部结构　大脑半球的内部结构由浅入深依次为：大脑皮质、大脑髓质、基底核和侧脑室。大脑半球表层的灰质为大脑皮质，其深面的白质称大脑髓质，在髓质深部埋有的灰质团块称基底核，半球内部的室腔为侧脑室（图 2-121）。

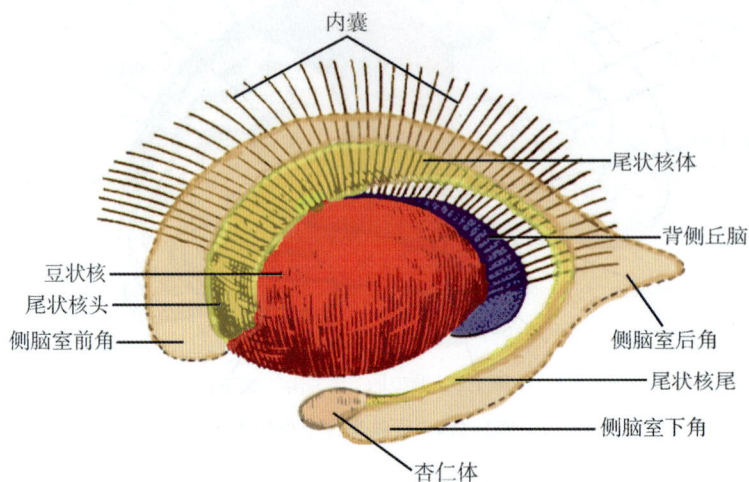

图2-121　基底核与侧脑室、内囊、背侧丘脑示意图

1）侧脑室（lateral ventricle）：位于大脑半球深面的腔隙，左右各一，呈 "C" 形，内含脑脊液，通过室间孔与第三脑室相通。

2）基底核（basal nuclei）：大脑半球近底部白质内的四个灰质核团的总称，包括尾状核、豆状核、屏状核和杏仁体。豆状核与尾状核合称纹状体。

3）大脑髓（白）质：由大量神经纤维组成，纤维可分为三类。

①连合纤维：是连接左、右大脑半球的横行纤维，最大最主要者为胼胝体。

②联络纤维：是联系同侧半球内各部分皮质的纤维。

③投射纤维：由连接大脑皮质和皮质下结构的上、下行纤维构成。这些纤维绝大部分经内囊（图 2-122）。内囊在大脑的水平切面上，左右略呈 "><" 形。前部位于豆状核与尾状核之间，称内囊前肢；后部位于豆状核与背侧丘脑之间，称内囊后肢，有皮质脊髓束、丘脑中央辐射、听辐射和视辐射等纤维束通过；前、后肢相交处称内囊膝，主要有皮质核束纤维穿过。

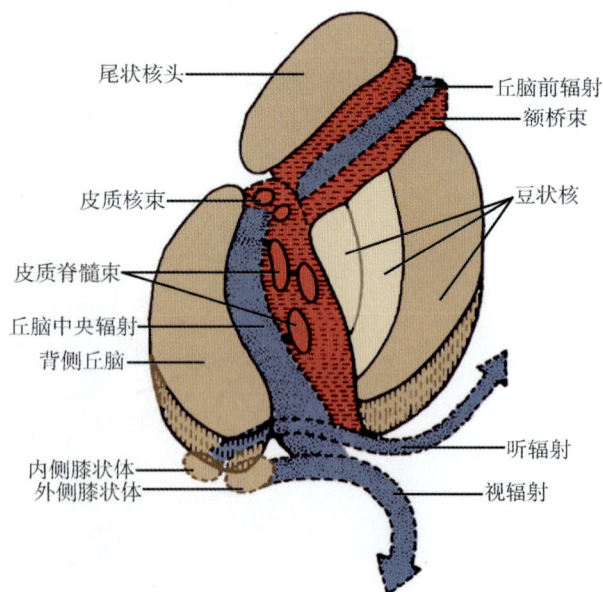

图2-122　内囊模式图

4）大脑皮质：是神经系统的最高级中枢，由各种神经元、神经纤维和神经胶质构成。大脑皮质的几个主要功能区如下。

①躯体运动中枢：位于中央前回和中央旁小叶前部（图 2-123）。身体各部在此区的投影犹如倒置的人形，但头部仍然是正置的。各代表区的大小与该部功能的重要程度和复杂性有关，如头和手的运动很精细，所以占的面积比较大。

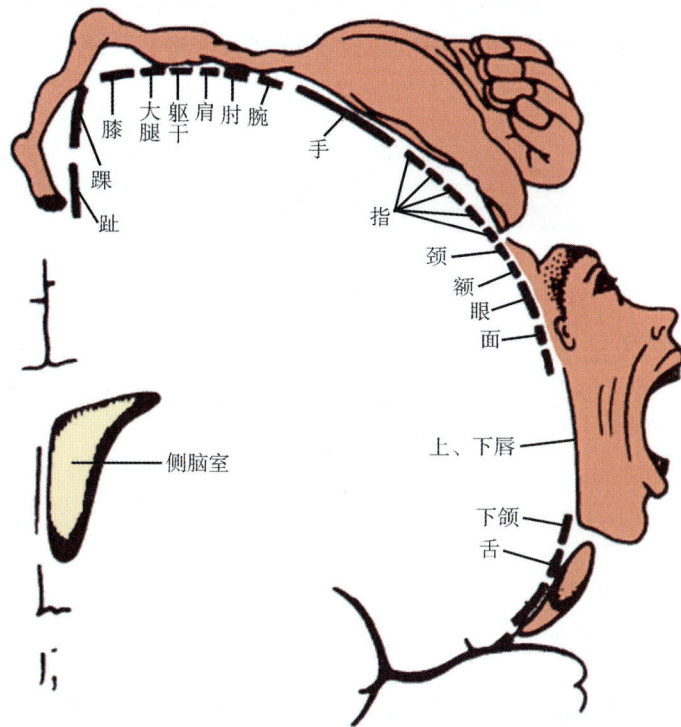

图2-123　人体各部在第Ⅰ躯体运动区的定位

②躯体感觉中枢：位于中央后回和中央旁小叶的后部（图 2-124）。身体各部在此区的投影也如倒置的人形，头部也是正置的。

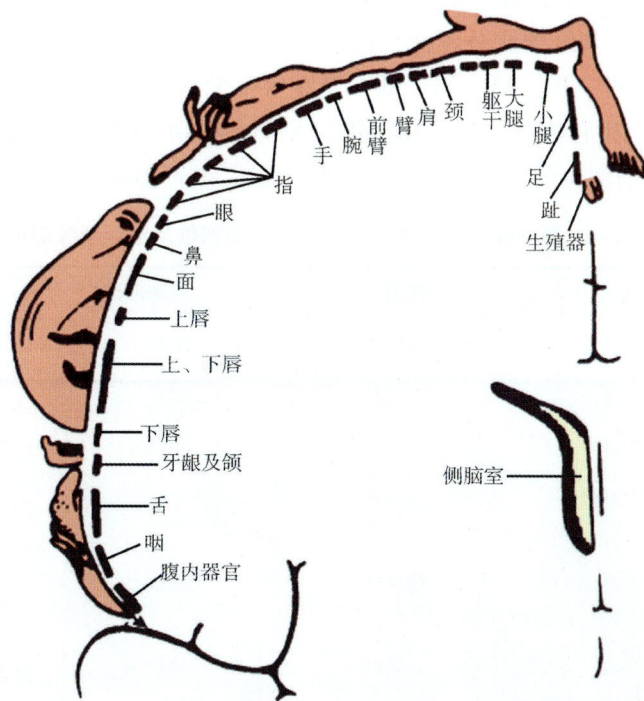

图2-124　人体各部在第Ⅰ躯体感觉区的定位

③视觉中枢：位于枕叶内侧面距状沟两侧的皮质。

④听觉中枢：位于颞横回。

⑤语言中枢：是人类大脑皮质所特有的，主要包括运动性语言中枢（位于额下回后部）、听觉性语言中枢（位于颞上回后部）、书写中枢（位于额中回后部）和视觉性语言中枢（位于角回）四个语言中枢（图2-125）。

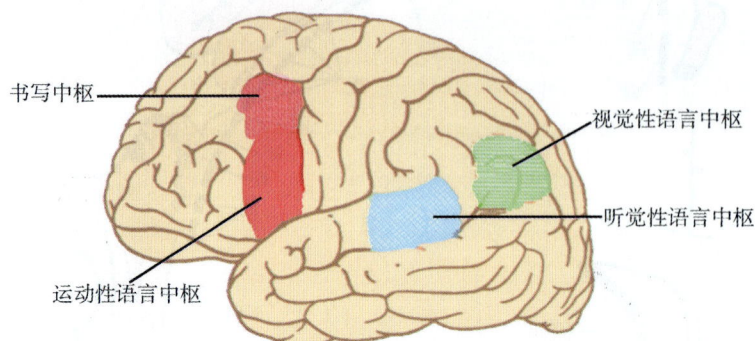

图2-125　人左侧大脑半球的语言中枢

（3）边缘系统　在半球的内侧面，围绕胼胝体的隔区、扣带回和海马旁回，加上海马和齿状回等，合称边缘叶。边缘叶再加上与它联系密切的皮质和皮质下结构（如杏仁体、下丘脑等），共同组成边缘系统。

由于这部分脑与嗅觉和内脏活动关系密切，故也称内脏脑。它还与记忆、情绪反应和性活动等有关。

（二）脑神经

脑神经（cranial nerves）是连于脑的周围神经（图2-126），共12对，其排列顺序一般用罗马数字表示（表2-4）。其纤维成分不像脊神经那样都是混合性的，而是分成感觉性神经（Ⅰ、Ⅱ、Ⅷ）、运动性神经（Ⅲ、Ⅳ、Ⅵ、Ⅺ、Ⅻ）及既含感觉纤维又含运动纤维的混合性神经（Ⅴ、Ⅶ、Ⅸ、Ⅹ）。脑神经中只有四对（Ⅲ、Ⅶ、Ⅸ、Ⅹ）含有副交感纤维。了解其连脑部位和进出颅腔的位置对脑神经损伤部位的判断具有实际的临床意义（表2-4）。

表 2-4　脑神经顺序、名称、性质、连脑部位及出入颅腔部位

顺序	名称	性　质	连脑部位	出入颅腔部位
Ⅰ	嗅神经	感觉性	端脑	筛孔
Ⅱ	视神经	感觉性	间脑	视神经管
Ⅲ	动眼神经	运动性	中脑	眶上裂
Ⅳ	滑车神经	运动性	中脑	眶上裂
Ⅴ	三叉神经	混合性	脑桥	眶上裂（V_1） 圆孔（V_2） 卵圆孔（V_3）
Ⅵ	展神经	运动性	脑桥	眶上裂
Ⅶ	面神经	混合性	脑桥	内耳门→茎乳孔
Ⅷ	前庭蜗神经	感觉性	脑桥	内耳门
Ⅸ	舌咽神经	混合性	延髓	颈静脉孔

顺序	名称	性　质	连脑部位	出入颅腔部位
X	迷走神经	混合性	延髓	颈静脉孔
XI	副神经	运动性	延髓	颈静脉孔
XII	舌下神经	运动性	延髓	舌下神经管

1. 感觉性脑神经 （图 2-126）

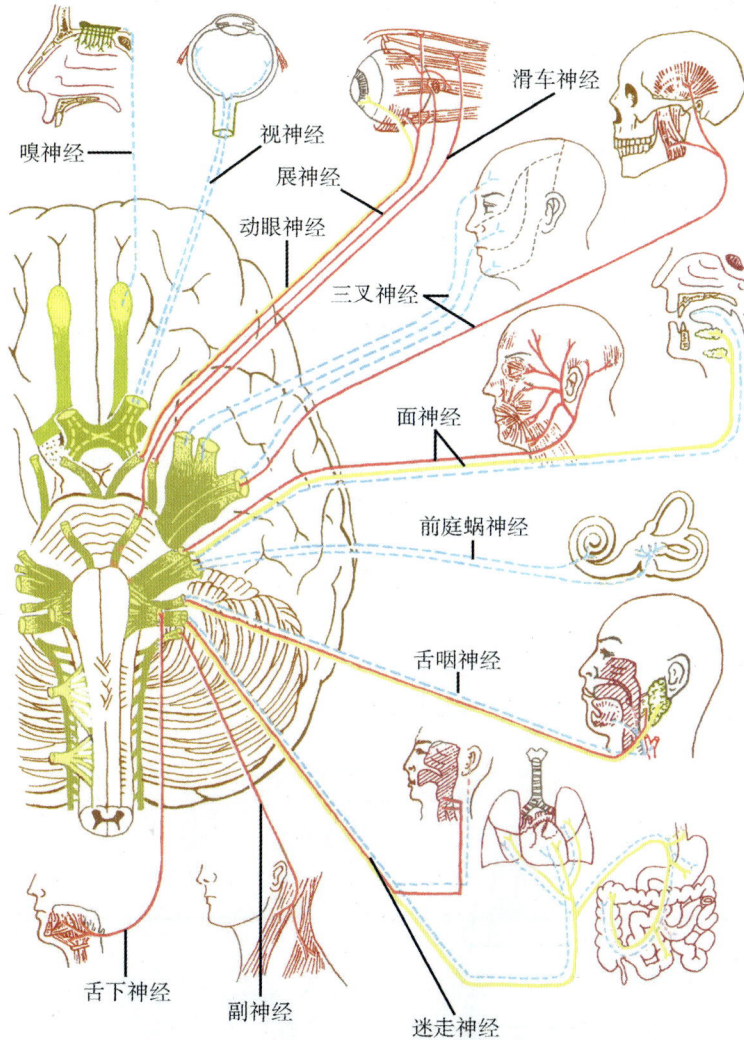

图2-126　脑神经概观

（1）嗅神经　嗅神经（olfactory nerve）起于鼻腔嗅黏膜中的嗅细胞，穿筛孔入颅前窝，止于嗅球，将嗅觉冲动传入大脑。

（2）视神经　视神经（optic nerve）由视网膜的节细胞轴突在视神经盘处聚集后穿过巩膜构成视神经，视神经向后内穿视神经管入颅止于视交叉。

（3）前庭蜗神经　前庭蜗神经（vestibulocochlear nerve）即位听神经，包括前庭神经和蜗神经两部分。

前庭神经传导平衡觉，蜗神经传导听觉，二者合成一干，经内耳门入颅，经脑桥延髓沟外侧入脑桥。

2. 运动性脑神经   包括动眼神经、滑车神经、展神经、副神经和舌下神经（图 2-126）。

（1）动眼神经   **动眼神经（oculomotor nerve）** 自中脑脚间窝出脑，穿眶上裂入眶。分支支配除外直肌和上斜肌以外的全部眼球外肌，睫状肌及瞳孔括约肌，参与调节反射和瞳孔对光反射。

（2）滑车神经   **滑车神经（trochlear nerve）** 自中脑背侧出脑，绕大脑脚外侧向前，经眶上裂入眶，支配上斜肌。

（3）展神经   **展神经（abducent nerve）** 经脑桥延髓沟外侧出脑，向前经海绵窦、眶上裂入眶，支配外直肌。以上三个神经是支配眼球运动的脑神经。

（4）副神经   **副神经（accessory nerve）** 由延髓侧面出脑，经颈静脉孔出颅，支配胸锁乳突肌和斜方肌。

（5）舌下神经   **舌下神经（hypoglossal nerve）** 在延髓的锥体外侧出脑，经舌下神经管出颅，支配舌肌。

3. 混合性脑神经

（1）三叉神经   **三叉神经（trigeminal nerve）** 为最粗大的脑神经，有三大分支，自上而下依次为眼神经、上颌神经和下颌神经（图 2-127、图 2-128），分布于头面部皮肤、眼及眶内、口腔、鼻腔、鼻旁窦的黏膜、牙和脑膜等处，传导温、痛、触觉，支配咀嚼肌等。

（2）面神经   **面神经（facial nerve）** 面神经经脑桥延髓沟外侧部出脑，经内耳门入面神经管，经茎乳孔出颅，分支支配面肌、舌前 2/3 的味蕾的味觉以及下颌下腺和舌下腺的分泌（图 2-126）。

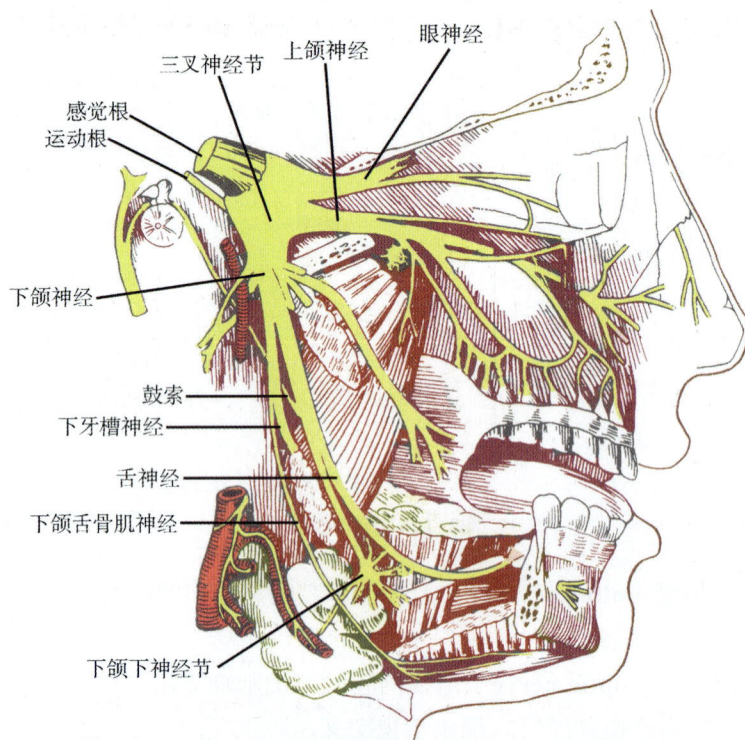

图2-127   三叉神经及其分支

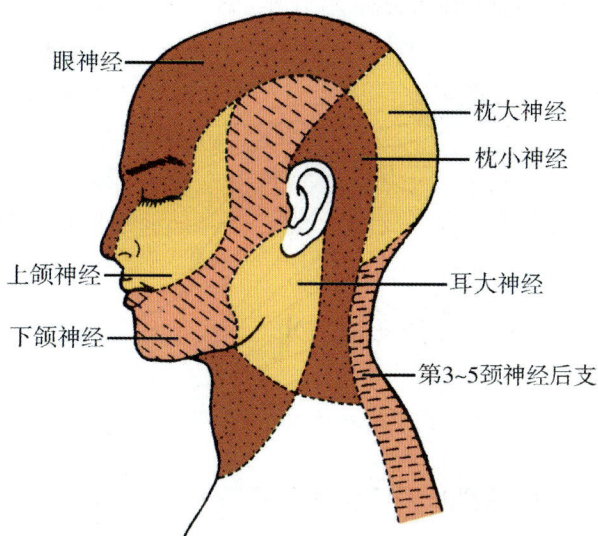

图2-128 三叉神经皮支分布区模式图

（3）舌咽神经 **舌咽神经（glossopharyngeal nerve）**经颈静脉孔出颅（图2-126），分布于咽、舌后1/3（传导一般感觉和味觉），调节腮腺分泌。

（4）迷走神经 **迷走神经（vagus nerve）**是脑神经中行程最长、分布最广的神经，分布于颈、胸、腹部多数器官，支配平滑肌、心肌和腺体运动及感觉；支配咽喉肌（图2-126）。

四、内脏神经系统

内脏神经系统（visceral nervous system）内脏神经系统分布于内脏、心血管和腺体。经包括内脏运动神经和内脏感觉神经两部分。内脏运动神经通常不受人的意志控制，因而又称自主神经或植物神经。内脏运动神经（图2-129）分为**交感神经（sympathetic nerve）**和副交感神经（**parasympathetic nerve**）两部分。内脏感觉神经将来自内脏、心血管等处的感觉冲动传递至各级中枢，通过反射调节这些器官的活动。

（一）内脏运动神经

内脏运动神经和躯体运动神经在功能、形态结构和分布范围上有较大差异。表现为：①支配的器官不同。②纤维成分不同。③神经元数目不同。④分布形式不同。

1. 交感神经 交感神经的低级中枢位于脊髓胸1～腰3节段灰质侧角；周围部包括交感神经节、交感干和交感神经分支。

2. 副交感神经 其低级中枢位于脑干的副交感神经核和脊髓骶2～4节段灰质的骶副交感核。周围部包括副交感神经节和副交感节前、节后纤维。

3. 交感神经和副交感神经的主要区别 交感神经和副交感神经都是内脏运动神经。但在来源、结构及分布上，又有明显的区别（见第七章第九节）。大多数内脏器官受交感神经和副交感神经双重支配，其作用既互相拮抗又互相统一。

4. 内脏神经丛 交感神经、副交感神经和内脏感觉神经在分布到所支配脏器的过程中，常相互交织形成内脏神经丛，再由这些丛发出分支至其所支配的脏器。

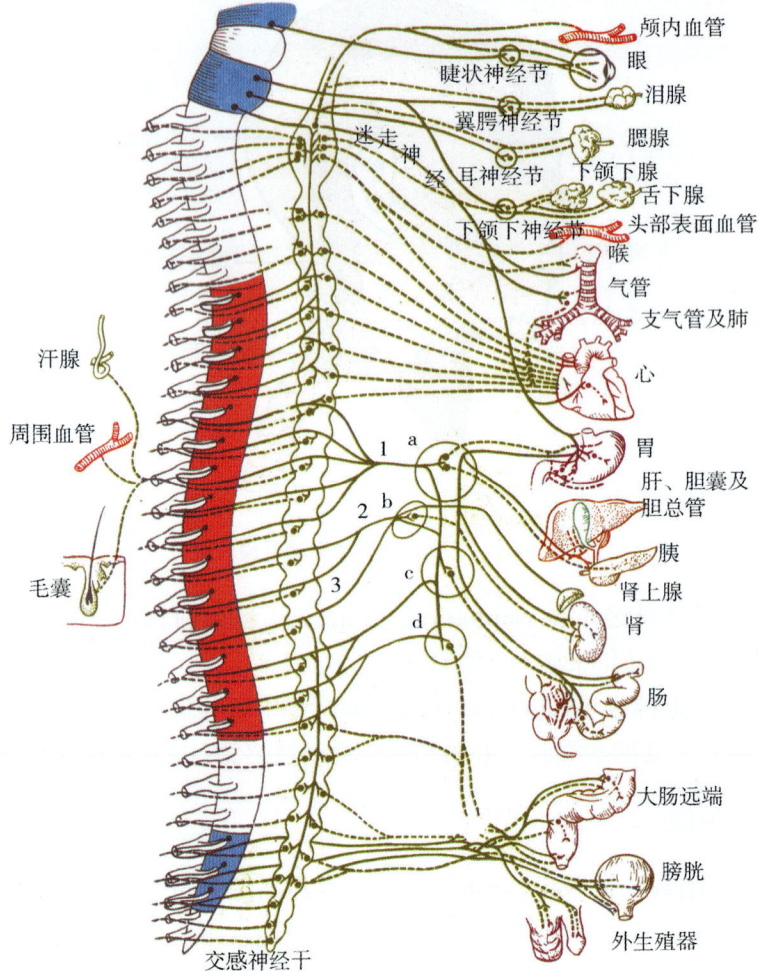

a 腹腔神经节；b 主动脉肾神经节；c 肠系膜上神经节；d 肠系膜下神经节

1 内脏大神经；2 内脏小神经；3 内脏最小神经

图2-129 内脏神经系统

（二）内脏感觉神经

内脏器官除由交感和副交感神经支配外，也有感觉神经分布。其主要特点如下。

1. 痛阈较高 内脏感觉纤维的数目较少，对于一定强度的刺激不产生疼痛。

2. 疼痛弥散、定位不准 内脏感觉的传入途径分散，内脏痛呈弥散性而定位不准确。

3. 疼痛主要表现为慢痛 疼痛发生缓慢、持续时间较长，常呈渐进式增强。

五、神经系统的主要传导通路

传导通路（conductive pathway）是复杂反射弧的一部分，有上行（感觉）和下行（运动）之分。由感受器接受体内外的各种刺激，并将其传入大脑皮质高级感觉中枢，产生感觉为**上行或感觉传导通路**。由大脑皮质运动中枢发出神经冲动至效应器，引起效应为**下行或运动传导通路**。

（一）感觉传导通路

1. 躯干、四肢意识性本体感觉和精细触觉（深感觉）传导通路（图 2-130）

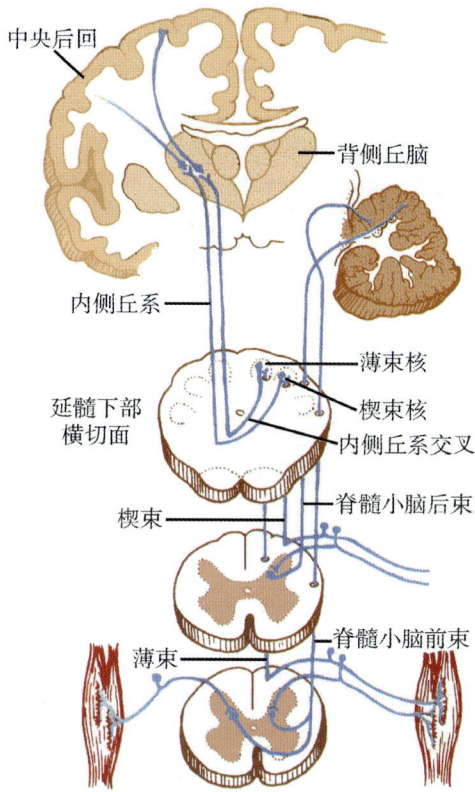

图2-130 本体感觉和精细触觉传导通路

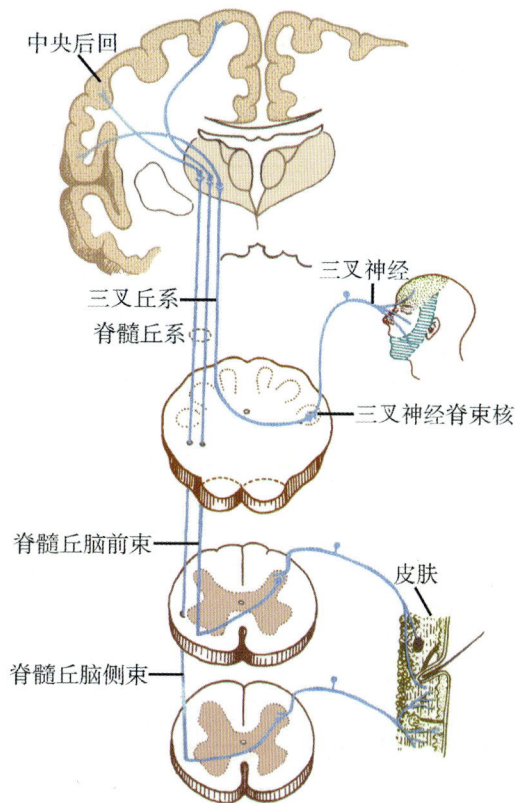

图2-131 躯干、四肢浅感觉传导通路

（1）组成 本体（深部）感觉指运动觉、位置觉、振动觉和精细触觉，其传导通路由三级神经元组成。

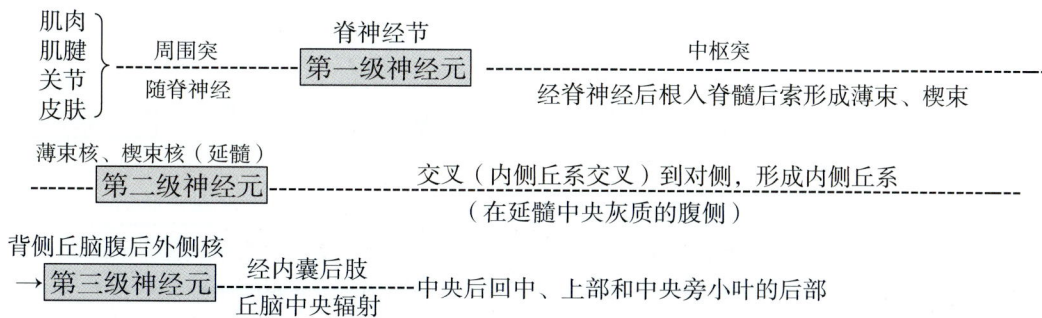

（2）深感觉传导通路损伤后的主要表现

1）一侧薄束（传导躯干下部及下肢来的信息）、楔束（传导躯干上部及上肢来的信息）受损，损伤侧精细触觉和振动觉丧失。

2）内侧丘系受损，损伤对侧（健侧）关节的位置和运动方向以及两点辨别觉和精细触觉丧失。

2. 痛温觉和粗触觉传导通路

（1）躯干、四肢痛、温、触（粗）觉传导通路（图 2-131）

颈部、躯干、四肢部皮肤 ---周围突/随脊神经--- 脊神经节 [第一级神经元] ---中枢突/随脊神经后根入脊髓后角---

脊髓灰质第 Ⅰ、Ⅳ、Ⅴ、Ⅵ 和Ⅶ层
[第二级神经元] ---交叉至对侧，形成脊髓丘脑侧束和脊髓丘脑前束/（在白质前连合交叉）（痛、温觉纤维、粗触、压觉纤维）---

背侧丘脑腹后外侧核
[第三级神经元] ---丘脑中央辐射/经内囊后肢--- 大脑皮质中央后回中、上部及中央旁小叶后部

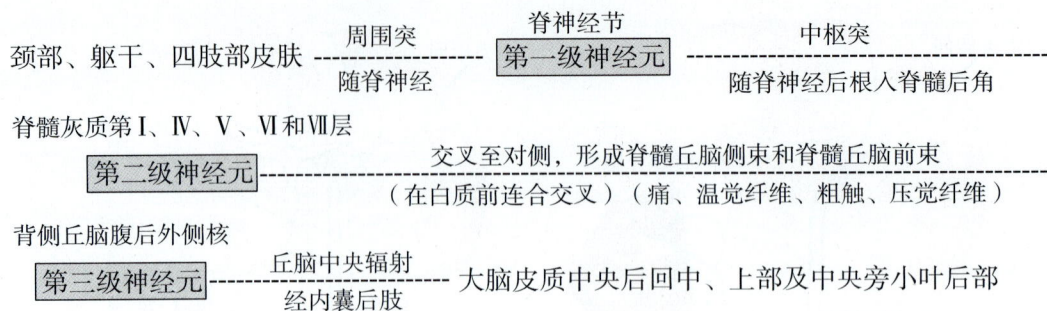

（2）头面部痛、温、触觉传导通路

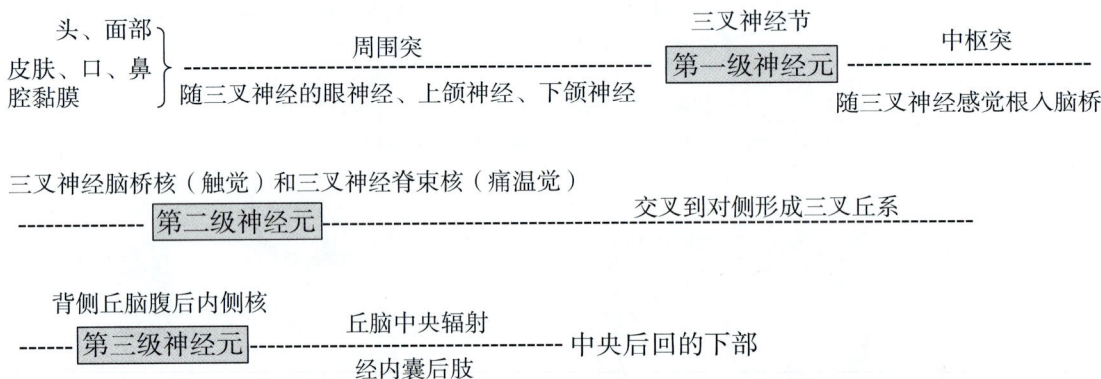

头、面部
皮肤、口、鼻
腔黏膜 } ---周围突/随三叉神经的眼神经、上颌神经、下颌神经--- 三叉神经节 [第一级神经元] ---中枢突/随三叉神经感觉根入脑桥---

三叉神经脑桥核（触觉）和三叉神经脊束核（痛温觉）
--- [第二级神经元] ---交叉到对侧形成三叉丘系---

背侧丘脑腹后内侧核
--- [第三级神经元] ---丘脑中央辐射/经内囊后肢--- 中央后回的下部

不同部位的损伤产生不同类型的感觉障碍，典型的感觉障碍的类型具有特殊的定位诊断价值。

3. 视觉传导通路和瞳孔对光反射通路（图 2-132）

（1）视觉传导通路

1）组成

视觉感受器（视锥、视杆细胞） ---周围突--- 视网膜的双级细胞 [第一级神经元] ---中枢突--- 节细胞 [第二级神经元]

视神经→视交叉→视束
--- 视交叉（视网膜鼻侧半纤维交叉，颞侧半的纤维不交叉）；视束（含两眼视网膜同侧半的纤维）

外侧膝状体
--- [第三级神经元] ---视辐射/经内囊后肢--- 端脑距状沟两侧的枕叶皮质（视觉区）

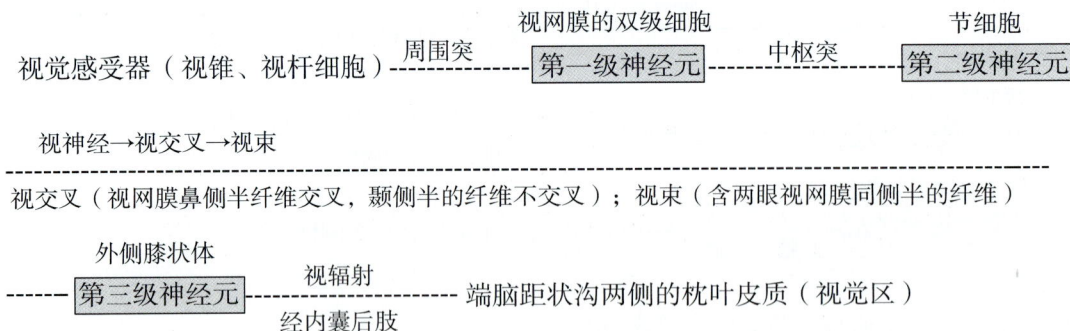

2）视觉传导通路不同部位损伤时可出现不同的视野变化。

（2）瞳孔对光反射通路

1）基本概念：强光照一侧瞳孔，引起双侧瞳孔缩小，称瞳孔对光反射，被光直接照射的眼的瞳孔缩小称直接对光反射，没有被光直接照射的眼的瞳孔缩小称间接对光反射。

2）反射通路

光线→（角膜→前房水→瞳孔→后房水→晶状体→玻璃体→）视网膜（视锥细胞←双极细胞→节细胞→）视神经→视交叉→两侧视束→上丘臂→[顶盖前区（瞳孔对光反射中枢)]→两侧动眼神经副核→动眼神经→睫状神经节（换元）→节后纤维→瞳孔括约肌收缩，瞳孔缩小

3）瞳孔对光反射弧不同部位损伤后的临床表现

①当反射通路的传入部分（视神经）损伤时，患侧眼直接对光反射消失，间接对光反射存在。

②若反射径路的传出部分（动眼神经）损伤时，患侧眼直接和间接对光反射都消失。

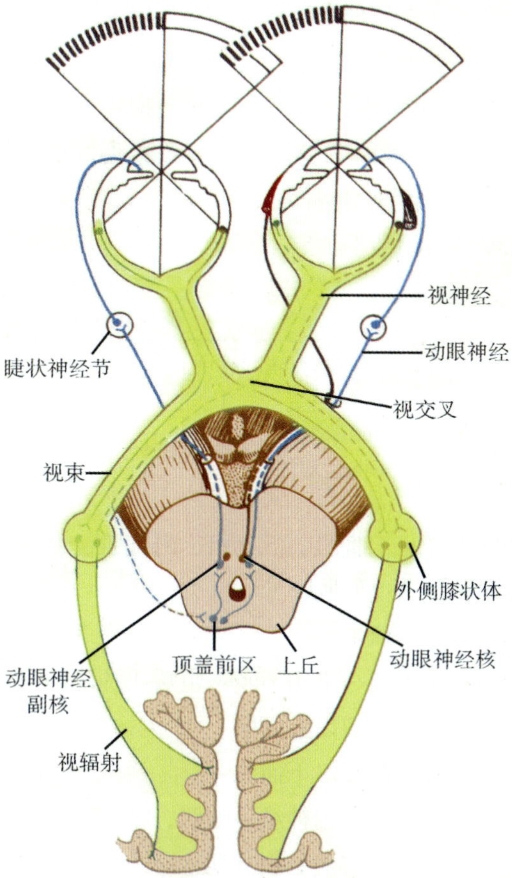

图2-132 视觉传导通路和瞳孔对光反射通路

（二）运动传导通路

大脑皮质对躯体运动的调节是通过锥体系和锥体外系来实现的。两者在功能上互相协调、互相配合，共同完成各项复杂的随意运动。

1. 锥体系

（1）锥体系及上、下运动神经元的基本概念

锥体系：因皮质脊髓束行径延髓锥体而得名，由上、下两级运动神经元组成。锥体系的主要功能是管理骨骼肌的随意运动。

上运动神经元是指位于大脑皮质躯体运动中枢（中央前回和中央旁小叶前部）的锥体细胞，其轴突下行构成锥体束（包括皮质脊髓束、皮质核束），直接或间接止于下运动神经元。

下运动神经元是指脑神经运动核和脊髓前角的运动神经细胞胞体，其轴突支配对应的骨骼肌。

（2）管理躯干、四肢骨骼肌运动的传导通路（图2-133）

1）组成：由上、下运动神经元组成。

中央前回中、上部和中央旁小叶前部皮质的锥体细胞　　　　　皮质脊髓束

上运动神经元 --

经内囊后肢→中脑大脑脚底中 3/5→脑桥基底部→延髓锥体深面→锥体交叉

------------------------- 下运动神经元 -------------------------躯干肌、四肢肌

皮质脊髓侧束（已交叉）　　　　　　　　　脊神经前根→脊神经及其分支
皮质脊髓前束（未交叉）　　　前角运动神经元

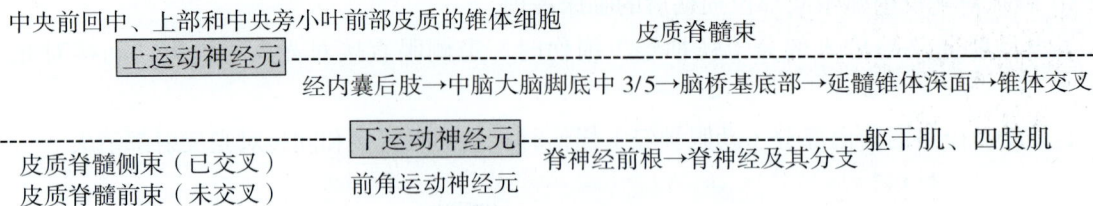

2）损伤后的表现

①皮质脊髓束在延髓锥体交叉水平以上受损，可导致损伤对侧上、下肢肌瘫痪。

②皮质脊髓束在延髓锥体交叉水平以下受损，可导致损伤同侧上、下肢肌瘫痪。

（3）管理头面部骨骼肌运动的传导通路（图 2-134）

1）组成：由上、下运动神经元组成。

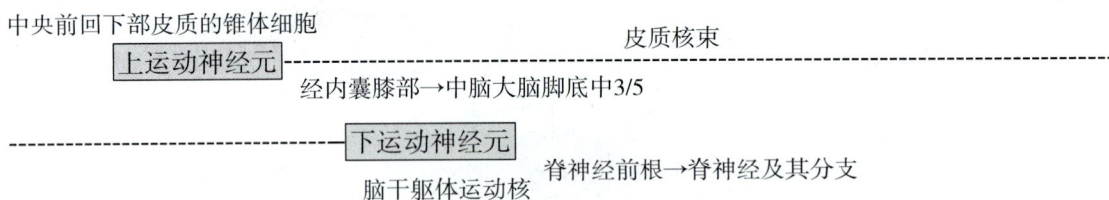

中央前回下部皮质的锥体细胞　　　　　　　　　　皮质核束

上运动神经元 --

经内囊膝部→中脑大脑脚底中3/5

------------------------- 下运动神经元

脊神经前根→脊神经及其分支

脑干躯体运动核

双侧动眼神经核→动眼神经→上直肌、下直肌、内直肌、上睑提肌、下斜肌

双侧滑车神经核→滑车神经→上斜肌

双侧展神经核→展神经→外直肌

双侧三叉神经运动核→三叉神经→下颌神经→咀嚼肌神经→咀嚼肌

→ 双侧面神经核上部→面神经→眼裂以上面肌

对侧面神经核下部→面神经→眼裂以下面肌

双侧疑核→舌咽神经、迷走神经、副神经→咽肌、喉肌

双侧副神经核→副神经→胸锁乳突肌、斜方肌

对侧舌下神经核→舌下神经→舌肌

2）特点：除面神经核的下部和舌下神经核只接受对侧的皮质核束外，其余神经核均接受双侧皮质核束纤维。

（4）锥体系的上、下运动神经元损伤后的不同表现（表 2-5）

表 2-5　上、下运动神经元损伤表现比较

	上运动神经元损伤	下运动神经元损伤
病变部位	大脑皮质躯体运动区，皮质脊髓束、皮质核束	脊髓前角运动细胞、脑神经运动核，脊神经前根或脊神经、脑神经
肌张力	增高（痉挛性瘫痪）	降低（松弛性瘫痪）
腱反射	亢进（但浅反射减退）	消失
肌萎缩	（早期）无	有
病理反射征	出现	无

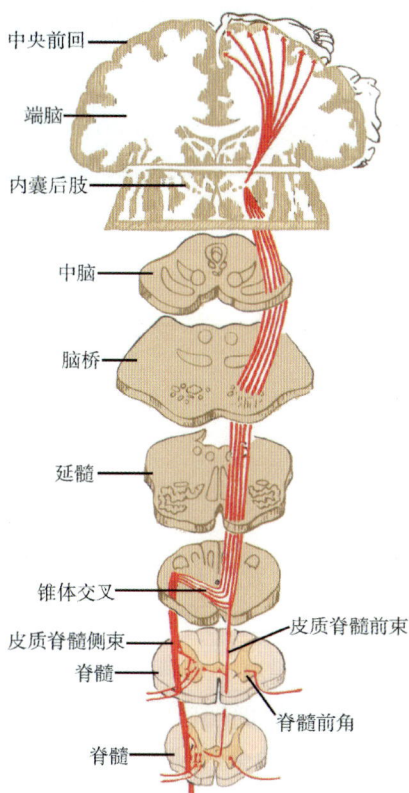

图2-133 锥体系（示皮质脊髓束）

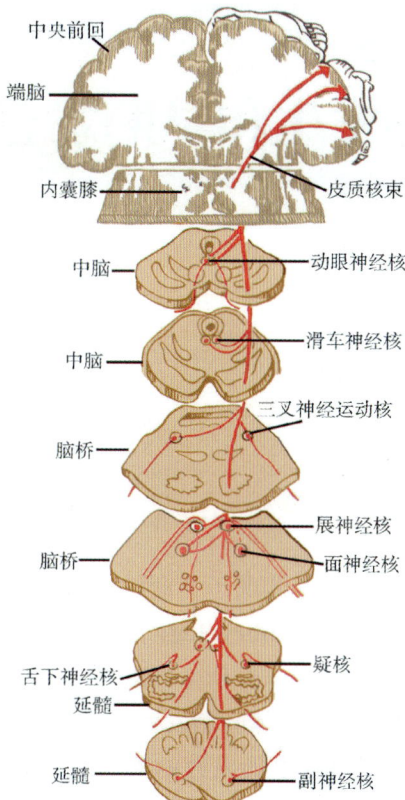

图2-134 锥体系（示皮质核束）

2. 锥体外系

（1）基本概念 锥体系以外影响和控制躯体运动的一切传导路径称锥体外系，功能是调节肌张力、协调肌肉活动，锥体系和锥体外系的活动是协调一致的。

（2）锥体外系受损后的表现 主要表现为肌张力改变、运动异常等。

思考题

1. 简述神经系统的活动方式及形态基础。

2. 简述脊髓白质内的主要纤维束。

3. 简述脑干的外形、内部结构及功能。

4. 简述大脑皮质的主要功能区。

5. 简述脊神经的纤维成分及分布。

6. 简述颈丛、臂丛、腰丛和骶丛的组成及主要分支。

7. 简述12对脑神经的名称、性质及分布范围。

8. 简述内脏运动神经与躯体运动神经在结构与功能上的不同。

9. 简述内脏感觉的特点。

10. 简述躯干及四肢深感觉传导通路。

11. 上运动神经元和下运动神经元损伤的临床表现有何不同？

第一节　概述

人体的发生发育体现于生命的全过程，包括出生前的发生发育和出生后的发育、生长、衰老、死亡。**胚胎学（embryology）**是研究人体出生前发生发育规律的学科。

受精卵的形成标志着新生命的开始，是胚胎发生发育的起点。人体胚胎的发生、发育历时266天左右，通常将人体胚胎发育分为3个时期（图3-1）：①胚前期由受精卵形成到胚胎发育的第2周末。②胚期由胚胎发育的第3周到第8周末。通常将这两个时期合称**胚（embryo）**。③胎期由胚胎发育的第9周至胎儿出生。此期内的**胎儿（fetus）**各器官系统在胚的基础上进一步发育完善，并逐渐出现不同程度的功能活动，体积、重量均明显增加。胚前期和胚期以质变为主，胎期以量变为主；因此，胚期是胚胎发育的关键时期。

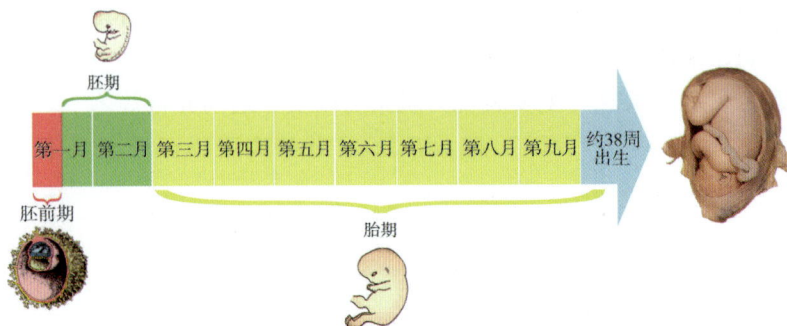

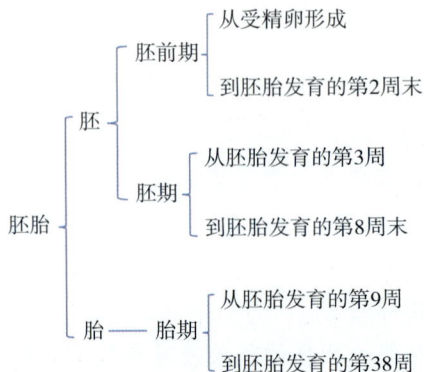

图3-1　胚胎发育过程分期示意图

第二节　生殖细胞的发生、成熟和受精

生殖细胞（germ cell）包括精子和卵子，统称配子，为单倍体细胞。二者的发生和成熟是胚胎发生的先决条件。

一、精子和卵子的发生、成熟

（一）精子的发生、成熟

精子形成于睾丸生精小管，其内的精原细胞发育为初级精母细胞，一个初级精母细胞，历经两次减数分裂最终演变为四个精子（图3-2），后者的核型为23，X 或23，Y。精子进入附睾后，经历一系列成熟变化，使之具备了定向运动能力。当精子通过子宫、输卵管时，获得受精的能力，此过程称**获能**。此时的精子成为结构和功能上均成熟的雄性配子。

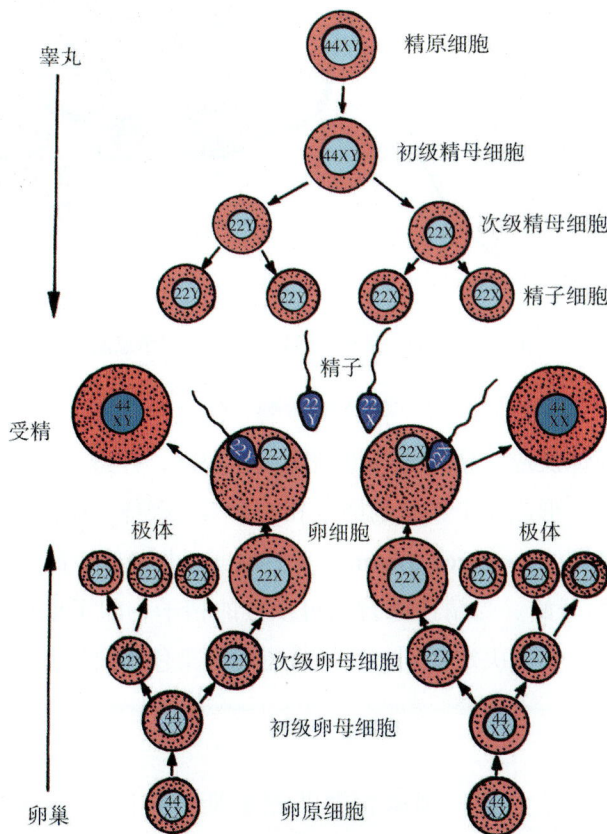

图3-2　生殖细胞发生与受精

（二）卵子的发生、成熟

卵子发生于卵巢内的卵泡，一个初级卵母细胞经第一次减数分裂产生一个次级卵母细胞和一个极体（图3-2）。排卵后的次级卵母细胞在输卵管壶腹部与精子相遇，且在精子穿入的激发下，完成第二次减数分裂，形成卵子（核型为23，X）。卵子成熟于受精过程，包括细胞核的成熟和细胞质的成熟。

二、受精

受精（fertilization）指精子与卵子结合成为受精卵的过程。受精发生在输卵管壶腹部（图3-3）。精子在女性生殖管道内可存活1～3天，受精能力可维持1天。受精时间多发生在排卵后12～24小时内。卵子若未受精，则在排卵后12～24小时退化。受精为人体胚胎发生发育的起始点。

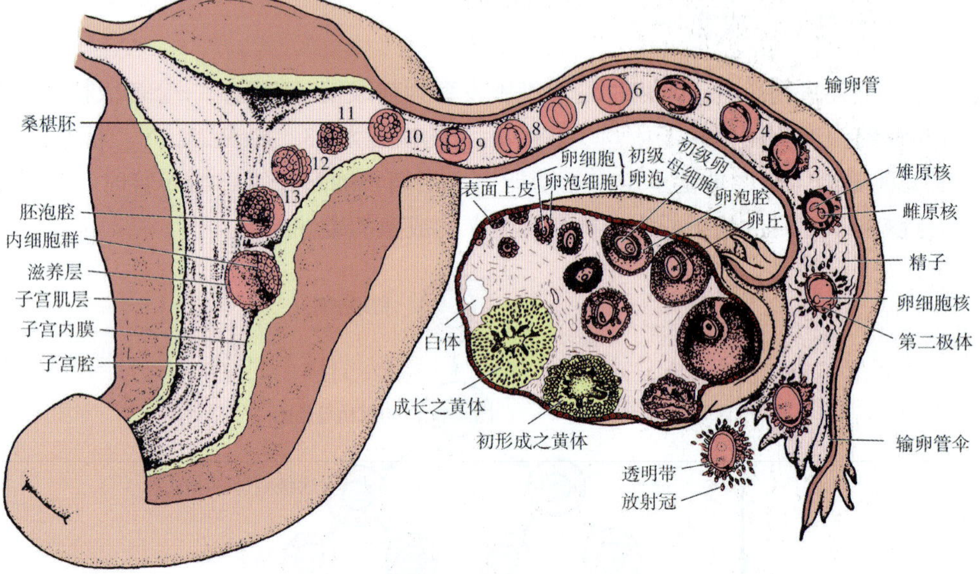

图3-3　排卵、受精、卵裂、植入过程示意图

当获能后的精子到达放射冠周围时，释放顶体酶，使之穿越透明带进入卵周隙。精子穿越放射冠和透明带的过程称**顶体反应**。精子与卵母细胞相互识别，并进入卵母细胞内，激发次级卵母细胞完成第二次减数分裂，形成一个成熟的卵子和一个第二极体。随之精子与卵子的细胞核相互融合，形成二倍体的**受精卵（fertilized ovum）**，又称合子（图3-2、图3-3）。

受精标志着新生命的开始。受精使来自父母双方的精子、卵子形成受精卵，恢复二倍体核型，保证了物种的延续性。受精决定性别，精子带有的性染色体决定新个体的遗传性别。

三、试管婴儿

1978年7月25日，世界上第一例试管婴儿路易斯·布朗（Louise Brown）诞生于英国；1988年3月10日，中国第一例试管婴儿诞生于北京。现今，人类辅助生殖技术不断创新、完善，临床工作已由第一代试管婴儿技术进入到第三代试管婴儿技术。

第一代试管婴儿技术：指体外受精–胚胎移植（IVF-ET）。该技术主要针对女性不孕，但女方子宫功能需正常。

第二代试管婴儿技术：指卵质内单精子注射和胚胎移植，主要针对男性不育。

第三代试管婴儿技术：指早胚精选和胚胎移植，可提高试管婴儿的质量。

第三节　胚胎早期发育

一、卵裂、植入

（一）卵裂及胚泡形成

1. 卵裂（cleavage） 指受精卵的早期分裂。卵裂产生的子细胞称卵裂球。在第 3 天，卵裂球达 12～16 个，形成一个实心胚，称桑葚胚。此时，该胚已运行到子宫腔（图 3-3）。

2. 胚泡形成 当卵裂球增至 100 个左右时，胚泡腔形成（图 3-3），腔内有胚泡液充盈，此时的胚称**胚泡（blastocyst）**。胚泡壁由单层细胞构成，称**滋养层**，可吸收营养。胚泡腔一侧的细胞，称**内细胞群（inner cell mass）**（图 3-3）。内细胞群的细胞属于**胚胎干细胞**。

（二）植入

胚泡侵入子宫内膜的过程称**植入（implantation）**，又称**着床（imbed）**。植入始于受精后第 5～6 天，完成于第 11～12 天。植入部位常见于子宫体部或底部（图 3-4），最常见于子宫后壁中上部。植入后的子宫内膜改称蜕膜。

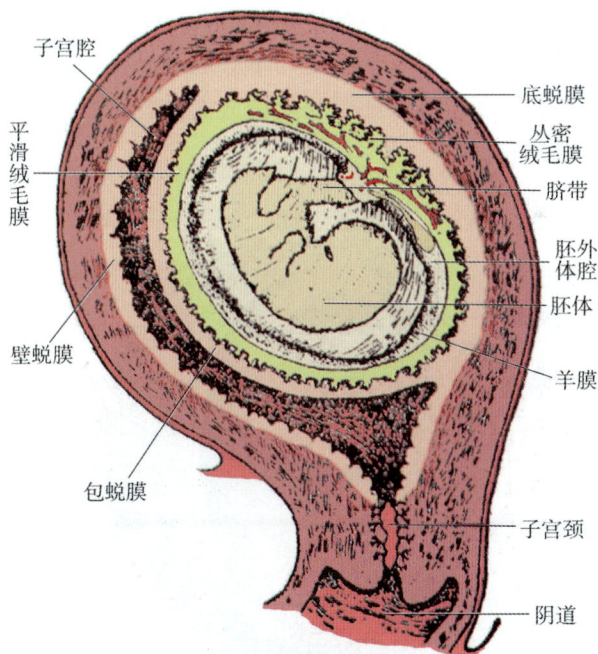

图3-4　胚胎与子宫蜕膜的关系

植入可受多种因素的调控和影响，如内分泌状况、宫腔内环境、桑葚胚是否及时进入子宫腔并发育为胚泡、透明带是否及时消失、子宫内膜的状态等。口服避孕药、宫内避孕环等，均因人为因素干扰植入而达到避孕的目的。

若胚泡植入在子宫以外的部位称**宫外孕**。通常见于输卵管（约占宫外孕的 80%）、肠系膜、卵巢等处（图 3-5），易致胚胎早期死亡或母体大出血，若植入发生在近子宫颈内口处，并在此形成胎盘，称前置胎盘。

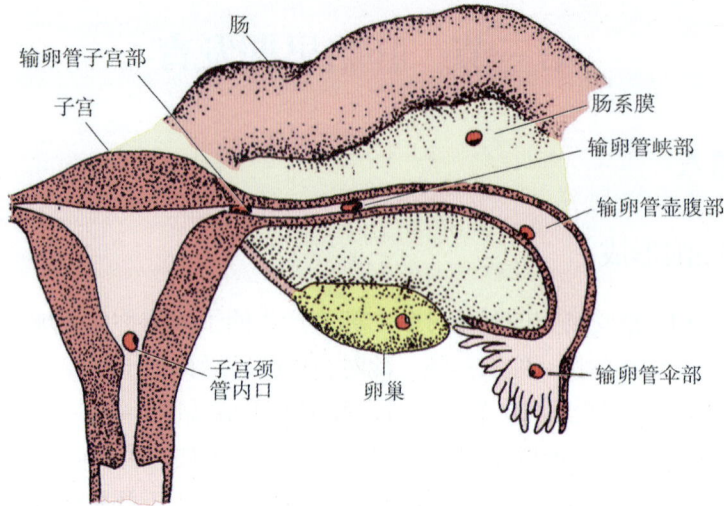

图3-5 异位植入

二、胚层的形成

（一）二胚层胚盘的形成

受精后第 2 周，内细胞群已增殖分化成椭圆形的胚盘。它由上胚层和下胚层构成（图 3-6），称二胚层胚盘。朝向胚泡腔侧的一层立方形细胞为下胚层，又称初级内胚层；近滋养层侧的一层柱状细胞为上胚层，又称初级外胚层。二胚层胚盘构成人体胚胎发育的原基，且决定了胚胎的背（上胚层侧）面、腹（下胚层侧）面。

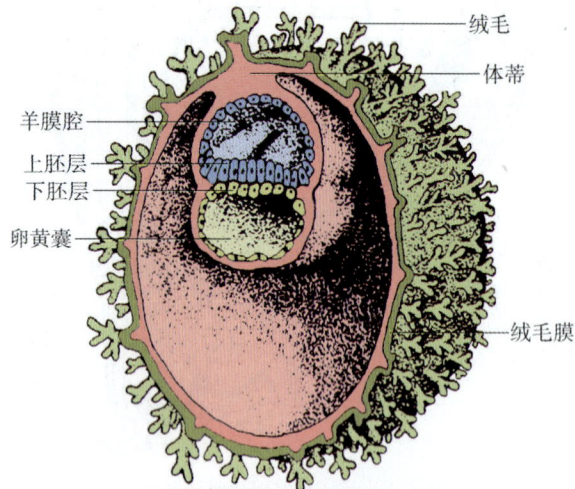

图3-6 第二周初胚的立体模式图（剖面）

受精后第 8 天，上胚层细胞之间出现腔隙并渐扩大形成**羊膜腔**，内储羊水；其底部由上胚层构成；周围及顶部由一层扁平的羊膜细胞包绕形成**羊膜**。第 9 天，下胚层细胞增殖迅速，其外周部分向腹侧延伸形成一封闭的囊，称**卵黄囊**，其顶部由下胚层构成。在内细胞群分化的同时，胚泡腔被填充形成胚外中胚层，随后胚外中胚层内出现胚外体腔，将胚外中胚层分成两部分，分别贴附于细胞滋养层内表面及羊膜和卵黄囊的外表面。至第 2 周末，羊膜与滋养层连接处的胚外中胚层渐缩窄至胚盘尾侧，称**体蒂**（图 3-6、图 3-7）。

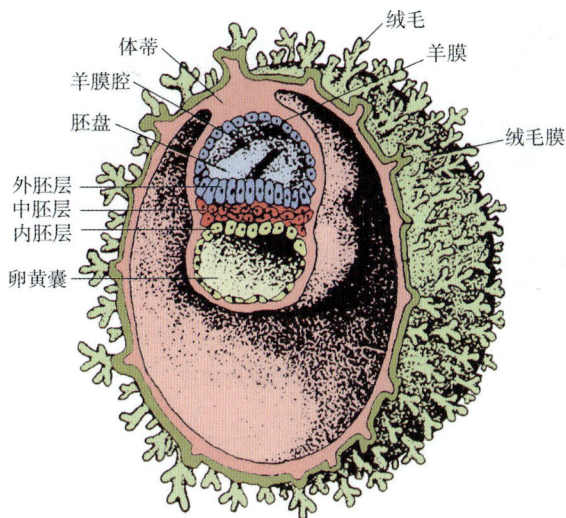

图3-7　第3周初胚的立体模式图（剖面）

（二）三胚层胚盘的形成

第 3 周初，上胚层中线处形成一条纵行细胞索，称原条（图 3-8）；原条的上胚层细胞增殖并向上、下胚层之间迁移，形成胚内中胚层，即**中胚层（mesoderm）**；另一部分细胞迁移至下胚层并逐渐置换了其内全部的细胞形成**内胚层（endoderm）**。内胚层和中胚层形成后，上胚层改称**外胚层（ectoderm）**。至第 3 周末，内胚层、中胚层、外胚层共同构成**三胚层胚盘**（图 3-7、图3-8）。原条的出现对中胚层、内胚层的形成有重要意义，并且决定了胚盘的头尾和左右。

三胚层胚盘外形的形成：因胚盘头尾生长速度比左右快，且头端又快于尾端，故三胚层胚盘外形呈头宽尾窄的鞋底形（图 3-8）。

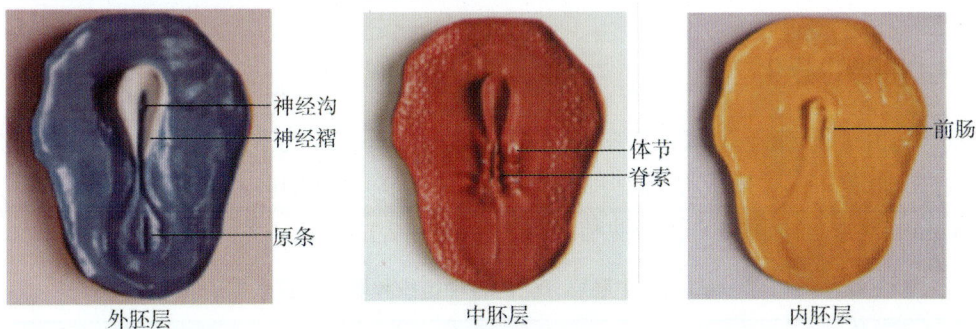

图3-8　三胚层胚盘模式图

三、胚层的分化

（一）外胚层的分化

1. 神经管的形成　至第 3 周，外胚层中线处增厚形成神经板。神经板中央沿长轴向中胚层方向凹陷形成神经沟（图 3-8、图 3-9），神经沟渐愈合形成**神经管（neural tube）**（图 3-9）。神经管是中枢神经系统的原基，其头端膨大，将分化为脑、松果体、神经垂体和视网膜等；其尾端较细，将分化为脊髓。

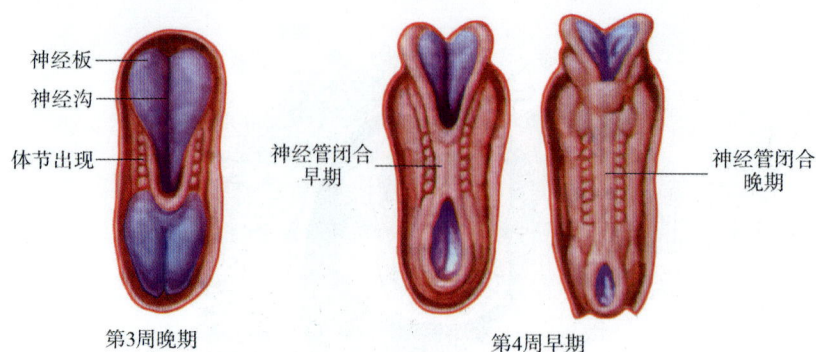

图3-9 神经管的形成

神经管发育至第4周末，前、后神经孔封闭。若前、后神经孔未封闭，则分别形成无脑畸形和脊柱裂。

2. 神经嵴的形成 神经管的背外侧形成神经嵴，是周围神经系统的原基，以后分化为脑神经节、脊神经节和植物神经节等。

其他覆盖在胚体表面的外胚层，将分化为表皮及皮肤附属器官、角膜上皮、味觉上皮、口腔和鼻腔以及肛门的上皮等（表3-1）。

表 3-1 外胚层分化的各种组织和器官一览表

分化的组织和器官	
外胚层	神经系统
	表皮、毛发、指甲、皮脂腺、汗腺上皮
	口腔黏膜、鼻腔和鼻旁窦黏膜上皮、牙釉质、味蕾、唾液腺、肛门上皮
	外耳道、鼓膜外层上皮、内耳膜迷路上皮、结膜上皮、角膜、视网膜、晶体、瞳孔括约肌与开大肌、肌上皮细胞
	腺垂体、神经垂体、肾上腺髓质
	男性尿道末端上皮等

（二）中胚层的分化

第3周末，中胚层细胞增殖，在中轴线两侧由内向外依次分化成轴旁中胚层、间介中胚层和侧中胚层。轴旁中胚层形成左右对称的**体节**（图3-9）。早期胚龄可依体节数推测。**间充质**（mesenchyme）是来自中胚层的胚胎性结缔组织（表3-2）。

表 3-2 中胚层分化的各种组织和器官一览表

分化的组织和器官	
中胚层	结缔组织、真皮、软骨、骨、骨膜、关节囊、肌腱
	骨骼肌、心肌、平滑肌
	心脏、血管、血液、骨髓、脾、淋巴结、胸膜、腹膜、心包膜
	眼球纤维膜、血管膜、脑脊髓膜
	肾单位、集合小管、输尿管与膀胱三角区上皮
	睾丸、附睾、输精管、精囊腺的上皮、卵巢、输卵管、子宫
	肾上腺皮质

（三）内胚层的分化

内胚层形成的长管状**原始消化管**，简称**原肠**，中部与卵黄囊相连。将分化为消化管、消化腺及呼吸道和肺的上皮组织等（表 3-3）。

表 3-3　内胚层分化的各种组织和器官一览表

分化的组织和器官
内 胚 层　　咽至直肠消化管各段的上皮、肝、胰、胆囊的上皮、扁桃体上皮 喉至肺各段的上皮 中耳、鼓室与咽鼓管的上皮、鼓膜内层上皮 甲状腺、甲状旁腺、胸腺 女性尿道、男性尿道近端与膀胱的上皮、前列腺与尿道球腺上皮、阴道前庭及阴道上皮

四、胚胎外形的变化

胚胎外形的变化与三胚层生长速度及三胚层的分化有关，因三胚层的生长发育速度依次为内胚层＜中胚层＜外胚层，胚盘边缘部位生长＜中轴部位，导致胚盘边缘向腹侧包卷，形成了头褶、尾褶和左右侧褶，使内胚层卷到胚体内部，外胚层包在胚体最外层，胚盘渐变为圆柱体。同时，胚盘的头端脑和颜面的形成速度快于尾端，故形成头大尾小的"C"形圆柱体（图 3-10）。

第 8 周末，胚体颜面发生，眼、耳、鼻的原基形成，四肢明显，外生殖器出现（性别难辨），胚体初具人形（图 3-10）。

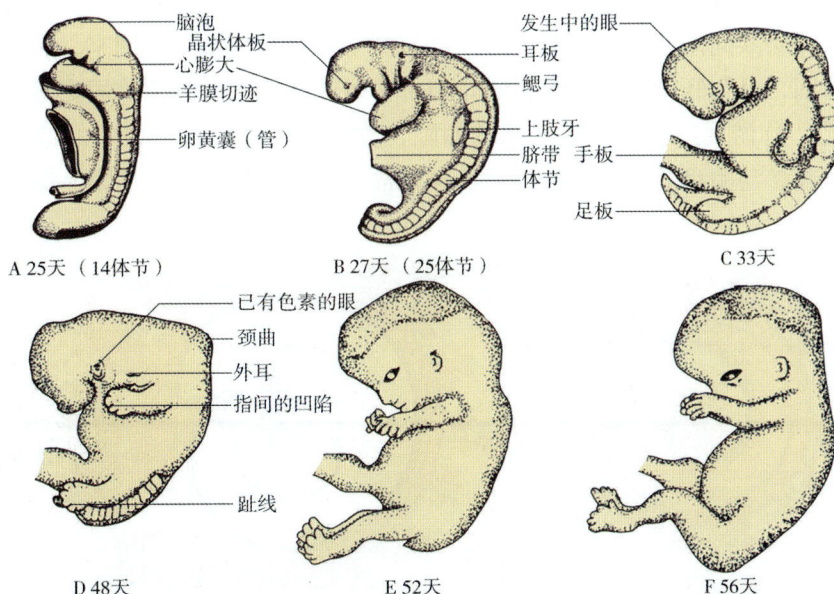

图3-10　胚体外形的演变（侧面观）

五、胚胎龄及预产期的推算

（一）胚胎龄的推算

胚胎龄的计算有两种方法。

1. 月经龄　从孕妇末次月经的第一天算起，直到胎儿娩出日为止，约40周。临床上用于孕妇预产期的推算。

2. 受精龄　从受精之日算起，直到胎儿娩出为止，约38周。常用于科学研究。

（二）预产期的推算

临床上计算预产期是参照胚胎月经龄进行的，具体方法：孕妇末次月经的年份加1，月份减3，日加7。简化法：年加1，月减3，日加7。例如：某孕妇末次月经第一天为2022年12月20日，推算其预产期是2023年9月27日左右。

第四节　胎膜和胎盘

胎膜和胎盘是胚胎发育过程中形成的附属结构，不参与胚体的形成。胎膜和胎盘对胚胎的生长发育起到保护、营养、呼吸、排泄等作用。

一、胎膜

胎膜（fetal membrane）由绒毛膜、羊膜、卵黄囊、尿囊和脐带五部分组成（图3-11）。

（一）绒毛膜

绒毛膜由滋养层等发育而成，包在胚胎及其附属结构的最外面（图3-6、图3-7、图3-11），直接与子宫蜕膜接触，为早期胚胎发育提供营养和氧气。第3周初，滋养层已分化为细胞滋养层和合体滋养层，两层共同向胚泡表面突出形成许多绒毛状突起，至第3周末，绒毛中轴内已出现结缔组织和血管网，且与胚体内的血管相通。与子宫蜕膜相接触的绒毛称**固定绒毛**，固定绒毛上形成的分支绒毛，称**游离绒毛**。绒毛之间的间隙，称**绒毛间隙**。底蜕膜中的绒毛因血液供应充足，与底蜕膜一起参与胎盘的构成。若绒毛发育异常，可致葡萄胎、绒毛膜上皮癌等病变。

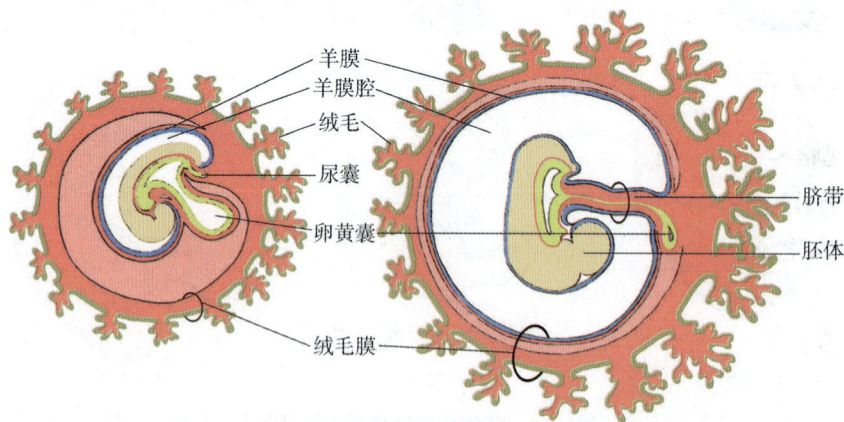

图3-11　胎膜

（二）羊膜囊

羊膜囊是由羊膜包绕羊膜腔（图3-7、图3-11）形成的囊状结构。羊膜薄而透明，胚胎在羊膜腔内的羊水中发育。羊水呈淡黄色，妊娠中晚期，羊水可变混浊。穿刺抽取羊水，可早期预测胎儿的性别及某些先天性疾病。

羊水为胚胎提供了可自由活动的环境，有助于胚胎的发育和生长。分娩时，羊水可扩张宫颈，冲洗产道。羊水过少，多见于胎儿无肾或尿道闭锁；而羊水过多，常见于消化道闭锁或神经管发育异常。

（三）卵黄囊

卵黄囊位于胚盘腹侧（图3-7、图3-11）。因内胚层向腹侧卷折形成原始消化管，卵黄囊被包入脐带。随后卵黄蒂闭锁，卵黄囊也随之退化。若卵黄蒂未闭锁，可致脐粪瘘。

（四）尿囊

尿囊发生于第3周，从卵黄囊尾侧向体蒂内伸出的一个盲管（图3-11），其壁上有一对尿囊动脉和一对尿囊静脉，随后演变成脐动脉和脐静脉（右侧退化）。而尿囊根部演化为膀胱的顶部，其余部分退化为脐尿管。出生时，若脐尿管未闭，称脐尿管瘘。

（五）脐带

脐带是连于胚胎脐部与胎盘胎儿面的圆索状结构（图3-11、图3-12），是胎儿与胎盘间物质运输的唯一通路。足月胎儿的脐带长40～60cm，若脐带过短（30cm以下），易造成胎盘早剥和出血；若脐带过长（120cm以上），易缠绕胎儿肢体、颈部或造成脐带打结，影响胎儿发育，严重时可致胎儿死亡。

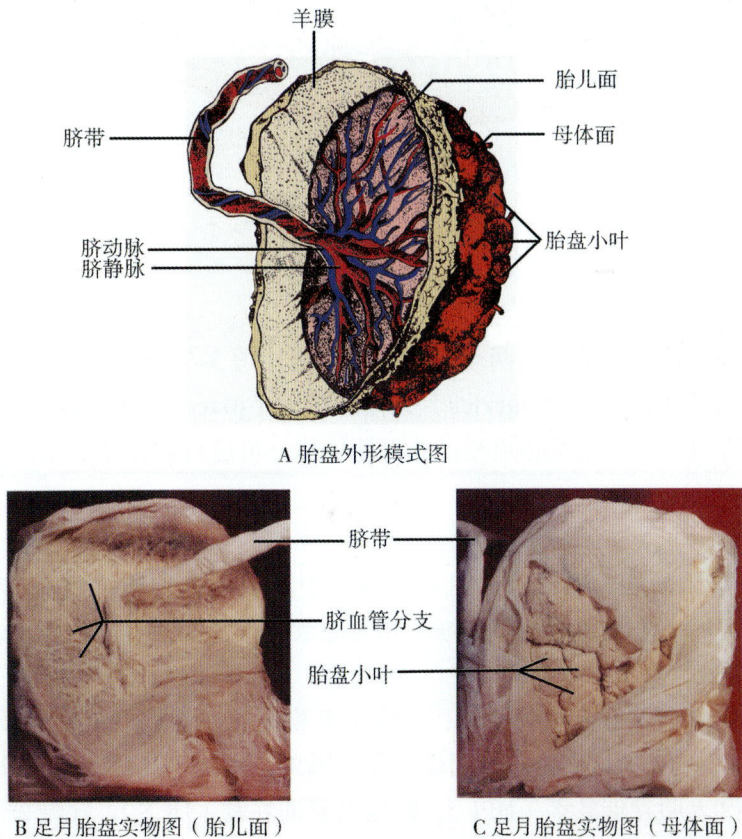

A 胎盘外形模式图

B 足月胎盘实物图（胎儿面）　　C 足月胎盘实物图（母体面）

图3-12　胎盘外形

二、胎盘

胎盘是胎儿与母体进行物质交换的重要结构，并具有重要的屏障作用和内分泌功能。

（一）胎盘的形态结构

胎盘（placenta） 由胎儿面与母体面共同构成。足月的胎盘呈圆盘状，中央厚，边缘薄，直径15～20cm，重约500g。胎盘的胎儿面表面光滑，中央或近中央处有脐带附着。母体面粗糙，为剥离后的底蜕膜，可见15～30个稍突起的胎盘小叶（图3-12）。

在胎盘的垂直切面上，可见固定绒毛内有脐血管的分支。每个固定绒毛的分支又形成若干细小的游离绒毛，内有毛细血管。底蜕膜中的螺旋动脉及静脉开口于绒毛间隙，使绒毛直接浸浴在盛有母体血液的绒毛间隙中，汲取母体血液中的营养物质并排出代谢产物（图3-13）。

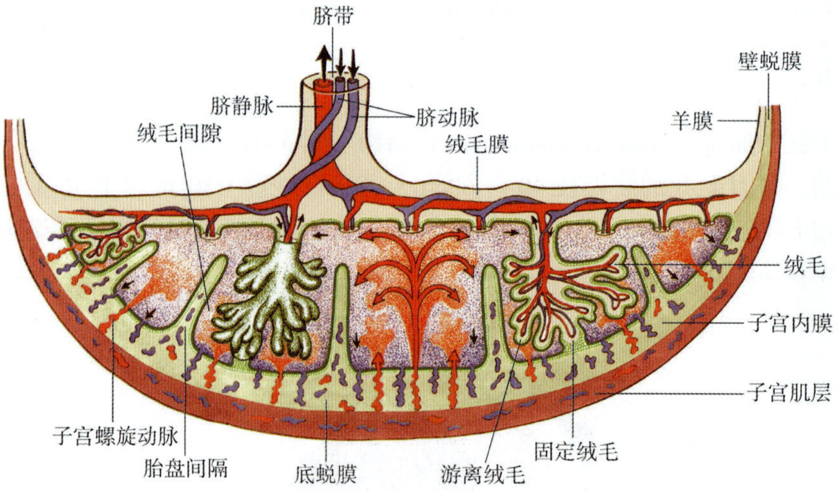

图3-13 胎盘结构示意图

（二）胎盘的血液循环

胎盘内有胎儿和母体各自独立的两套血液循环通路（图3-13）。胎儿血与母体血并不直接相通，其间隔有 **胎盘屏障（placental barrier）** 又称 **胎盘膜（placental membrane）**。胎盘屏障是胎儿血与母体血之间进行物质交换所必须经过的天然屏障，可进行选择性通透。

（三）胎盘的功能

1. 物质交换及屏障功能　胎儿经胎盘从母体血中获取营养物质及O_2，排出代谢物及CO_2，并可阻止母体血液内的大分子物质及多数细菌和其他致病微生物等有害物质侵入胎儿体内，是一道重要的天然保护屏障。

2. 内分泌功能　胎盘可分泌多种激素：①人绒毛膜促性腺激素（HCG），妊娠第2周即可从孕妇尿中测出，第8～10周达高峰，常用作早孕诊断的指标之一。HCG能促进卵巢内黄体生长发育，维持妊娠。②人胎盘催乳素（HPL），即绒毛膜催乳素（HCS），妊娠2个月开始出现，第8个月达高峰。HPL可促进母体乳腺及胎儿的生长发育。③人胎盘孕激素和人胎盘雌激素，妊娠第4个月开始分泌，逐渐替代了母体卵巢孕激素和雌激素的功能。

第五节　双胎、多胎和联胎

一、双胎

双胎（twins）又称孪生，指一次妊娠同时有两个胎儿者。双胎可分为单卵双胎和双卵双胎，双胎发生率约占新生儿的 1%。

1. 单卵双胎　指一个受精卵分化发育形成的双胎。此型孪生儿的遗传基因相同，因此性别相同，相貌酷似，体态、血型、组织相容性抗原等生理特性相同。

单卵双胎的形成机制：①一个受精卵发育为两个胚泡。②一个胚泡形成两个内细胞群。③一个胚盘上形成两个原条。

2. 双卵双胎　指两个受精卵分化发育形成的双胎。孪生儿如同一般的亲兄弟姐妹，其性别相同或不同，相貌、生理特性等有差异，仅年龄相同。此型孪生儿占双胎的大多数，有家族性，且发生率随着母亲年龄的增长而增加。

二、多胎

多胎（multiplets）指一次妊娠同时有两个以上胎儿者。多胎发生率低，三胎的发生率为万分之一，四胎的发生率为百万分之一。多胎数目越多，则发生率越低，但畸形率、流产率、死亡率随之增高。多胎的形成可有单卵性、多卵性、混合性。混合性多胎较为常见。

三、联胎

联体双胎（conjoined twins）指两个未完全分离的单卵双胎，又称联胎。表现为两个胎儿未完全分开，局部相连（图 3-14）。若两个胚胎大小相仿，称为对称型联体双胎。若两胚胎大小悬殊，称为不对称型联体双胎。如寄生胎、胎内胎、纸样胎。

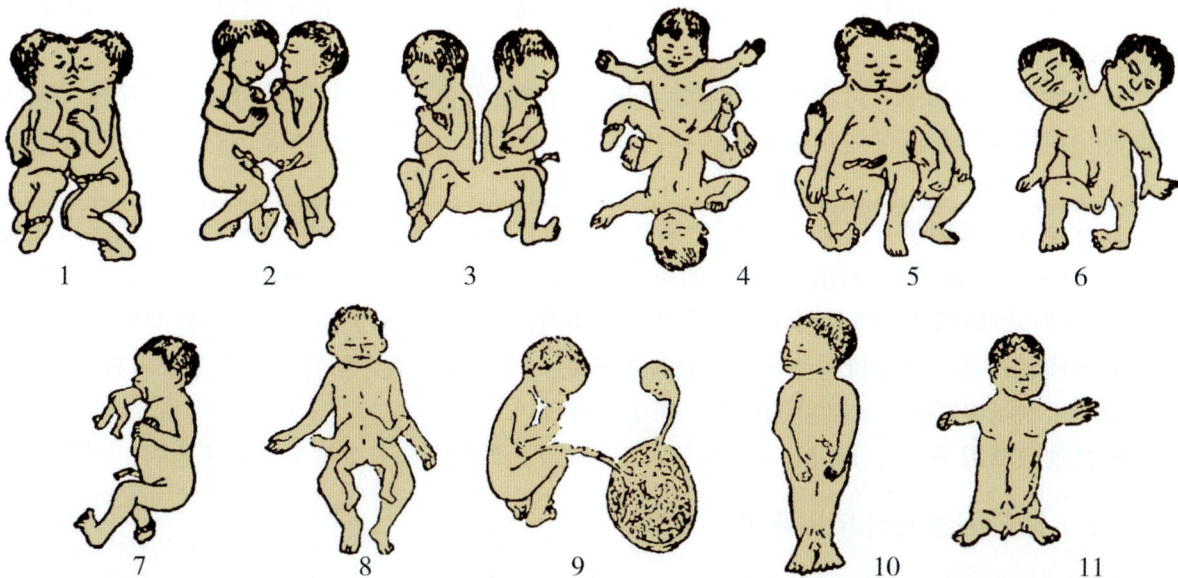

1～6 为对称型联体双胎；7～9 为不对称型联体双胎；10 为并肢畸形；11 为无肢畸形

图3-14　各种联体畸形

第六节　先天性畸形

先天性畸形（**congenital malformation**）是由于胚胎发育紊乱而出现的形态结构异常（图3-14）。先天性畸形是死胎、流产、早产和新生儿死亡的主要原因。先天性畸形的发生重在预防。

一、先天性畸形的发生原因

先天性畸形的发生原因有遗传因素、环境因素和两者相互作用。有研究表明，25% 的先天性畸形是由遗传因素导致的，10% 与环境因素有关，65% 与二者共同作用及不明原因有关。

（一）遗传因素

1. 染色体畸变　染色体畸变（**chromosome aberration**）包括染色体数目与结构的异常。可由亲代遗传，也可因生殖细胞发育异常所致。

染色体数目异常多为染色体数目的增加（常见于三体型）或减少（常见于单体型），可发生在常染色体，也可发生在性染色体。多因减数分裂中同源染色体不分离所致。如**唐氏综合征**（**Down syndrome**），又称**先天性愚型**，为 21 号染色体三体型。常染色体单体型的胚胎几乎不能存活；性染色体单体型的胚胎成活率为 3%。

染色体结构异常多为染色体断裂、倒置、缺失和易位。如猫叫综合征为 5 号染色体短臂末端断裂缺失，婴儿哭声似猫叫（喉软骨不全）。

2. 基因突变　基因突变（**gene mutation**）指染色体组型不变，染色体上基因的碱基排列顺序或组成发生变化，染色体外形未见异常。基因突变所致的遗传疾病主要表现为微观结构或功能方面。如镰刀状细胞贫血、小头畸形、多囊肾等。

（二）环境因素

胚胎发育受胚胎微环境、母体内环境及母体外环境的影响。能引起先天性畸形的环境因素统称**致畸因子**（**teratogen**）。

1. 生物性致畸因子　可穿过胎盘屏障直接影响胚胎发育，或通过影响母体正常代谢。现已明确感染风疹病毒、巨细胞病毒、单纯疱疹病毒、弓形体、梅毒螺旋体等，对人类胚胎有致畸作用。

2. 化学性致畸因子　工业"三废"、某些重金属、农药、某些食品添加剂、防腐剂等均有致畸作用。如水俣病是孕妇食用被汞污染的鱼虾，影响胎儿发育而导致的畸形。

3. 物理性致畸因子　各种射线、机械性压迫和损伤等均可影响胚胎发育，导致畸形。

4. 致畸性药物　多数抗肿瘤药物、抗惊厥药物、抗生素及治疗精神病的药等都有致畸作用。如抗肿瘤药物氨甲蝶呤、大剂量链霉素、新生霉素等。

5. 其他致畸因子　父母高龄、缺氧、吸烟、酗酒、严重营养不良等可影响胚胎的正常发育。

（三）遗传因素与环境因素共同作用

约有 65% 的先天性畸形与遗传因素与环境因素共同作用等有关。在这种相互作用中，衡量遗传因素所起作用（大小）的指标称**遗传度**。如无脑儿的遗传度为 60%，先天性心脏畸形的遗传度为 35%。

二、致畸敏感期

致畸敏感期（susceptible period）指胚胎在致畸因子的作用下最易发生畸形的发育时期。胚胎各发育阶段对致畸因子的敏感性是不同的。这不仅与致畸因子的作用强度及胚胎的遗传特性有关，而且与该发育阶段胚胎细胞的分裂速度、分化程度密切相关，故各器官的致畸敏感期与其发生期大致相同（图3-15）。

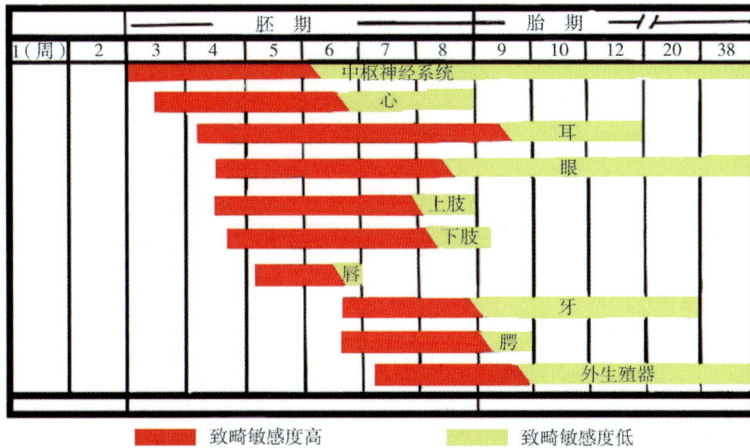

图3-15 人胚胎主要器官的致畸敏感期

不同致畸因子作用于胚胎也有各自不同的致畸敏感期。如风疹病毒的致畸敏感期为受精后第1个月，致畸率为50%，第3个月仅为6%～8%。

三、先天性畸形的预防

先天性畸形的一级预防是防患于未然；二级预防是减少严重畸形儿的出生。预防措施如下：①婚前检查；②遗传咨询；③孕前保健；④产前检查。通过普及优生优育知识，可减少畸形儿的出生，提高新生儿的健康水平。

思考题

1. 人体胚胎发育的分期。
2. 受精的时间、位置、条件及意义。
3. 植入的时间、位置、条件及意义，宫外孕的危害。
4. 何谓三胚层胚盘？其意义何在？
5. 胎盘的形态结构特点。
6. 先天性畸形的发生原因。
7. 名词解释：胚胎学、受精、卵裂、桑葚胚、胚泡、植入、内细胞群、胎盘、胎膜、双胎、多胎、先天性畸形、致畸敏感期。

中篇
正常人体机能学

组成生命物质的各种化学元素在生物体内都以有机化合物和无机化合物的形式存在，包括蛋白质、酶、核酸、脂类、糖类、水、无机盐等，其中主要大分子有蛋白质（酶）、核酸、多糖，这些大分子分子量巨大，结构复杂，决定着生物体的基本生命活动，因此称生物大分子。

第一节 蛋白质的结构与功能

蛋白质是生物体的基本组成成分之一，是一类结构复杂、功能特异的天然高分子化合物。没有蛋白质，就没有生命。人体中的蛋白质有数千种，各自在不同的组织中发挥着不可替代的重要作用。

一、蛋白质的分子组成

（一）蛋白质的元素组成

氨基酸是组成蛋白质的基本单位。主要是由 C、H、O、N 四种元素组成，个别还有 S，少数蛋白质当中还含有 Fe^{2+}、Cu^{2+}、Zn^{2+}、Mn^{2+} 等微量元素。

（二）蛋白质的基本组成单位

1. 氨基酸的结构通式 构成蛋白质的氨基酸有 20 种，氨基酸是含有氨基的有机酸。其通式如图 4-1。

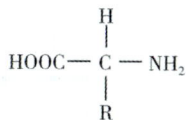

$$HOOC - \overset{\overset{\text{H}}{|}}{\underset{\underset{\text{R}}{|}}{C}} - NH_2$$

图4-1 氨基酸结构通式

所有氨基酸都有碱性的氨基（-NH_2）和酸性的羧基（-COOH），因此是典型的两性化合物，对于酸是碱性物质，对于碱是酸性物质。这是因为羧基在水溶液中释放氢离子而带负电荷，氨基在水溶液中吸引氢离子而带正电荷。这种分子因同时具有正负两种离子，又称两性电解质。

2. 氨基酸的分类 不同种类的氨基酸含有不同的 R 基团，R 基团是氨基酸的侧链，R 基团有 20 种不同的结构，所以就形成 20 种不同特性的氨基酸。根据 R 基团结构和极性大小分为 5 类（表 4-1）。

表 4-1   氨基酸分类、名称及特点

氨基酸分类	氨基酸名称	氨基酸特点
非极性脂肪族氨基酸	甘氨酸（glycine，Gly） 丙氨酸（alanine，Ala） 缬氨酸*（valine，Val） 亮氨酸*（leucine，Leu） 异亮氨酸*（isoleucine，Ile） 脯氨酸（proline，Pro） 甲硫氨酸*（methionine，Met）	侧链基团为烃基、吲哚基或甲硫基等非极性疏水基团，溶解度比较小
极性中性氨基酸	丝氨酸（serine，Ser） 半胱氨酸（cysteine，Cys） 天冬酰胺（asparagine，Asn） 谷氨酰胺（glutamine，Gln） 苏氨酸*（threonine，Thr）	侧链基团为烃基、巯基或酰胺基等极性基团，有亲水性，在中性溶液中不电离
含芳香环的氨基酸	苯丙氨酸*（phenylalanine，Phe） 酪氨酸（tyrosine，Tyr） 色氨酸*（tryptophan，Trp）	侧链R基都含有苯环结构
酸性氨基酸	天冬氨酸（aspartic acid，Asp） 谷氨酸（glutamic acid，Glu）	侧链上有羧基，在水溶液中能释放出H^+而带负电荷
碱性氨基酸	精氨酸（arginine，Arg） 赖氨酸*（lysine，Lys） 组氨酸*（histidine，His）	侧链上有氨基、胍基或咪唑基，在水溶液中能结合H^+而带正电荷

注：人体内有 9 种氨基酸不能合成。这些人体自身（或其他脊椎动物）不能合成或合成速度不能满足人体需要，必须从食物中摄取的氨基酸称为必需氨基酸。如果饮食中经常缺少上述氨基酸，可影响健康。

3. 氨基酸在蛋白质分子中的连接方式   在蛋白质分子中，氨基酸之间通过肽键相互连接。肽键是一个氨基酸分子上的羧基（-COOH）和另一个氨基酸分子上的氨基（$-NH_2$）之间脱水缩合而成的键（-CO-NH-）（图 4-2）。肽键将氨基酸连接成链状结构称肽链。由两个氨基酸分子脱水缩合而成的化合物叫二肽，三个氨基酸缩合成三肽，以此类推。通常把由 2 ~ 10 个氨基酸相连而成的肽称为寡肽，而更多的氨基酸相连而成的肽称为多肽。一般蛋白质的氨基酸残基数在 50 个以上，50 个氨基酸残基以下则仍称多肽。

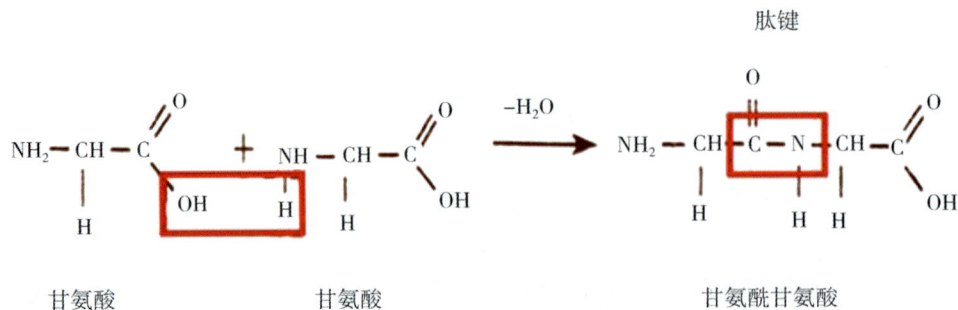

图4-2   氨基酸缩合形成肽键

4. 生物活性肽   是具有特殊生理功能的肽类物质，具有多种人体代谢和生理调节功能，易消化吸收，有促进免疫、激素调节、抗菌、抗病毒、降血压、降血脂等作用，是当前研究的热点。如还原型谷胱甘肽（GSH）是由谷氨酸、半胱氨酸和甘氨酸结合而成的三肽，分子中半胱氨酸的

巯基是主要功能基团。GSH 有还原性，是重要的抗氧化剂。

二、蛋白质的分子结构

组成蛋白质的氨基酸共有 20 种，不同蛋白质含有的氨基酸数量不尽相同。氨基酸的种类、组成百分比、排列序列以及空间位置的变化都会导致蛋白质在结构与功能上具有独特性，同时发挥不同的生理功能。

（一）蛋白质的一级结构

蛋白质的一级结构是蛋白质功能的基础。蛋白质一级结构的性质主要由多肽链中氨基酸的种类、数量及排列顺序所决定，而氨基酸的种类、数量和排列顺序是由结构基因所决定。维持一级结构的化学键除肽键外还有二硫键。

1965 年 9 月，中国科学家在世界上首次完成了人工结晶牛胰岛素的全合成。这是新中国第一个居世界领先水平的基础研究成果，充分体现了我国老一辈科学家勇于创新、求真务实、不畏困难、坚持不懈的科学精神。面对新时代、新变革带来的新要求，面向国家重大需求和人民生命健康，当代大学生更应该大力弘扬科学家精神，勇于创新，树立自信，为推动构建人类命运共同体作出应有贡献。

（二）蛋白质的二级结构

在一级结构的基础上，肽链中位置比较接近的氨基酸残基的亚氨基（–NH–）和羰基（–CO–）通过静电引力形成氢键而成的主体结构。二级结构可以是 α 螺旋（氢键出现在一条多肽链之间），也可以是 β 折叠（氢键出现在几条多肽链之间或一条多肽链的迂回肽段之间）。除此之外还包括 β–转角和无规则卷曲。

（三）蛋白质的三级结构

由一条多肽链形成的三维构象被称作蛋白质的三级结构。蛋白质的三级结构是在二级结构基础上进一步卷曲折叠而形成的空间结构。由一条多肽链构成的蛋白质，在三级结构上即表现出生物学活性。维系三级结构的化学键有氢键、二硫键、疏水键和离子键等。

（四）蛋白质的四级结构

四级结构是指几个三级结构的多肽链形成的集合体。每个独立的三级结构的多肽链称亚基，亚基之间通过氢键等引力相互作用，形成更为复杂的空间结构。具有四级结构的蛋白质分子，只有形成四级结构时才具有生物活性。例如：肌红蛋白是单一肽链蛋白质，血红蛋白是由 4 个亚基构成的四级结构的蛋白质（图 4–3）。

（五）蛋白质的分类

蛋白质的种类繁多，结构复杂，迄今为止没有一个理想的分类方法。例如，从蛋白质形状上可分为球状蛋白质及纤维状蛋白质；从组成上可分为单纯蛋白质（分子中只含氨基酸残基）及结合蛋白质（分子中除氨基酸外，还有非氨基酸物质，后者称辅基）。

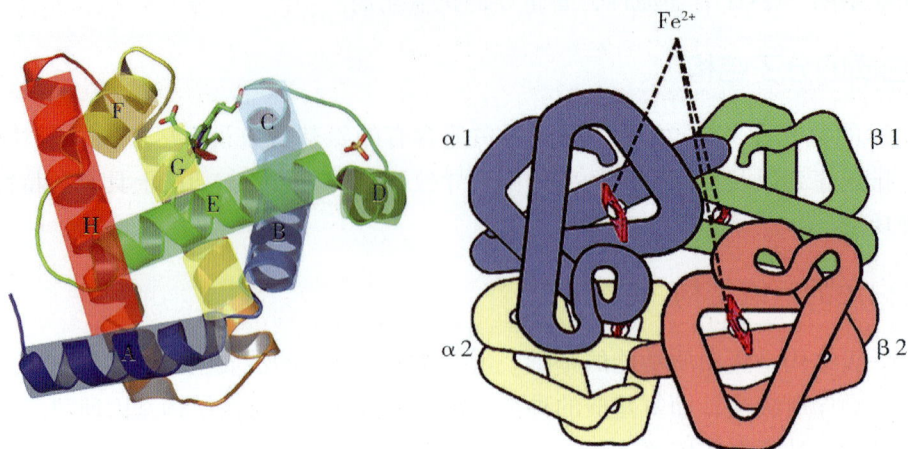

图4-3   肌红蛋白与血红蛋白结构模式图（左图为肌红蛋白，右图为血红蛋白）

三、蛋白质结构与功能关系

蛋白质的一级结构是空间结构与功能的基础。一级结构相似的多肽链和蛋白质，其空间结构及功能也相似。体内各种蛋白质有其独特的生理功能，这与其空间结构有着密切关系。如角蛋白杆状结构中含有大量的 α-螺旋结构，与富含角蛋白组织的坚韧性并富有弹性直接相关；丝蛋白分子中含有大量 β-折叠结构，与蚕丝具有伸展和柔软的特性有关。蛋白质独特的结构是其多肽链正确折叠的结果，如果折叠错误，尽管其一级结构没有变化，仍影响其生理功能，严重时导致疾病的发生，这些折叠错误的蛋白质会相互聚集，常常形成抗蛋白水解酶的纤维沉淀，如疯牛病、阿尔茨海默病等。

四、蛋白质的理化性质

（一）蛋白质的两性电离性质

当蛋白质溶液处于某一 pH 时，蛋白质颗粒解离成正负离子的趋势相等，即成为兼性离子，静电荷为零，此时溶液 pH 称该蛋白质的等电点（pI）。当溶液的 pH>pI 时，蛋白质颗粒带负电荷，反之，蛋白质颗粒则带正电荷。

（二）蛋白质的胶体性质

蛋白质是生物大分子，分子量可从 1 万～ 100 万道尔顿，分子颗粒大小可从 1 ～ 100nm 范围之间，该范围称胶粒范围，蛋白质具有胶体性质。>100nm 的胶粒，易沉淀，<1nm 的胶粒以分子形式存在。电荷和水化膜是稳定蛋白质胶粒的两个重要的因素。

（三）蛋白质的变性及复性

在某些物理和化学因素下，蛋白质的特定空间结构受到破坏，导致理化性质的改变和生物活性的丧失，称蛋白质变性。造成蛋白质变性的影响因素诸多，如高温、紫外线、强酸、强碱、生物碱试剂、有机溶剂、金属离子等。蛋白质变性主要是二硫键或非共价键的破坏，一级结构并不发生改变。蛋白质变性后，其理化性质与生物学性质发生改变，如溶解度降低、黏度增加、结晶能力消失、生物活性丧失、易被蛋白酶水解等。在临床上，变性因素常被用来消毒灭菌。反之，防止蛋白质变性是保存蛋白质制剂（如疫苗、抗体）的关键。

若蛋白质变性程度较轻，去除变性因素后，有些蛋白质仍然可恢复或部分恢复其原有构象和功能，这种现象称复性。但大多数蛋白质变性后，空间构象被严重破坏，不能复原，称不可逆行变性。

（四）蛋白质的紫外吸收

由于蛋白质分子中含有共轭双键的酪氨酸和色氨酸，在 280nm 波长处有特征性吸收峰。在此范围内，蛋白质溶液的光密度值与其浓度呈正比关系，因此可做蛋白质定量测定。

（五）蛋白质的呈色反应

1. 茚三酮反应 氨基酸及具有游离 α– 氨基的肽或蛋白质与茚三酮反应后产生蓝紫色物质，这种现象称茚三酮反应。此反应十分灵敏，根据反应所生成的蓝紫色的深浅，用分光光度计在 570nm 波长下进行比色就可测定样品中氨基酸的含量，也可以在分离氨基酸时作为显色剂对氨基酸进行定性或定量分析。

2. 双缩脲反应 蛋白质和多肽分子中的肽键在稀碱溶液中与硫酸铜共热，呈现紫红色或红色，这种现象称双缩脲反应。双缩脲反应是由于分子结构中含有两个氨基甲酰基的结构，与尿素分子结构相似，所以才称双缩脲反应。蛋白质被水解以后，呈色反应逐渐降低。因此，该方法也可以检测蛋白质的水解程度。

3. Folin– 酚试剂反应 蛋白质分子中酪氨酸残基在碱性条件下能与酚试剂（磷钨酸与磷酸）反应，生成蓝色化合物，该反应的灵敏度比双缩脲反应高 100 倍。

五、蛋白质的合成

蛋白质的合成过程分为四个阶段，即氨酰基 –tRNA 的合成、肽链合成的起始、肽链的延伸和肽链的终止与释放。第一阶段在细胞质中完成，后三个阶段在核糖体上进行。

1. 氨酰基 –tRNA 的合成 氨酰基 –tRNA 的合成是在特异性的氨酰基 –tRNA 合成酶的作用下完成的，这种酶能激活氨基酸，使之与 tRNA 结合，这个过程需要消耗 ATP 以提供能量。

2. 肽链合成的起始 在起始因子的参与下，mRNA 与 30S 小亚基、50S 大亚基及起始甲酰甲硫氨酰 –tRNA(fMet–tRNA^{fMet}) 形成 70S 起始复合物，整个过程需 GTP 水解提供能量，同时为肽链的延伸提供 A 部位。

3. 肽链的延伸 在延伸因子的帮助下，携带有下一个特定氨基酸的氨酰 –tRNA 进入核糖体的 A 部位，在肽酰基转移酶（T 因子）的作用下，将 P 部位的起始 tRNA 携带的甲酰甲硫氨酸（fMet）移至 A 位的氨基酸上通过肽键形成二肽，此时 A 部位的 tRNA 转变为肽酰 –tRNA，P 部位起始 –tRNA 由于失去携带的甲酰甲硫氨酸则成为空载 –tRNA（图 4-4）。在 G 因子的帮助下核糖体向前移动一个三联体密码子的距离，新生成 A 部位，原来的 A 部位变为 P 部位，被肽酰 –tRNA 占据；P 部位变为 E 部位，空载 –tRNA 由 E 部位释放，开始下一次循环。

4. 肽链的终止与释放 当终止密码子 UAA、UAG 及 UGA 出现在核糖体的 A 部位时，没有相应的氨酰 tRNA 与它们结合，而释放因子与密码子结合，导致翻译的终止，同时核糖体与 mRNA 的结合解体，释放出来多肽链（图 4-4）。

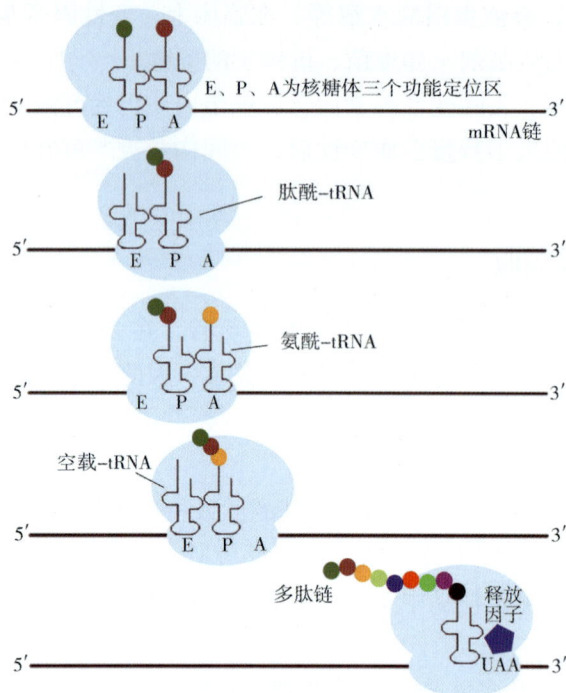

图4-4 原核细胞翻译过程示意图

5. 蛋白质的加工修饰 细胞内核糖体所合成的蛋白质，大多数还需经过加工修饰后才能具有生物活性，如某些酶蛋白，刚合成时是不具催化活性的酶原分子，经过加工修饰后才能成为具有催化活性的酶。另一些蛋白质，如胰岛素为一种蛋白激素，刚合成时不具活性，为胰岛素原，当经修饰去掉一部分肽段后，才形成有活性的胰岛素分子。

第二节 核酸的结构与功能

核酸是由许多核苷酸聚合而成，是生物体遗传的物质基础。核酸可分为脱氧核糖核酸（DNA）和核糖核酸（RNA）两大类。DNA是遗传信息的贮存和携带者，主要存在于细胞核中；而RNA主要是参与遗传信息的表达，主要分布于细胞质中。

一、核酸的化学组成

核苷酸是核酸的基本组成单位。一个核苷酸分子由一分子五碳糖（戊糖）、一分子磷酸和一分子含氮的碱基组成。根据五碳糖的不同可以将核苷酸分为两种不同类型（图4-5）。核酸分子中所含主要元素有C、H、O、N、P等。其中含磷量为9%～10%。

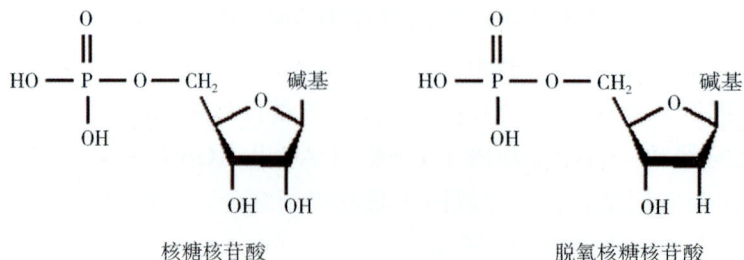

图4-5 核糖核苷酸、脱氧核糖核苷酸的分子结构

组成核苷酸的含氮碱基分为两大类共五种：一类是双环的含氮杂环化合物嘌呤，包括**腺嘌呤**（**A**）和**鸟嘌呤**（**G**）；另一类是单环的含氮杂环化合物嘧啶，包括**胞嘧啶**（**C**），**胸腺嘧啶**（**T**）和**尿嘧啶**（**U**）（图4-6）。A、G和C存在于DNA和RNA中，T主要存在于DNA中，而U则只存在于RNA中。

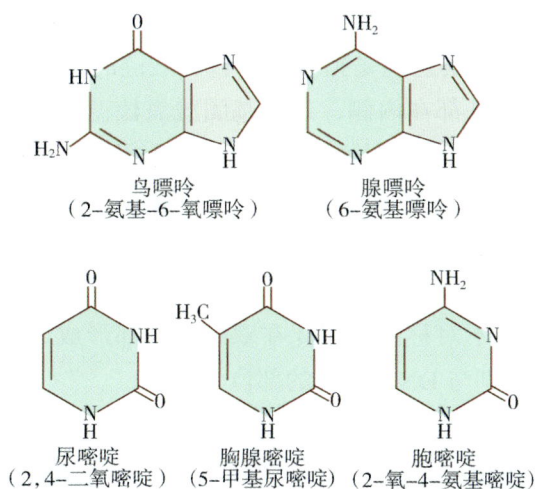

图4-6 几种碱基的分子结构式

二、核酸的种类

根据所含戊糖和碱基的不同，将核酸分为两大类，即**脱氧核糖核酸**（deoxyribonucleic acid，**DNA**）和**核糖核酸**（ribonucleic acid，**RNA**）。两类核酸的区别见表4-2。

表 4-2 DNA 和 RNA 的区别

类别	核苷酸	核苷酸的种类	结构	存在部位	功能
RNA	磷酸 核糖 碱基（A、G、C、U）	腺苷酸（AMP） 鸟苷酸（GMP） 胞苷酸（CMP） 尿苷酸（UMP）	单链	主要存在于细胞质中	与遗传信息的表达有关
DNA	磷酸 脱氧核糖 碱基（A、G、C、T）	脱氧腺苷酸（dAMP） 脱氧鸟苷酸（dGMP） 脱氧胞苷酸（dCMP） 脱氧胸苷酸（dTMP）	双链	主要存在于细胞核中	遗传信息的载体

三、核酸的一级结构

核酸分子的一级结构，即核酸分子中的核苷酸（或碱基）排列顺序。核酸是由众多的核苷酸单体通过3',5'—磷酸二酯键聚合而成的多聚核苷酸，即一个核苷酸糖基上的3'位羟基上的氢与相邻核苷酸的5'磷酸基上的氢氧脱水缩合形成的键，这样核酸链具有由5'端向3'端的明确方向性，为正向。

四、核酸的空间结构与功能

（一）DNA 分子的空间结构与功能

1. DNA 分子的双螺旋结构   1953 年 Watson 和 Crick 提出了 DNA 分子的双螺旋结构模型（double helix model），该模型的主要内容：①两条脱氧核苷酸长链沿同一共同轴心以逆向平行的方式形成右手双螺旋结构。所谓逆向是指一条多核苷酸链的 5' 端与另一条多核苷酸链的 3' 端相对。②双螺旋结构中所有碱基都在内侧，亲水基团脱氧核糖和磷酸则位于外侧。③两条多核苷酸链的碱基之间通过氢键有规律互补配对，A 与 T 形成两个氢键（A=T，T=A），C 与 G 形成三个氢键（C ≡ G，G ≡ C）。这样互补链中嘌呤碱基的总数与嘧啶碱基的总数是相等的，即 A+G=C+T。④每一碱基对位于同一平面上，并垂直于螺旋轴，相邻碱基对旋转 36°，间距 0.34nm，10 个碱基对旋转 360°，螺距 3.4nm（图 4-7）。⑤氢键和碱基堆积力维持双螺旋结构的稳定性。由于碱基对的空间是不对称的，因此在双螺旋外部形成凹槽，浅的为小沟，深的为大沟。大沟可能是调控蛋白质识别与 DNA 结合的部位。

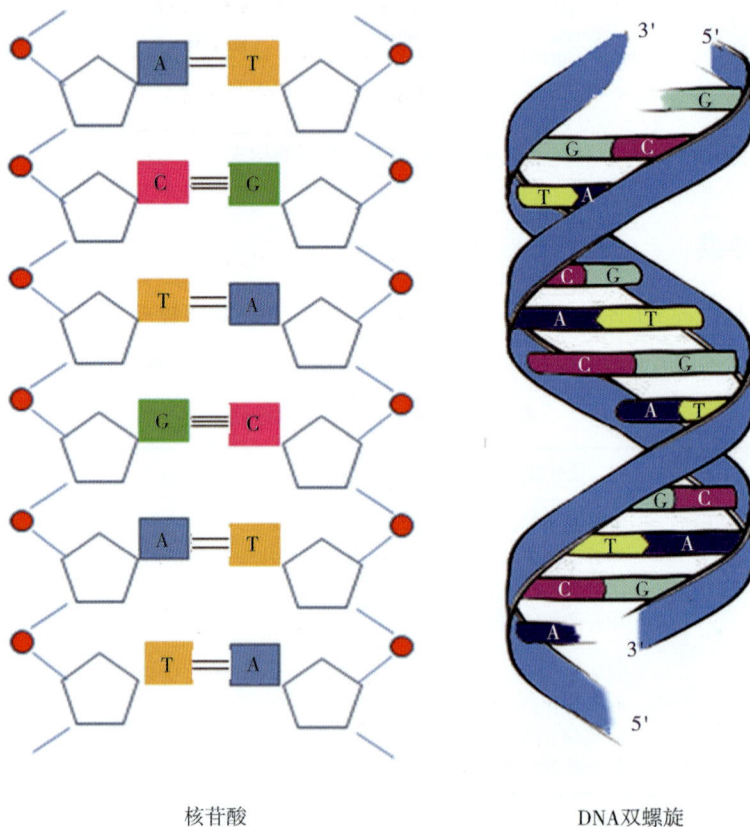

核苷酸   DNA双螺旋

图4-7   核苷酸与DNA双螺旋结构

DNA 的双螺旋结构具有多样性，Watson 和 Crick 提出了 DNA 分子的双螺旋为 B 型 -DNA。除此之外，还有同属右手螺旋的 A 型 -DNA 以及左手螺旋的 Z 型 -DNA。不同结构的 DNA 在功能上可能有所差异，与基因表达调控有关。

2. DNA 的功能   DNA 分子的结构使其携带了大量的遗传信息，DNA 分子的复制使这些遗传信息传递给子代。DNA 分子中的遗传信息转录于 RNA，经核糖体翻译合成各种蛋白质，进而控制细胞内的各种生命活动。

（二）RNA 分子的空间结构与功能

大多数天然 RNA 以单链形式存在，在单链内以碱基互补的配对原则发生自身折叠，构成复杂的局部二级、三级结构，以完成某些特殊功能。RNA 分子量差别很大，小的仅由数十个核苷酸组成，大的由数千核苷酸构成，但仍较 DNA 分子小得多。RNA 分子的种类、结构、功能远比 DNA 多样化（表4-3）。

表 4-3　RNA 种类及其主要功能

RNA名称	英文简写	RNA功能
核糖体RNA	rRNA	核糖体组成成分
信使RNA	mRNA	蛋白质合成模板
转运RNA	tRNA	转运氨基酸
不均一RNA	hnRNA	成熟mRNA的前体
核内小RNA	snRNA	参与hnRNA的剪接、转运
核仁小RNA	snoRNA	rRNA的加工和修饰
胞质小RNA	scRNA	蛋白质内质网定位合成的信号识别组成成分
微小RNA	miRNA	转录后基因表达调控
干扰RNA	SiRNA	诱导mRNA的降解

五、核酸的理化性质

（一）核酸的一般性质

核酸为多元酸，具有较强的酸性。溶液中的核酸分子在引力场中可以沉淀。在超速离心形成的引力场中，不同构象的核酸分子（如环状、线状、开环和超螺旋等）沉降速率有很大差异。这是超速离心法纯化核酸的理论基础。

（二）核酸的紫外吸收

核酸的碱基具有共轭双键，因而有紫外吸收的性质。核酸的紫外吸收峰在 260nm 附近，可用于测定核酸。根据 260nm 与 280nm 的吸收光度（A）可判断核酸纯度。纯 DNA 的 A260/A280 应为 1.8，纯 RNA 应为 2.0。

（三）核酸的变性与复性

生物体内的 DNA 几乎都是双链的，而 RNA 几乎都是单链的。因此，核酸变性主要是指 DNA 变性。

DNA 变性是指 DNA 双螺旋解离为两条 DNA 单链的过程。变性时，维持双螺旋稳定性的氢键断裂，碱基间的堆积力遭到破坏。引起变性的因素有加热、极端的 pH、有机试剂甲醇、乙醇、尿素及甲酰胺等。DNA 变性后导致其某些理化性质改变，如黏度降低、沉降速度加快、紫外吸收增强。其中，变性导致 DNA 紫外吸收增强的现象称为增色效应。

变性 DNA 在适当条件下，两条互补链全部或部分恢复到天然双螺旋结构的现象称为复性。热变性 DNA 一般经缓慢冷却后即可复性，此过程又称退火。DNA 的变性和复性原理现已在医学和生命科学上得到广泛应用，如核酸杂交与探针技术、聚合酶链式反应（polymerase chain reaction，PCR）技术等。

（四）核酸分子杂交

不同来源的核酸变性后，混合在一起进行复性，只要这些核酸分子的核苷酸序列含有可以形成碱基互补配对的片段，复性也会发生在不同来源的核酸链之间，形成所谓的杂化双链，这个过程称为杂交（hybridization）。杂交可以发生于 DNA 与 DNA 之间，也可以发生于 RNA 与 RNA 之间或者 DNA 与 RNA 之间。核酸杂交技术是目前研究核酸结构、功能的常用手段之一，在分子生物学和医学中广泛应用于基因组研究、遗传病检测、法医学鉴定等。

六、核酸的合成

（一）DNA 的生物合成

1. 半保留复制　DNA 的生物合成即 DNA 的复制。DNA 复制是以**半保留（semi-conservative）**方式进行的，复制时，在解旋酶的作用下打开 DNA 双链的氢键，使之成为两条单链，每条单链均作为模板合成新的 DNA。DNA 分子复制的过程以二条母链为模板，四种脱氧核苷酸为原料，按照碱基互补配对的原则合成为两条新的子链。由于新合成的 DNA 分子的双链中有一条是母链保留下来的，另一条是新合成的，所以称半保留复制。

2. DNA 半保留复制的过程　DNA 的半保留复制过程可分为以下几个步骤。

（1）DNA 解螺旋　DNA 复制时，在拓扑异构酶的作用下，DNA 超螺旋结构解旋变成 DNA 双螺旋，然后由单链结合蛋白结合到 DNA 双螺旋上使双螺旋进一步解旋，并由解旋酶打开 DNA 双链的氢键使之变成两条单链，在复制点处形成**复制叉（replication fork）**。

（2）RNA 引物的生成　DNA 复制启动时需要以一段长约 10 个核苷酸的 RNA 作为引物。RNA 引物是在一种依赖于 DNA 的 RNA 聚合酶（即引物酶，primase）的催化下合成的。引物酶与另外 6 种蛋白相作用，组装成引发体，沿 5' → 3' 方向移动。

（3）DNA 的复制　RNA 引物合成后，在 DNA 聚合酶 Ⅲ 的作用下，DNA 双链中以 3' → 5' 方向为母链，按碱基互补配对原则以 5' → 3' 的方向合成一条新的多核苷酸链，这种连续合成的子链称前导链。DNA 双链中，另一条 5' → 3' 链的复制方向与 3' → 5' 母链的相同，但复制的过程十分不同。这条链在引物酶的催化下，先合成 RNA 引物，再由 DNA 聚合酶 Ⅲ 作用沿 5' → 3' 方向在引物 RNA 之后合成一个短的核苷酸片段，此片段是由冈崎等人于 1968 年在大肠杆菌中发现的，故称**冈崎片段（Okazaki fragment）**。冈崎片段可以在 5' → 3' 母链对应的许多部位同时生成，当不同的片段尾部相邻时，每个冈崎片段上的组成 RNA 引物的核苷酸将被 DNA 聚合酶 Ⅰ 从 5' → 3' 方向逐一地切掉，并在该酶的作用下，将空缺部分以互补配对的原则填补上，最后在 **DNA 连接酶（ligase）**的作用下将所有的冈崎片段首尾相连，形成一条完整的子链。从上述我们可以看到，这条链的复制不是连续进行的，常被称后随链（图 4-8）。复制的半不连续性是 DNA 复制的重要特点。

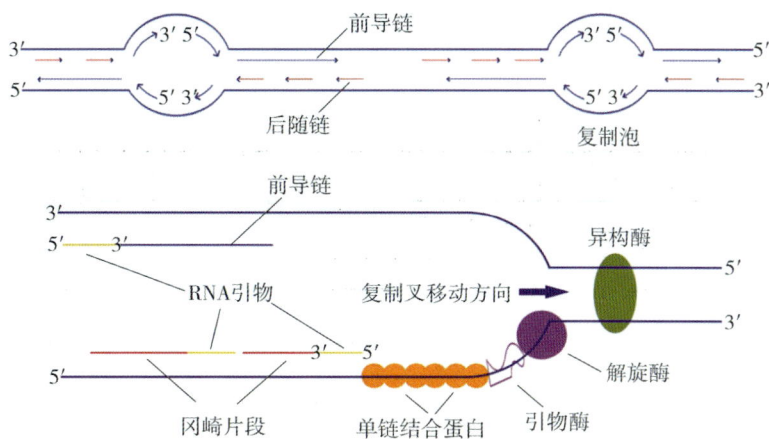

图4-8　DNA复制过程示意图

（二）RNA 的生物合成

RNA 的生物合成即 DNA 的转录。以 DNA 为模板合成一条 RNA 单链的过程称**转录**（**transcription**）。转录具有**转录单元**（**transcription unit**），一个转录单元可以是一个基因，也可以是多个基因的功能单位。简单来说，转录单元就是 DNA 分子上一段从启动子开始至终止子结束的序列。

1. RNA 生物合成的过程　RNA 的生物合成是在 RNA 聚合酶的作用下完成的，合成反应不需要引物，其生物合成开始于 DNA 的启动子，终止于 DNA 的终止子。启动子是 RNA 聚合酶特异识别并结合，参与 RNA 转录起始的 DNA 序列。终止子是影响 RNA 聚合酶行进，终止 RNA 聚合酶转录作用的 DNA 序列，位于转录单元的下游。

原核细胞用一种聚合酶进行三种 RNA 的催化合成，而真核细胞的 3 种 RNA 的转录合成需要 3 种 RNA 聚合酶分别来进行。其中 RNA 聚合 I 与 rRNA 合成有关，聚合酶 II 与 mRNA 合成有关，聚合酶 III 与 tRNA 的合成有关。各种 RNA 合成时，从 DNA 分子直接生成的是前体 RNA 分子，这些前体 RNA 分子需要在特异的酶的作用下切去多余部分或进行化学修饰，最后才能生成具有一定功能活性的成熟的 RNA 分子。

原核细胞的终止子分为内在终止子与外在终止子。内在终止子是指富含有 GC 碱基对的反向重复区（回文区）以及 4 ~ 6 个 AT 碱基对区组成的一段 DNA 序列。内在终止子序列的转录产物 RNA 就会形成发夹结构以及发夹结构末端的 4 ~ 6 个串联的 U（图 4-9）。外在终止子不具备内在终止子的典型结构，不能通过 RNA 的发夹结构诱导转录的终止。

2. RNA 的加工与修饰　初级产物 RNA 需经过适当的加工才能成为具有生物功能的成熟分子。原核生物 RNA 中，主要是 tRNA 和 rRNA 的转录后加工。RNA 初级产物先由内切核酸酶 RNaseP 剪成 16SrRNA、23SrRNA、5SrRNA 以及 tRNA 前体，之后在内切酶与外切酶的共同作用下得到成熟的分子。tRNA 前体的加工主要是剪切作用、添加或修复 3' 端 CCA 序列和碱基的化学修饰。

真核生物前体 rRNA 被加工降解为 18S、28S、5.8S 三种成熟的 rRNA，同时进行核糖甲基化的修饰才能成熟，前体 rRNA 的加工主要发生在核仁。前体 tRNA 在进入细胞质后，经过核苷的修饰后，生成 4.5S 的前体 tRNA，再被剪接成为成熟的 tRNA（4S）。真核生物前体 mRNA（hnRNA）需要进行一系列的加工与修饰，如 5'- 端加 7- 甲基鸟嘌呤 – 核苷三磷酸（m7 Gppp）

帽子、3'- 端加多聚腺苷酸（poly A）尾巴，再经过剪切内含子及连接外显子等过程，才能成为成熟的 mRNA。

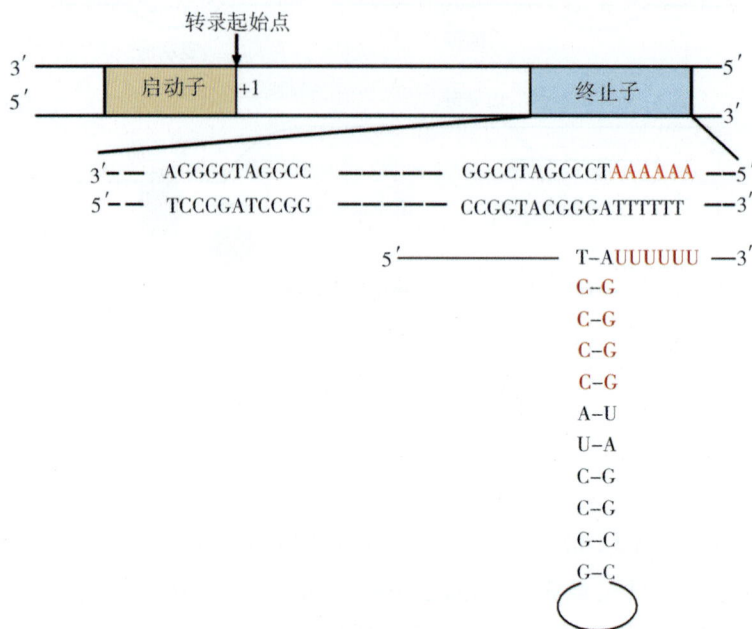

图4-9　RNA生物合成示意图

第三节　酶的结构与功能

几乎所有的细胞活动进程都需要酶的参与。酶是活细胞产生的、具有高度专一性和生物催化功能的大分子物质。酶作为生物催化剂，既有正催化作用也有负催化作用，其本身在反应过程中不被消耗，也不影响反应的化学平衡。

一、酶的分子结构

酶的化学本质是蛋白质。只有一条多肽链构成的单一亚基的酶称单体酶，如溶菌酶。由多个相同或不同亚基通过非共价键联结成具有四级结构的酶称寡聚酶，如蛋白激酶 A。在细胞内可以有几种不同功能的酶彼此聚合在一起形成多酶复合物，又称多酶体系。由于进化过程中多种酶的基因发生了融合，从而合成了一条具有多种不同催化功能的肽链，即在一条酶蛋白肽链上存有多种不同酶的催化活性，这类酶称多功能酶或串联酶。

（一）酶的化学组成

根据化学组成的不同，酶可分为单纯蛋白酶和结合蛋白酶二大类。单纯蛋白酶水解产物仅为氨基酸，例如胰蛋白酶。结合蛋白酶是由蛋白质部分与非蛋白质部分结合构成，蛋白质部分称酶蛋白，非蛋白质部分包括维生素、金属离子等称辅助因子。结合蛋白酶也称**全酶**（holoenzyme），全酶需结构完整才能表现出活性。辅助因子按其化学成分的不同一般可分为金属离子类、小分子有机化合物类。

（二）酶的活性中心

1. 活性中心的概念　酶分子中有多种化学基团，例如：$-NH_2$、$-COOH$、$-OH$、$-SH$ 等，但并不是所有这些基团都与酶活性有关。通常将与酶活性有关的基团称酶的必须基团或活性基团。常见的组氨酸的咪唑基、丝氨酸的羟基、半胱氨酸的巯基、谷氨酸的羧基等。这些必需基团在酶蛋白的一级结构上可能相距很远，但由于酶蛋白空间结构形成肽链盘曲折叠，使他们的空间位置相互靠近，集中在一起构成具有特定空间结构的三维结构区域。该区域能与底物特异结合，并将底物转化为产物，因此将这一特定的三维结构区域称酶的活性中心或活性部位。酶的活性中心是酶分子执行催化功能的关键部位，在结合酶中，辅酶和辅基参与酶活性中心的组成。

2. 活性中心的必须基团分类　酶活性中心内的必需基团根据其在酶催化作用中的功能不同分为两类：一类是结合基团，能与底物特异结合，使底物与酶的一定构象形成复合物；另一类是催化基团，能降低底物中某些化学键的稳定性，催化底物发生化学反应生成产物。当然，有的基团还可同时兼有这两方面的功能。另外，还有一些必需基团并不参与活性中心的组成，但对维持酶活性中心应有的空间构象所必需，这些基团称活性中心外必需基团。

3. 活性中心的位置　一般位于酶分子表面，或是裂缝或是凹陷部分，可深入酶分子内部，多为氨基酸残基的疏水基团组成的疏水口袋。

二、酶的分类

根据酶催化化学反应的反应类型不同，酶大致分为以下六类：催化氧化还原反应的氧化还原酶类；催化底物之间基团转移的转移酶类；催化底物发生水解的水解酶类；催化分子内部基团位置变化的异构酶类；催化两种底物生成一种物质的连接酶（合成酶）类；催化底物移去一个基团形成双键反应或其逆反应的裂合酶类。每一类酶可根据催化的键或基团的不同继续分类。

三、酶的功能

（一）酶促反应的特点

1. 酶催化反应的高效性　酶的催化效率极高，比一般催化剂高 $10^7 \sim 10^{13}$ 倍。

2. 酶催化作用的高度特异性　酶对其所催化的底物具有较严格的选择性。一种酶仅作用于一种或一类化合物或一定的化学键，催化一定的反应，生成一定的产物，这种现象称酶的专一性或特异性。

3. 酶催化反应的可调节性　在体内，酶催化的反应可受到多种因素的调节，从而适应机体生命活动的需要。体内的代谢物可通过对酶活性的激活与抑制作用，对代谢途径中的关键酶进行调节。酶活性的调节包括酶的别构调节和酶的共价修饰调节等。另外，代谢物还可以通过对酶蛋白生物合成的诱导与阻遏作用调节酶的含量。

4. 酶的高度不稳定性　酶的活性极易受温度、强酸、强碱、金属离子等因素影响，在高温、强酸、强碱条件下蛋白质变性，而导致酶的催化活性丧失。

（二）酶促反应的机制

1. 酶 – 底物复合物的形成与诱导契合学说　诱导契合学说认为，酶与底物结合前，二者并不存在完全结合的构象，此时二者并非能够恰好吻合，当酶和底物相互接近时，其结构相互诱导而发生变化，以至二者能紧密适应进而互相结合。底物变形后形成不稳定的过渡态与酶的活性中心的结构最适合，进而被酶催化。

2. 酶催化反应的机制 酶与底物结合形成中间态结构，降低反应活性能，加速催化反应的机理，目前了解得不多，下面介绍几种可能的机制。

（1）邻近效应与定向排列 在酶催化两个以上的底物反应时，底物之间必须以正确的方向相互碰撞才能进行反应，酶能够将各个底物结合到酶的活性中心上，使它们在位置上相互接近并取得有利于反应的正确定向关系，有利于底物分子被催化基团催化，这就是邻近效应与定向排列。

（2）多元催化（酸碱催化） 酶是两性电解质，其活性中心中的功能基团既可以酸解离，又可以碱解离，对底物起酸碱催化的双重作用，从而提高酶的催化速率。

（3）表面效应 酶的活性中心多为一种疏水性口袋，酶和底物在这种疏水环境中反应，可以避免水分子对酶和底物功能基团的干扰性吸引或排斥，防止在酶和底物之间形成水化膜阻碍酶与底物接触。

（三）同工酶

同工酶是指催化相同化学反应的酶蛋白的分子结构、理化性质乃至免疫学性质不同的一组酶。同工酶是长期进化过程中基因分化的产物，因此同工酶是由不同基因或等位基因编码的多肽链，或由同一基因转录生成的不同 mRNA 翻译的不同多肽链组成的蛋白质。同工酶存在同一种属或同一个体的不同组织或同一细胞的不同亚细胞结构中，目前已发现有 100 余种酶具有同工酶，如乳酸脱氢酶同工酶、肌酸激酶同工酶等，在临床检验方面，通过观测患者血清中同工酶的电泳图谱，可辅助诊断哪些器官组织发生病变。

四、酶促反应动力学

酶促反应动力学研究的是酶促反应速度及其影响因素。影响因素主要包括底物浓度、酶浓度、温度、pH、激活剂和抑制剂等。研究某一因素对酶促反应速度的影响时，反应体系中其他因素应保持不变。

（一）底物浓度对酶促反应速度的影响

在其他因素不变的情况下，底物浓度 [S] 对酶促反应速度 V 的影响随底物浓度的变化而不同，在图形上呈矩形双曲线（图 4-10）。当底物浓度很低时，酶促反应速度随底物浓度的增加而迅速增加，两者呈正比关系；当底物浓度较高时，酶促反应速度随底物浓度的进一步增加仍在增加，但增加的幅度不断减小；当底物浓度增加到一定程度时，再继续加大底物浓度，酶促反应速度不再增加并趋于恒定，称最大反应速度（V_{max}）。

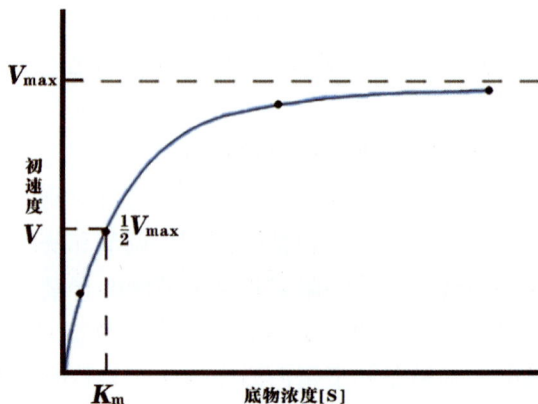

图4-10 底物浓度对酶促反应速度的影响

1. 米氏方程 1913 年，L. Michaelis 和 M. L. Menten 提出了酶促反应速度与底物浓度关系的数学方程，即著名的米 - 曼氏方程，简称米氏方程，如下所示。

$$V = \frac{V_{\max}[\text{S}]}{K_{\text{m}} + [\text{S}]}$$

式中 V 为酶促反应速度，$V_{\max}$ 为最大反应速度，$[\text{S}]$ 为底物浓度，K_{m} 为米氏常数。

2. 米氏常数的意义　米氏常数 K_{m} 是酶学研究的一个重要参数，其意义如下。

（1）K_{m} 是酶促反应速度为最大反应速度一半时的底物浓度如下所示。

$$\frac{V_{\max}}{2} = \frac{V_{\max}[\text{S}]}{K_{\text{m}} + [\text{S}]} \quad \dashrightarrow \quad K_{\text{m}} = [\text{S}]$$

（2）K_{m} 可反映酶与底物的亲和力 K_{m} 值愈小，酶与底物亲和力愈大；反之，K_{m} 值愈大，酶与底物亲和力愈小。

（3）K_{m} 是酶的特征性常数 K_{m} 值只与酶的结构、底物以及反应条件有关，而与酶的浓度无关。

（二）酶浓度对酶促反应速度的影响

在酶促反应中，如果底物浓度远高于酶浓度，则随着酶浓度的增加，酶促反应速度也相应加快，且成正比关系（图 4-11）。

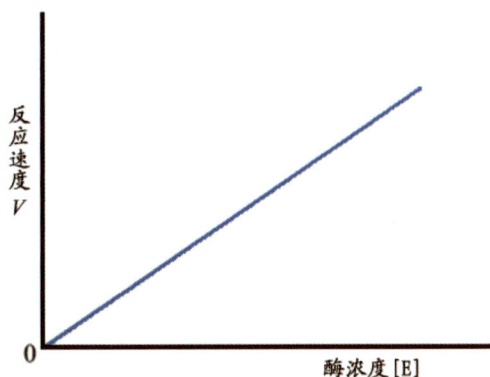

图4-11　酶浓度对酶促反应速度的影响

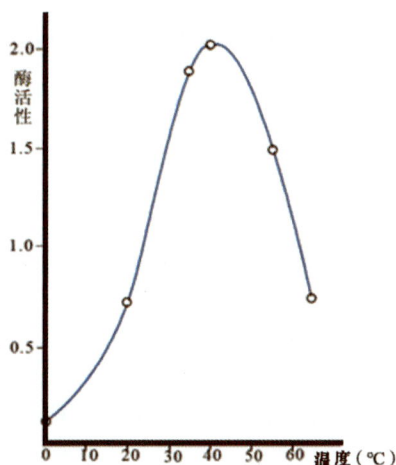

图4-12　温度对酶促反应速度的影响

（三）温度对酶促反应速度的影响

温度对酶促反应速度具有双重影响。在较低的温度范围内，酶促反应速度随温度的升高而增大，但超过一定温度后，酶蛋白开始变性，酶促反应速度反而下降。一般情况下，温度升高到 60℃以上，大多数酶开始变性；80℃时，多数酶甚至完全失去活性，变性已不可逆转。酶促反应速度达到最大时的温度称为酶的最适温度（图 4-12）。

临床上采用的低温麻醉以及脑出血患者头部戴冰帽、冰袋，就是通过降低体温，从而降低酶的活性，减慢组织细胞代谢的速度，以提高机体特别是脑细胞对氧和营养物质缺乏的耐受力。

（四）pH 对酶促反应速度的影响

环境 pH 的改变对酶的催化作用影响很大。酶促反应速度达到最大时的 pH 称酶的最适 pH。偏离酶的最适 pH，会影响酶与底物的电离状态以及酶与底物的构象，使酶与底物的结合能力下降，从而影响酶促反应速度。不同酶的最适 pH 各不相同（图 4-13），但生物体内绝大多数酶的最适 pH 趋于中性，少数酶的最适 pH 可偏酸或偏碱（如胃蛋白酶的最适 pH 为 1.8，肝精氨酸酶的最适 pH 为 9.8）。

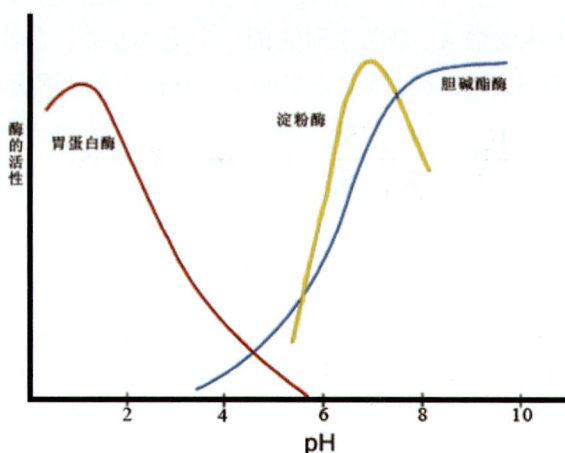

图4-13　pH对酶促反应速度的影响

（五）激活剂对酶促反应速度的影响

使酶由无活性变为有活性或使酶活性增加的物质称为酶的激活剂（activator）。激活剂多为金属离子，如 K^+、Mg^{2+}、Mn^{2+} 等，少数为阴离子，如 Cl^- 等，有机化合物也可作为激活剂，如胆汁酸盐等。

（六）抑制剂对酶促反应速度的影响

凡使酶的活性下降而不引起酶蛋白变性的物质称为酶的抑制剂（inhibitor）。抑制剂可与酶的必需基团相结合，从而抑制酶的活性。除去抑制剂后，酶的活性可以恢复。根据抑制剂与酶结合紧密程度的不同，酶的抑制作用分为可逆性抑制与不可逆性抑制两类。

思考题

1. 论述蛋白质的结构、理化性质与蛋白质的生物合成。
2. 简述核酸的分类及功能。
3. DNA 双螺旋结构的主要内容。
4. DNA 的半保留复制及复制过程。
5. RNA 的生物合成及修饰。
6. 试述酶的化学组成及酶的分类。
7. 什么是酶的活性中心？

生物体在生长与发育的过程中不仅与环境不断进行物质和能量交换，还存在着一系列的复杂化学反应，在生物学上叫作新陈代谢或物质代谢，所有生物都要从外部获得能量来驱动这些化学反应的发生。人和动物从外界环境中所摄取的三大类营养物质是糖类、脂肪、蛋白质。这些物质的代谢包括同化作用（合成代谢）和异化作用（分解代谢）两个不同方向的代谢变化。

第一节　糖代谢

机体中糖的主要来源是食物中的糖分。糖在人体内主要以葡萄糖及糖原的形式存在，二者均能在体内氧化提供能量。葡萄糖是糖在血液中的运输形式；糖原是葡萄糖的多聚体包括肝糖原、肌糖原和肾糖原等，是糖在体内的储存形式。

一、糖的生理功能

糖的主要生理功能是为机体的活动提供能量，人体每日所需的能量大约60％是由糖氧化过程供给的。1g葡萄糖在体内完全氧化成 CO_2 和 H_2O 的过程中，可同时释放 16.7kJ 的能量。其次，糖是机体内组织结构的重要成分，如糖与蛋白质结合形成的糖蛋白或蛋白聚糖是构成结缔组织的成分之一；与脂类结合形成的糖脂参与神经组织和细胞膜的构成；核糖、脱氧核糖则分别是 RNA 和 DNA 的组成成分。另外，糖还参与构成体内某些具有重要生理功能的物质，如某些激素、酶、免疫球蛋白、血浆蛋白等都以糖作为必需成分。

二、糖的分解代谢

机体内糖代谢的主要途径有葡萄糖的无氧氧化、有氧氧化、磷酸戊糖途径、糖醛酸途径、多元醇途径、糖原合成与糖原分解、糖异生以及其他己糖代谢等。

（一）糖的无氧氧化

糖的无氧氧化是指机体在缺氧或无氧条件下，葡萄糖在细胞质中逐步分解生成乳酸并产生少量能量的过程。该过程与酵母菌使糖生醇发酵的机制相似，故又称糖酵解。糖无氧氧化过程在全身各组织细胞内均可进行，在红细胞和肌肉组织中尤为活跃。

1. 糖无氧氧化的反应过程　糖无氧氧化的反应过程可分为两个阶段：第一阶段是葡萄糖（或糖原）分解生成丙酮酸，称糖酵解途径；第二阶段是丙酮酸还原生成乳酸（图 5-1）。具体过程如下：①葡萄糖磷酸化生成 6- 磷酸葡萄糖。此反应不可逆，消耗 ATP，己糖激酶是反应过程的关键酶。②6-磷酸葡萄糖经过磷酸己糖异构酶的异构作用，生成6-磷酸果糖。③6-磷酸果糖经过磷酸果糖激酶的磷酸化作用，生成1,6-二磷酸果糖。此反应不可逆，消耗 ATP。磷酸果糖激酶是其中的关键酶。④1,6-二磷酸果糖在醛缩酶的裂解作用下，生成2分子的磷酸丙糖即磷酸二羟丙酮和3-磷酸甘油醛。二者为同分异构体，并且在异构酶的催化下可以互相转变。⑤3-磷酸甘油醛氧化生成1,3-二磷酸甘油酸，这是糖酵解中唯一的氧化反应。是在3-磷酸甘油醛脱氢酶的催化下完成的。⑥1,3-二磷酸甘油酸的高能磷酸键在磷酸甘油酸激酶催化下，能量转移给 ADP 生成 ATP，而自身转变为3-磷酸甘油酸。⑦3-磷酸甘油酸在磷酸甘油酸变位酶作用下转变为2-磷酸甘油酸。⑧2-磷酸甘油酸经烯醇化酶催化进行脱水的同时，分子内部的能量重新分配，生成含有高能磷酸键的磷酸烯醇式丙酮酸。⑨在丙酮酸激酶催化下，磷酸烯醇式丙酮酸上的高能磷酸键的能量转移给 ADP 生成 ATP，自身则生成丙酮酸。此反应不可逆，丙酮酸激酶是其中的关键酶。⑩丙酮酸还原生成乳酸　机体缺氧时，在乳酸脱氢酶（LDH）的催化作用下，由3-磷酸甘油醛脱氢反应生成的还原型烟酰胺腺嘌呤二核苷酸（$NADH+H^+$）作为供氢体，将丙酮酸还原生成乳酸。此过程中 $NADH+H^+$ 重新转变成 NAD^+，糖酵解才能继续进行。

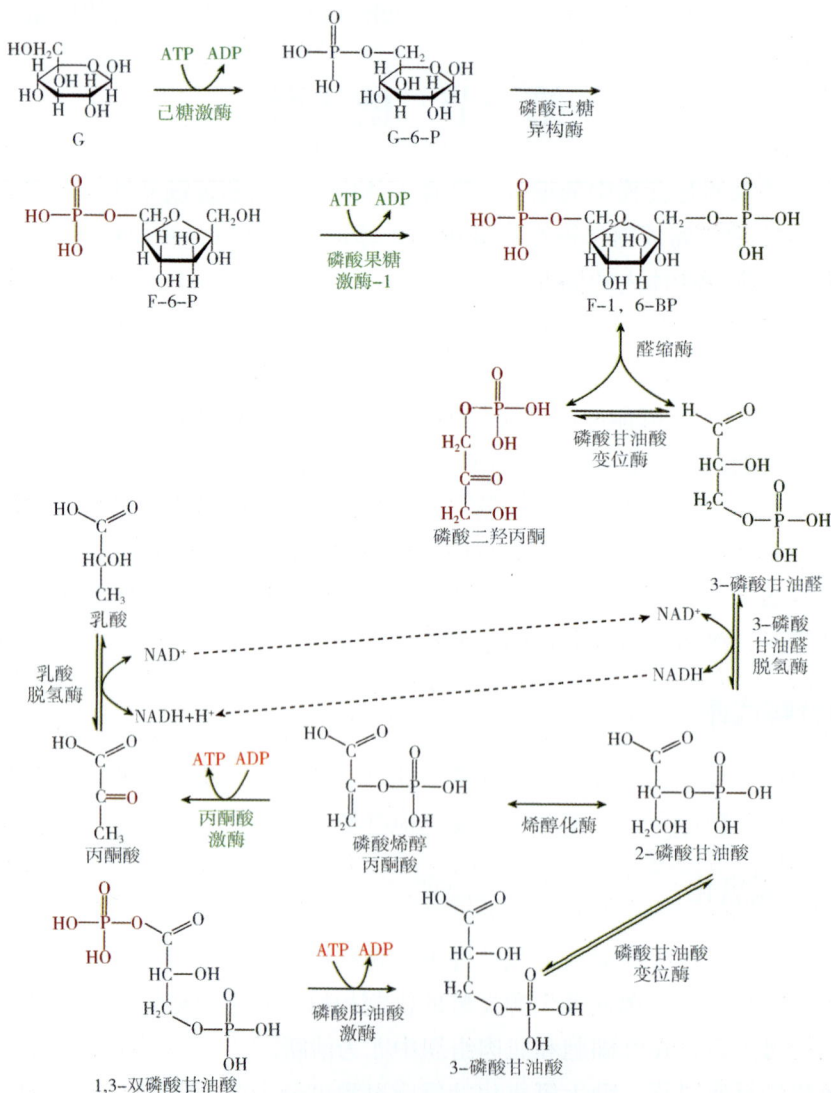

图5-1　糖无氧氧化全过程

整个糖无氧氧化过程包含的10步酶促反应中（图5-1），有3步是不可逆的，催化这3步反应的酶——己糖激酶、磷酸果糖激酶 –1、丙酮酸激酶成为整个糖无氧氧化过程的关键酶，所以调节这三个酶的活性可以直接影响糖无氧氧化的速度。

2. 糖无氧氧化的生理意义 经过糖无氧氧化，1 分子葡萄糖可以净生成 2 分子 ATP；若从糖原开始计算，每分子葡萄糖单位可通过糖无氧氧化生成 3 分子 ATP。糖无氧氧化虽然产生的能量不多，但其特殊生理意义不可替代。

（1）可以迅速提供能量 对肌肉组织尤其重要，新鲜肌肉组织中的 ATP 含量甚微，葡萄糖进行有氧氧化所需的时间比糖无氧氧化长得多，而通过糖无氧氧化则可使肌肉迅速获得所需 ATP。

（2）是缺氧条件下的主要供能方式 而在供氧不足时，长时间依靠糖无氧氧化供能可导致乳酸堆积，引起乳酸酸中毒。

（3）供氧充足时是少数组织的正常生理能量来源 如视网膜、肾髓质、皮肤、睾丸等。而成熟红细胞由于没有线粒体，完全依靠糖无氧氧化供能。

（二）糖的有氧氧化

糖的有氧氧化是指葡萄糖或糖原在有氧条件下，彻底氧化分解生成 CO_2 和 H_2O 的过程。机体的绝大多数组织细胞均能进行糖的有氧氧化反应。

1. 有氧氧化的反应过程 糖的有氧氧化过程分为三个阶段：第一阶段是葡萄糖或糖原在胞质中以糖酵解途径分解生成丙酮酸；第二阶段是丙酮酸进入线粒体内氧化脱羧生成乙酰 CoA；第三阶段是乙酰 CoA 经三羧酸循环过程被彻底氧化生成 CO_2、H_2O 和 ATP。

（1）丙酮酸的生成过程 与糖酵解途径相同但其反应中生成的 $NADH^+$ 不参与丙酮酸还原为乳酸的反应，而是经呼吸链氧化生成 H_2O，并同时释放出能量。

（2）乙酰 CoA 的生成过程 在胞质中生成的丙酮酸进入线粒体，然后在丙酮酸脱氢酶复合体的催化下，进行脱氢（氧化）和脱羧（脱去 CO_2），并与辅酶 A（HSCoA）结合生成乙酰 CoA。整个反应是不可逆的。

（3）三羧酸循环过程 循环反应以乙酰 CoA 与草酰乙酸缩合生成含有三个羧基的柠檬酸开始，经过一系列代谢反应，草酰乙酸又重新生成，故称三羧酸循环或柠檬酸循环（图 5-2），过程如下。①柠檬酸的生成：乙酰 CoA 与草酰乙酸在柠檬酸合酶催化下缩合生成柠檬酸。此反应不可逆，其中柠檬酸合酶是关键酶。②在顺乌头酸酶的催化下，柠檬酸先脱水（$-H_2O$）生成顺乌头酸，再加水（$+H_2O$）异构成异柠檬酸。③在异柠檬酸脱氢酶催化下，异柠檬酸先脱氢再脱羧生成 α–酮戊二酸。此反应不可逆，其中异柠檬酸脱氢酶是关键酶。④ α–酮戊二酸氧化脱羧生成琥珀酰 CoA，此反应在 α–酮戊二酸脱氢酶复合体（关键酶）催化下完成。此反应不可逆。⑤琥珀酰 CoA 转变生成琥珀酸：琥珀酰 CoA 被琥珀酸硫激酶催化，将高能键转移给 GDP 生成 GTP，自身转变生成琥珀酸。⑥在琥珀酸脱氢酶催化下，琥珀酸脱氢生成延胡索酸。⑦在延胡索酸酶催化下，延胡索酸加 H_2O 生成苹果酸。⑧在苹果酸脱氢酶作用下，苹果酸脱氢，草酰乙酸重新生成。至此完成一次循环。

三羧酸循环是乙酰 CoA 彻底氧化的过程。循环中 1 分子乙酰 CoA 经过两次脱羧，生成 2 分子 CO_2，这成为体内 CO_2 的主要来源；四次脱氢，生成 3 分子的 $NADH+H^+$ 以及 1 分子的还原型黄素腺嘌呤二核苷酸（$FADH_2$），而每分子 $NADH+H^+$ 经氧化过程可产生 2.5 分子 ATP，每分子 $FADH_2$ 经氧化又可产生 1.5 分子 ATP；一次底物水平磷酸化又可以生成 1 分子 ATP。所以，1 分子乙酰 CoA 经过三羧酸循环过程彻底氧化，共可生成 10 分子 ATP。

三羧酸循环过程中有三个关键酶：柠檬酸合酶、异柠檬酸脱氢酶、α – 酮戊二酸脱氢酶复合体（图 5-2）。它们所催化的反应在生理条件下是不可逆的，所以整个循环是不可逆的。

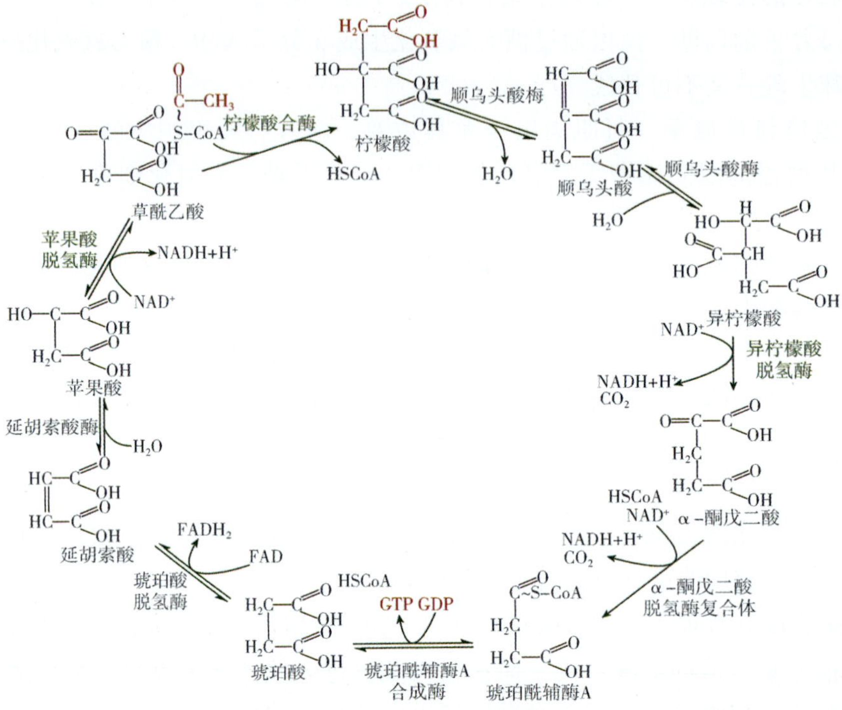

图5-2　三羧酸循环过程

2. 糖有氧氧化的生理意义　①1 分子葡萄糖经有氧氧化过程生成 CO_2 和 H_2O 的同时，能净生成 30 或 32 分子 ATP，成为机体供能的主要方式。②三羧酸循环是体内糖、脂肪、蛋白质彻底氧化的共同途径。糖、脂肪、蛋白质在经过代谢后都能生成乙酰 CoA，后者进入三羧酸循环发生彻底氧化，最终产物都是 CO_2、H_2O 和 ATP。③三羧酸循环是糖、脂肪、蛋白质代谢之间联系的枢纽。如糖代谢的中间产物 α – 酮戊二酸、丙酮酸及草酰乙酸，通过发生氨基化能生成谷氨酸、丙氨酸、天冬氨酸；糖代谢的中间产物乙酰 CoA 是合成脂肪酸的原料；而脂肪代谢的中间产物甘油可异生为糖，脂肪酸的氧化产物乙酰 CoA 则可进入三羧酸循环中再进行氧化；氨基酸代谢的产物 α – 酮酸也可异生为糖等。

（三）磷酸戊糖途径

此途径由 6- 磷酸葡萄糖开始，因在代谢过程中有磷酸戊糖的产生，所以称磷酸戊糖途径。主要发生在肝脏、脂肪组织、哺乳期的乳腺、肾上腺皮质、性腺、骨髓和红细胞等部位。

1. 反应过程　磷酸戊糖途径在胞质中进行。全过程可分为两个阶段：第一阶段是氧化反应阶段，生成磷酸戊糖；第二阶段是基团转移反应（图 5-3）。

（1）磷酸戊糖的生成　6- 磷酸葡萄糖经过两次脱氢反应生成 2 分子的 $NADPH+H^+$，一次脱羧反应生成 1 分子 CO_2，自身则转变成 5- 磷酸核糖。6- 磷酸葡萄糖脱氢酶是此途径的关键酶。

（2）基团转移反应　第一阶段生成的 5- 磷酸核糖，是合成核苷酸的原料，部分的 5- 磷酸核糖通过一系列基团转移反应，转变成 6- 磷酸果糖和 3- 磷酸甘油醛。后两者可转变为 6- 磷酸葡萄糖继续进行磷酸戊糖途径，也可以进入糖的有氧氧化或糖酵解过程继续进行氧化分解。

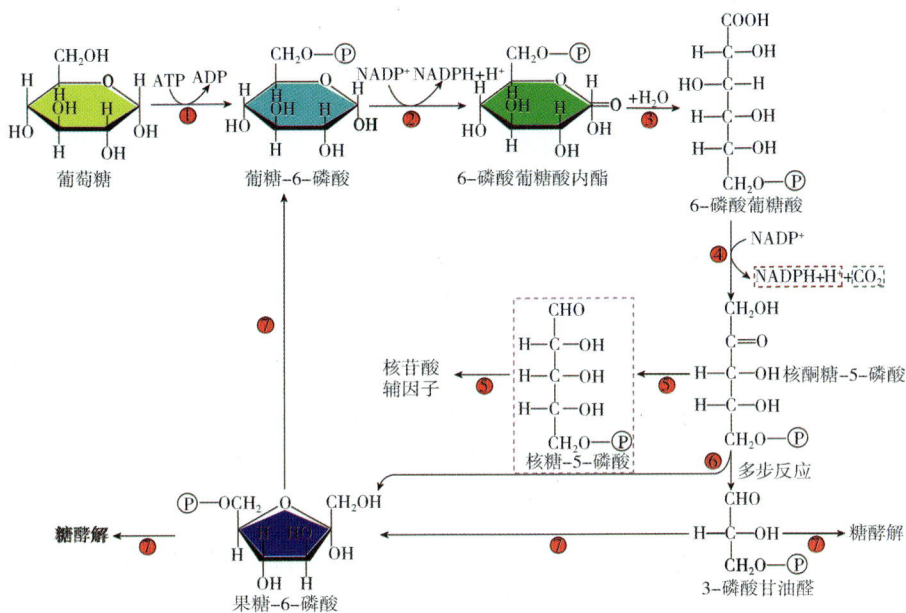

图5-3 磷酸戊糖途径

2. 磷酸戊糖途径的生理意义 ①提供 5- 磷酸核糖。此途径是葡萄糖在体内能够生成 5- 磷酸核糖的唯一途径。5- 磷酸核糖是合成核苷酸的原料，而核苷酸是核酸的基本组成单位。②提供 $NADPH+H^+$。与 NADH 不同，它携带的氢不是通过参与呼吸链氧化磷酸化过程生成 ATP，而是作为供氢体参与许多代谢反应，发挥不同的作用。③作为供氢体参与脂肪酸、胆固醇及类固醇激素的生物合成。④ NADPH 作为谷胱甘肽还原酶的辅酶，对维持正常人体内的还原型谷胱甘肽（GSH）的含量有很重要的意义。⑤参与肝脏的生物转化作用，与激素、药物、毒物等的生物转化有关。

三、糖原代谢

糖原是一种以葡萄糖为基本单位聚合而成的带分支的大分子多糖。分子中葡萄糖主要以 α-1,4- 糖苷键相连形成直链，其中直链分支处以 α-1,6- 糖苷键相连。体内大多数组织中都含有糖原，其中以肝脏和肌肉含量最高。

（一）糖原的合成

由单糖（葡萄糖、果糖、半乳糖等）为原料合成糖原的过程称糖原合成。该反应主要在肝脏、肌肉细胞的胞质中进行，需要消耗 ATP 和 UTP。糖原合成活动是机体储存葡萄糖的方式，也是储存能量的一种重要方式，同时对维持机体血糖浓度的恒定有重要意义。

（二）糖原的分解

由肝糖原分解为葡萄糖的过程，称糖原分解。肌糖原不能直接分解为葡萄糖，必须先分解生成乳酸，再经糖异生途径将乳酸转变为葡萄糖。

肝糖原分解提供的葡萄糖，既能维持在不进食期间血糖浓度的恒定，又可持续满足对脑组织等的能量供应；而肌糖原分解则可以为肌肉自身的收缩活动提供能量。

四、糖异生作用

由非糖物质转变为葡萄糖或糖原的过程称糖异生作用。非糖物质主要有乳酸、丙酮酸、生糖氨基酸和甘油等。糖异生的主要器官是肝脏,长期饥饿时,肾脏糖异生作用会加强,保证了机体的血糖水平处于正常水平。

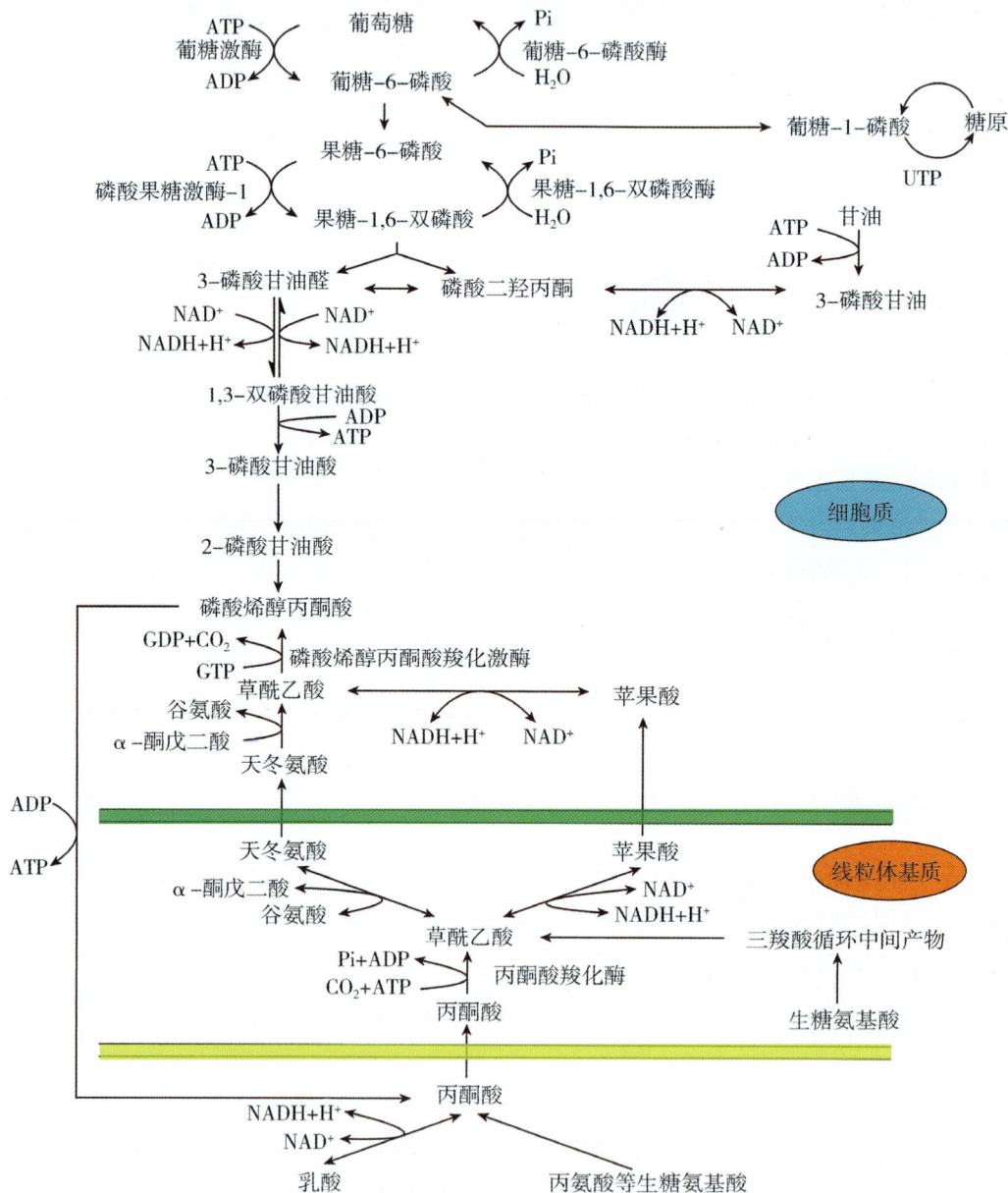

图5-4 糖异生途径

(一)糖异生途径

由丙酮酸生成葡萄糖的反应过程称糖异生途径。糖异生途径基本上是糖酵解途径的逆过程(图 5-4),但是糖酵解途径中有三步反应是不可逆的(简称能障),所以糖异生途径必须过另外一些酶的催化作用,才能绕过能障逆行生成葡萄糖或糖原。

（二）糖异生作用的生理意义

1. 维持空腹和饥饿状态下血糖的相对恒定　机体储备糖原能力有限，在饥饿时，肝糖原分解葡萄糖供给仅能短时间维持血糖浓度的正常水平。

2. 有利于乳酸的利用　在剧烈运动时，肌组织经糖酵解生成的大量乳酸可在肝脏内经糖异生作用合成葡萄糖；糖异生对于回收乳酸中的能量，更新肌糖原，防止乳酸酸中毒等生理过程均有重要作用。

3. 有利于维持机体酸碱平衡　在长期饥饿的情况下，肾脏的糖异生作用加强，可促进肾小管细胞的泌氨作用，NH_3 与原尿中 H^+ 结合成 NH_4^+，随尿排出体外；有利于维持酸碱平衡，防止酸中毒。

第二节　脂类代谢

脂类包括脂肪和类脂，一般不溶于水而溶于脂溶性溶剂。脂肪是由甘油和脂肪酸组成的甘油三酯（TG），主要生理功能是贮能供能。甘油三酯主要储存于脂肪组织中，占体重的 10%～20%，女性含量稍多，成年人较老年人多。脂肪含量可受机体的营养状况、运动强度、健康状况等影响而发生变化，称可变脂。类脂主要包括磷脂（PL）、糖脂（GL）、胆固醇（Ch）及胆固醇酯（CE），约占体重的 5%，其含量不受营养状况和机体活动的影响，又称固定脂或基本脂。类脂主要存在于细胞的各种膜性结构中。

一、脂类的主要生理功能

1. 储能与供能　人体活动所需要的能量 20%～30% 由甘油三酯所提供。体内甘油三酯的储存几乎不结合水，所占体积小，因此甘油三酯是体内能量最有效的储存形式。

2. 维持正常生物膜的结构与功能　类脂，特别是磷脂和胆固醇，参与构成人体的所有生物膜如细胞膜、线粒体膜、核膜及内质网膜等。

3. 保护内脏及防止体温散失　内脏周围包围的脂肪组织具有软垫作用，对内脏有保护作用。皮下脂肪不易导热，可阻止热量散失而保持体温。

4. 转变成多种重要的生理活性物质　脂类在体内可转变成多种重要的生理活性物质，如花生四烯酸可转变成前列腺素、白三烯及血栓素等；而胆固醇在体内可转变成胆汁酸、维生素 D_3、性激素等。

5. 必需脂肪酸的来源　在脂类中特别是磷脂分子中，含有较多的不饱和脂肪酸。多数不饱和脂肪酸在体内能够合成，但亚油酸、亚麻酸和花生四烯酸则不能在体内合成，必须从植物油中摄取，这类脂肪酸称人体必需脂肪酸。

二、甘油三酯代谢

（一）甘油三酯的分解代谢

1. 脂肪动员　甘油三酯在脂肪酶的催化作用下逐步水解为游离脂肪酸和甘油，并释放入血，向其他组织细胞提供能量氧化利用的过程称脂肪动员。当机体处于兴奋、饥饿时，肾上腺素分泌增加，甘油三酯的分解随之增加，满足此时机体对能量的急需。

2. 脂肪酸的 β–氧化　脂肪酸是人体重要的能源物质，在氧供给充足的条件下，脂肪酸在体内可彻底氧化分解产生 CO_2 和 H_2O，并同时释放大量的能量。除成熟红细胞和脑组织外，几乎所有的组织都能够氧化利用脂肪酸，但以肝和肌肉组织最为活跃。脂肪酸氧化过程可大致分为脂肪酸的活化、脂酰 CoA 进入线粒体、β–氧化过程及乙酰 CoA 的彻底氧化等四个阶段（图 5-5）。

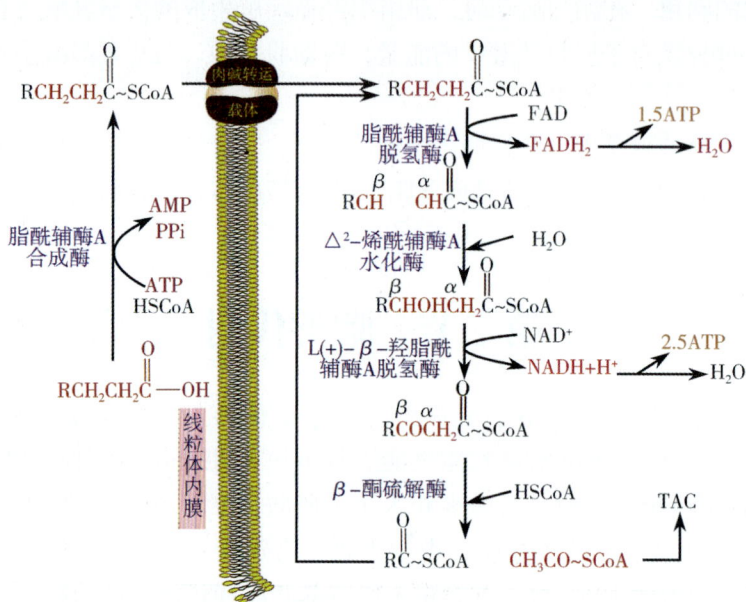

图5-5　脂肪酸的β-氧化反应过程

3. 酮体的生成与利用　在心肌和骨骼肌等组织中，脂肪酸经 β–氧化生成的乙酰 CoA 能够彻底氧化成 CO_2 和 H_2O，而在肝细胞 β–氧化生成的乙酰 CoA 则大部分缩合生成乙酰乙酸、β–羟丁酸和丙酮，三者统称酮体。肝外组织，特别是心肌、骨骼肌、脑和肾等组织是利用酮体最主要的组织器官。在这些组织中，酮体能够被彻底氧化成 CO_2 和 H_2O，同时产生能量。

正常人血中酮体含量很少，仅 0.03 ～ 0.05 mmol/L；而在饥饿、低糖高脂膳食及糖尿病时，由于机体不能很好地利用葡萄糖氧化供能，导致脂肪动员增强，脂肪酸 β–氧化过程增加，酮体生成过多。当肝内酮体的生成量超过肝外组织的利用能力时，可使血中酮体升高，称酮血症；而如果尿中出现酮体则称酮尿症。由于 β–羟丁酸、乙酰乙酸都是一些酸性较强的物质，在血中浓度过高时，可导致血液 pH 下降，引起酮症酸中毒。

4. 甘油的代谢　脂肪动员产生的甘油扩散入血，随血液循环运往肝、肾等组织被摄取及利用。甘油在细胞内经甘油激酶催化，消耗 ATP 生成 α–磷酸甘油。α–磷酸甘油在 α–磷酸甘油脱氢酶催化下转变为磷酸二羟丙酮，而磷酸二羟丙酮是糖酵解途径的中间产物，可沿糖酵解途径继续氧化分解并释放能量，也可沿糖异生途径转变为糖原或葡萄糖。因此，甘油是糖异生的原料之一。

（二）甘油三酯的合成代谢

体内几乎所有的组织都可以合成甘油三酯，肝脏和脂肪组织是合成甘油三酯的主要场所。在上述组织内，以脂肪酰 CoA 和 α–磷酸甘油为原料合成甘油三酯。

1. 脂肪酸的生物合成　脂肪酸的合成在肝、肾、脑、乳腺及脂肪等组织的细胞质内进行，肝脏是合成脂肪酸的主要场所。脂肪酸合成的原料主要是乙酰 CoA，同时还需要 $NADPH+H^+$ 供氢和 ATP 供能。但线粒体内生成的乙酰 CoA 必须进入胞质才能用于脂肪酸的合成。

具体合成过程包括：①丙二酸单酰 CoA 的合成。脂肪酸合成时，除了 1 分子乙酰 CoA 直接参与合成反应外，其余的乙酰 CoA 均需先羧化生成丙二酸单酰 CoA，才能参与脂肪酸的生物合成。②软脂酸的合成。1 分子乙酰 CoA 和 7 分子丙二酸单酰 CoA 在脂肪酸合酶系的催化下，由 NADPH+H$^+$ 提供氢合成软脂酸。软脂酸的合成过程是一个连续的酶促反应。组成人体的脂肪酸的碳链长短不一，而脂肪酸合酶系催化的反应只能合成软脂酸，或者说在胞质中只能合成软脂酸。碳链的进一步延长或缩短必须在线粒体或内质网中由特殊酶体系催化完成。

2. α–磷酸甘油的来源　体内 α–磷酸甘油的来源有两条途径：①主要途径是由糖酵解产生的磷酸二羟丙酮还原生成。②次要途径是由甘油在甘油激酶的催化下，消耗 ATP 生成 α–磷酸甘油。

3. 甘油三酯的合成　以 α–磷酸甘油和脂肪酰 CoA 为原料合成甘油三酯。肝细胞和脂肪细胞的内质网是合成甘油三酯的主要部位，其次是肺和骨髓细胞的内质网。小肠黏膜细胞在吸收脂类后也可以合成大量的甘油三酯。

三、胆固醇代谢

胆固醇是体内的重要脂类物质之一，是最早从动物胆石中分离出来的具有羟基的固体醇类化合物，故称胆固醇。正常成年人体内胆固醇总重约为 140g。胆固醇广泛分布于体内各组织，但分布不均一，大约 1/4 分布于脑及神经组织内，肌肉组织中的含量则较低。

胆固醇是生物膜的重要组成成分，在维持膜的流动性和正常功能中起重要作用。成人除脑组织及成熟红细胞外，几乎全身各组织均可合成胆固醇，每天的合成量约为 1.5g。其中肝脏是体内合成胆固醇最主要的场所，占总合成量的 3/4。每合成 1 分子胆固醇需要 18 分子乙酰 CoA，36 分子 ATP 及 16 分子 NADPH+H$^+$。合成过程比较复杂，有接近 30 步酶促反应。

胆固醇在体内既不能被彻底氧化成 CO_2 和 H_2O，也不能作为能源物质提供能量，其在体内的主要代谢去路是在体内能转变为胆汁酸，还可以转变为维生素 D$_3$、类固醇激素、类固醇等。

第三节　核苷酸代谢

在生物体内，核酸在核酸酶作用下水解为核苷酸，此过程也称核酸的降解。体内核苷酸的来源主要包括体内核酸的水解及自身的合成，少量来自对食物中核酸的消化吸收。食物中核酸的消化和体内核酸的水解都是在核酸酶、核苷酸酶和核苷酶等水解酶的作用下完成的，最终水解成为磷酸、含氮碱和戊糖。

一、嘌呤核苷酸的合成与分解代谢

体内核苷酸的合成有两种途径：①利用磷酸核糖、氨基酸、一碳单位等简单物质，经一系列酶促反应合成核苷酸的途径称从头合成途径。②利用体内现存的游离碱基或核苷作为前体，经简捷的反应合成核苷酸的途径称补救合成途径。

1. 嘌呤核苷酸的从头合成　① 5–磷酸核糖 –1–焦磷酸（PRPP）的生成；②在谷氨酰胺、甘氨酸、一碳单位、二氧化碳及天冬氨酸的逐步参与下合成次黄嘌呤核苷酸（IMP）；③ IMP 转变为腺苷酸（AMP）和鸟苷酸（GMP）；④体内嘌呤核苷酸的互变即体内 IMP 可以转变成 AMP 和 GMP，同样 AMP 和 GMP 也可转变成 IMP。

2. 嘌呤核苷酸的补救合成 嘌呤核苷酸的补救合成有两种方式：①由嘌呤与 PRPP 经磷酸核糖转移酶作用生成核苷酸；②由腺嘌呤核苷经腺苷激酶作用生成 AMP。

嘌呤核苷酸的补救合成的生物学意义：①嘌呤核苷酸的补救合成节省了从头合成所需的能量及氨基酸等原料；②在脑、骨髓等组织中，由于缺乏从头合成的有关酶，不能从头合成嘌呤核苷酸，必须进行嘌呤核苷酸的补救合成。

3. 嘌呤核苷酸的分解及相关疾病 嘌呤核苷酸在人体内氧化分解为 H_2O、CO_2、磷酸及尿酸等代谢废物，其中尿酸是嘌呤碱的代谢终产物，通过肾排出体外。成人血清中尿酸正常值为 $0.12 \sim 0.36$mmol/L，当超过 0.64mmol/L 时，尿酸会形成尿酸盐的结晶，沉积在关节、软组织及肾等处，引起疼痛症状，临床上称痛风。痛风是嘌呤代谢紊乱或尿酸排泄减少引起的一种临床综合征。

二、嘧啶核苷酸的合成与分解代谢

1. 嘧啶核苷酸的从头合成 CO_2、谷氨酰胺、天冬氨酸和 5'- 磷酸核糖是嘧啶核苷酸从头合成的原料。嘧啶核苷酸的从头合成，首先是尿嘧啶核苷酸（UMP）合成，再转变成其他嘧啶核苷酸。嘧啶核苷酸的合成过程与嘌呤核苷酸的合成过程不同，它是先形成嘧啶环，然后与磷酸核糖（由 PRPP 提供）结合生成尿苷酸（UMP）。嘧啶核苷酸的互变体内 UMP 在催化下可转变成其他嘧啶核苷酸。

2. 嘧啶核苷酸的补救合成 嘧啶核苷酸的补救合成过程与嘌呤核苷酸相似，主要通过嘧啶核苷酸激酶和磷酸核糖转移酶的作用，将嘧啶碱基和嘧啶核苷转变成相应的核苷酸。

3. 嘧啶核苷酸的分解代谢 嘧啶核苷酸首先水解为嘧啶碱、戊糖和磷酸，嘧啶碱在体内分解生成为丙氨酸、β - 氨基异丁酸，进一步分解成为 NH_3、CO_2 和 H_2O。

体内 β - 氨基异丁酸可直接随尿排出。故摄入含丰富 DNA 食物的人、放疗和化疗的癌症患者尿中 β - 氨基异丁酸排出量明显增多。

三、核苷酸的抗代谢物

核苷酸的抗代谢物是一些核苷酸合成代谢的底物或辅酶（如碱基、氨基酸、核苷和叶酸）的类似物。它们主要以竞争性抑制方式干扰或阻断核苷酸合成代谢，通过影响核酸和蛋白质的合成，抑制细胞的分裂和生长。

第四节 氨基酸代谢

氨基酸在体内的正常代谢对于维持机体的正常生理功能是十分重要的，氨基酸代谢通路中任何酶的活性异常均会导致严重疾病，甚至是致死性疾病。目前已发现 100 多种先天性氨基酸代谢紊乱引起的分子疾病。体内氨基酸代谢库中的氨基酸主要有三个来源：①食物蛋白质的消化与吸收；②组织蛋白质的降解；③体内合成的非必需氨基酸。体内氨基酸主要三个去路：①合成组织蛋白质，代谢库中的 75% 氨基酸被作为原料合成新的组织蛋白质；②转变为其他含氮化合物，如嘌呤、嘧啶、肾上腺素等；③氧化分解。

一、氨基酸的脱氨基作用

氨基酸在酶的作用下脱去氨基，生成氨和 α - 酮酸的过程，称氨基酸的脱氨基作用。氨基酸可以通过多种方式脱去氨基，其中以联合脱氨基最为重要。

（一）氨基酸脱氨基的方式

氨基酸脱氨基的方式主要包括氧化脱氨基、转氨基、联合脱氨基及嘌呤核苷酸循环等。

1. 氧化脱氨基作用 是指在氨基酸氧化酶作用下，氨基酸脱氢并脱去氨基的过程。

2. 转氨基作用 氨基酸在氨基转移酶（简称转氨酶）的催化下，将氨基转移到 α-酮酸分子上，自身生成相应的 α-酮酸，原来的 α-酮酸接受氨基转变为相应氨基酸的过程称转氨基作用。转氨基作用需要转氨酶的参与，人体内转氨酶种类多，分布广，其作用以丙氨酸氨基转移酶（ALT）和天冬氨酸氨基转移酶（AST）最为重要。转氨酶为胞内酶，正常情况下，血清中的活性很低。当细胞膜通透性增高或组织损伤、细胞破裂时，转氨酶可大量释放入血，致使血清中转氨酶的含量及活性明显升高。因此，在临床上测定血清中的 ALT 或 AST 含量水平，可作为肝脏及心肌疾病诊断的指标之一。

3. 联合脱氨基作用 在转氨酶和 L-谷氨酸脱氢酶的联合作用下，使氨基酸脱去氨基的作用称联合脱氨基作用。联合脱氨基作用的反应过程是可逆的，其逆反应是体内合成非必需氨基酸的主要途径。

4. 嘌呤核苷酸循环 在肌肉细胞内存在一种特殊的联合脱氨基反应——嘌呤核苷酸循环。

（二）氨的代谢

氨基酸脱氨基产生的氨具有神经毒性，大脑对该物质尤其敏感，所以体内氨生成后，应该迅速被转化才能使血氨维持在较低水平。正常人血氨一般不超过 $60\mu mol/L$。

1. 氨的来源 机体除了氨基酸脱氨基能产生大量的氨（体内氨的主要来源）以外，还有其他途径产氨。①少量氨由胺类及嘌呤、嘧啶的分解过程产生。②肠道吸收的氨：一是肠道细菌对蛋白质或氨基酸的腐败作用产生的氨，为主要途径；二是血中的尿素扩散入肠道，在肠道细菌脲酶的作用下尿素发生水解产生氨；肠道产氨量较多，每日约 4g。③肾脏产生的氨：肾小管上皮细胞中的谷氨酰胺在谷氨酰胺酶催化下水解，生成谷氨酸和 NH_3，NH_3 扩散入血形成血氨。

2. 氨的转运 各种组织所产生的氨，在血液中主要以无毒的谷氨酰胺和丙氨酸两种形式运输。谷氨酰胺的运氨作用是体内贮存及转运氨的主要形式；而丙氨酸-葡萄糖循环使肌肉组织内产生的氨以无毒的丙氨酸形式运送到肝进行代谢的同时，又为肌肉组织提供了活动的能量。

3. 氨的代谢去路 主要有四条：①生成尿素；②以铵盐的形式由尿排出；③合成非必需氨基酸；④合成嘌呤和嘧啶等。体内氨的主要去路是在肝内合成尿素，然后由尿排出。尿素合成的过程称鸟氨酸循环。

鸟氨酸循环过程在肝细胞的线粒体和胞液中进行，可分四个阶段。①氨基甲酰磷酸的合成：在肝细胞线粒体内，1 分子 NH_3 和 2 分子 CO_2 由氨基甲酰磷酸合成酶 I（GPS-I）催化，可生成氨基甲酰磷酸。此过程为不可逆反应，消耗 2 个 ATP。②瓜氨酸的合成：在鸟氨酸氨基甲酰转移酶的催化下，氨基甲酰磷酸与鸟氨酸缩合生成瓜氨酸，该反应不可逆，在线粒体中进行。③精氨酸的合成：瓜氨酸生成后，被转运到胞质中，在精氨酸代琥珀酸合成酶的催化下，由 ATP 供能，与天冬氨酸作用生成精氨酸代琥珀酸。精氨酸代琥珀酸再经精氨酸代琥珀酸裂解酶的催化，生成精氨酸和延胡索酸。④精氨酸水解生成尿素：精氨酸在胞质中的精氨酸酶的催化下，水解为尿素与鸟氨酸。鸟氨酸再进入线粒体重复上述反应，构成鸟氨酸循环（图 5-6）。

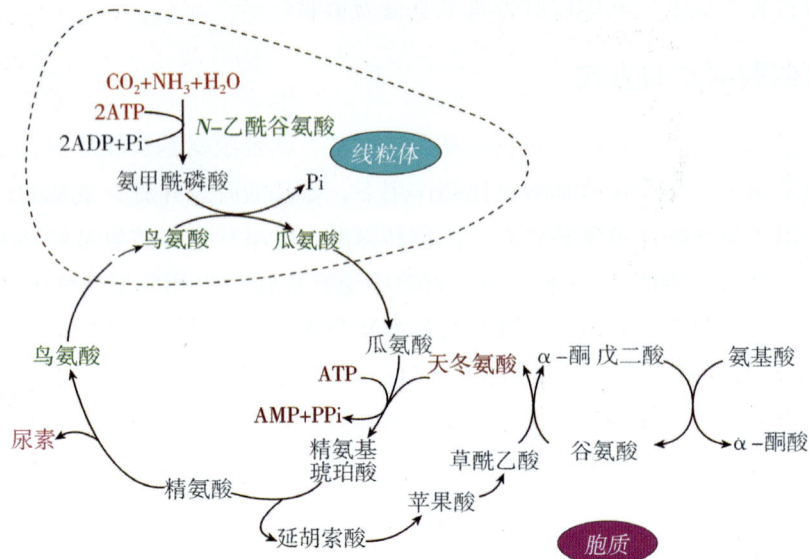

图5-6　鸟氨酸循环

4. 高血氨和氨中毒　正常情况下，血氨的来源和去路维持着动态平衡。当某种原因导致尿素的合成发生障碍，可使血氨浓度升高，称高血氨症。高血氨会导致人发生昏迷（临床上称肝性脑病）。其原因是：当氨进入脑组织，可与其中的 α-酮戊二酸结合生成谷氨酸，并进一步与谷氨酸结合生成谷氨酰胺。上述反应的发生使脑细胞中的 α-酮戊二酸量减少，导致三羧酸循环减弱，从而使脑组织中 ATP 的生成减少，脑组织能量缺乏而引起大脑功能障碍，严重时可发生昏迷。

（三）酮酸的代谢

氨基酸脱氨基生成的 α-酮酸主要有以下三条代谢途径。

1. 合成非必需氨基酸　α-酮酸经联合脱氨基的逆过程合成非必需氨基酸，是机体合成非必需氨基酸的重要途径。

2. 转变成糖及脂肪酸　有些氨基酸脱氨基作用后生成的 α-酮酸，可通过糖异生途径转变为葡萄糖或糖原，这类氨基酸称生糖氨基酸，在氨基酸中种类最多；有些氨基酸分解代谢过程中能生成乙酰辅酶 A 或乙酰乙酸，这类氨基酸则称生酮氨基酸，共有亮氨酸、赖氨酸、色氨酸、苯丙氨酸和酪氨酸 5 种；还有些氨基酸既可转变为糖，也能生成酮体，称生糖兼生酮氨基酸，如苯丙氨酸、酪氨酸、色氨酸、苏氨酸和异亮氨酸等。

3. 氧化供能　α-酮酸在体内可通过三羧酸循环彻底氧化成 CO_2 和水，同时释放出能量供机体需要。

二、氨基酸的脱羧基作用

某些氨基酸在体内可以通过脱羧基作用生成相应的胺类。正常情况下，胺在体内含量不高，但却具有重要的生理功能。

1. γ-氨基丁酸　γ-氨基丁酸（GABA）是由谷氨酸脱羧生成的，催化此反应的酶是谷氨酸脱羧酶，该酶在脑及肾组织中活性强。γ-氨基丁酸是抑制性神经递质，对中枢神经有抑制作用。

2. 组胺 组胺由组氨酸脱羧生成。肥大细胞及嗜碱性细胞在过敏反应、创伤等情况下可产生过量的组胺。组胺是一种强烈的血管扩张剂，能使毛细血管的通透性增加，造成血压下降，甚至休克；组胺还可使平滑肌收缩，引起支气管痉挛而发生哮喘；组胺还可刺激胃蛋白酶及胃酸的分泌。

3. 5- 羟色胺 5- 羟色胺（5-HT）是色氨酸的代谢产物。色氨酸通过色氨酸羟化酶的作用首先生成 5- 羟色氨酸，再经脱羧酶作用生成 5- 羟色胺。5- 羟色胺在脑中含量较高，是一种重要的神经递质，对中枢起抑制作用。

4. 牛磺酸 牛磺酸是半胱氨酸的代谢产物。牛磺酸是结合胆汁酸的组成成分。

5. 多胺 某些氨基酸经脱羧基作用可产生多胺类物质，例如鸟氨酸脱羧基生成腐胺，然后再进一步转变成精脒和精胺。精脒和精胺是调节细胞生长的重要物质，凡是生长旺盛的组织，如胚胎、再生肝组织及癌瘤组织等，其多胺含量水平均有增高。

三、一碳单位代谢

某些氨基酸在分解代谢过程中可以产生一种含有一个碳原子的有机基团，称一碳单位，如甲基（-CH₃）、亚甲基（-CH₂-）、次甲基（=CH-）、甲酰基（-CHO）及亚氨甲基（-CH-NH）等。一碳单位在体内不能单独存在，需要以四氢叶酸（FH₄）作为其载体在体内运输。

一碳单位的生理功能有：①是嘌呤和嘧啶核苷酸合成的必要原料，在核酸生物合成中有重要作用，与细胞的增殖、组织生长和机体发育等重要过程密切相关。如果人体缺乏叶酸，一碳单位将无法正常转运，核苷酸合成发生障碍。②某些氨基酸在分解代谢中产生的含有一个碳原子的基团，又可作为核苷酸合成的原料，将氨基酸代谢与核酸代谢的过程联系在一起。

第五节 生物氧化

生命活动所需要的能量主要来自体内有机物质的氧化分解。糖、脂肪、蛋白质等有机物在体内经过一系列的氧化作用，最终生成 CO_2 和 H_2O，并且释放能量的过程称为生物氧化。生物氧化发生在细胞内，是在体温、近中性 pH 和水环境中进行的，在一系列酶、辅酶和中间传递体作用下逐步完成，能量逐级释放。通常产生的能量会先储存在 ATP 中，满足机体各类生命活动的能量需求。

一、线粒体氧化体系与呼吸链

在真核细胞内，生物氧化主要在线粒体当中进行，底物分子脱氢或失去电子而被氧化。参与生物氧化过程的酶和辅酶按一定顺序排列在线粒体内膜上，构成与细胞利用氧密切相关的链式反应体系，称为呼吸链，也称为电子传递链。其中，传递氢和电子的酶或辅酶分别称为递氢体和递电子体。

（一）呼吸链的组成

线粒体内膜氧化体系含有多种呼吸链组分，主要有以下五类。

1. 烟酰胺腺嘌呤核苷酸 NAD⁺ 和 NADP⁺ 作为许多脱氢酶的辅酶，主要功能是通过烟酰胺环接受从代谢物上脱下的 2H（2H⁺+2e），发挥 H⁺ 和电子的传递作用。

2. 黄素蛋白 黄素蛋白的辅基有黄素单核苷酸（flavin mononucleotide，FMN）和 FAD 两种，其辅基中含有维生素 B_2。通过维生素 B_2 中的异咯嗪环进行可逆的加氢或脱氢反应，发挥传递氢和电子的作用。

3. 泛醌 泛醌又称辅酶 Q（coenzyme Q，CoQ），是一种黄色脂溶性醌类化合物。它的疏水作用使其能在线粒体内膜上自由扩散，是呼吸链中唯一不与蛋白质紧密结合的递氢体。

4. 铁硫蛋白 该蛋白以铁硫中心（Fe-S）为辅基，存在于线粒体内膜上，参与电子的传递。Fe-S 有多种形式，但每种形式均含有等量的铁原子和硫原子（如 Fe_2S_2、Fe_4S_4），通过铁离子化合价的升降可逆地传递电子，且每次只传递 1 个电子。

5. 细胞色素体系 细胞色素（cytochrome，Cyt）是一类以铁卟啉为辅基的蛋白质。目前发现的细胞色素的种类已超过 30 种。在呼吸链中，参与组成的细胞色素有 Cyt b、Cyt c_1、Cyt c、Cyt a 和 Cyt a_3 等至少 5 种。细胞色素依靠各辅基中的铁离子化合价的升降可逆地传递电子，且每次只传递 1 个电子。

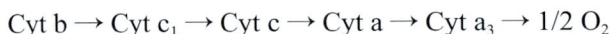

$$Cyt\ b \rightarrow Cyt\ c_1 \rightarrow Cyt\ c \rightarrow Cyt\ a \rightarrow Cyt\ a_3 \rightarrow 1/2\ O_2$$

（二）呼吸链中各组分的排列顺序

呼吸链中的各种递氢体和递电子体是有着严格的排列顺序和传递方向的。呼吸链主要由位于线粒体内膜上的 4 种蛋白质复合体构成（图 5-7），每个复合体都由酶蛋白和辅助因子（金属离子、辅酶或辅基）组成（表 5-1），分别称为复合体Ⅰ、复合体Ⅱ、复合体Ⅲ和复合体Ⅳ。其中，复合体Ⅰ、复合体Ⅲ和复合体Ⅳ完全镶嵌在线粒体内膜中，复合体Ⅱ则镶嵌在线粒体内膜基质侧。H^+ 和电子在各复合体以及游离的泛醌和细胞色素 c 两种物质共同协作下完成传递。

表 5-1 人线粒体呼吸链复合体

复合体	酶名称	辅酶或辅基	功能
复合体Ⅰ	NADH-泛醌还原酶	FMN、Fe-S	将电子从 NADH 中传递给 CoQ
复合体Ⅱ	琥珀酸-泛醌还原酶	FAD、Fe-S	将电子从琥珀酸传递给 CoQ
复合体Ⅲ	泛醌-细胞色素 c 还原酶	铁卟啉、Fe-S	将电子从 CoQ 传递给细胞色素 c
复合体Ⅳ	细胞色素 c 氧化酶	铁卟啉、Cu	将电子从细胞色素 c 逐步传递给氧

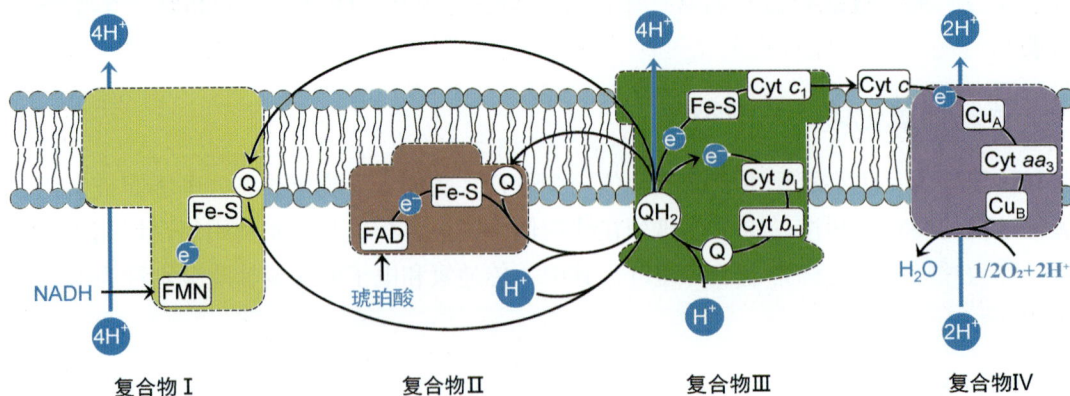

图5-7 呼吸链成分及电子传递

（三）体内两条重要的呼吸链

实验证实，呼吸链由 NADH 和琥珀酸提供氢，经由 4 个复合体及相关传递体，在线粒体内膜上形成了两条呼吸链，即 NADH 氧化呼吸链和琥珀酸氧化呼吸链（图 5-7）。

1. NADH 氧化呼吸链 底物分子脱下的 2H 交给 NAD^+ 生成 $NADH+H^+$，进入 NADH 氧化呼吸链，将 2H 最终传递给氧，结合生成水。NADH 氧化呼吸链是体内分布最广泛的一条呼吸链，通过此呼吸链每传递 2H 至氧生成一分子水，释放的能量可生成 2.5 分子 ATP。

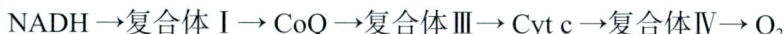

$$NADH \rightarrow 复合体 I \rightarrow CoQ \rightarrow 复合体 III \rightarrow Cyt\ c \rightarrow 复合体 IV \rightarrow O_2$$

2. 琥珀酸氧化呼吸链 也称为 FADH2 氧化呼吸链。底物分子脱下的 2H 交给辅基 FAD 生成 FADH2，进入琥珀酸氧化呼吸链而被氧化。通过此呼吸链每传递 2H 至氧生成一分子水，释放的能量可生成 1.5 分子 ATP。

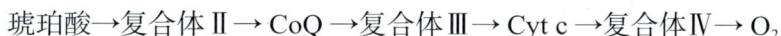

$$琥珀酸 \rightarrow 复合体 II \rightarrow CoQ \rightarrow 复合体 III \rightarrow Cyt\ c \rightarrow 复合体 IV \rightarrow O_2$$

二、生物氧化过程中能量的生成

生物氧化作用产生的能量除少部分用以维持体温外，大部分将通过磷酸化的作用转移至高能磷酸化合物 ATP 中。这种将营养物质氧化分解，通过线粒体氧化呼吸链传递电子过程中逐级释放的能量驱动 ADP 磷酸化为 ATP 的过程称为氧化磷酸化。

（一）ATP 的生成

体内 ATP 主要由 ADP 的磷酸化产生，生成方式主要有底物水平磷酸化和氧化磷酸化，其中以氧化磷酸化为主。

1. 底物水平磷酸化 代谢底物被氧化的过程中形成了某些高能化合物，再通过基团转移，将所形成的高能键直接转移给 ADP（或 NDP）生成 ATP（或 NTP）的过程称为底物水平磷酸化。生物体内常见的高能化合物有磷酸肌酸、磷酸烯醇式丙酮酸、乙酰磷酸等。底物水平磷酸化是体内生物氧化生成 ATP 的重要方式之一。

2. 氧化磷酸化 氧化磷酸化在线粒体内进行，是体内 ATP 生成的最主要方式。1961 年，英国科学家彼得·米切尔提出的化学渗透假说可以较好地阐述电子传递过程与 ATP 生成的偶联机制。该学说认为，电子经呼吸链传递时，驱动质子（H^+）从线粒体内膜的基质侧转移到胞液侧，由于 H^+ 不能自由通过线粒体内膜，将在线粒体内膜两侧形成质子电化学梯度（H^+ 浓度梯度和跨膜电位差），以此储存能量。当质子顺浓度梯度回流时驱动 ADP 与 Pi 生成 ATP。

研究氧化磷酸化最常用的方式是测算不同代谢底物进行氧化磷酸化时的 P/O 值和电化学实验。P/O 值是指氧化磷酸化时每消耗 1 摩尔氧原子所消耗无机磷原子的摩尔数。氧原子的消耗与代谢物脱下的氢的氧化有关，无机磷原子的消耗与 ATP 的生成有关，因此通过 P/O 比值可了解代谢物脱下的氢（2H）经呼吸链氧化为水，可间接测算出 ATP 生成量。实验证实，1mol 氢（2H）经 NADH 氧化呼吸链氧化可平均生成 2.5mol ATP，经琥珀酸氧化呼吸链氧化可平均生成 1.5mol ATP。

（二）细胞质 NADH 的氧化

线粒体内生成的 NADH 可直接进入呼吸链进行氧化，但细胞质中生成的 NADH 不能自由透过线粒体内膜，故线粒体外 NADH 所携带的氢必须通过某种转运机制才能进入线粒体，然后再经呼吸链进行氧化。目前已知的转运机制主要有 α-磷酸甘油穿梭和苹果酸-天冬氨酸穿梭两种。

1. α-磷酸甘油穿梭 α-磷酸甘油穿梭主要存在于脑和骨骼肌中。胞质中的 $NADH+H^+$ 在 α-磷酸甘油脱氢酶催化下，使磷酸二羟丙酮还原成 α-磷酸甘油，后者通过线粒体外膜进入膜间隙，再经位于线粒体内膜近胞质侧的 α–磷酸甘油脱氢酶（辅基为 FAD）催化下生成磷酸二羟丙酮和 $FADH_2$。磷酸二羟丙酮可穿出线粒体外膜至胞液，继续进行穿梭，而 $FADH_2$ 则进入琥珀酸氧化呼吸链（图 5-8），经磷酸化可生成 1.5 分子 ATP。

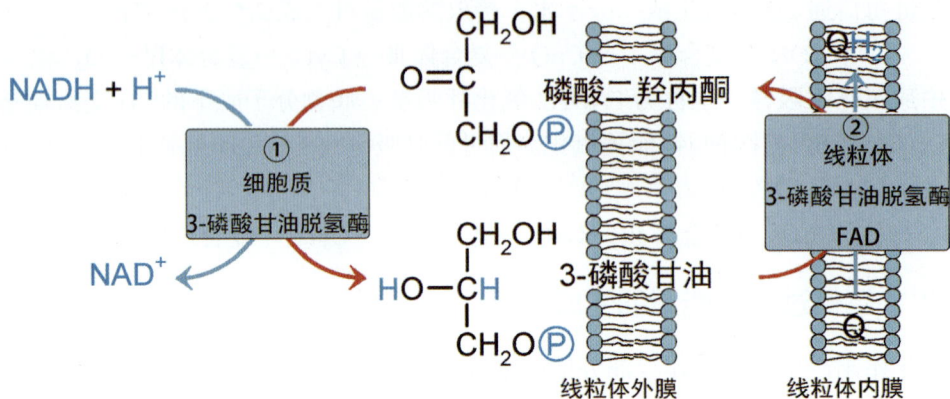

图5-8　α–磷酸甘油穿梭

2. 苹果酸 – 天冬氨酸穿梭　苹果酸–天冬氨酸穿梭主要存在于肝和心肌中。胞质中的 $NADH+H^+$ 在苹果酸脱氢酶的作用下，使草酰乙酸还原成苹果酸，后者通过线粒体内膜上的 α–酮戊二酸载体进入线粒体，又在线粒体内苹果酸脱氢酶（辅酶为 NAD^+）的作用下重新生成草酰乙酸和 $NADH+H^+$。$NADH+H^+$ 进入 NADH 氧化呼吸链，经磷酸化可生成 2.5 分子 ATP。线粒体内生成的草酰乙酸经转氨酶的作用生成天冬氨酸，后者经酸性氨基酸载体转运出线粒体，再转变成草酰乙酸，继续进行穿梭（图 5-9）。

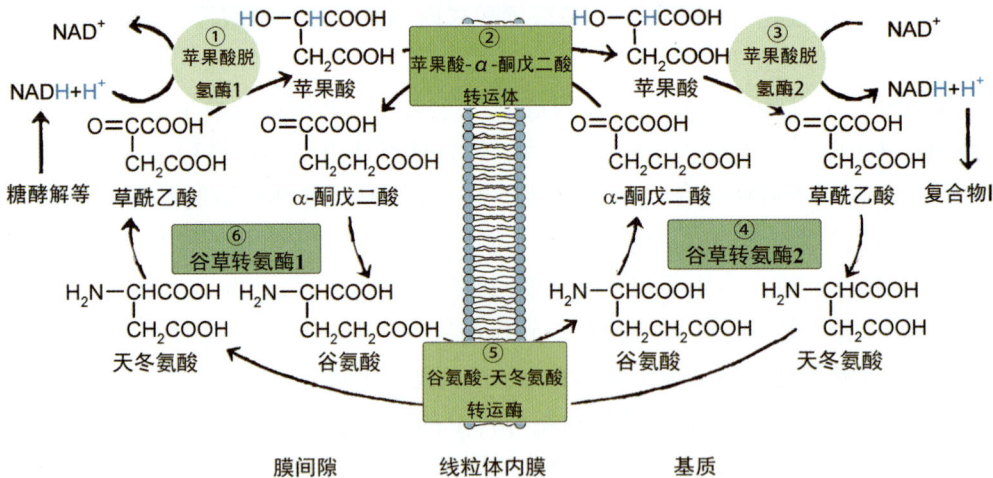

图5-9　苹果酸–天冬氨酸穿梭

除线粒体外，体内还有非线粒体氧化体系，如细胞的微粒体、过氧化物酶体、内质网等也是生物氧化的重要场所。其中存在一些不同于线粒体的氧化酶类，组成特殊的氧化体系，在氧化过程中不伴有 ADP 的偶联磷酸化，不能生成 ATP，主要参与对底物的氧化修饰、转化等生物过程；将产生超氧阴离子、羟自由基等副产物，以及参与药物、毒物的生物转化。

思考题

1. 简述三羧酸循环的生理意义及特点。
2. 比较糖有氧氧化和无氧氧化的过程及意义的不同。
3. 简述甘油三酯的代谢途径。
4. 试述核苷酸的合成与代谢。
5. 简述氨基酸的脱氨基作用及氨的代谢过程。
6. 心、肝组织损伤时，测定血清中转氨酶活性作为诊断指标的生化原因是什么。
7. 什么是呼吸链？试述呼吸链的组成成分。
8. 简述氧化磷酸化及其机制。

第六章
基因表达调控与基因工程

基因信息的传递与表达是指携带有遗传信息的 DNA 先通过转录生成 mRNA，再以 mRNA 为模板，将遗传信息传递至蛋白质，从而调控生命活动的过程。生物个体的组织、细胞拥有基本相同的遗传物质，含有维持生物体生长、发育、繁殖、代谢等所需全部遗传信息。这些遗传信息的表达具有明显的空间特异性和时间特异性。了解基因表达调控是认识生命体不可或缺的重要内容。

第一节　基因表达调控

原核生物和真核生物在细胞和基因组结构上均差异较大，基因表达方式也有所不同，但生物进化的本源赋予它们在调控机制上存在一些共同的特点。无论是原核生物还是真核生物，基因表达调控都体现在基因表达的全过程中。一般分为转录水平的调控和翻译水平的调控，其中转录水平（尤其是转录起始阶段）的基因表达调控是主要环节。

一、原核生物的基因表达调控

原核生物的基因表达与其环境适应性关系密切。由于原核生物结构简单，为使基因表达调控更经济和有效，往往多个功能相关的基因串联在一起，实现某一代谢途径上 RNA 转录的协调控制，这一组相关的基因称为操纵子。操纵子是原核生物基因表达调控的一种重要形式。下面以大肠杆菌的乳糖操纵子为例介绍原核生物的操纵子调控模型。

（一）乳糖操纵子的结构

大肠杆菌乳糖操纵子包括阻遏物基因（I）、代谢物激活蛋白（CAP）结合区、启动子区（P）、操纵区（O）、3 个结构基因（Z、Y、A）、终止子等。其中，阻遏物基因的表达产物称阻遏蛋白或阻遏物、阻遏子，结合于操纵区上，阻止 RNA 聚合酶与启动子区的结合，抑制结构基因的表达。结构基因 Z、Y、A 分别编码 β-半乳糖苷酶、β-半乳糖苷透过酶、β-半乳糖苷酶乙酰基转移酶（图 6-1）。

β-半乳糖苷酶是一种水解 β-半乳糖苷键的专一性酶，可将乳糖分解成葡萄糖和半乳糖。β-半乳糖苷透过酶的作用是使外界的 β-半乳糖苷（如乳糖）透过大肠杆菌的细胞壁和细胞膜进入细胞内。β-半乳糖苷酶乙酰基转移酶作用是把乙酰辅酶 A 上的乙酰基转移到 β-半乳糖苷上，形成乙酰半乳糖。

（二）乳糖操纵子的调控过程

乳糖操纵子（lac 操纵子）是受阻遏物基因和代谢物活化蛋白共同调控的基因表达系统。当葡萄糖存在时，CAP（cAMP 结合蛋白）不能结合于 CAP 结合区，其正向调控作用被抑制；阻遏物基因的表达产物阻遏物结合于操纵区，阻止 RNA 聚合酶与启动子的结合，发挥负向调控作用（阻遏基因的表达是弱启动子控制的永久型合成）。因此，乳糖操纵子在有葡萄糖存在的环境中是处于关闭状态的。

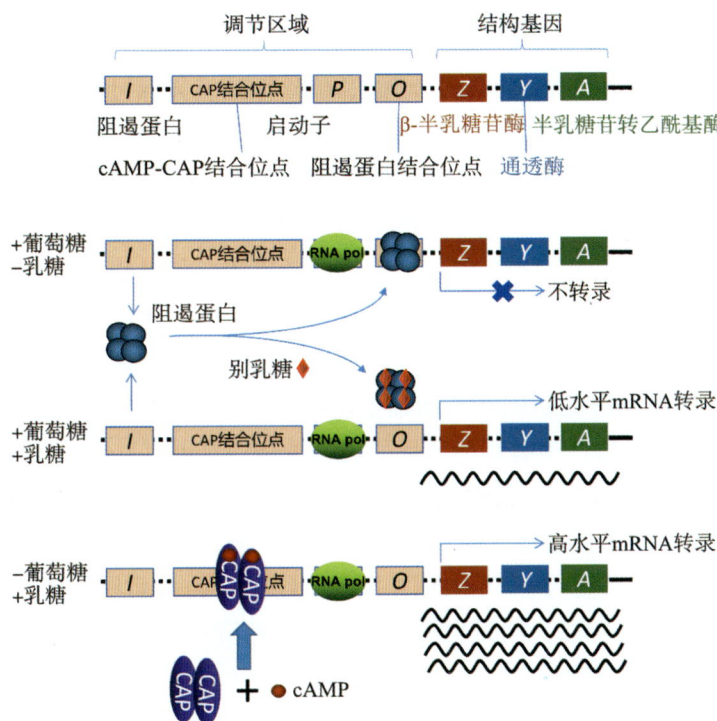

图6-1　乳糖操纵子调控机制示意图

lac 操纵子的关闭状态是相对的概念，由于阻遏物与操纵区的结合是不紧密的，即使是紧密的结合也会偶尔掉下来，这时启动子区的障碍被解除，开始有少量的 mRNA 合成，这种少量的合成被称本底水平的永久型合成。

当乳糖存在、葡萄糖不存在时，本底水平合成或表达的 β-半乳糖苷透过酶使少量的乳糖进入细胞，在少量的 β-半乳糖苷酶的作用将乳糖被分解成葡萄糖和半乳糖，或将乳糖转变成乳糖的异构体——别乳糖。别乳糖作为诱导物与阻遏物结合，使阻遏物的结构发生改变，不能结合于操纵区，负调控作用失活。同时，由于无葡萄糖的存在，细胞中 cAMP 的浓度升高，正调控作用启动，lac 操纵子的基因表达开始。β-半乳糖苷透过酶和 β-半乳糖苷酶的大量表达导致乳糖的摄入与被利用。一旦细胞外或细胞内的乳糖被消耗完，由于阻遏物的合成是不断进行的，没有足够的别乳糖去阻止阻遏物的作用，阻遏物的浓度就会超过诱导物的浓度，lac 操纵子再次处于关闭状态（图 6-1）。

二、真核生物的基因表达调控

真核生物基因组的复杂性预示着真核生物基因表达调控的复杂性。多数情况下，真核生物基因表达不受外界环境因素的影响，其基因表达决定着真核细胞生长、分化与发育的全部进程，属于发育调控，是不可逆的调控，只有少部分基因表达与环境有关，如某种底物或激素水平升降时或细胞周期不同阶段的酶活性的调节。真核生物基因的表达调控贯穿于中心法则的全过程。根据基因表达的先后顺序，真核生物基因表达的调控可以发生 DNA 水平，转录水平，转录后水平，翻译水平和翻译后水平。

（一）DNA 水平的调控

真核生物 DNA 水平的调控受基因数目变化、DNA 空间结构、染色质结构、DNA 甲基化、异染色质化、组蛋白水平多种因素的影响。

1.基因数目的变化　①染色质丢失：一些低等生物在基因表达过程中，只有染色质丢失，才能进行细胞分化。如马蛔虫只有一对染色体，当个体发育到一定阶段，某些细胞中的一些染色体破碎成许多小染色体，这样的细胞发育为体细胞，没有染色体破碎的细胞发育为生殖细胞。②基因扩增：细胞内某些特定基因的拷贝数专一性地大量增加的现象，称基因扩增。基因扩增是细胞在短期内为了满足生长发育需要而产生足够基因产物的手段。如果蝇卵巢在成熟前，卵巢颗粒细胞中产生卵壳蛋白的基因被大量扩增。③基因重排：基因片段的重新衔接，形成完整的转录单位，从而产生具有表达活性的基因产物的一种真核生物基因表达的调控方式。如人免疫球蛋白的可变区、恒定区、连接区对应的基因在胚胎细胞中相隔较远，在细胞分化时，通过基因的重排，将基因片断连接在一起，才能产生有功能活性的免疫球蛋白基因。

2.染色质的结构　活跃状态的基因在染色质上有一个或数个 DNA 酶Ⅰ敏感位点（多位于 5' 端启动区），是转录起始的必要条件，但不是充分条件。该位点对应长 100 ~ 200bp 的开放染色质区，其上的 DNA 易解链，使启动子区 DNA 裸露于组蛋白的表面易于被 RNA 聚合酶或其他转录调控因子识别，从而启动转录，同时也易于被核酸酶所降解。DNA 酶Ⅰ敏感位点是活性染色质的重要特征。活性染色质启动子区域的核小体结构的消除或位置的改变可影响转录的起始。

3. DNA 甲基化　真核基因组的 DNA 可以进行甲基化修饰。DNA 甲基化能引起染色质结构、DNA 构象、DNA 稳定性及 DNA 与蛋白质相互作用方式的改变，从而抑制真核生物的基因表达。甲基化修饰的主要形式为 5- 甲基胞嘧啶（5-mC）的修饰和少量的 N6- 甲基腺嘌呤（N6-mA）及 7- 甲基鸟嘌呤（7-mG）。一般认为，DNA 甲基化的程度与基因表达呈反比关系，即 DNA 甲基化程度高，基因表达被抑制。

4.异染色质化　哺乳动物细胞中，多达 50% 的基因组以异染色质的形式存在。X 染色质失活就是典型的实例，失活的 X 染色质上的基因是由甲基化修饰引起的。异染色质化还与组蛋白 N 末端的乙酰化程度低有关，乙酰化程度低组蛋白八聚体紧密。DNA 序列中的 CpG 岛高度甲基化，DNA 酶Ⅰ高敏感位点被覆盖，使 DNA 与组蛋白组成的染色质结构更紧密，异染色质的基因受到持久抑制。

5.组蛋白水平　DNA 与组蛋白紧密结合形成核小体的结构，核小体是染色质的基本结构单位。组蛋白特殊氨基酸的甲基化、乙酰化、磷酸化、泛素化等修饰都可改变蛋白质分子的结构及表面电荷的分布，甚至影响核小体乃至活性染色质的结构，从而影响真核生物基因的表达。

（二）转录水平调控

真核生物基因组基因表达的调控主要发生在转录水平的调控。转录水平的调控涉及许多调节蛋白与 DNA 的结合，通过结合来启动或关闭基因的转录。

1. 顺式作用元件 顺式作用元件是指那些与结构基因表达调控相关，能够被特异性蛋白质因子识别并结合的 DNA 序列，包括启动子、增强子等。真核生物的 RNA 聚合酶有三种（RNA 聚合酶Ⅰ、Ⅱ、Ⅲ），所以对应的顺式作用元件总体上有三种不同类型，对应的启动子也有三型。RNA 聚合酶Ⅱ的顺式作用元件包括核心启动子、上游启动子元件、应答元件、增强子、沉默子等（图 6-2）。

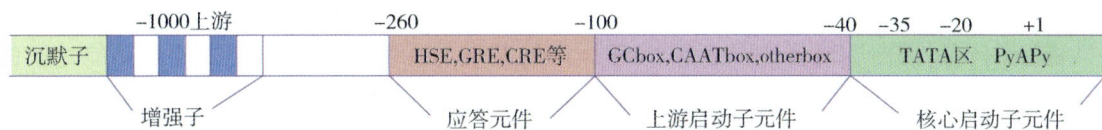

图6-2 真核生物Ⅱ型启动子顺式作用元件示意图

2. 反式作用因子 反式作用因子指的是能与顺式作用元件 DNA 序列结合的蛋白质因子。反式作用因子的作用主要是促进或抑制转录起始复合物的形成。反式作用因子至少包括两个功能结构域，即 DNA 识别结构域和转录活化结构域。前者结合 DNA 特异性序列，后者与其他蛋白质相互作用进而激活转录。

3. 增强子与沉默子对基因表达的调控 沉默子顺式作用元件会被抑制因子识别，目的是阻止活性因子去结合距沉默子最近的增强子区内的元件，减缓转录的速度。沉默子在位置上可以在增强子元件之间，也可以在其上游或下游。

4. 蛋白质磷酸化水平的调控 参与真核细胞基因表达调控的许多转录因子或转录调节因子等都可以通过蛋白质磷酸化过程而被激活。能使蛋白质发生磷酸化的酶一般称蛋白激酶，目前已发现的蛋白激酶基因多达 2000 种，还有约 1000 个蛋白质去磷酸化酶。根据蛋白激酶使其作用的底物蛋白质发生磷酸化的氨基酸残基位点不同，可分为丝氨酸/苏氨酸型、酪氨酸型、组氨酸型。根据蛋白激酶是否需要调节物，又将其分为信使依赖型和非信使依赖型。

5. 热激蛋白与激素对基因表达的影响 热激蛋白对基因表达的影响是具有一定组织特异性或与环境的变化有关的特殊类型的调控方式。热激蛋白又称热休克蛋白，是一类在细胞中存在的且在没有受热或其他环境胁迫情况下低水平表达的蛋白。当受到热激或其他环境胁迫时，细胞质与核内的热激因子会与热休克蛋白基因顺式作用元件的热休克应答元件识别，引起体内许多热休克蛋白基因表达，产生大量的 HSP 蛋白，以分子伴侣的形式阻止影响正常细胞功能的蛋白相互作用，清除细胞中受损的空间结构不正确的蛋白，对细胞起到保护作用。

许多类固醇类激素可能是通过与专一靶细胞的激素受体结合，通过与激素受体形成复合物来发挥作用的。通常激素-激素受体的复合物通过细胞核核孔进入细胞核，并与 DNA 顺式作用元件的激素应答元件（如糖皮质应答元件 GRE）结合，参与基因转录的起始。

（三）转录后加工水平调控

详见中篇第四章。

（四）翻译水平调控

真核生物的核糖体与成熟的 mRNA 相互识别并启动翻译的过程。成熟的 mRNA5' 端帽子结构与 3' 端加尾都参与翻译起始复合物的形成。成熟的 mRNA5' 端帽子结构的化学修饰、二级结构以及相应的序列都是保证核糖体被招募到成熟的 mRNA 的 5' 端，并且沿着 5' → 3' 的方向运行直到遇到 5' → AUG → 3' 起始密码子，开始翻译出第 1 个氨基酸（甲硫氨酸）所需要的。成熟的

mRNA 3' 末端都有多（A）序列，一般由 40 ～ 200 个 A 组成。多（A）序列可保护 mRNA 免受核酸酶的降解，协助成熟 mRNA 出核，提高 mRNA 在细胞质中的稳定性，增强 mRNA 的可翻译能力。

（五）翻译后水平调控

新合成的蛋白质称前体蛋白质，它需要进行相应的加工修饰以及空间结构的折叠才能转变为有活性的蛋白质。蛋白质前体的加工修饰有 N 端氨基酸的切除，新生肽链中的非功能片段的切除，能稳定蛋白质空间结构的二硫键的形成，特定氨基酸的修饰等。特定氨基酸的修饰包括：①丝氨酸、苏氨酸和酪氨酸等三种氨基酸侧链的磷酸化；②天冬酰胺、丝氨酸、苏氨酸残基的糖基化；③精氨酸、组氨酸、谷氨酰胺的 N– 甲基化以及谷氨酸和天冬氨酸的 O– 甲基化。除此之外，多肽链还需要折叠形成特定的蛋白质空间构象。

第二节　基因工程

基因工程（genetic engineering）又称基因拼接技术和 DNA 重组技术。DNA 重组技术是指将一种或多种生物体的基因与载体 DNA 片段在体外进行重组，然后转入另一种生物体内，使之表达出新的性状的一种技术。DNA 重组技术诞生于 20 世纪 70 年代。1972 年美国斯坦福大学的 Berg 和 Jackson 等人在体外使用限制性内切酶 I 分别切割猴病毒基因、λ 噬菌体 DNA，又将两者连接在一起，同时与大肠杆菌半乳糖操纵子重组成人工 DNA 分子。1973 年，美国斯坦福大学的 Cohen 和 Boyer 将构建的含有抗性基因的重组质粒导入大肠杆菌中，导入后稳定复制赋予受体细胞相应抗生素抗性，这一成就标志着重组 DNA 技术的诞生。

一、重组 DNA 技术的原理

重组 DNA 技术的诞生离不开三大理论基石：① 1944 年美国洛克菲勒研究所的埃弗里（Avery）通过肺炎链球菌的转化试验证明使无致病性的链球菌变成有致病活性的转化因子不是蛋白质而是 DNA。② 1953 年美国科学家沃森（Watson）和英国科学家克里克（Crick）提出的 DNA 是双螺旋结构且具有半保留复制的方式。③中心法则的确立，遗传物质通过 DNA 翻译成为蛋白质来表现生命特征的。

重组 DNA 技术的诞生离不开的三大技术：①限制性内切酶的发现，使生物体的基因组中切割目的基因成为可能。②不同来源的基因在体外重组所必需的连接酶的发现。③体外重组后的重组 DNA 分子的繁殖与扩增，以保证稳定遗传。

二、重组 DNA 技术的过程

重组 DNA 的技术的建立具有巨大的意义，它使改造生物成为可能，为人类操作 DNA 提供了技术平台。具体过程如下。

1. 目的基因的制取　从供体的基因组或基因文库中用限制性内切酶分离出目的基因的过程。目的基因的获得可以从基因库中查找，也可以根据已知蛋白质的序列进行人工合成。

2. 基因载体的选择与构建　根据目的基因的大小及来源不同选择不同的载体，构建好的载体要选择不同的受体细胞，在匹配的受体细胞中方能表达目的基因的产物。载体可以是质粒，也可以是噬菌体、病毒、染色体等。

3. 目的基因与载体的拼接　用 DNA 连接酶将目的基因与载体连接形成重组载体的过程。

4. 重组载体导入受体细胞　该过程是指通过转化、转导、共转染等技术将重组载体导受体细胞，实现外源 DNA 的稳定扩增，载有重组载体的细胞称转化细胞。受体细胞有细菌，酵母等（图 6-3）。

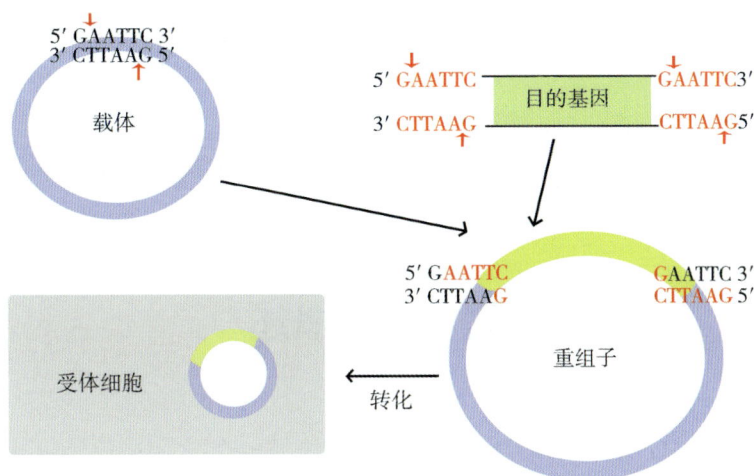

图6-3　基因工程操作示意图

5. 筛选与鉴定转化细胞　通过筛选与鉴定转化细胞，确定稳定性。将在克隆载体上稳定遗传的外源基因克隆到具有强启动子和终止子的载体上，就可构建表达型载体，表达型载体可以在受体细胞高效稳定表达外源基因，这样的原核受体细胞称基因工程菌。

6. 外源基因表达产物的分离与纯化　外源基因表达产物的分离与纯化目的是获得所需产品。蛋白质的分离技术有离心、沉淀、膜分离、双水相等。纯化技术主要有离子交换层析、亲和层析、凝胶过滤层析等。

三、重组 DNA 技术的应用

重组 DNA 技术作为分子生物学的核心技术，已在医学、药物学、农业、工业等领域广泛应用。现以基因工程 α-干扰素的生产过程为例来说明重组 DNA 技术与制药的关系。

干扰素是人体细胞分泌的蛋白质，具有抗病毒、免疫调节等活性。根据重组 DNA 技术的过程，首先获得分泌干扰素的白细胞的 mRNA，以逆转录合成法合成 cDNA，并形成双链 cDNA，双链 cDNA 与 pBR322 质粒连接形成重组质粒或杂合质粒（克隆载体），用质粒转化大肠杆菌，筛选转化细胞，将含有干扰素 cDNA 的克隆选出，再将其中的阳性质粒（含有目的基因）再次转入表达载体中，含有干扰素 cDNA 的表达载体在大肠杆菌中高效稳定地表达干扰素，并分泌至大肠杆菌细胞外，这种大肠杆菌即为基因工程菌。人干扰素 α-2b 的基因工程菌为 E.coli DH5α，利用基因工程菌，采用发酵工程进行药物的生产及药物的提取及纯化，最后制成成品。

思考题

1. 试述原核生物的基因表达调控。
2. 试述真核生物的基因表达调控。
3. 试述重组 DNA 技术与医学的关系。

第一节　概述

一、生命活动的基本特征

生命活动的基本特征主要包括新陈代谢、兴奋性、适应性、生殖和衰老等。

（一）新陈代谢

机体与环境之间进行的物质交换和能量交换，以实现自我更新的过程称**新陈代谢**（metabolism）。它包括同化作用和异化作用。同化作用即合成代谢，是指机体从外界环境中摄取营养物质，经过改造或转化，以提供建造自身结构所需要的原料和能量的过程；异化作用又称分解代谢，是指机体将自身的物质分解，同时释放能量以供机体生命活动的需要，并把分解后的终产物排出体外的过程。

（二）兴奋性

细胞、组织或机体对刺激发生反应的能力或特性称**兴奋性**（excitability）。

1. 刺激　能被机体感受到的内外环境变化，称刺激。刺激的种类按性质的不同可分为：①物理性刺激，如电、温度、声波、光和放射线等；②化学性刺激，如酸、碱、药物等；③生物性刺激，如细菌、病毒等；④社会心理性刺激，如情绪波动、社会变革等。

刺激要引起机体或组织细胞发生反应，必须具备以下三个条件。

（1）足够的刺激强度　任何性质的刺激必须达到足够的强度，才能引起生物体发生反应。当一个刺激的其他参数不变时，能够刚好引起组织产生反应的最小刺激强度称**阈强度**（threshold intensity）或**阈值**（threshold）。衡量组织细胞兴奋性的高低，通常以阈值作为指标。阈值的大小与兴奋性的高低呈反比关系，组织或细胞产生兴奋所需的阈值越高，说明该组织的兴奋性越低；反之，该组织的兴奋性越高。凡是刺激强度等于阈值的刺激称**阈刺激**；高于阈值的刺激称**阈上刺激**；能引起可兴奋细胞产生兴奋的刺激称**有效刺激**；所以有效刺激必须是阈刺激或阈上刺激；强度低于阈值的刺激称**阈下刺激**。单个阈下刺激不能使组织细胞产生兴奋。

（2）足够的刺激持续时间　作用于细胞或生物体的有效刺激，必须有足够的作用时间才能引起反应。

（3）强度－时间变化率　强度－时间变化率表示单位时间内强度的变化幅度。适宜的强度－

时间变化率为一个有效刺激所必需的条件之一。变化速率过慢或过快，都不能成为有效刺激。

2.反应　细胞或机体感受刺激后所发生的一切变化称**反应**（reaction）。如腺细胞的分泌活动、神经组织电冲动的形成和传导等。按反应的外在表现可有兴奋和抑制两种形式。

（三）适应性

机体根据内外环境的变化而调整体内各部分活动和关系的功能称**适应性**。适应分为行为性适应和生理性适应两种：①行为性适应通常有躯体活动的改变，如在低温环境中机体会出现趋热活动，遇到伤害性刺激时会出现躲避活动。②生理性适应属于本能性适应。

（四）生殖

人体生长发育到一定阶段后，男、女两性个体中发育成熟的生殖细胞相结合，形成与自身相似的子代个体，称**生殖**。人体通过生殖能实现人类的延续。

（五）衰老

衰老（decrepitude）又称老化，是机体随年龄增长而发生的一系列组织结构退行性改变及生理功能和适应能力逐渐减退的过程，即生理性老化。衰老具有全身性、进行性、内在性和衰退性的特点。

二、机体的体液、内环境与稳态

（一）体液

人体内的液体总称为体液。体液约占体重的60%，按其分布分为**细胞内液**（intracellular fluid，ICF）和**细胞外液**（extracellular fluid，ECF）。细胞内的液体称细胞内液，约占体重的40%；其余的液体分布在细胞外，称细胞外液，约占体重的20%。细胞外液的1/4（约占体重的5%）为血浆，其余主要包括组织液、淋巴液和脑脊液等。

（二）内环境

人体内绝大多数细胞与外界环境没有直接接触，它们直接生活的环境是细胞外液。即细胞外液是细胞在体内直接所处的环境，故称**内环境**（internal environment）。内环境是细胞直接进行新陈代谢的场所，细胞代谢所需要的O_2和各种营养物质只能从内环境中摄取，而细胞代谢产生的CO_2和代谢终产物也要直接排到细胞外液中，然后通过血液循环运输，由呼吸和肾等排泄器官排出体外。此外，内环境还为细胞生活和活动提供合适的理化条件。因此，内环境对于细胞的生存以及维持细胞的正常生理功能十分重要。

（三）稳态

机体内环境理化特性的相对恒定状态称**稳态**（homeostasis）。如细胞外液的化学成分、pH值、温度、渗透压等保持在一定的范围内波动。内环境稳态是细胞进行正常生命活动的必要条件。如果内环境稳态不能维持，内环境理化条件发生较大变化，超过机体的调节能力，则机体的正常生理功能将受到威胁，可导致疾病的发生甚至机体的死亡。

三、机体生理功能的调节

机体处于不同的生理情况时，或当外界环境发生改变时，体内组织、器官的功能会发生相应的改变，最后使机体适应各种不同的生理情况和外界环境的变化，也可使被扰乱的内环境重新得到恢复，此过程称生理功能调节。

人体生理功能调节分为神经调节、体液调节和自身调节。其中起主导作用的是神经调节，起重要作用的体液调节。

（一）神经调节

神经调节（neuroregulation）的基本方式是反射。反射是在中枢神经系统的参与下，机体对刺激发生有规律的适应意义的反应。反射活动的结构基础是反射弧，反射弧由感受器、传入神经、反射中枢、传出神经和效应器五个部分组成。感受器能够感受机体内、外环境的变化，并将这种变化转换成神经信号，通过传入神经纤维传到相应的反射中枢，中枢对传入信号进行综合分析后做出反应，再经传出神经纤维传至效应器，最终改变效应器的活动状态。反射弧中任何一部分被破坏，都会导致反射活动的消失。

神经调节的特点是迅速、精确、短暂。

（二）体液调节

体液调节（humoral regulation）是由体内内分泌腺或散在的内分泌细胞分泌的激素通过体液途径对某些组织或器官的活动进行调节的过程。有些激素经血液运输，作用于远隔器官，称全身性体液因素。例如，腺垂体分泌的生长激素，经过血液运输到骨骼和肌肉等器官，促进生长发育等。而某些细胞分泌的组胺、激肽等生物活性物质以及组织代谢的产物如腺苷、乳酸等，可借细胞外液扩散至邻近细胞、组织和器官，以影响其功能，例如使局部血管舒张、通透性增加等，属于局部性体液因素。内分泌腺也直接或间接地受到神经系统的调节，在这种情况下，体液调节便成为神经调节反射弧传出途径的延伸或补充，称神经 – 体液调节。

体液调节的特点是缓慢、广泛、持久。

（三）自身调节

自身调节（autoregulation）是指组织或器官不依赖于神经和体液调节，而是由其自身特性对内外环境变化产生适应性反应的过程。这种调节方式只存在于少数组织和器官。在维持某些器官功能的稳定中具有一定意义。例如，在一定范围内，动脉血压降低，脑血管就舒张，血流阻力减小，使脑血流量不致过少；动脉血压升高，则脑血管收缩，血流阻力增加，使脑血流量不致过多。这种反应在去除神经支配和体液因素的影响以后仍然存在。

自身调节的特点是局限、调节幅度小、灵敏度低。

四、机体功能活动的自动控制原理

人体功能的各种调节都属于控制系统。通常将神经中枢和内分泌腺看作控制部分，效应器和靶器官看成是受控部分。控制系统是一种"闭环"系统（图 7-1），即控制部分发出控制信息，指令受控部分活动，而受控部分的活动可被一定的感受装置感受，再将受控部分的活动情况作为反馈信息送回到控制部分，控制部分可以根据反馈信息来改变自己的活动，调整对受控部分的指令，因而能对受控部分的活动进行调节。在控制系统中，由受控部分发出的影响控制部分的信息称反馈信息。反馈信息影响控制部分的活动称**反馈（feedback）**。根据受控部分对控制部分发生的作用效果不同，可将反馈分为负反馈和正反馈。

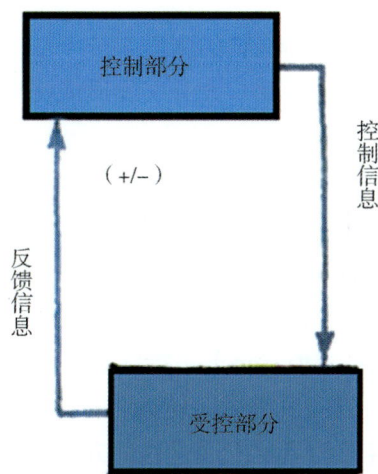

+：正反馈；—：负反馈

图7-1　控制系统示意图

（一）负反馈

负反馈（negative feedback）是指受控部分发出的反馈信息调节控制部分的功能，最终使受控部分的活动朝着与它原先活动相反的方向改变。也就是说，当某种生理活动过强时，通过反馈调节作用可使该生理活动减弱，而当某种生理活动过弱时，又可反过来引起该生理活动增强。例如，脑内的心血管活动中枢通过交感神经和迷走神经控制心脏和血管的活动，使动脉血压维持在一定的水平。负反馈调节在维持机体各种生理功能活动的相对稳定中具有重要意义。

（二）正反馈

正反馈（positive feedback）是指受控部分发出的反馈信息使控制部分的活动增强。正反馈调节在体内生理调节过程中比较少见，其生理作用是使某一生理活动不断加强，并尽快完成。如血液凝固、排尿、排便和分娩过程等属于正反馈。

思考题

1. 简述生命活动的基本特征有哪些。
2. 何谓内环境？内环境稳态有何生理意义？
3. 反射活动的结构基础是什么？它包括哪几部分？
4. 试述人体功能活动的调节方式的种类、特点及相互意义。
5. 何谓负反馈调节？请举例说明。

第二节　细胞的基本功能

人体是由高度分化的细胞所构成，不同的细胞具有不同的功能，但绝大多数细胞具有共同的基本功能。如细胞膜的跨膜物质转运功能、生物电现象等。

一、细胞膜的跨膜物质转运功能

脂溶性的小分子物质能够直接通过细胞膜的脂质双分子层进出细胞，而水溶性小分子物质的跨膜运转则需借助于细胞膜上的蛋白质帮助，大分子物质或团块物质的跨膜转运则依靠细胞膜的活动来完成。

（一）被动转运

物质的**被动转运（passive transport）**又称扩散，它是指某种物质顺着细胞膜两侧的电 – 化学梯度跨膜移动。被动转运可分为单纯扩散和易化扩散。

1. 单纯扩散　单纯扩散（simple diffusion）是指细胞膜两侧的脂溶性小分子物质通过细胞膜的脂质双分子层，由膜的高浓度一侧向低浓度一侧的扩散。人体内具有脂溶性的物质不多，O_2、CO_2、NO、脂肪酸、类固醇等脂溶性物质可以通过这种方式进行转运。

2. 易化扩散　易化扩散（facilitated diffusion）是指细胞膜两侧的水溶性小分子物质，依靠细胞膜上的特殊蛋白质的帮助，由膜的高浓度一侧向低浓度一侧的扩散。根据参与蛋白质转运特点不同，易化扩散又可分为通道介导的易化扩散和载体介导的易化扩散。

（1）通道介导的易化扩散　通道是一种膜蛋白，又称**离子通道（ion channel）**。其特点是蛋白质分子内部有一水相孔道，水相孔道可随着蛋白质的构型改变而开放、关闭。当它处于开放状态时，可允许离子如 Na^+、K^+、Ca^{2+}、Cl^- 等顺着电 – 化学梯度跨膜扩散。当它处于关闭状态时，则离子扩散停止（图7–2）。

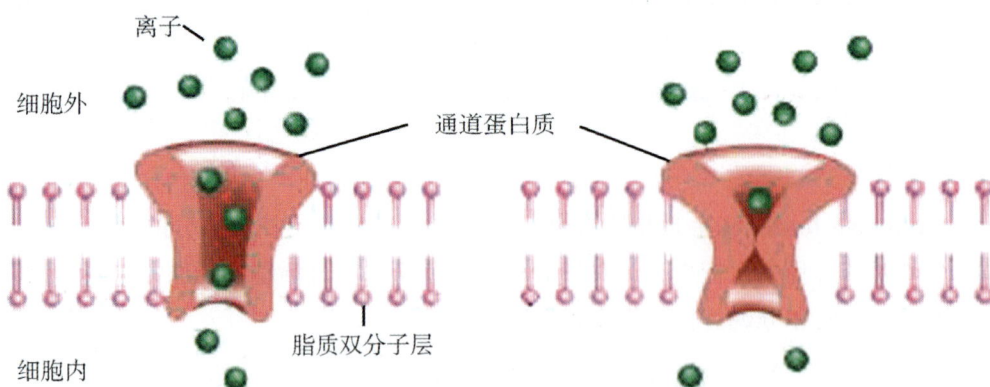

图7–2　通道介导的易化扩散示意图

通道对通过的离子具有选择特异性，通道根据通过的离子命名，如 Na^+ 通道、K^+ 通道、Ca^{2+} 通道、Cl^- 通道等。根据开放的条件不同，通道又分为：①电压门控通道；②化学门控通道；③机械门控通道。

（2）载体介导的易化扩散　**载体（carrier）**是一种膜蛋白质，其分子结构上有与某种被转运物质可逆结合的位点。载体介导的易化扩散是指一些小分子的水溶性物质在细胞膜高浓度的一侧被载体的位点识别、结合，由此引起载体蛋白的构型改变，使被结合的物质移向膜的低浓度一侧，随之与位点的亲和力下降，使被结合的物质分离，完成转运（图7-3）。葡萄糖、氨基酸等物质的被动转运就属于这种类型。

载体介导的易化扩散有如下特点：①结构特异性；②饱和现象；③竞争性抑制。

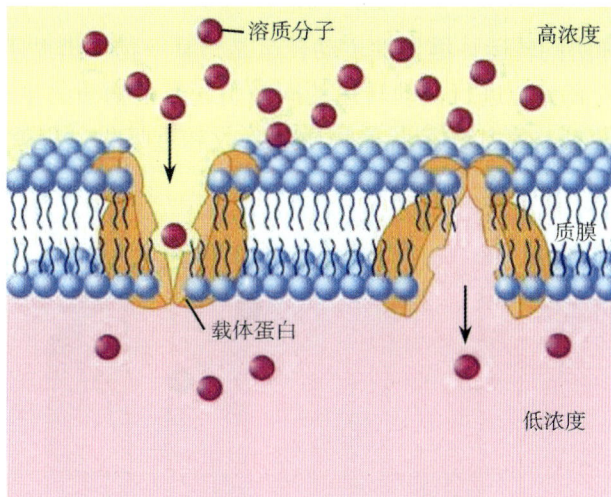

图7-3　载体介导的易化扩散示意图

（二）主动转运

主动转运（active transport）是指某些物质在膜蛋白的帮助下，由细胞代谢供能而进行的逆浓度梯度和（或）电位梯度跨膜转运。主动转运是人体最重要的物质转运形式。

通过膜主动转运的物质有 Na^+、K^+、Ca^{2+}、Cl^-、葡萄糖和氨基酸等。通常将主动转运离子的膜蛋白称"泵"。其中，对细胞膜上普遍存在的**钠 - 钾泵（sodium potassium pump）**研究较为充分。正常细胞膜内外 Na^+、K^+ 分布不匀，细胞内液 K^+ 的浓度约为细胞外液的 30 倍，而细胞外 Na^+ 的浓度约为细胞内的 12 倍。这种膜内外 Na^+、K^+ 分布不匀与钠 - 钾泵的原发性主动转运有关。

钠 - 钾泵实际上是一种细胞膜上 Na^+-K^+ 依赖式 ATP 酶，它们是由 α 和 β 两个亚单位组成。其中 α 亚单位是功能亚单位，Na^+、K^+ 的转运和 ATP 分解供能由这一亚单位完成。每分解 1 分子 ATP，可泵出 3 个 Na^+，同时泵入 2 个 K^+。这种 3：2 转运使得细胞内负离子净增，膜内负电位增大，因此钠 - 钾泵是一种生电泵（图 7-4）。

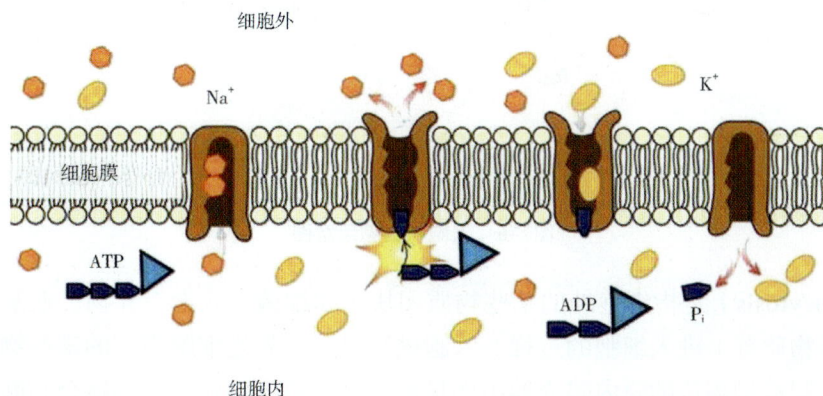

图7-4　钠-钾泵活动示意图

钠－钾泵活动的生理意义：①钠－钾泵活动造成的胞内高 K^+ 是许多代谢过程的必需条件。②钠－钾泵将 Na^+ 排出胞内将减少水分子进入胞内，对维持细胞的正常体积有一定意义。③钠－钾泵活动建立了电－化学梯度，可供细胞内外 Na^+ 和 K^+ 等易化扩散，形成可兴奋细胞具有兴奋性和生物电现象的基础，也可供一些其他物质，如葡萄糖、氨基酸等营养物质进行继发性主动转运。

继发性主动转运又称协同转运。继发性主动转运是指某一物质借助于细胞膜上的载体，利用钠－钾泵主动转运产生的高势能进行被动转运的同时引起其他物质的主动转运。小肠上皮细胞、肾小管上皮细胞等对葡萄糖、氨基酸等营养物质的吸收和重吸收过程就是继发性主动转运过程（图 7-5）。

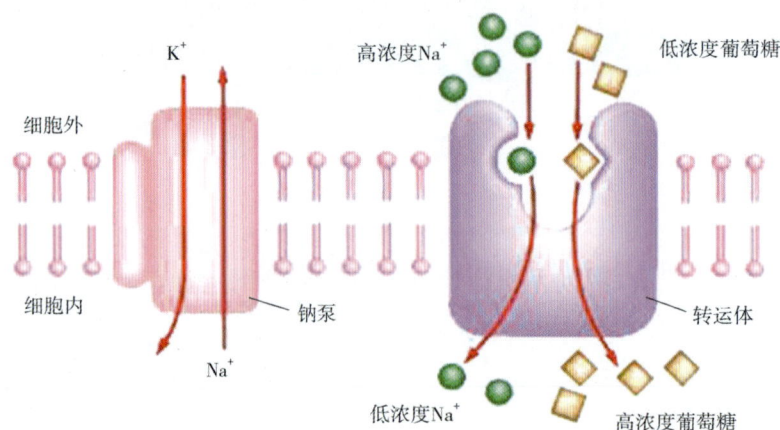

图7-5　Na^+ 转运与其他溶质转运之间的伴联关系

（三）入胞和出胞

细胞对于大分子物质或物质团块，可通过膜的更为复杂的结构和功能的变化，使之跨膜转运，分为入胞和出胞两种（图 7-6）。

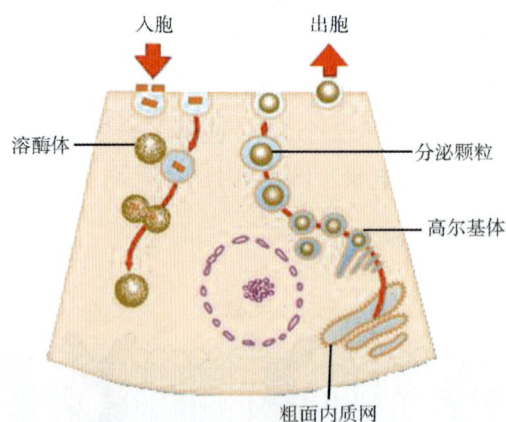

图7-6　入胞和出胞示意图

入胞（endocytosis）是指细胞外的某些物质团块（如细菌、病毒、异物、血浆中的脂蛋白颗粒、大分子营养物质等）进入细胞的过程。入胞进行时，首先是细胞周围的某些物质被细胞膜所"接触"，然后引起接触部位的膜内陷或伸出伪足包绕之，再出现膜结构的融合和断离，于是异物连同包被它的那部分细胞膜整个进入胞内。进入胞质的异物囊泡，便与溶酶体融合，由溶酶体内的各种水解酶对其进行消化。

出胞（exocytosis） 是指细胞内的某些大分子物质排出细胞的过程。这一活动主要见于细胞的分泌活动，如神经末梢释放神经递质，内分泌细胞分泌激素，外分泌腺分泌酶原颗粒和黏液等都属于出胞。其过程如下：不同细胞的各种分泌物大多在粗面内质网合成，然后在高尔基复合体中加工，形成分泌囊泡，囊泡膜和细胞膜接触并融合，并在融合处出现裂口，将囊泡内容物一次性地全部排出，而囊泡膜则变成细胞膜的组成部分。

二、细胞的生物电现象

活的细胞不论安静还是活动时，都存在电的变化，称**生物电现象**。细胞生物电的产生是由于细胞膜内外两侧带电离子的分布不匀和跨膜扩散的结果。随着电测量仪器的发展和应用，目前，临床上无创进行的心电图、脑电图、肌电图、视网膜电图、胃肠电图等的检查，都已成为发现、诊断和估量疾病进程与治疗效果的重要手段。

（一）静息电位和动作电位

若将一个电极放在细胞膜外，另一个微电极插入细胞内，记录到的电信号输入示波器，可显示细胞膜内外两侧的电位差，即**膜电位（membrane potential）**。细胞膜电位主要有两种表现形式，即安静状态下相对平稳的静息电位和受刺激时发生、并可向远处传播的动作电位。机体所有细胞都具有静息电位，而动作电位仅见于神经细胞、肌细胞及部分腺细胞等。这些细胞具有接受刺激产生动作电位的能力称可兴奋细胞。

1. 静息电位　细胞安静时，存在于细胞膜内外两侧的电位差，称**静息电位（resting potential）**。大多数细胞的静息电位膜内较膜外为负。通常规定，膜外电位为零，膜内电位在 $-10 \sim -100mV$ 范围之间，而且恒定不变。通常哺乳动物神经和肌细胞的静息电位值为 $-70 \sim -90mV$（图7-7）。

2. 动作电位　当细胞受到有效刺激时，细胞膜会在静息电位的基础上发生一次迅速、短暂、可向周围扩布的电位波动称**动作电位（action potential）**。当细胞受到有效电刺激时，膜内的负电位迅速减小直至消失，并出现膜内 $+20 \sim +40mV$ 的现象，随后，很快恢复到受刺激前静息电位的水平。

通常将细胞静息时膜两侧存在的内负外正、恒定不变的电位状态称膜的极化。在动作电位过程中，膜内负电位从静息值逐步减小，直至消失的过程称去极化。膜内出现正电位的过程称超射。膜电位由去极化后再恢复到静息电位状态，称复极化。若膜内电位负值大于静息值，称超极化。动作电位曲线可分为升支和降支。升支又称去极相；降支又称复极相，即膜电位的复极化过程。各种可兴奋细胞的动作电位的形状、幅度和持续时间各不相同。例如，神经纤维的动作电位一般仅持续 $0.5 \sim 2.0ms$，其升支和降支形成一个尖锋，称锋电位。在锋电位下降支最后恢复到静息电位水平以前，膜电位要经历一段微小而缓慢的波动，称后电位，包括负后电位和正后电位（图7-8）。

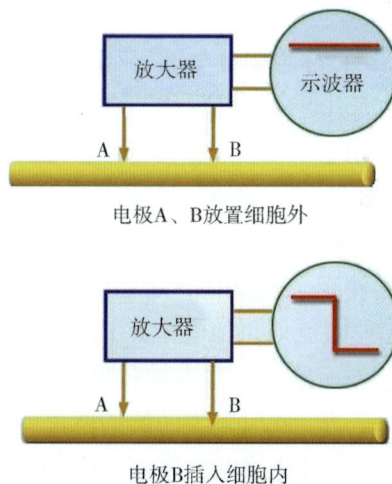

电极A、B放置细胞外

电极B插入细胞内

图7-7　静息电位测定示意图

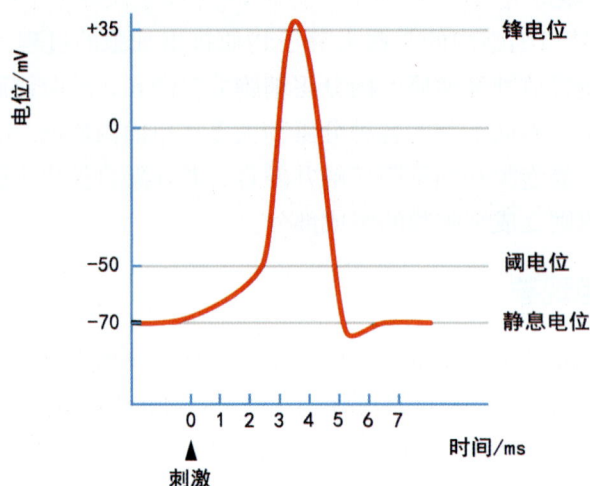

图7-8   动作电位波形示意图

动作电位是各种可兴奋细胞兴奋时所具有的特征性表现，动作电位是可兴奋细胞兴奋的标志。单一细胞动作电位的特征表现为**全或无（all or none）**现象，即动作电位在阈下刺激时不出现，刺激达到一定强度（阈值）时才能产生。动作电位一旦产生，其幅度和波形固定不变，不会因刺激增强而增大。动作电位可沿着细胞膜向周围迅速扩布，但动作电位的幅度和波形不会因传播的距离增大而减小，表现为不衰减传导。

（二）生物电现象产生的机制

1. 静息电位与 K^+ 平衡电位   膜电位的产生与细胞膜内外两侧的离子分布及膜对离子的通透性，引起离子跨膜移动有关。正常时细胞膜内 K^+ 浓度高于膜外（20～40倍），膜外 Na^+ 浓度高于膜内（7～12倍）。因此，K^+ 有一个向膜外扩散，而 Na^+ 有一个向膜内扩散的浓度势能差。膜对某种离子的通透性取决于细胞膜上某种离子通道的开放、关闭的数量。离子通道开放数量增多，膜对离子通透性增大。由于安静时细胞膜对 K^+ 有通透性，允许 K^+ 外流。由于带正电荷的 K^+ 外流，而膜内带负电的大分子有机物因不通透留在膜内，使膜两侧产生了内负外正的电位差。这种内负外正的电位差是阻止 K^+ 外流的力量，因此 K^+ 的外流不会无限制地进行下去。当促使 K^+ 外流的浓度差力量和阻止 K^+ 外流的电位差这两种拮抗力量达到平衡时，膜内外不再有 K^+ 的净移动。此时，膜两侧的电位差也稳定于某一数值，这种由于 K^+ 外流达到电－化学平衡时造成的内负外正膜电位称 **K^+ 平衡电位（K^+ equilibrium potential）**。

2. 动作电位与 Na^+ 平衡电位   动作电位的产生与膜内外两侧的 Na^+ 分布及膜对 Na^+ 一过性的通透性，引起 Na^+ 一过性跨膜移动有关。静息时细胞外 Na^+ 浓度大于细胞内，存在浓度差势能；膜两侧为内负外正的电位差，存在电位差势能。电－化学差势能均促使 Na^+ 内流。细胞静息时，膜上钠通道处于关闭状态，但当细胞受到刺激发生兴奋时，大量钠通道被激活开放，膜对 Na^+ 的通透性突然增大，并超过膜对 K^+ 的通透性。大量内流的 Na^+ 则迅速抵消膜内负电位，进而出现正电位。然而膜内正电位的出现却成了 Na^+ 进一步内流的阻力，随着正电位的增大，与促进 Na^+ 内流的浓度差动力会达到一个平衡。这时不再有 Na^+ 的净内流，膜内正电位不再增大，这种由 Na^+ 内流达到电－化学平衡时造成的内正外负膜电位称 Na^+ 平衡电位。

综上所述，动作电位升支主要由细胞外 Na^+ 快速内流产生。动作电位降支主要是快 Na^+ 通道关闭，Na⁺内流停止；而膜对 K⁺通透性增大，K⁺外流导致动作电位复极到静息电位。K⁺外流的动力是膜内、外 K⁺的浓度差以及反极化状态下的电位差。

复极后，膜内 Na⁺增多，膜外 K⁺增多可激活细胞膜上的钠－钾泵，使之加速运转，将内流的 Na⁺泵至细胞外，外流的 K⁺泵回细胞内，从而恢复到安静时膜内外 Na⁺、K⁺离子的分布水平。

（三）兴奋的引起和兴奋在同一细胞上的传导

1. 阈电位与动作电位的发生　将微电极刺入可兴奋细胞内，另一电极置于细胞外，两电极分别与直流电源的正、负极相连，接通电源时，将引起膜的去极化。当去极化达到某一临界值时，就会在原来缓慢去极化的基础上引起膜进一步的快速去极化，即出现一次动作电位或锋电位，这个去极化的临界值称为**阈电位（threshold potential）**。一般可兴奋细胞的阈电位绝对值比正常静息电位低 10～20mV。当去极化达到阈电位时，膜上的 Na⁺通道大量被激活，膜对 Na⁺的通透性突然增大，大量 Na⁺内流，结果造成膜的进一步去极化，而膜的进一步去极化又可导致更多的 Na⁺内流，这种正反馈式的相互促进，使膜迅速、自动地去极化，直至达到 Na⁺平衡电位，从而形成动作电位的升支。

2. 阈下刺激、局部电位及其总和　一个能使膜去极化刚好达到阈电位的刺激称阈刺激。外加的刺激强度称阈强度（阈值）。只有阈刺激或阈上刺激，才能引起细胞兴奋爆发动作电位。刺激强度达不到阈强度的刺激称阈下刺激。如果给予阈下刺激，细胞不能爆发动作电位，但可使受刺激的局部细胞膜少量 Na⁺通道被激活，少量的 Na⁺内流造成静息电位局部的去极化，但达不到阈电位。这种达不到阈电位的去极化反应，称**局部电位（local potential）**。局部电位虽然不能爆发动作电位，但它能使膜电位局部去极化，距阈电位的差值减小，这时膜如果再次受到适当的刺激，就更加容易到达阈电位而发生兴奋。因此，局部电位可以提高细胞膜的兴奋性。

局部电位有以下特点：①没有"全或无"式的现象。在阈下刺激的范围内，它可随刺激的增强而增大。②衰减性扩布。这种局部膜电位变化只能以电紧张方式向邻近细胞膜扩布，而且随着扩布距离的增大，局部电位的幅度逐渐减小以至消失。③局部电位可以总和。局部电位没有不应期，但能持续短暂时间（若干毫秒）。因此，几个阈下刺激所引起的局部反应可以互相叠加，称为总和。同一部位的几个局部电位在时间先后上叠加，称时间总和；相邻部位几个局部电位同时产生而相互叠加，称空间总和。如果局部电位经过总和使静息电位减小（去极化）到阈电位时，细胞膜便可产生一次动作电位。

3. 兴奋在同一细胞上的传导　在细胞膜兴奋产生动作电位的部位，膜电位暂时倒转，表现为内正（20～30mV）外负，而邻近的静息部位膜电位则为内负（-90mV）外正。这样在膜的兴奋部位与邻近的静息部位之间存在着电位差，由于膜两侧的溶液是导电的，兴奋与邻近的安静部位之间就会形成**局部电流（local current）**。局部电流的方向是膜外的正电荷由静息部位移向兴奋部位，膜内的正电荷由兴奋部位移向静息部位。局部电流可使静息部位的膜内电位负值减小，即膜去极化。当去极化达到阈电位水平时，静息部位细胞膜的 Na⁺通道被大量激活，产生动作电位，于是原先邻近的静息部位变为兴奋部位。新的兴奋部位与邻近静息部位之间又存在电位差，又产生局部电流的刺激作用，引起又一个邻近静息部位变为兴奋部位。由于动作电位的特征是"全或无"的，产生的局部电流足够大，足以使动作电位在细胞膜上连续传导下去，使整个细胞膜都依次发生兴奋，表现为兴奋在整个细胞上传导（图 7-9）。

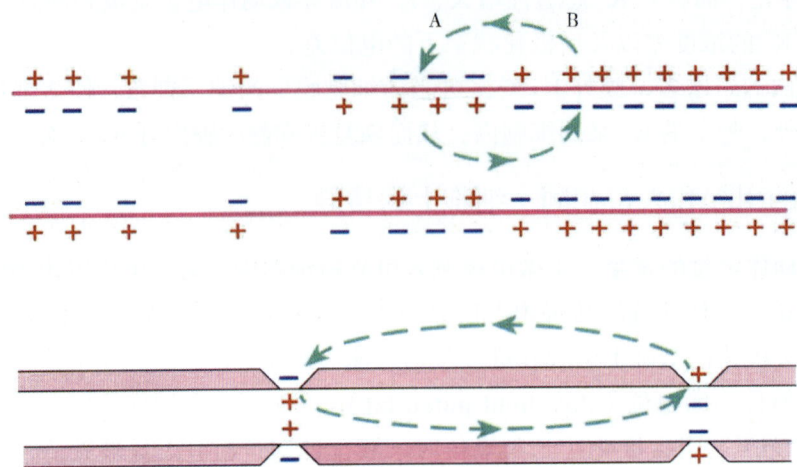

图7-9　神经纤维动作电位传导机制的模式图

上述传导机制是可兴奋细胞兴奋传导的共同原理。通常将兴奋在神经纤维上的传导称神经冲动。由于有髓鞘神经纤维的轴突外面包有一层脂质组成的髓鞘，只有郎飞结处无髓鞘，此处轴突膜允许离子做跨膜移动。因此，当有髓鞘神经纤维受到刺激时，兴奋只发生在刺激点的郎飞结，而局部电流也只能在兴奋的郎飞结和邻近未兴奋的郎飞结之间形成。局部电流的刺激作用使邻近的郎飞结兴奋，这样，兴奋就以跳跃的方式从一个郎飞结传导到下一个郎飞结。这种有髓鞘神经纤维兴奋的传导方式，称跳跃式传导。因此，有髓鞘神经纤维的传导速度要比无髓鞘神经纤维快得多。

三、骨骼肌的收缩功能

肌肉包括骨骼肌、心肌和平滑肌，不同肌肉组织在功能和结构上各有特点，但它们的收缩活动都与细胞内所含的收缩蛋白有关，而且收缩和舒张过程的控制也有某些相似之处。下面以骨骼肌为例，说明肌细胞的收缩机制和肌肉收缩的力学表现。

（一）骨骼肌收缩的机制

骨骼肌由大量的肌纤维（肌细胞）组成，而每条肌纤维均接受躯体运动神经的支配，肌纤维在神经冲动传来时才发生收缩。

骨骼肌细胞含有大量的肌原纤维和丰富的肌管系统，肌原纤维由排列规则的粗、细肌丝组成。肌节是肌肉收缩的结构和功能基础（见第一章第四节）。

20 世纪 50 年代初，Huxley 等提出骨骼肌收缩的滑行学说。即

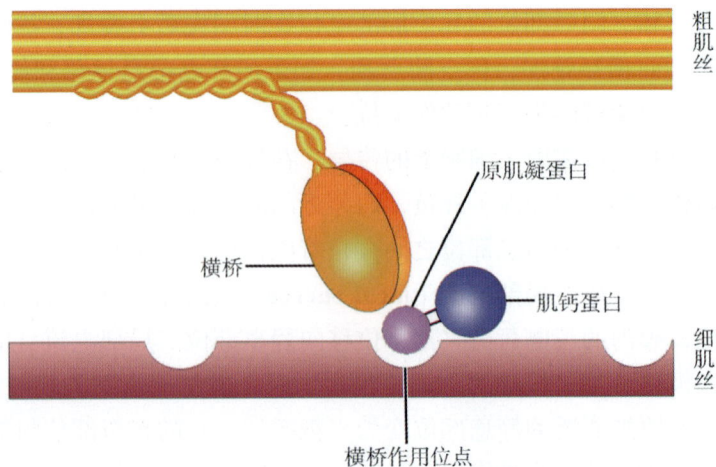

图7-10　粗、细肌丝示意图

骨骼肌收缩是肌细胞内肌原纤维缩短所致，而肌原纤维的缩短是由于每个肌节中 Z 线发出的细肌丝在粗肌丝之间向暗带中央（M 线）滑行，导致各相邻的 Z 线互相靠近，肌节缩短，整个肌原纤维、肌细胞乃至整条肌肉长度都缩短（图 7-10）。

（二）骨骼肌的兴奋－收缩耦联

骨骼肌**兴奋－收缩耦联**（excitation-contracrtion coupling）是指从肌细胞兴奋、产生动作电位到肌丝滑行之间的联系过程。这一过程包括三个主要步骤：①电兴奋通过横管系统传向肌细胞深处的三联管结构；②三联管结构的信息传递，使终末池上的 Ca^{2+} 通道开放；③肌浆网的 Ca^{2+} 释放和再聚积。肌浆网的 Ca^{2+} 释放使肌浆内的 Ca^{2+} 浓度升高约 100 倍，一方面 Ca^{2+} 与肌钙蛋白结合，触发肌肉收缩；另一方面升高的 Ca^{2+} 可激活肌浆网膜上的钙泵，钙泵的主动转运将 Ca^{2+} 转运回肌浆网，使胞质 Ca^{2+} 浓度下降，Ca^{2+} 与肌钙蛋白分离，引起肌肉舒张（图 7-11）。

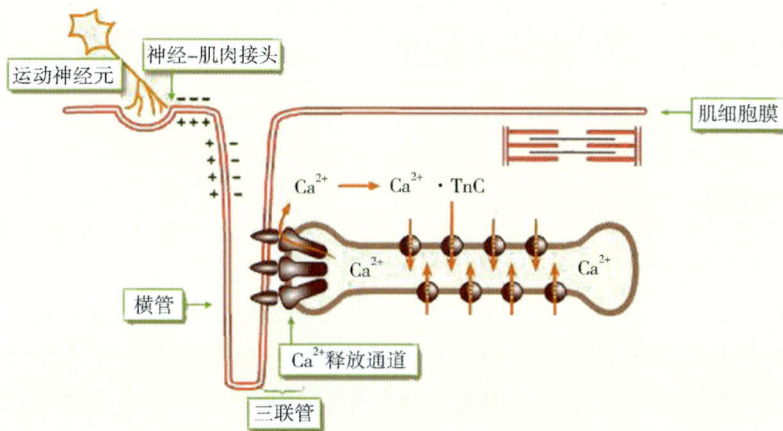

图7-11　骨骼肌的兴奋-收缩耦联示意图

由此可见，三联管和 Ca^{2+} 在兴奋－收缩耦联中具有重要作用。三联管是兴奋收缩耦联的结构基础，而 Ca^{2+} 是兴奋收缩耦联的耦联因子。

（三）骨骼肌收缩的外部表现

1. 等张收缩和等长收缩　当肌丝滑行，肌肉收缩时，其外部表现有两种形式即肌肉张力的增加和肌肉长度的缩短。出现何种变化取决于肌肉本身的功能状态和肌肉所遇到的负荷条件。若肌肉收缩遇到适宜的后负荷，首先产生肌张力，当张力增加到足以移动该负荷时，肌肉以一定的速度缩短，但缩短过程中张力始终不变（张力与后负荷等值），这种收缩形式称**等张收缩**。若后负荷过大时，肌肉收缩只能表现为肌张力的增加，但没有肌肉长度的缩短，这种收缩形式称**等长收缩**。

2. 单收缩和强直收缩　根据刺激频率的不同，肌肉兴奋收缩时可呈单收缩和强直收缩两种形式。在实验条件下，给予肌肉单个电刺激，先是产生一次动作电位，接着出现一次迅速而短暂的肌肉收缩，称单收缩。单收缩的整个过程可分为收缩期和舒张期。如果给肌肉以连续的短促刺激，随着刺激频率的不同，肌肉会出现不同形式的收缩总和。当频率较低时，后一刺激落在前一刺激引起的收缩过程结束之后，则引起一连串各自分开的单收缩。随频率增加，后一刺激引起的收缩落在前一收缩过程的舒张期内，则后一收缩在前一收缩尚未完全舒张基础上发生总和，形成不完全强直收缩。若刺激频率再增加，后一刺激引起的收缩落在前一收缩的收缩期内，出现完全强直收缩。

思考题

1. 何谓载体？载体介导的易化扩散有何特点？
2. 简述门控离子通道的类型。
3. 简述钠泵活动的生理意义。
4. 试举例说明细胞膜物质转运的各种方式。
5. 试述神经细胞静息电位及动作电位的形成机制，并举例说明其研究方法。

第三节　血液

一、血液的组成和理化特性

（一）血液的组成

血液由血浆、血细胞和血小板三部分组成（见第七章第三节）。

血浆为淡黄色的液体，含有水（93% 左右），蛋白质、电解质和小分子有机化合物以及溶解的气体。由于电解质和小分子有机化合物（又称晶体物质）很容易透过毛细血管壁与血管外的组织液交换，其浓度与组织液基本相同。因此，血浆中这些物质的浓度也能够反映组织液这些物质的水平。

血浆蛋白属血浆中的胶体物质，包括白蛋白、球蛋白和纤维蛋白原三大类。白蛋白（A）和大多数球蛋白（G）主要由肝脏产生（除 γ 球蛋白外），因此肝脏疾病时常导致白蛋白降低，A/G 比值下降。血浆蛋白因分子量较大，难以透过毛细血管壁，故血浆中蛋白质含量大于组织液。

血细胞包括红细胞和白细胞。其中红细胞数量最多，占血细胞总量的 99% 以上。血细胞在全血中所占的容积百分比，称血细胞比容。正常成年男性的血细胞比容为 40% ～ 50%，成年女性为 37% ～ 48%，新生儿约为 55%。血细胞比容的数值可反映血液中红细胞数量的相对浓度。贫血患者血细胞比容降低。

（二）血液的理化特性

1. 血液的密度和黏滞性　血液的密度为 1.050 ～ 1.060，血浆的密度为 1.025 ～ 1.030。以水的黏滞度为 1 计，血液的黏滞度为 4 ～ 5，血浆为 1.6 ～ 2.4。全血的密度和黏滞度主要决定于红细胞的数量，血浆的密度和黏滞度主要决定于血浆蛋白的含量。

2. 血浆渗透压　渗透压指的是溶质分子通过半透膜的一种吸水力量，其大小取决于溶质颗粒数目的多少，而与溶质的分子量、半径等特性无关。可用溶质颗粒的浓度 mol/L 作为渗透压的单位，称渗透单位（Osm/L），医学上常用它的千分之一，毫渗单位（mOsm/L）。

（1）血浆渗透压的组成及正常值　正常血浆渗透压约 300mOsm/L（280 ～ 310mOsm/L）或 770kPa（5770mmHg）。血浆渗透压由两部分组成。①晶体渗透压：由血浆中小分子晶体物质形成，主要来自 Na^+ 和 Cl^-。由于血浆中晶体物质颗粒数多，晶体渗透压约占血浆渗透压的 99.6%。②胶体渗透压：主要由血浆蛋白分子颗粒形成，约 1.5mOsm 或 3.3kPa（25mmHg）。

（2）血浆渗透压相对稳定的生理意义

1）晶体渗透压：由于晶体物质可以毛细血管壁，血浆与组织液中晶体物质的浓度几乎相等，晶体渗透压对血管内外水的渗透影响不大。由于绝大部分晶体物质不易通过细胞膜，水易通过细胞膜，因此当细胞外液晶体渗透压与细胞内液的渗透压不相等时，水就会顺着压梯度跨细胞膜转运，影响细胞的形态和容积，进而影响其功能。

2）胶体渗透压：血浆蛋白分子量大不易通过毛细血管壁，因此血管内外的渗透压差主要是胶体渗透压差。由于血浆蛋白的浓度远大于组织液，所以血浆胶体渗透压明显高于组织液，能够吸引组织液中的水分进入血管，是维持血容量及调节血管内外水分的力量。各种原因导致血浆胶体渗透压下降，会导致组织液回流减少而形成水肿。

3. 血浆 pH　正常人血浆 pH 值为 $7.35 \sim 7.45$。血浆 pH < 7.35 为酸中毒，pH > 7.45 为碱中毒。血浆 pH 值的相对恒定性是由于血浆和红细胞中均含有酸碱缓冲对，包括 $NaHCO_3/H_2CO_3$、蛋白质钠盐 / 蛋白质和 Na_2HPO_4/NaH_2PO_4 三个主要的缓冲对，其中以 $NaHCO_3/H_2CO_3$ 最为重要。当酸性或碱性物质进入血液，可依靠这些缓冲对的作用，使血浆 pH 的波动减小，而且肺和肾脏能不断地排出体内过多的酸或碱，使血浆 pH 保持相对恒定。

（三）血液的生理功能

血液的主要功能可归纳为以下两个方面。

1. 维持内环境稳态　血浆在血管中不断地循环流动，它是内环境中最活跃的部分。血液在维持内环境稳态中的作用主要体现在血液的运输、缓冲和传递信号等方面。

（1）运输作用　首先，机体细胞直接与组织液进行物质交换，但是由于组织液的流动范围局限，必须依靠循环的血液穿行于组织液和各组织器官之间运输各种物质，才能保证各组织器官的正常新陈代谢以维持内环境稳态。例如血液从肺部将 O_2 带入体内，将体内 CO_2 排出体外；从消化道或储存器官将营养物质转运到各组织细胞，并将代谢产物转运至排泄器官；血液中的载体转运系统可将激素、酶、维生素等生物活性物质转运到机体需要的部位；将机体深部产生的热量运输到体表，再散发到体外。

（2）缓冲作用　血液对内环境理化性质（各种离子和营养物质的浓度、O_2 和 CO_2 含量、pH、温度、渗透压等）的变化有一定的缓冲作用。例如血液缓冲对能缓冲血液 pH 值相对稳定；血液中含有大量的水，水的比热大，可以吸收机体产生的过多热量而使温度升高不多，以维持机体深部温度的相对恒定。

2. 血液的防御功能　血液具有清除侵入体内的异物或病原体的功能，这种功能主要由血液中的白细胞、免疫球蛋白、抗体、补体及激肽释放酶 – 激肽系统等完成。止血也是血液的自我保护功能，止血功能的正常运行既可有效地防止失血，又可保持血管内血流畅通。这种功能主要由血小板和血浆中的凝血因子、抗凝和纤溶物质来完成。

二、血细胞

（一）红细胞

1. 红细胞的生理特性

（1）红细胞的可塑变形　红细胞在全身血管中循环运行时，常要挤过口径比它小的毛细血管和血窦孔隙，这时红细胞将发生卷曲变形，通过后又恢复原状，这种特性称可塑变形。红细胞的变形能力与红细胞的双凹圆盘形有关，双凹圆盘形使其表面积体积比较大，两者比值越大则变形能力越大。衰老的红细胞、球形红细胞因两者比值减小，变形能力减弱。

（2）红细胞的悬浮稳定性和血沉　红细胞的悬浮稳定性是指红细胞能稳定地悬浮于血浆中而不易下沉的特性。其悬浮稳定性大小的指标用红细胞沉降率，简称血沉（ESR）表示。将经过抗凝处理的血液置于垂直放置的血沉管中，以红细胞在第 1 小时末下沉的距离表示红细胞的沉降速度，称红细胞沉降率，即为血沉。正常男性的血沉为 0 ～ 15mm/h，女性血沉为 0 ～ 20mm/h（魏氏法）。血沉越小，表示红细胞悬浮稳定性越好。

血沉的加快与红细胞叠连（红细胞彼此凹面相贴）发生有关。在某些疾病时（如活动性肺结核、风湿热、晚期癌症），容易形成红细胞叠连。红细胞叠连的发生，相当于红细胞表面积减小，减少了下沉时与血浆的摩擦阻力，血沉加快。影响红细胞叠连的原因并不在于红细胞本身，而在于血浆成分的变化。白蛋白、卵磷脂可使红细胞叠连减少，防止血沉加快。球蛋白、纤维蛋白原及胆固醇可使红细胞叠连增多，血沉加快。

（3）红细胞的渗透脆性　细胞的渗透脆性是指细胞在低渗溶液中会发生膨胀、破裂的特性。红细胞容易破裂则渗透脆性大，不易破裂则渗透脆性小。和一般细胞相比较，红细胞对低渗溶液有较大的渗透抵抗力或较小的渗透脆性。正常红细胞在 0.42% ～ 0.46% NaCl 溶液中，开始出现部分破裂，在低于 0.35% 的 NaCl 溶液中全部破裂溶血。

2. 红细胞的生成及其调节

（1）红细胞的生成　人出生后骨髓是生成红细胞的唯一场所。4 岁以后，随着长骨的骨髓腔逐渐为脂肪细胞所填充，只有扁骨、短骨及长骨近端骨骺处的红骨髓才有造血功能。红细胞在骨髓内造血过程分为三个阶段：第一阶段是造血干细胞（也称多能干细胞）的复制和分化；第二阶段是红系定向祖细胞（也称定向干细胞）继续分化增殖；第三阶段是前体细胞阶段，即红系母细胞发育，分别生成具备细胞功能的成熟红细胞。由于骨髓造血功能受抑制造成的贫血称再生障碍性贫血。

（2）红细胞生成的原料　血红蛋白是红细胞的主要成分，蛋白质和铁是合成血红蛋白的基本原料。在幼红细胞的发育成熟过程中，细胞核的 DNA 对于细胞分裂及合成血红蛋白有重要作用。合成 DNA 必须有维生素 B_{12} 和叶酸作为合成核苷酸的辅助因子。此外红细胞的合成还需要氨基酸、维生素 B_6、B_2、C、E 和微量元素铜、锰、钴和锌等。

（3）红细胞生成的调节　两个不同发育阶段红系祖细胞的生长分别受两种造血调节因子的调节。爆式促进因子（BPA）是由白细胞产生的一类糖蛋白，能强烈刺激早期红系祖细胞的增殖与分化，可能是刺激早期红系祖细胞从细胞周期的静息状态进入 DNA 合成的活动期。促红细胞生成素（EPO）是主要的刺激红细胞生成的特异造血因子。EPO 主要是由肾皮质管周细胞缺氧时产生的糖蛋白，可促进晚期红系祖细胞的增殖并向前体细胞分化、幼红细胞的成熟、促进骨髓网织红细胞的释放，此外，EPO 还能促进早期红系祖细胞的增殖与分化。雄激素、甲状腺激素、生长激素、糖皮质激素也可加强 EPO 的作用，刺激红细胞的生成。

（二）白细胞

白细胞具有渗出性、变形运动、趋化性及吞噬作用等生理特性，通过其吞噬、消化及免疫反应等功能，抵抗外来微生物对机体的损害，实现对机体的保护防御功能。

1. 中性粒细胞　中性粒细胞具有活跃的变形能力、高度的化学趋向性、较强的吞噬能力和消化病原微生物的能力，所以在血液的非特异性免疫中起着十分重要的作用，它处于机体抵御病原微生物体，特别是化脓性细菌入侵的第一线。中性粒细胞若吞噬细菌过多，本身也将分解死亡，死亡后的粒细胞也称脓细胞。中性粒细胞自身解体时释放出各种酶类溶解周围组织形成脓肿。血管内的中性粒细胞约有一半随血流循环，称循环池，通常的白细胞计数仅反映这一部分中性粒细胞的数量；另一半附着在小血管壁上，称边缘池。当化脓性细菌入侵时，边缘池的粒细胞和骨髓内贮存的粒细胞可立即调动进入血液循环，所以在发生感染后的 2 小时，中性粒细胞的数量便明显升高。

2. 嗜碱性粒细胞　嗜碱性粒细胞无吞噬作用，其功能和肥大细胞相似，细胞内颗粒含有肝素、组胺、过敏性慢反应物质、嗜酸性粒细胞趋化因子等。在速发型超敏反应中，组胺和慢反应物质可使毛细血管壁通透性增加，支气管平滑肌收缩而引起荨麻疹、哮喘等症状。肝素可以增强血浆中脂肪的分解，参与体内脂肪代谢。

3. 嗜酸性粒细胞　嗜酸性粒细胞也具有趋化性和吞噬能力，因为其缺乏蛋白水解酶而无杀菌能力。嗜酸性粒细胞可吞噬、灭活嗜碱性粒细胞和肥大细胞释放的生物活性物质以限制嗜碱性粒细胞和肥大细胞在速发性过敏反应中的作用。此外，嗜酸性粒细胞参与对蠕虫病的免疫反应，损伤蠕虫体。

4. 单核细胞　血液中的单核细胞体积较大，功能尚未成熟，吞噬能力弱。血细胞渗出后，在组织中可进一步发育成为吞噬能力很强的巨噬细胞。在不同的组织中有不同的名称，如肝脏的 Kupffer 细胞、肺泡的尘细胞以及脑的胶质细胞等。巨噬细胞的功能主要是吞噬并消灭病毒、疟原虫、真菌及结核分枝杆菌等；参与激活淋巴细胞的特异性免疫功能；识别和杀伤肿瘤细胞；识别和清除变性的蛋白质、衰老受损的细胞及碎片。

5. 淋巴细胞　淋巴细胞主要分为 T 淋巴细胞和 B 淋巴细胞两大类。在机体的特异免疫应答过程中，淋巴细胞起着主要作用。T 淋巴细胞主要与细胞免疫有关；B 淋巴细胞主要与体液免疫有关。

三、血小板

血小板有黏附、聚集、释放、吸附和收缩等生理特性。这些特性是在血小板黏附于破损血管暴露的胶原后被激活，与止血和凝血功能密切相关。在止血过程中，血小板通过黏附和聚集作用，形成暂时的止血栓子堵住血管的创口；血小板的吸附、释放凝血因子的作用，可加速凝血过程；血小板收缩特性有固缩血凝块的作用。

因此，血小板的功能可归纳为：参与凝血过程；参与生理性止血过程；维持毛细血管壁的完整性；血小板也可释放溶解纤维蛋白的酶，影响纤维蛋白的溶解。

四、血液凝固与纤维蛋白溶解

（一）血液凝固与抗凝

1. 血液凝固　血液凝固（blood coagulation）是指血液由流动的液体状态变成不能流动的凝胶状态的过程。血凝的本质为血浆中的可溶性纤维蛋白原转变为不溶性的纤维蛋白，纤维蛋白呈丝状，交织成网，网罗血细胞和血液的液体成分形成血凝块。血液凝固后 1～2 小时，血凝块会发生收缩，并释放出淡黄色的液体，称血清。因此，血清与血浆的区别在于血清中缺少纤维蛋白原和血凝发生时消耗的一部分凝血因子，但增加了血凝时由血管内皮细胞和血小板释放出的化学物质。血液凝固是由一系列凝血因子参与的、复杂的蛋白质酶解过程。

（1）凝血因子　血浆与组织中直接参与血液凝固的物质，统称凝血因子，包括由国际凝血因子命名委员会命名的 12 种（用罗马数字因子 I～XIII 表示，简称 FI～FXIII）、前激肽释放酶

（PK）、高分子激肽原（HK）及来自血小板的磷脂（PL）（表7-1）。

表 7-1　凝血因子的某些特性

凝血因子 序号	同义名称	化学本质	合成场所	参与凝血途径	主要功能
I	纤维蛋白原	糖蛋白	肝脏	共同途径	形成纤维蛋白凝胶
II	凝血酶原	糖蛋白	肝脏	共同途径	丝氨酸蛋白酶催化纤维蛋白原转化为纤维蛋白
III	组织因子	脂蛋白	组织内皮细胞、单核细胞	外源途径	因子VII的辅因子
IV	钙离子	钙离子（Ca^{2+}）	-	内、外及共同途径	多种因子的辅因子
V	前加速素	糖蛋白	肝脏	共同途径	因子X的辅因子
VII	血清凝血酶原转变加速素	糖蛋白	肝脏	外源途径	丝氨酸蛋白酶激活因子X
VIII	抗血友病A因子	糖蛋白	肝脏	内源途径	因子IX的辅因子、加速因子X的生成
IX	抗血友病B因子	糖蛋白	肝脏	内源途径	丝氨酸蛋白酶激活因子X
X	StuartPrower因子	糖蛋白	肝脏	共同途径	丝氨酸蛋白酶激活因子II
XI	抗血友病球蛋白C	糖蛋白	肝脏	内源途径	丝氨酸蛋白酶激活因子IX
XII	接触因子	糖蛋白	肝脏	内源途径	丝氨酸蛋白酶激活因子IX及PK
XIII	纤维蛋白稳定因子	糖蛋白	肝脏、血小板	共同途径	纤维蛋白交联稳定转谷氨酰酶

凝血因子特点：①除因子III（又称组织因子）由损伤组织释放，PL 由血小板提供外，其余均存在于血浆中。②除因子IV是 Ca^{2+}，PL 是磷脂外，其余均为蛋白质，且多数在肝脏合成，其中因子II、VII、IX、X的合成需要维生素 K 的参与。所以肝功能受到严重损害时也会发生出血倾向。③在血浆中，因子II、VII、IX、X、XI、XII、XIII以及 PK 均以无活性的酶原形式存在，需要被激活才能具有酶的活性。习惯上在凝血因子代号的右下角标上"a"表示其活化型。如活化的因子II表示为因子II a。这些酶都是丝氨酸蛋白酶，每一种酶只能对特定的肽链进行有限的水解。

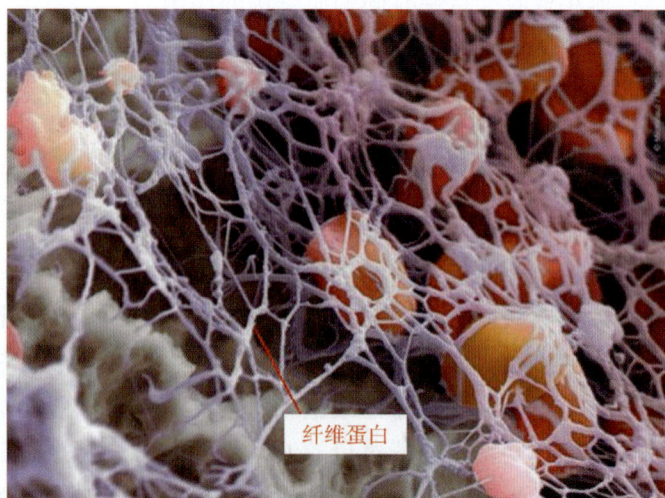

纤维蛋白

图7-12　血液凝固形成的纤维蛋白示意图

（2）血液凝固的过程　血液凝固是凝血因子按一定顺序发生激活，最终使纤维蛋白原转变为纤维蛋白的过程。血凝过程基本上可分为：凝血酶原激活物形成、凝血酶（因子II a）的激活、纤维蛋白形成三个过程（图 7-12）。

因子X的激活有两种不同的途径，分别称内源性途径和外源性途径（图7-13）。一旦因子X激活生成因子X a，可与因子V、Ca^{2+}、PL组成复合物，称凝血酶原激活物，以后就进入共同的凝血过程。因此，血液凝固也分为内源性凝血和外源性凝血两条途径。

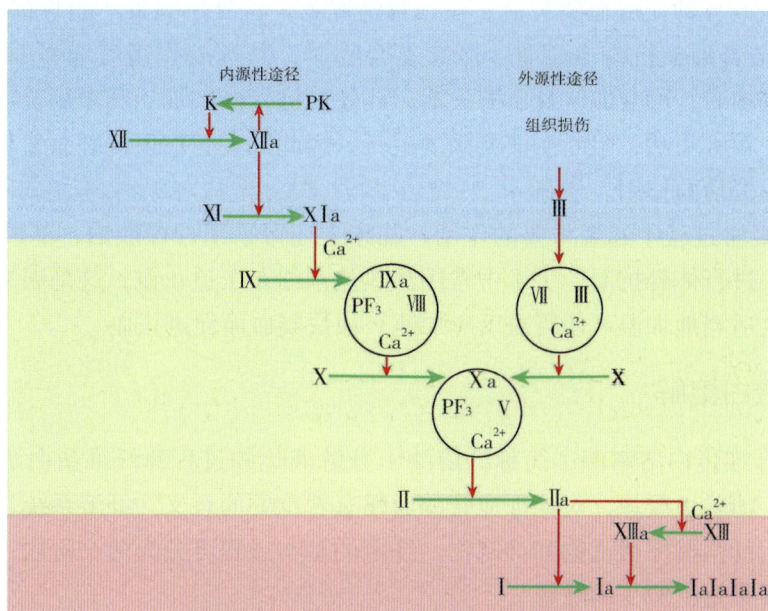

图7-13　内源性途径和外源性途径示意图

1）内源性凝血：内源性凝血是指完全依靠血浆中的凝血因子激活因子X进入共同的凝血过程。其特点是参与凝血的因子全部来自血液，启动因子是因子XII。内源性凝血启动的本质是血液与带负电荷的表面（如玻璃、白陶土、胶原）接触可激活因子XII变成因子XII a，XII a在PK和HK的参与下，正反馈地激活因子XII，形成大量的因子XII a，因子XII a再激活XI，生成因子XI a，这个过程称表面激活阶段。同时血小板也被表面激活释放PL。表面激活所生成的因子XI a在Ca^{2+}的存在下，再激活因子IX成为因子IX a，因子IX a与因子VIII、Ca^{2+}、PL组成复合物，这个复合物即可激活因子X生成的因子X a，与因子V、Ca^{2+}、PL组成凝血酶原激活物。上述的凝血过程是在PL表面进行的，所以又称磷脂表面阶段。凝血酶原激活物生成后，内源性和外源性凝血途径就完全相同了。

2）外源性凝血：外源性凝血是指依靠血管外组织损伤释放的因子III参与激活因子X的过程。因此启动因子是因子III，又称组织因子（TF）。组织因子是一种跨膜糖蛋白，含有蛋白酶的活性成分。正常时除了血细胞和内皮细胞不表达外，血管外组织均有组织因子表达，以脑、肺、胎盘较多。创伤性出血后，释放的组织因子进入血液激活因子VII，并与生成的 F VII a、PL 和 Ca^{2+} 组成复合物，该复合物激活因子X生成因子X a，与因子V、Ca^{2+}、PL组成凝血酶原激活物。

在凝血酶原激活物作用下，因子II被激活成因子II a（凝血酶）。凝血酶使因子I（纤维蛋白原）分解，转变为可溶性纤维蛋白单体，纤维蛋白单体相互交织成疏松的网状，具有可溶且不稳定性，在激活的因子XIII a的作用下，纤维蛋白单体以共价键连接生成不溶于水的、稳定的纤维蛋白多聚体。纤维蛋白多聚体形成后，将红细胞、白细胞、血小板网罗在内形成血凝块。

2. 抗凝与促凝　正常情况下，机体不可避免地会出现血管内皮损伤，由此发生局部凝血。而凝血并不蔓延到其他部位和阻碍血液循环，这是因为机体还同时存在着与凝血系统相对抗的抗凝系统，包括细胞抗凝系统（如网状内皮系统对凝血因子、组织因子、凝血酶原激活物和纤维蛋白单体的吞噬）和体液抗凝系统（如丝氨酸蛋白酶抑制物、蛋白质 C 系统、组织因子途径抑制物和肝素等）。体液抗凝系统中，最重要的是抗凝血酶Ⅲ和肝素。抗凝血酶Ⅲ是丝氨酸蛋白酶抑制物之一，由肝细胞和血管内皮细胞分泌，它能够与凝血酶分子中活性部位的丝氨酸残基结合，并在结合后的 10 ～ 20 分钟使凝血酶失活。在正常情况下，抗凝血酶Ⅲ不能直接有效地抑制凝血，但当它与肝素相结合形成抗凝血酶Ⅲ - 肝素复合物时，其抗凝作用可增强 100 ～ 1000 倍。所以，当体内肝素较多时，可立即使凝血酶失活。此外，抗凝血酶Ⅲ - 肝素复合物还能使凝血因子Ⅻa、Ⅺa、Ⅸa、Ⅹa 失活，阻断血液凝固的进行。因此肝素有加强抗凝血酶Ⅲ的活性，加速凝血酶等凝血因子的失活的作用。

鉴于 Ca^{2+} 在凝血过程中起着重要的作用，临床上还可采用柠檬酸钠、草酸钾与 Ca^{2+} 结合去除血浆中的 Ca^{2+}，进行体外抗凝。手术中常用温热盐水纱布压迫止血，这是因为纱布可激活因子Ⅻ及血小板，加之适当地加温可使凝血反应加速，加快凝血而促进止血。

（二）纤维蛋白溶解

纤维蛋白被纤维蛋白溶解酶（简称纤溶酶）分解液化的过程称纤维蛋白溶解（简称纤溶），纤溶可及时溶解、清除血凝块，对保证血管的通畅有着重要的意义。纤溶系统包括四种成分：纤溶酶原、纤溶酶、纤溶酶原激活物和抑制物。纤溶的基本过程可分为两个阶段：纤溶酶原的激活和纤维蛋白（或纤维蛋白原）的降解。

1. 纤溶酶原的激活　正常情况下，血浆中的纤溶酶以无活性的纤溶酶原的形式存在，只有在纤溶酶原激活物的作用下才能转变为有活性的纤溶酶。因此，纤溶酶原激活物的存在及数量多少，在纤溶过程中起着关键的作用。在内源性凝血途径的激活过程中可产生一些纤溶激活物，如因子Ⅻa、Ⅺa、PK、HK 等，使得凝血系统和纤溶系统互相配合、保持动态平衡。

2. 纤维蛋白降解　纤溶酶是血浆中活性最强、特异性较差的蛋白酶。其能水解纤维蛋白、纤维蛋白原及部分凝血因子，产生多种小分子多肽，统称纤维蛋白降解产物。由于纤维蛋白降解产物是可溶性的，血凝块逐渐溶解消失，被堵塞的血管重新开放。

3. 纤溶抑制物　能抑制纤维蛋白溶解的物质统称纤溶抑制物。当血管内出现血栓时，由于血凝块中的纤维蛋白能吸附纤溶酶原及激活物，而不吸附抑制物，因此血凝块中有大量纤溶酶形成并发挥作用，从而使纤维蛋白溶解，使血凝块逐渐溶解消失，保持血管的通畅。

五、血型、血量与输血

（一）血型与红细胞凝集

血型（blood group） 是指血细胞膜上的特异性抗原类型。红细胞、白细胞、血小板都有各自特异的抗原，但通常所说的血型是指红细胞膜上特异性抗原的类型，即红细胞血型。

若将两种不同类型的血液混合，会看到红细胞彼此聚集成簇，这种现象称红细胞凝集。红细胞凝集常伴有溶血，输血时若发生凝集反应，可堵塞毛细血管，溶血则可损害肾小管，同时伴有过敏反应，甚至危及生命。红细胞凝集的本质是抗原 - 抗体反应，即带有某种凝集原（抗原）的红细胞与血浆中针对这种凝集原的凝集素（抗体）发生抗原 - 抗体反应。发生抗原 - 抗体反应时，血浆中的凝集素可与若干个带有相应凝集原的红细胞发生不可逆结合，在红细胞之间形成桥梁，聚集成簇。

（二）红细胞血型

在人类红细胞上有十几种独立的血型系统，其中最重要的是 ABO 血型系统和 Rh 血型系统。

1. ABO 血型系统 在 ABO 血型系统中，红细胞膜上含有两种不同的凝集原，分别称凝集原 A 和凝集原 B。在人类的血浆中还含有与其相对抗的两种天然凝集素，即凝集素 A 和凝集素 B。ABO 血型系统根据红细胞膜上所含的凝集原种类分型，将血液分为 A、B、AB 和 O 型。红细胞膜上只含凝集原 A 的为 A 型，只含有凝集原 B 的为 B 型，两种凝集原都有的为 AB 型，两种凝集原都没有的为 O 型。同一个体的血浆不会含有与其红细胞凝集原相对抗的凝集素（图 7-14）。

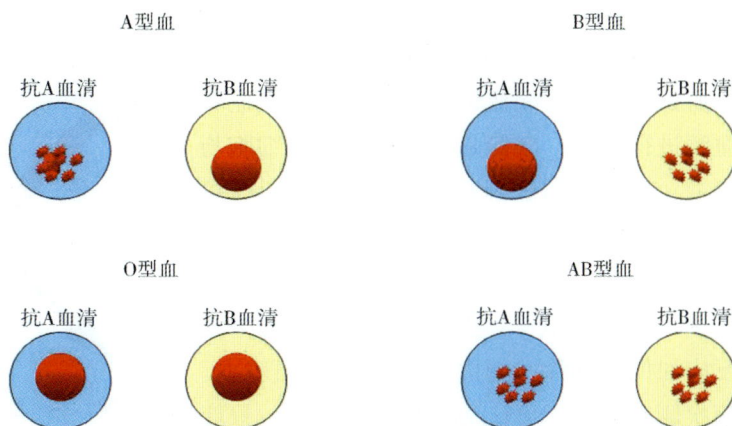

图7-14 ABO血型系统示意图

2. Rh 血型系统 人的红细胞膜上除 ABO 血型系统外，还有多个不同的红细胞血型系统，其中与临床关系较为密切的是 Rh 血型系统。

Rh 血型系统有 6 种抗原，即 C、c、D、d、E、e，其中 D 的抗原性最强。红细胞有 D 抗原者称 Rh 阳性，不含 D 抗原者为 Rh 阴性。在我国人口中，汉族人 Rh 阴性者仅占 1%，但一些少数民族中 Rh 阴性者可达 15%。

与 ABO 血型系统不同，Rh 血型系统没有天然的 Rh 抗体。只有正常的 Rh 阴性者在接受 Rh 抗原刺激后，血浆才能产生相应的抗体。由于抗体产生需要一定的时间，故 Rh 阴性者第一次接受 Rh 阳性血液输血时，不会发生凝集反应，但在其血中将产生抗 Rh 抗体。当他再次接受 Rh 阳性血液时，即可发生抗原 - 抗体反应，输入的红细胞就被凝集而溶血。因此，即使是重复输入同一供血者的血液，也可能因 Rh 血型不合而引起输血反应。

此外，Rh 抗体分子较小，能透过胎盘。当 Rh 阴性的妇女孕育 Rh 阳性胎儿后，其在分娩时阳性胎儿的红细胞可少量地进入母体，使母体经过数月时间产生抗 Rh 抗体。当该母体再次孕育 Rh 阳性胎儿时，母体中的 Rh 抗体可透过胎盘进入胎儿血液，引起胎儿红细胞凝集而溶血。因此，当 Rh 阴性母亲生育第一胎后，常规及时输注特异性抗 D 免疫球蛋白，可防止 Rh 阳性胎儿红细胞致敏母体。这在 Rh 阴性人群较多地区应引起重视。

（三）血量

血量（blood volume）为体内血液的总量。正常成年人的血液总量相当于其体重的 7% ～ 8%，即 70 ～ 80mL/kg。人体在安静状态下时，血量中的绝大部分都在心血管中迅速流动，这部分血量称循环血量，还有一部分血液"滞留"在肝、肺、腹腔静脉以及皮下静脉丛等处，流动较慢，称储备血量。人体在剧烈运动、情绪激动或者大量失血时，储存的血液被动员出来参加血液循环，以补充循环血量的不足。

（四）输血原则

输血是抢救伤员、补充血容量和保证一些手术得以顺利进行的重要手段。但输血稍有不慎，在受血者体内可引起红细胞凝集，导致大量红细胞溶血，便可引发严重的输血反应甚至死亡。

准备输血时，首先应鉴定 ABO 血型系统血型，保证供血者与受血者的血型相合。对于生育年龄的妇女或需要反复输血的患者，还必须注意 Rh 血型相合。

其次是**交叉配血试验（cross-match test）**（图 7-15）。即使是 ABO 血型相合，Rh 血型相合的人之间进行输血，输血前还必须进行交叉配血试验。交叉配血试验的主侧是指供血者的红细胞与受血者血清进行配合，次侧是指受血者的红细胞与供血者的血清进行配合，观察它们是否发生凝集。这样，既可检验血型测定是否有误，又能发现红细胞或血清中是否还存在其他不相容的凝集原或凝集素。如果交叉配血试验的主、次两侧都没有凝集反应，称"配血相合"，可以进行输血；如果主侧凝集，不管次侧反应如何，都称"配血不合"，绝不可输血。如果主侧不凝集，而次侧有凝集，可认为配血基本相合，只能在紧急情况下又无同型血时，可少量试输，不宜超过 200mL，（这种情况类似于将 O 型血输给其他血型的受血者，或 AB 型受血者接受其他血型血液），输血时须密切观察，输血速度要慢，如发生输血反应，应立即停止。

随着现代医学和科学技术的进步，输血疗法已经从原来的单纯输全血发展为成分输血和从原来的异体输血发展为自体输血。

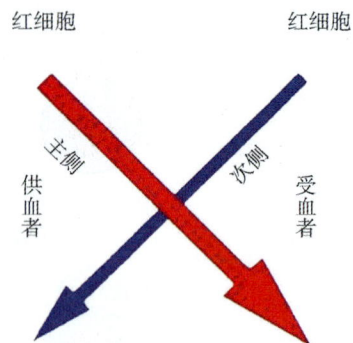

图7-15 交叉配血试验示意图

思考题

1. ABO 血型分型的依据是什么？
2. 何谓 Rh 血型？了解此血型有何临床意义？
3. 血浆晶体渗透压、胶体渗透压各有何生理意义？为什么？
4. 血液的基本功能有哪些？
5. 凝血的基本生理过程分几个步骤？试述内源性凝血与外源性凝血的主要不同点。

第四节　血液循环

血液在心血管系统中按一定方向周而复始地流动，称**血液循环（blood circulation）**。其主要功能是完成体内的物质运输，保证新陈代谢正常地进行；激素或其他体液因素，通过血液循环作用于靶细胞，实现体液调节；机体内环境稳态的维持和血液防卫功能的实现，也有赖于血液不断地循环流动。因此，血液循环是维持生命活动的重要条件。

一、心脏的泵血功能

（一）心动周期

心房或者心室每收缩和舒张一次，构成一个机械活动周期，称**心动周期（cardiac cycle）**。每分钟心跳的次数称**心率（heart rate）**，心动周期与心率呈反变关系。正常成年人心率平均为75次/分，每个心动周期历时0.8s，其中心房先于心室收缩，收缩期为0.1s，舒张期为0.7s；心房收缩0.1s后，心室开始收缩，收缩期为0.3s，舒张期为0.5s。当心房和心室都舒张时，称全心舒张期。因此，在心动周期过程中，心房和心室按一定顺序收缩和舒张。在心动周期中，不论心房还是心室，其舒张期均长于收缩期。这一特征有利于心脏持久地工作。心率增快，心动周期缩短，但舒张期的缩短比收缩期更明显，出现心脏工作时间相对延长，休息时间相对缩短，不利于心脏持久地泵血（图7-16）。

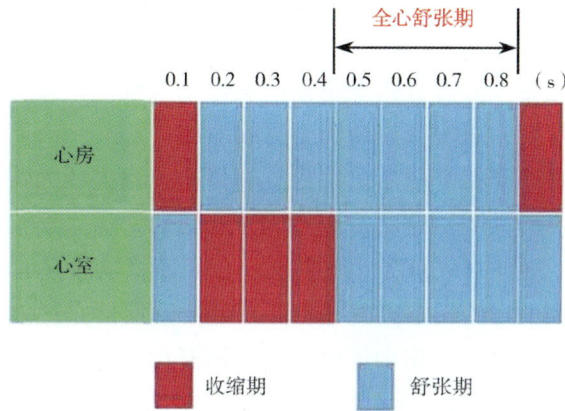

图7-16　心动周期示意图

（二）心脏的泵血过程

心脏泵血功能主要靠心室完成，包括心室收缩向动脉射血的过程和心室舒张血液充盈的过程。现以左心室为例，分析其泵血的基本过程（图7-17）。

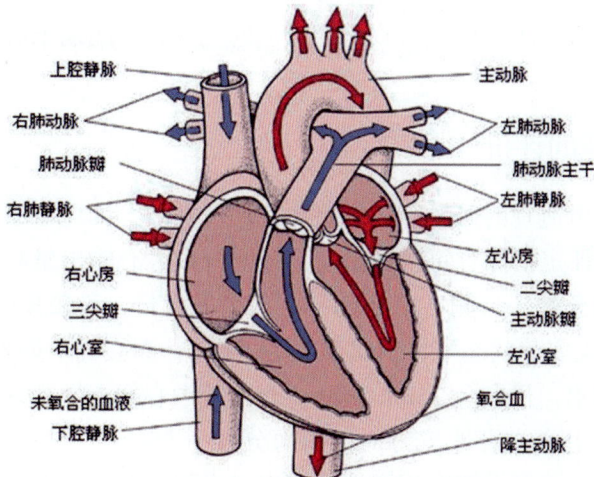

图7-17　心脏泵血的基本过程

1. 心室收缩期与射血过程　心室收缩期根据心脏活动时间的先后及心室内压力、瓣膜和容积的变化又分为等容收缩期、快速射血期和减慢射血期。

（1）等容收缩期　心室开始收缩前，心室内充盈血液，室内压低于房内压，房室瓣处于开放状态而动脉瓣关闭。心室开始收缩，室内压急剧升高，当超过房内压时房室瓣关闭。此时，室内压尚低于主动脉压，动脉瓣仍处于关闭状态，心室成为一个密闭的腔。由于血液的不可压缩性，尽管心室肌在强烈收缩，室内压急剧升高，但心室的容积不变，故名等容收缩期，此期持续约 0.05s。

（2）快速射血期　心室肌继续收缩，室内压继续升高，当超过主动脉压时，主动脉瓣打开，心室迅速将大量血射入主动脉。此时，心室容积迅速缩小而室内压升高达峰值，称快速射血期。此期射血量约占总射血量的 70%，历时 0.11s。

（3）减慢射血期　快速射血期后，心室内血量减少及心室收缩力减弱，室内压开始下降，射血速度减慢，直至心室舒张开始，动脉瓣关闭，称减慢射血期。此期射血量约占总射血量的 30%，历时约 0.14s，心室容积达最小称心缩末期容积。在此期内，甚至从快速射血期的中、后期开始，室内压已略低于主动脉压，但心室内血液由于受到心肌的收缩作用而具有较高的动能，在惯性作用下逆压力梯度继续射入主动脉。

2. 心室舒张期与充盈过程　心室舒张期根据心室舒张过程中，按心室内压力和容积的变化又分为等容舒张期、快速充盈期、减慢充盈期和心房收缩期。

（1）等容舒张期　心室肌开始舒张后，射血立即停止，室内压力快速下降，主动脉内血液向心室方向逆流，推动主动脉瓣关闭。这时室内压高于房内压，房室瓣仍关闭，心室再度成为一个密闭的腔，称等容舒张期，历时约 0.07s。此期内，心室容积虽然没有改变，但室内压快速大幅度下降。因此，等容舒张期的室内压下降的速率是反映心室肌舒张性能的重要指标。

（2）快速充盈期　当室内压低于房内压时，房室瓣开放，心房和大静脉的血液吸入心室。由于心室继续主动舒张，室内压明显低于房内压，甚至出现负压。心房和大静脉内的血液因心室的抽吸而快速充盈心室，心室容积迅速增大，称快速充盈期。此期进入心室的血量约占总充盈量的 2/3，历时约 0.11s。

（3）减慢充盈期　快速充盈期后，心室肌不再主动舒张。随着心室内血液充盈，室内压有所升高，以致心室与心房之间的压力差减小，血液缓慢流入心室。称减慢充盈期。历时约 0.22s。

（4）心房收缩期　心房在上述各期均处于舒张状态，大量的静脉血液由心房顺着房室压力梯度流入心室，使心室充盈。当心房开始收缩，房内压升高，推动血液流入心室，使心室进一步充盈，直至心室收缩，房室瓣关闭，称心房收缩期，历时约 0.1s。此期末心室容积达最大，称心舒末期容积。

（三）心脏泵血功能的评价

心脏的主要功能是泵出适宜的血量以适应机体代谢的需要，因此心脏泵出的血量是衡量心脏功能的基本指标。常用的评定指标有每搏输出量、射血分数、心输出量和心指数。

1. 每搏输出量与射血分数　一侧心室搏动一次射出的血量，称**每搏输出量（stroke volume，SV）**，简称搏出量。成年人安静状态下，搏出量约为 70mL，而心舒末期容积约为 145mL，可见，心室并没有把全部血液搏出，仍剩余 75mL 血液。搏出量占心舒末期容积的百分比，称**射血分数（ejection fraction，EF）**。正常成年人安静时的射血分数为 55% ～ 65%。正常情况下，搏出量始终与心舒末期容积相适应。心舒末期容积增加，搏出量也相应增加，射血分数基本不变。

2. 心输出量与心指数　每分钟一侧心室射出的血液总量称**每分输出量（minute volume）**，简称**心输出量（cardiac output，CO）**。在数值上，心输出量＝搏出量 × 心率。安静状态下，心输出量约为 5L/min（4.5 ～ 6.0L/min）。左、右心室的心输出量基本相同。心输出量随着机体活动和代谢情况而变，在剧烈运动时，心输出量可高达 25 ～ 35L/min，比安静时提高了 5 ～ 7 倍。可见心输出量能随着机体代谢的需要而增加，这种能力称**心力储备（cardiac reserve，CR）**。

心输出量是以个体为单位计算的，可用于同一个体在不同时间的心功能比较。若用心输出量作为指标进行不同个体之间心功能的比较是不全面的。

每平方米体表面积的心输出量称**心指数（cardiac index，CI）**。成年人在安静和空腹状态下的心指数称静息心指数，为 3 ～ 3.5L/（min·m²）。心指数可以随不同的生理条件而改变，一般 10 岁左右的静息心指数最大，可达 4L/（min·m²）以上，以后随着年龄增长而下降。若心指数小于 2.2L/（min·m²），则需考虑心力衰竭的可能。

（四）影响心输出量的因素

心输出量＝搏出量 × 心率，因此凡能影响搏出量和心率的因素均可影响心输出量。

1. 搏出量 搏出量的多少取决于心室肌收缩的强度和速度。与骨骼肌相似，心肌的收缩强度和速度也受前负荷、后负荷和心肌收缩能力的影响。

（1）前负荷 心室肌的前负荷相当于心舒末期心室的容积或充盈压，决定着心肌的初长度，当心肌处在最适初长度时，心肌的收缩强度和速度达到最大。因此，心室的搏出量受心舒末期心室的容积或充盈压的影响。在一定范围内，心舒末期心室的容积或充盈压增加，搏出量增加。

（2）后负荷 心室后负荷相当于大动脉血压，在前负荷、心肌收缩能力不变的情况下，大动脉血压升高将延缓动脉瓣的开放并使其提前关闭，导致等容收缩期延长，射血期缩短，心肌缩短的程度和速度均减小，搏出量减少。但在整体情况下，搏出量减少会引起心室收缩末期剩余血量增加，如果此时静脉回心血量不变，则心舒末期心室的容积增加，通过前负荷增加机制，使搏出量恢复到正常水平。

（3）心肌收缩能力 前负荷和后负荷是从外部因素对心肌收缩功能的影响。心肌收缩能力是指不依赖前、后负荷而改变心肌力学活动的一种内在特性，即在同一前、后负荷条件下，提高心肌收缩能力可使搏出量增加。

2. 心率 如前所述，心率增加，心动周期缩短，舒张期缩短更明显，搏出量减少。但由于心输出量是搏出量和心率的乘积，在一定范围内，心率的增加使心室减慢充盈期缩短，搏出量减少不大，二者乘积（心输出量）仍可增大。但心率过快，达到 170 ～ 180 次 / 分时，舒张期的缩短使心室充盈期缩短，心室充盈量明显减少，搏出量可减少到正常量的一半，心输出量开始下降。相反，心率过慢，低于 40 次 / 分，心输出量也减少。这是因为心室舒张期过长，心室充盈已接近限度（达到最适前负荷），由于心肌的结构特点，其伸展性小，再延长心室舒张期也不能相应增加充盈量和搏出量。

二、心肌细胞的生物电现象

心肌是由心肌细胞构成的一种肌肉组织。与骨骼肌不同的是心肌细胞间有闰盘，闰盘上有大量的缝隙连接，缝隙连接处的蛋白质构成细胞间通道。由于细胞间通道电阻小，可迅速传递细胞间的电信息。一旦某个心肌细胞兴奋，这个兴奋就会迅速通过细胞间通道传遍整个心房或心室，因此心肌是个机能合胞体。根据心肌细胞的组织学和生理特性，心肌细胞可分为两类：一类是**工作细胞（cardiac working cell）**，包括心房肌和心室肌细胞。工作细胞内含有丰富的肌原纤维，具有兴奋性、传导性和收缩性，没有自律性，执行收缩功能；另一类是特殊分化的心肌细胞，构成心脏的**特殊传导系统（specialized conduction system）**（图7-18）[包括窦房结、房室交界（结区除外）、房室束、左、右束支及浦肯野纤维网]。它们除具有兴奋性、传导性，还具有自律性，称**自律细胞（autorhythmic cell）**。

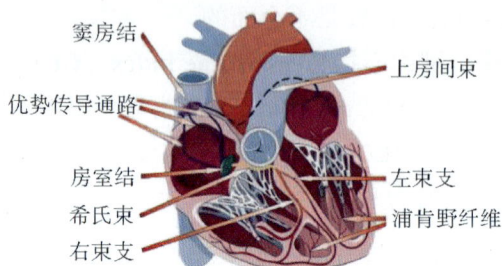

图7-18　心脏的特殊传导系统

心脏的节律性收缩活动是推动血液流动、实现血液功能的必要条件。与骨骼肌相同，心肌在收缩之前，首先要产生膜电位的变化。心肌细胞的生物电活动是由跨膜移动的离子流形成的，心肌细胞膜上离子通道种类较多，涉及的离子流比神经、骨骼肌要复杂。

（一）工作细胞的跨膜电位及其形成机制

人和哺乳动物的心室肌细胞静息电位约为 $-90mV$。静息电位的产生机理与骨骼肌和神经相同，即细胞膜对 K^+ 有较高的通透性，在膜内高 K^+、膜外低 K^+ 的前提下，膜内 K^+ 跨膜外流并达到 K^+ 平衡电位。心室肌细胞的动作电位与神经、骨骼肌有明显的不同，复极过程比较复杂，持续时间较长，可分为 5 个时期（图 7-19）。

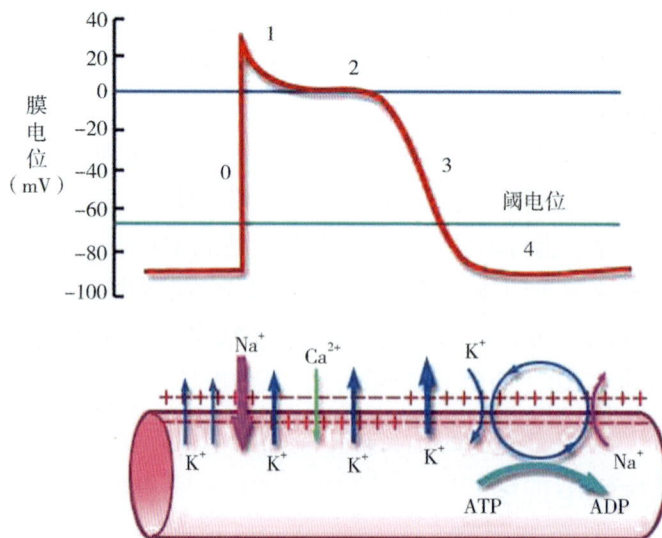

图7-19　心室肌细胞的跨膜电位及其形成的离子机制

1. 去极期（0 期）　当心肌细胞在适宜刺激下产生兴奋时，膜内电位可从 $-90mV$ 迅速上升至 $+30mV$ 左右，形成动作电位升支，上升幅度约 $120mV$。0 期持续时间很短，只有 $1 \sim 2ms$。去极化速度较快，膜电位的最大变化速率可达 $200mV/s$。

在外来刺激作用下，引起心室肌细胞膜部分 Na^+ 通道开放引起少量 Na^+ 内流，使细胞膜部分去极。当去极达到阈电位水平时（$-70mV$），膜上大量 Na^+ 通道打开，大量 Na^+ 内流，导致 0 期迅速去极化。决定 0 期去极的 Na^+ 通道是一种快钠通道，激活快，失活也快。快 Na^+ 通道可被河鲀毒素（TTX）阻断。

2.快速复极初期（1 期） 0 期后，膜内电位由 $+30mV$ 迅速下降至 $0mV$ 左右，持续时间约 $10ms$。1 期与 0 期共同构成锋电位。

此期快 Na^+ 通道失活，Na^+ 内流停止。这时膜上的一种瞬时激活的外向 K^+ 通道开放，K^+ 快速外流，使膜内电位迅速复极至 $0mV$ 水平。

3.缓慢复极期（2 期、平台期） 此期膜电位复极缓慢，稳定在 $0mV$ 左右，时长 $100 \sim 150ms$，形成复极过程中的平台。2 期是造成整个心肌动作电位时程较长的主要原因，也是心室肌细胞动作电位区别于神经和骨骼肌细胞动作电位的主要特征。

2 期是同时存在的内向离子流和外向离子流处于平衡状态的结果。内向离子流主要为 Ca^{2+} 经电压门控的 L 型 Ca^{2+} 通道内流。外向离子流为 K^+ 经延迟激活的 K^+ 通道外流。2 期复极之初，两种离子流处于相对平衡状态，随着时间的推移，Ca^{2+} 内向离子流逐渐减弱，而 K^+ 外向离子流逐渐增强，因而使膜电位缓慢地向复极化方向转化，形成平台期的晚期。

4.快速复极末期（3 期） 3 期复极化速度加快，膜电位由 $0mV$ 较快地复极至 $-90mV$，完成复极过程。3 期是由于 L 型 Ca^{2+} 通道失活，Ca^{2+} 内流停止，而 K^+ 外流逐渐增大触发复极所致。

5.静息期（4 期、恢复期） 此期已复极完毕，膜电位稳定在静息电位水平。但膜内外的离子分布的变化尚未恢复，可通过膜上的 Na^+–K^+ 泵、Na^+–Ca^{2+} 交换体和 Ca^{2+} 泵等机制排出 Na^+ 和 Ca^{2+}，摄回 K^+ 以恢复膜内外 Na^+、K^+、Ca^{2+} 的分布。Na^+–K^+ 泵转运将进入细胞内的 Na^+ 泵出，将流出细胞外的 K^+ 摄回，以维持细胞内外钠钾离子的分布。Na^+–Ca^{2+} 交换体将进入细胞内的 Ca^{2+} 排出，以维持膜内正常的低 Ca^{2+} 状态。

（二）自律细胞的跨膜电位及其形成机制

与工作细胞相比，自律细胞动作电位的特点是 4 期膜电位不稳定。3 期复极达最大值（称最大复极电位）后，膜电位开始自动去极化，称 4 期自动去极化，当达到阈电位后，爆发动作电位。如此周而复始，动作电位就不断地自动产生。因此，4 期自动去极化是心肌自律细胞产生自动节律性的基础。

三、心肌细胞的生理特性

心肌的生理特性包括自动节律性、兴奋性、传导性和收缩性。前三者称电生理特性，后者称机械特性。

（一）兴奋性

1.影响兴奋性的因素 ①静息电位（最大复极电位）与阈电位之间的差距：差距增大，引起兴奋所需的阈值增大，兴奋性降低。反之，二者之间的差距减小，兴奋性增高。②Na^+ 通道的状态：快反应心肌细胞的兴奋都是以 Na^+ 通道被激活为前提的。快钠通道具有静息、激活和失活三种状态。处于哪一种状态，则取决于即时的膜电位水平以及相关的时间进程，即通道的活动有电压依从性和时间依从性。

2.心肌细胞兴奋时兴奋性的周期变化 心肌细胞在一次兴奋过程中，其兴奋性随时间的推移和膜电位的变化也发生一系列的周期性变化，可分为以下几个时期（图 7-20）。

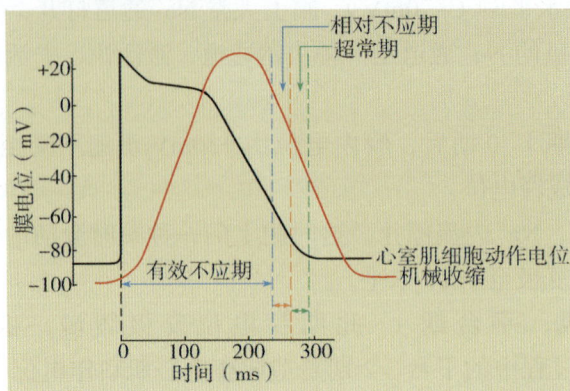

图7-20　心室肌细胞动作电位期间兴奋性的变化及其与机械收缩之间的关系

（1）有效不应期　从动作电位的 0 期去极化开始到复极 3 期膜电位达 -55mV 左右的这段时间内，无论给予多强的刺激，细胞都不会发生反应，即兴奋性降低到零，称绝对不应期。这是由于 Na^+ 通道处于失活状态。绝对不应期后，动作电位复极从 -55mV 复极到 -60mV 这段时间内，由于 Na^+ 通道刚开始复活，如果给予足够强度的刺激，可使膜发生局部的去极化，但去极化的幅度很小，不能使细胞爆发动作电位，为局部反应期。因此，从 0 期去极化开始到膜电位复极到 -60mV 这段时期内，无论给予何种刺激，均不能产生动作电位，故称**有效不应期（effective refractory period，ERP）**。

（2）相对不应期　有效不应期后，膜电位从 -60mV 复极到 -80mV 这段时间内，用阈上刺激才能引起动作电位，称**相对不应期（relative refractory period，RRP）**。此期内，大部分钠通道已经复活，心肌兴奋性也逐渐恢复，但仍低于正常，其所引起的动作电位，0 期去极化速度和幅度均小于正常，兴奋的传导速度也较慢。

（3）超常期　相对不应期后，膜电位从 -80mV 复极到 -90mV 的时期内，阈下刺激也可引起心肌细胞产生动作电位，表明心肌的兴奋性高于正常，故称**超常期（supranormal period，SNP）**。此期内，快 Na^+ 通道已基本复活到备用状态，而且膜电位的水平比静息电位更接近阈电位，故兴奋性较高。但因膜电位尚未达到静息电位水平，部分 Na^+ 通道仍处于失活状态，故所产生的动作电位的 0 期去极化速度和幅度仍小于正常，兴奋传导速度仍较正常慢，但大于相对不应期。

最后，复极化完毕，膜电位恢复到静息水平，细胞的兴奋性也恢复正常。

3. 兴奋性的周期变化与心肌收缩活动的关系

（1）不产生完全强直收缩　心肌兴奋性周期变化的特点是有效不应期特别长，持续时间 200 ~ 300ms，时间上可跨越心肌收缩期到舒张早期。在此时期内，任何刺激都不能使心肌发生兴奋和收缩。心肌不会像骨骼肌那样产生完全强直收缩，而始终能保持着收缩和舒张交替的节律活动，有利于实现心脏的泵血功能。

（2）期前收缩与代偿间歇　正常情况下，窦房结发出的每一次兴奋传导到心房肌和心室肌的时间都是在它们前一次兴奋的有效不应期结束之后，因此整个心脏能够按窦房结的节律而收缩、舒张。如果在心室肌的有效不应期之后，下次窦房结的兴奋到达之前一次人为的刺激或窦房结以外的病理性异常刺激，则可发生一次提前出现的动作电位，称期前兴奋。期前兴奋引起的心肌收缩，称期前收缩（也称早搏）。在紧接着期前收缩之后的一次窦房结传来的兴奋传至心室时，正好落在期前兴奋的有效不应期之内，结果引起心室肌兴奋，出现一次"脱失"，必须等到下次窦房结的兴奋传来才能引起心室的兴奋和收缩。故在一次期前收缩之后，常常伴有一段较长的心室舒张期，称**代偿间歇**（图 7-21）。

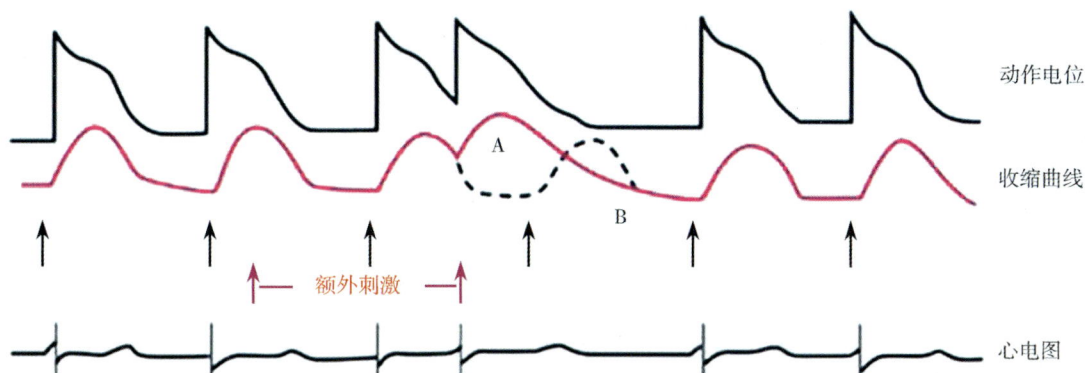

图7-21　期前收缩和代偿间歇

（二）自动节律性

1. 心脏起搏点　心肌细胞在没有外来刺激的情况下，能够自动地按一定节律发生兴奋的能力，称自动节律性，简称自律性。每分钟内自动产生兴奋的次数是衡量自律性高低的指标。心肌的自律性来源于心脏特殊传导系统的自律细胞，但不同部位的自律细胞其自律性不同，其中窦房结 P 细胞的自律性最高（约 100 次 / 分），房室交界（约 50 次 / 分）和房室束（约 40 次 / 分）及其分支次之，浦肯野纤维的自律性最低（约 25 次 / 分）。生理情况下，整个心脏是按窦房结的节律搏动的，因此窦房结称为**正常起搏点**（normal pacemaker）。其所形成的心跳节律称窦性心律。其他部位的自律组织称潜在起搏点。

2. 决定和影响自律性的因素　心肌自律性的产生机理是自律细胞的 4 期膜电位自动去极化从最大复极电位达到阈电位水平而引起的兴奋。因此，决定和影响自律性高低的因素如下。

（1）4 期自动去极化速度　如最大复极电位和阈电位之间的差距不变，4 期自动去极化速度快，则到达阈电位的时间短，单位时间内发生兴奋的次数多，自律性升高。反之，4 期自动去极化速度慢，自律性降低。

（2）最大复极电位与阈电位之间的差距　如 4 期自动去极化速度不变，最大复极电位绝对值减小和 / 或阈电位绝对值增大，均使两者差距缩小，则自动去极化达到阈电位所需的时间缩短，自律性增高；反之，则自律性降低。

（三）传导性

1. 兴奋在心脏内传导的途径和特点

（1）兴奋在心脏内传导的途径　窦房结→心房肌→房室交界→房室束及左右束支→浦肯野纤维网→心室肌。

（2）兴奋在心脏内兴奋传导的特点　由于各种心肌细胞的传导性并不相同，兴奋在心脏各部位的传导速度也不相等。心房肌的传导速度较慢，约为 0.4m/s，研究发现心房中有一小部分心房肌纤维排列方向较整齐，组成优势传导通路，而"优势传导通路"的传导速度较快，为 1.0 ～ 1.2m/s，窦房结的兴奋可沿此通路较快地传到房室交界区。心室肌的传导速度约为 1m/s，而浦肯野纤维传导速度最快，约4m/s，且浦肯野纤维呈网状分布于心室壁，使由房室交界传入心室的兴奋能迅速传向左、右心室，保证了心室肌同步收缩，使收缩力量增强，有利于心室射血。房室交界区的兴奋传导速度最慢，尤其是结区的传导速度仅为0.02m/s，因此兴奋通过房室交界时，持续时间约0.1s，房室交界内兴奋传导缓慢的这一特点称房–室延搁。房–室延搁的生理意义在于心室收缩始终发生于心房收缩完毕之后，避免心房、心室同时收缩，有利于心室的进一步充盈，也利于心室射血。

2. 决定和影响心肌传导性的因素　兴奋在心肌的传导是通过局部电流实现的，局部电流越大，形成越快，对邻近未兴奋部位的刺激作用也越大、越快，从而兴奋传导越快。凡影响局部电流大小和形成的因素均影响心肌传导性。决定和影响心肌传导性的因素有以下几个方面。

（1）结构因素　①心肌细胞的直径：心肌细胞的直径与细胞内电阻呈反比关系，细胞直径越大，细胞内电阻越小，产生的局部电流越大，局部电流传播距离越远，兴奋传导速度越快；反之，细胞直径越小，则传导速度越慢。浦肯野纤维的直径最大（可达70μm），兴奋传导速度最快，房室交界的细胞直径小（3～4μm），其兴奋传导速度最慢。②细胞间的缝隙连接：缝隙连接为心肌细胞间兴奋传递提供了低电阻通路。细胞间缝隙连接的数量和开放比例会直接影响细胞间的耦联电阻，缝隙连接的数量越多，开放比例越高，细胞间的耦联电阻越低，产生的局部电流越大，兴奋传导越快。窦房结和房室交界处缝隙连接数量少是其传导缓慢的一个因素。

（2）生理因素　①动作电位0期去极化的速度和幅度：0期去极化是产生局部电流的动力，0期去极化速度和幅度越大，形成的局部电流也越快越大，对邻近膜的刺激作用越大，达到阈电位的速度越快，使传导速度加快。反之，动作电位0期去极化的速度和幅度越小，则兴奋传导减慢。②邻近未兴奋部位膜的兴奋性：兴奋在心肌细胞上的传导是细胞膜依次兴奋的过程，因此邻近未兴奋部位膜的兴奋性改变，必然会影响兴奋的传导。

（四）收缩性

心肌细胞收缩原理和骨骼肌一样，首先是受刺激的膜产生动作电位，然后通过兴奋–收缩耦联，引起肌丝滑行，从而使整个肌细胞收缩。但与骨骼肌细胞相比，心肌细胞的收缩有其自身的特点。

1. 同步收缩　心房和心室内特殊传导组织的传导速度较快，而且心肌细胞之间的闰盘存在细胞间通道，兴奋几乎能够同时到达所有的心房肌或心室肌，引起同步收缩。同步收缩力量大，有利于心脏射血。

2. 不发生完全强直收缩　心肌细胞兴奋时有效不应期特别长，相当于从收缩期持续到舒张早期。在此时期内，任何刺激都不能使心肌再发生兴奋而收缩。因此，心肌不会产生完全强直收缩，而始终保持收缩、舒张的交替的节律性活动，从而保证了心脏的射血和充盈能正常进行。

3. 对细胞外 Ca^{2+} 的依赖性　Ca^{2+}是兴奋收缩耦联的媒介，但心肌细胞的肌质网终末池内Ca^{2+}储量比骨骼肌的少，因此心肌兴奋–收缩耦联所需的Ca^{2+}不但需要从终末池释放，还需由细胞外液的Ca^{2+}通过肌膜和横管膜内流（心室肌动作电位2期的Ca^{2+}内流）。在一定范围内，细胞外液的Ca^{2+}浓度升高，兴奋时内流的Ca^{2+}增多，心肌收缩力增强；反之，细胞外液Ca^{2+}浓度降低，则收缩力减弱。因此，心肌细胞的收缩对细胞外液Ca^{2+}浓度有明显的依赖性。

四、心音

心动周期中，由于心肌收缩和舒张、瓣膜启闭、血流冲击心室壁和大动脉壁，以及形成湍流等因素引起的机械振动，通过周围组织传播到胸壁，如将耳紧贴胸壁或用听诊器置于胸壁一定部位，所听到的声音称心音（heart sound）。

1.第一心音　标志着心室收缩的开始，其特点：音调较低，音频为 40～60Hz，持续时间较长，历时约 0.14s。第一心音形成的主要原因是心室肌收缩，房室瓣关闭振动心壁。

2.第二心音　标志着心室舒张的开始，其特点：音调较高，频率为 50～100Hz，持续时间较短，历时约 0.08s。第二心音形成的主要原因是心室舒张，动脉瓣关闭振动心壁。

五、血管生理

（一）各类血管的结构和功能特点

不论体循环还是肺循环，由心室射出的血液都流经由动脉、毛细血管和静脉相互串联构成的血管系统，再返回心房。动脉或静脉壁结构可分为内膜、中膜和外膜三层。内膜由内皮细胞和使血管具有一定的弹性和可扩张性的弹性纤维组成。中膜由环绕血管的平滑肌组成，平滑肌受神经和体液调节呈不同程度的收缩使血管有一定的容积和血流阻力。外膜由疏松的结缔组织组成。各类血管除了直径不同，主要差别由弹性纤维和平滑肌的多少决定（图7-22），因此功能也不同。在体循环，供应各器官的血管相互间又呈并联关系。

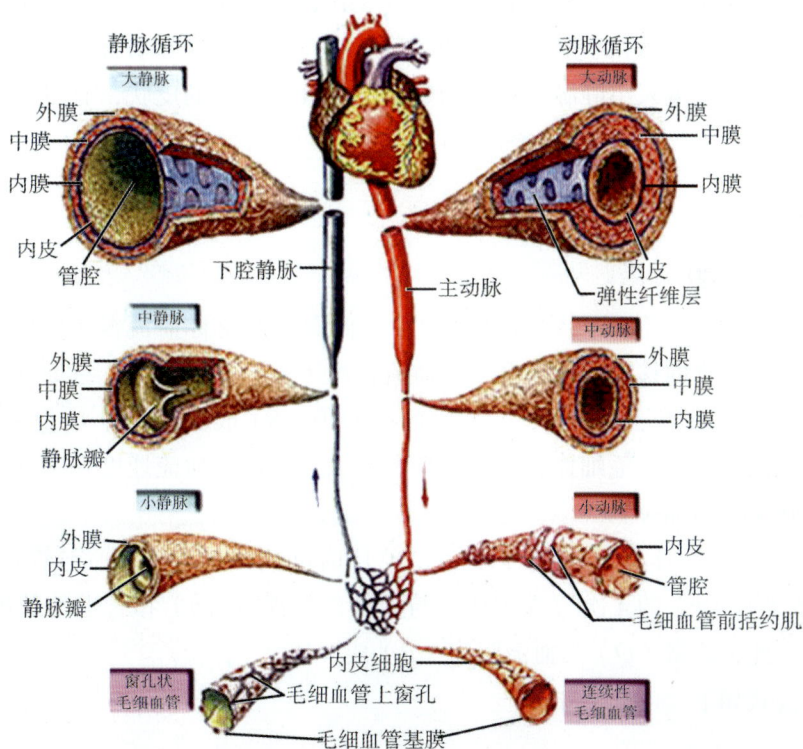

图7-22　不同类型血管的结构差异

根据血管的组织结构和生理功能，将血管分为以下几类。

1.弹性储器血管　指主动脉、肺动脉干及其大分支。这些血管的管壁坚厚，富含弹性纤维，与其他血管比较具有明显的可扩张性和弹性。当左心室射血时，主动脉压升高，一方面推动动脉内的血液向前流动，另一方面使主动脉扩张，容积增大，容纳一部分左心室射出的血液。当左心室舒张时，主动脉瓣关闭，动脉压降低，被扩张的动脉管壁发生弹性回缩，将射血期内多容纳的血液继续推向外周。大动脉的这种功能称弹性储器作用，一方面使心脏间断的射血变为动脉内连续的血流，另一方面对动脉血压的波动起缓冲作用。

2. 分配血管 指从弹性储器血管以后到分支为小动脉前的动脉管道，其功能是将血液输送至各器官组织。

3. 毛细血管前阻力血管 是指小动脉和微动脉。小动脉和微动脉的管径小，是影响血流阻力的主要因素。小动脉和微动脉管壁富有平滑肌，其收缩活动可明显改变血管的口径，从而在改变血流阻力的同时，也改变了所在器官、组织的血流量。

4. 毛细血管前括约肌 由后微动脉侧支分出真毛细血管。毛细血管前括约肌是指环绕在真毛细血管起始部的独立平滑肌，它的交替收缩和舒张可控制该支真毛细血管的关闭和开放。

5. 交换血管 是指真毛细血管，其管壁薄，由一层内皮细胞和其外的薄层基膜组成。管壁通透性高，是血管内血液和组织液进行物质交换的场所。

6. 毛细血管后阻力血管 指微静脉。因其管径小，有一定的血流阻力。它的收缩活动可改变毛细血管压和组织液的生成与回流。

7. 容量血管 指静脉系统。与动脉系统相比，其数量多、口径大、容量大。安静状态下，其容纳了循环血量的 60%～70%。容量血管的口径变化可调节其容纳的血量，起着血液储血库的作用。此外，静脉管壁薄，易受跨壁压的变化而改变其容量。

8. 短路血管 是指小动脉和小静脉之间的动静脉吻合支。动静脉吻合支的开放使小动脉内的血液不经毛细血管而直接流入小静脉。在手指、足趾、耳郭等处的皮肤，有较多的短路血管，其功能与体温调节有关。

（二）血流动力学

1. 血流量和血流速度

（1）液流连续原理 单位时间内流过血管某一截面的血量称血流量（Q），也称容积速度。血液中的一个质点在血管内移动的线速度，称血流速度（V）。根据液流连续原理，血液在血管内流动时，其血流速度与血流量成正比，与血管的截面积（S）成反比，即 $V=Q/S$。在整个血管系统中，主动脉横截面积最小，毛细血管的横截面积最大。因此，血流速度在主动脉最快，在毛细血管最慢，在静脉又逐渐加快。

（2）泊肃叶定律 液体在管道内流动时，单位时间内的流量（Q）与管道两端的压力差（$\triangle P$）以及管道半径（r）的 4 次方成正比，与液体的黏滞度（η）和管道的长度（L）成反比，称泊肃叶定律。因此，流量（Q）与血流阻力（R）成反比。

泊肃叶定律公式如下。

$$Q = \frac{\pi \triangle P r^4}{8\eta L}$$

2. 血流阻力 血液在血管内流动时遇到的摩擦力，称**血流阻力（blood flow resistance）**。阻力主要来自血液内各成分之间的摩擦和血液与血管壁之间的摩擦。血流阻力与血液 η 和血管 L 成正比，与血管 r 的 4 次方成反比。血管口径是形成血流阻力的主要因素。在整个体循环中，小动脉、微动脉约占总血流阻力的 47%，因此小动脉和微动脉是产生血流阻力的主要部位，称阻力血管，其产生的血流阻力称外周阻力。

血流阻力公式如下。

$$R = \frac{8L\eta}{\pi r^4}$$

3. 血压 血压（blood pressure）是指血管内流动的血液对单位面积血管壁的侧压力，即压强，常用高于大气压的毫米汞柱（mmHg）或千帕（kPa）表示。1mmHg = 0.133kPa。

（三）动脉血压

1. 动脉血压的概念和正常值 动脉血压是指流动的血液对单位面积动脉管壁的侧压力，一般是指主动脉压。心室收缩射血时，动脉血压急剧升高，在收缩期的中期达到最高，称收缩压。心室舒张时，动脉血压不断下降，降至最低时，称舒张压。收缩压和舒张压的差值称脉搏压。整个心动周期中各瞬间动脉血压的平均值，称平均动脉压。平均动脉压约等于舒张压 +1/3脉压。由于大动脉中血压降落不大，临床上通常将测得的肱动脉血压代表主动脉压。习惯写法是收缩压 / 舒张压 mmHg。我国健康青年人在安静状态时的收缩压为 100 ～ 120mmHg，舒张压为60 ～ 80mmHg，脉搏压为 30 ～ 40mmHg，平均动脉压为 100mmHg 左右（图 7-23）。

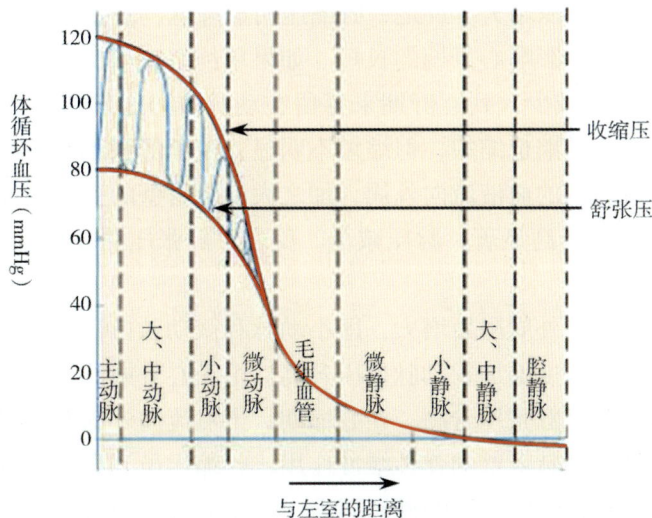

图7-23 动脉血压波形图

2. 动脉血压的形成 动脉血压的形成与循环系统血液充盈度、心脏射血、外周阻力和大动脉管壁的弹性储器作用有关。

（1）循环系统血液充盈度 循环系统内足够的血液充盈是形成动脉血压的前提。循环系统血液充盈的程度可用循环系统平均充盈压表示，即血液停止流动时，血液对单位面积血管壁的侧压力。这时，血液对循环系统各处的侧压力都相同。循环系统平均充盈压的高低反映了血量和循环系统容量之间的相对关系。人体的血液总量约为 5000mL，体循环系统平均充盈压约为 7mmHg。

（2）心脏射血 心脏射血推动血液流动，因此心脏射血是形成动脉血压的基本因素。心室肌收缩释放的能量一部分用于推动血液流动，是血液的动能；另一部分使血管壁扩张，是血液的势能。心室肌舒张时，扩张的动脉管壁弹性回缩，可将这部分势能转变为动能，推动血液在心舒期继续向前流动。

（3）外周阻力　　外周阻力指小动脉和微动脉对血流的阻力，是形成动脉血压的另一基本因素。由于外周阻力的存在，心室每次射血，约有 2/3 的搏出量在心缩期被暂时储存在主动脉和大动脉内，从而增加主动脉和大动脉内的血液充盈度，增加对动脉管壁的侧压。如果不存在外周阻力，则心室收缩释放的能量将全部表现为动能，射出的血液将全部流至外周，因而不能使动脉压维持在正常水平。

（4）大动脉管壁的弹性储器作用　　大动脉管壁的弹性储器作用包括大动脉管壁的可扩张性和弹性回缩。心室射血时，动脉血压升高，大动脉管壁随之扩张，使得动脉血管充盈度和动脉血压的升高得到缓冲，心室舒张时，被扩张的动脉管壁又弹性回缩，推动动脉内的血液继续向前流动，使左心室的间断射血变为动脉内的连续，可以维持舒张压，使之不致过低。

3. 影响动脉血压的因素　　如前所述，凡是能够影响动脉血压形成的因素，包括循环系统血液充盈的程度、心脏射血量、外周阻力和大动脉的弹性储器作用等，都能改变同一时间内流入和流出动脉的血量，改变动脉血管的充盈度，影响动脉血压。

（1）每搏输出量　　其他因素不变，每搏输出量增加，心缩期大动脉内血量增加较大，动脉血管充盈度明显增大，故收缩压升高明显。由于动脉血压升高，血流速度加快，心缩期大动脉内增多的血量仍可在心舒期流向外周血管，到心舒期末，大动脉内存留的血量和每搏输出量的增加与之前相比，增加得不多。因此，每搏输出量的增加引起动脉血压升高主要表现为收缩压的明显升高，舒张压升高不明显，故脉压增大。反之，收缩压明显降低，舒张压降低不明显，脉压减小。

（2）心率　　心率变化主要影响心舒期的长短。如果单纯心率增快，心舒期明显缩短，以致心舒期内流向外周的血量明显减少，到心舒期末存留在动脉内的血量和心率增加与之前相比明显增多，舒张压升高。虽然收缩期也缩短，但缩短不明显。由于舒张压的升高促进了收缩期的血流速度，在收缩期内仍有有较多的血液流向外周，加之大动脉管壁的弹性缓冲作用，收缩压虽有升高，但升高幅度不如舒张压升高显著，脉压减小。反之，舒张压明显降低，收缩压降低不明显，脉压增大。

（3）外周阻力　　如果单纯外周阻力增大，即小动脉和微动脉口径缩小，动脉内血液流向外周的血量就减少，动脉血管充盈度增加，动脉血压升高。由于心舒期长于心缩期，到心舒末期存留在主动脉内的血量明显增多，舒张压升高。在心缩期，虽然流向外周的血量减少，由于动脉血压升高可加快血流速度以及大动脉管壁的弹性缓冲作用，收缩压虽升高，但升高幅度不如舒张压明显，脉压减小。另外，血液黏滞度也影响外周阻力，如果血液黏滞度增加，外周阻力也增大，舒张压可升高。反之，舒张压明显降低，收缩压降低不明显，脉压增大。

（4）大动脉的弹性储器作用　　大动脉的弹性储器作用有缓冲动脉血压波动的作用。老年人常因动脉管壁硬化，大动脉的弹性储器作用减弱而出现收缩压过高，舒张压过低，脉压增大。

（5）循环血量和血管系统容积的比例　　如前所述，循环系统平均充盈压是形成动脉血压的前提，而循环系统平均充盈压的高低取决于循环血量与血管系统容积之间的相对关系。在正常情况下，由于神经、体液调节，循环血量和血管系统容积相适应，循环系统平均充盈压变化不大。

（四）微循环

微循环（microcirculation）是指微动脉和微静脉之间的血液循环，其主要功能是实现血液与组织之间的物质交换。如果微循环功能出现障碍，必将引起相应部位的功能或结构改变。

1. 微循环的组成　　微循环的结构因各器官、组织的结构和功能不同而不同。如人手指甲皱皮肤的微循环形态比较简单，微动脉和微静脉之间仅由呈襻状的毛细血管相连，骨骼肌和肠系膜的微循环形态则比较复杂。典型的微循环由微动脉、后微动脉、毛细血管前括约肌、真毛细血管、通血毛细血管、动－静脉吻合支和微静脉七个部分组成（图7-24）。

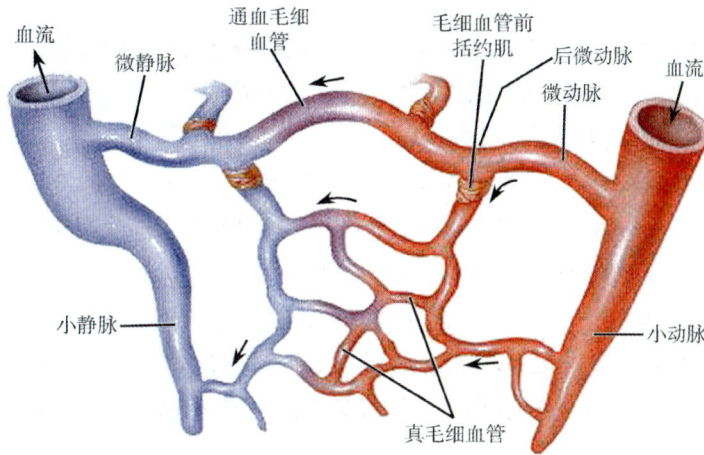

图7-24 微循环组成模式图

微动脉管壁有完整的平滑肌层，受交感神经和体液因素的调节，其收缩和舒张直接控制进入该微循环单元的血流量，在功能上起着毛细血管前阻力血管的作用，可看作微循环的"总闸门"。微动脉分支成为管径更细的后微动脉，管壁有稀疏的平滑肌细胞。每根后微动脉向一根至数根真毛细血管供血，真毛细血管是物质交换的场所，故又称交换血管。在真毛细血管起始处通常1～2个平滑肌细胞形成一个环，称毛细血管前括约肌。该括约肌受局部代谢产物的调节，其收缩状态决定着进入该支真毛细血管的血量，可看作微循环的"分闸门"。毛细血管的血液经微静脉进入静脉。其中较大的微静脉管壁有完整的平滑肌，但没有微动脉发达，受交感神经和体液因素的调节，其收缩状态可控制流出该微循环单元的血流量，从而调节毛细血管压，影响真毛细血管处的液体交换。由于微静脉在功能上起着毛细血管后阻力血管作用，可看作微循环的"后闸门"。

微循环的通路有 3 条。

（1）迂回通路 血液从微动脉→后微动脉→毛细血管前括约肌→真毛细血管网→微静脉的通路，称迂回通路，又称营养通路。由于真毛细血管网迂回曲折，血流缓慢，管壁通透性大，因此该通路是物质交换的主要场所。

（2）直捷通路 血液从微动脉→后微动脉→通血毛细血管→微静脉的通路称直捷通路。通血毛细血管是后微动脉的直接延续，其管壁平滑肌逐渐稀少以致完全消失；其管径比真毛细血管大，经常处于开放状态，血流速度较快。直捷通路的主要功能不是物质交换，而是使一部分血液能迅速通过微循环进入静脉流回心脏。直捷通路在骨骼肌组织的微循环中较为多见。

（3）动－静脉短路 血液从微动脉→动静脉吻合支→微静脉的通路称动－静脉短路。动－静脉吻合支有完整的平滑肌层，不能进行物质交换，平滑肌受神经、体液调节进行收缩活动。该类通路在皮肤、皮下组织较为多见，其功能与体温调节有关。当体温或环境温度升高时，动－静脉吻合支开放增多，皮肤血流量增加，皮肤温度升高，有利于散发体热。反之，体温或环境温度降低时，动－静脉吻合支关闭，有利于保存体热。在感染性或中毒性休克时，常因动－静脉短路过多地开放，流经迂回通路的血量减少，造成组织缺氧和物质交换减少。

2. 微循环血流量的调节 微动脉和微静脉均受神经和体液因素的调节，交感神经、肾上腺素、去甲肾上腺素和血管紧张素使微动脉和微静脉收缩。后微动脉和毛细血管前括约肌主要受组织代谢产物调节，乳酸、CO_2、腺苷等使其舒张。

在微循环内，真毛细血管的开闭是轮流、交替进行的。后微动脉和毛细血管前括约肌以每分钟 5 ～ 10 次的频率交替地收缩和舒张，血管收缩活动主要与局部组织的代谢活动有关。

（五）组织液

组织液是存在于组织细胞间隙中的液体。其中绝大部分呈胶冻状，不能自由流动，但有一小部分呈液态，可自由流动。

1. 组织液的生成　组织液是血浆滤过毛细血管壁而形成的，同时它又可通过重吸收回到毛细血管内。液体通过毛细血管壁的滤过和重吸收取决于四个因素，即毛细血管血压、组织液静水压、血浆胶体渗透压和组织液胶体渗透压，四个因素的代数和称有效滤过压（EFP）。促使血浆滤过的因素是毛细血管血压和组织液胶体渗透压，促使组织液重吸收的因素是组织液静水压和血浆胶体渗透压。即：有效滤过压（EFP）=（毛细血管血压＋组织液胶体渗透压）–（组织液静水压＋血浆胶体渗透压）。如果有效滤过压是正值，则血浆滤过毛细血管壁生成组织液；如果有效滤过压是负值，则组织液通过毛细血管壁重吸收进入血液，形成组织液回流。

如图 7-25 所示，血浆胶体渗透压为 25mmHg。毛细血管动脉端的平均血压为 32mmHg，而静脉端的平均压力为 14mmHg，组织液静水压为 2mmHg，组织液胶体渗透压 8mmHg。如将这些数字代入上述公式，毛细血管动脉端的有效滤过压为 13mmHg，静脉端的有效滤过压为 –5mmHg。这意味着组织液在毛细血管动脉端滤过生成，而在静脉端重吸收回流。流经毛细血管的血浆约有 0.5% 滤过生成组织液，其中约 90% 被重吸收回血液，其余约 10% 进入毛细淋巴管，形成淋巴液，再经淋巴管最终汇入静脉。

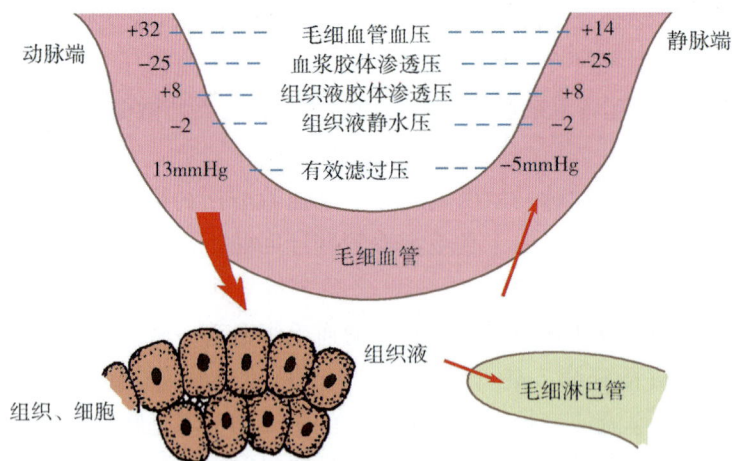

图7-25　组织液的生成与回流

组织液的生成量除了取决于有效滤过压外，还与毛细血管壁的通透性和滤过面积有关。

2. 影响组织液生成的因素　在正常情况下，组织液的生成和回流保持动态平衡状态，故血量和组织液量能维持相对稳定。但在异常情况下，发生组织液生成过多或回流减少，致使过多的组织液潴留于组织间隙中，形成局部或全身水肿。上述决定有效滤过压的各种因素，如微动脉舒张，毛细血管血压升高和血浆胶体渗透压降低时，都会使组织液生成增多，引起水肿。淋巴回流受阻时，受阻远端的组织间隙内组织液积聚，导致局部组织水肿。

（六）静脉血压和静脉回心血量

1. 静脉血压　静脉血压是指流动的血液对单位面积静脉管壁的侧压力。由于不断地克服血流阻力，从左心室射出的血液，经动脉、毛细血管汇集到微静脉时，血压已降至 15 ～ 20mmHg，到下腔静脉时为 3 ～ 4mmHg，到体循环的终点右心房时，压力已接近于零。通常将右心房和胸腔内大静脉的血压称**中心静脉压（CVP）**。中心静脉压正常变动范围为 4 ～ 12cmH$_2$O。

2. 重力对静脉压的影响　血管系统内的血液因受地球重力场的影响，对血管壁产生一定的静水压。因此，血管的血压值，除了心脏做功形成外，还要加上该部分血管的静水压。静水压的高低取决于体位的变换。平卧时，各处静水压大致相同，由平卧转为直立时，足部的静水压比心脏水平高约 90mmHg，而颅顶脑膜矢状窦的静水压比心脏水平低约 10mmHg。

3. 静脉回心血量及其影响因素　单位时间内的静脉回心血量取决于外周静脉压和中心静脉压的差以及静脉对血流的阻力。凡是能影响外周静脉压、中心静脉压以及静脉阻力的因素都能影响静脉回心血量。

（1）循环系统平均充盈压　循环系统平均充盈压是反映心血管系统充盈程度的指标。它的高低取决于循环血量与血管系统容积的对比关系。循环系统平均充盈压升高，心血管系统充盈，静脉回心血量增多。反之，静脉回心血量减少。

（2）心脏泵血功能　心脏收缩时将血液射入动脉，舒张时又从静脉抽吸血液。如果心脏泵血功能增强时，心室射血更完全，舒张时室内压降得更低，对心房和大静脉内血液的抽吸力量更大，回心血量增加。反之，静脉回心血量减少。

（3）体位改变　重力对静脉血压的影响已如前述。当平卧变为直立位时，因重力的关系，心脏平面以下的静脉多容纳约 500mL 血量，使回心血量减少，心输出量也随之减少。反之，当直立位变为平卧位时，静脉回心血量增加。

（4）骨骼肌的挤压作用　静脉内有单向启闭的静脉瓣（尤以四肢静脉内静脉瓣为多），当肢体肌肉收缩时，可对肌肉内和肌肉间的静脉产生挤压，被挤压处的静脉压升高，有利于血液挤向心脏方向。

（5）呼吸运动　由于胸膜腔负压的存在，胸腔内的大静脉和右心房处于充盈扩张状态。吸气时，胸内负压增大，大静脉和右心房更加扩张，中心静脉压下降，有利于外周静脉血回流，回心血量相应增加。呼气时，胸膜腔负压减小，静脉回心血量减少。

六、心血管活动的调节

机体主要通过神经和体液调节，调节心输出量以及各器官、组织间的血流量分配，以适应机体不同活动的需要。

（一）神经调节

心肌和血管平滑肌受自主神经支配。机体对心血管活动的神经调节是通过各种心血管反射实现的。

1. 心脏和血管的神经支配

（1）心脏的神经支配　支配心脏的传出神经为心交感神经和心迷走神经。

1）心交感神经及其作用：心交感神经的节前神经元位于脊髓胸段 T$_{1~5}$ 的中间外侧柱，其轴突经脊髓前根进入椎旁交感神经链上行，在星状神经节或颈交感神经节换神经元。节后神经元的轴突在心脏附近组成心脏神经丛，进入心脏后支配心脏各个部分。左、右两侧心交感神经在心脏上的支配各有侧重，右侧主要支配窦房结，左侧主要支配房室交界和心室肌。

心交感节后神经末梢释放去甲肾上腺素（NE），与心肌细胞膜上的 β_1 受体结合，使心肌细胞膜和肌浆网钙通道开放，Ca^{2+} 内流增加，胞质内 Ca^{2+} 浓度升高，总的效应：①心率加快（正性变时作用）；②房室交界传导加快（正性变传导作用）；③心肌收缩能力增强（正性变力作用）。由于心交感神经的正性变时、变传导、变力作用，心输出量增加。β 受体阻断剂如普萘洛尔等可阻断心交感神经对心脏的兴奋效应。

2）心迷走神经及其作用：心迷走神经的节前神经元位于延髓的迷走神经背核和疑核，其轴突下行进入胸腔，与心交感神经节后纤维一起组成心脏神经丛，并和心交感神经伴行进入心脏，在心内神经节换神经元。心迷走神经节后纤维支配窦房结、心房肌、房室交界、房室束及其分支，仅有极少数纤维支配心室肌。两侧心迷走神经对心脏的支配也有所不同，右侧心迷走神经对窦房结的影响占优势，左侧心迷走神经对房室交界的影响占优势。

心迷走神经节后纤维末梢释放乙酰胆碱（Ach），作用于心肌细胞膜上的 M 型胆碱能受体，抑制 Ca^{2+} 通道，细胞外 Ca^{2+} 内流减少，肌浆网 Ca^{2+} 释放减少，胞质内 Ca^{2+} 浓度降低。同时，K^+ 通道被激活，K^+ 外流增加。总的效应是：①心率减慢（负性变时作用）；②房室传导减慢（负性变传导作用）；③心肌收缩能力减弱（负性变力作用）。由于心迷走神经的负性变时、变传导、变力作用，心输出量减少。M 受体阻断剂如阿托品可阻断心迷走神经对心脏的抑制作用。

（2）血管的神经支配　除真毛细血管外，血管壁都有平滑肌分布。绝大多数的血管平滑肌接受自主神经支配。根据它们的功能，可分为缩血管神经纤维和舒血管神经纤维两大类。

1）缩血管神经纤维：由于缩血管神经纤维都是交感神经纤维，故称交感缩血管纤维。交感缩血管纤维的节前神经元位于脊髓胸腰段 $T_1 \sim L_3$ 的中间外侧柱，其轴突在椎旁和椎前神经节换神经元，节后纤维分别支配躯干、四肢和内脏器官血管的平滑肌。交感缩血管神经节后纤维末梢释放去甲肾上腺素（NE），可与分布在血管平滑肌上的 α、β_2 肾上腺素能受体结合。与 α 受体结合，导致血管平滑肌收缩；与 β_2 受体结合，导致血管平滑肌舒张。由于去甲肾上腺素与 α 受体结合的能力远大于 β_2 受体，故交感缩血管纤维兴奋时表现为缩血管效应。交感缩血管神经的缩血管效应可被 α 受体阻断剂酚妥拉明阻断。

体内几乎所有的血管平滑肌都受交感缩血管纤维支配，但不同部位的血管中缩血管纤维分布的密度不同。皮肤血管的分布密度最高，骨骼肌和内脏的血管次之，心、脑血管分布较少。在同一器官中，交感缩血管纤维分布的密度也有差异，动脉的分布密度要高于静脉，微动脉的分布密度最高，毛细血管前括约肌分布很少。

人体内大多数血管只接受交感缩血管纤维的单一支配。在安静状态下，交感缩血管纤维发放 $1 \sim 3$ 次/秒的低频冲动，称交感缩血管紧张性。这种紧张性活动使血管平滑肌保持不同程度的收缩状态，当交感缩血管紧张性增强，血管平滑肌进一步收缩；交感缩血管紧张性减弱，血管平滑肌收缩程度减弱，血管舒张。

2）舒血管神经纤维：在体内，血管的舒张主要是由于交感缩血管神经纤维的紧张性减弱所致。个别器官的血管还接受舒血管神经纤维支配，舒血管神经纤维主要有以下几种。①交感舒血管神经纤维：支配骨骼肌微动脉的交感神经中除有缩血管纤维外，还伴有舒血管纤维。交感舒血管纤维释放的递质是乙酰胆碱，与血管平滑肌细胞膜上的M受体结合，使血管扩张。②副交感舒血管神经纤维：体内少数器官或组织如脑膜、消化腺和外生殖器的血管除接受交感缩血管纤维外，还接受副交感舒血管神经纤维的支配。该类纤维末梢释放的递质是乙酰胆碱，与血管平滑肌上的M受体结合，使血管扩张。

（3）心血管中枢　心血管中枢是指在中枢神经系统内，与心血管活动有关的神经元集中的部位。心血管活动的神经元广泛地分布在从脊髓到大脑皮层的各级水平上，它们有不同的功能，又互相密切联系，使整个心血管系统的活动协调一致，并与整个机体的活动相适应。

1）延髓心血管中枢：一般认为，延髓是心血管活动的基本中枢。延髓心血管中枢包括心迷走中枢、心交感中枢和交感缩血管中枢。延髓内各心血管中枢互相联系形成一定网络，保持一定的紧张性活动，分别称心迷走紧张性、心交感紧张性和交感缩血管紧张性。

2）延髓以上的心血管中枢：在延髓以上的脑干、下丘脑、小脑和大脑中，都存在与心血管活动有关的神经元。这些神经元除了调节心血管活动之外，还起着协调心血管与其他生理活动之间的整合功能。中枢部位越高，整合能力越强。

（4）心血管反射　当机体处于不同的生理状态或内外环境发生改变时，可刺激相应的感受器引起各种心血管反射，改变心脏活动和各器官的血管收缩状况，一方面维持动脉血压的相对稳定，一方面调配各器官的血流量，使循环系统的功能适应于当时机体所处的生理状态或环境。

1）颈动脉窦和主动脉弓压力感受性反射：颈动脉窦和主动脉弓**压力感受性反射**（**baroreceptor reflex**）是指动脉血压升高，刺激颈动脉窦和主动脉弓上的压力感受器，反射性地引起心率减慢，外周血管阻力降低，血压回降的反射。

①动脉压力感受器：动脉压力感受器主要分布于颈动脉窦和主动脉弓区的血管外膜下（图7-26），是对牵张敏感的感觉神经末梢，性质上属于牵张感受器。当动脉血压升高时，动脉管壁被牵张的程度增加，压力感受器发放的神经冲动也就增多。在一定范围内，压力感受器的传入冲动频率与动脉管壁的扩张程度或动脉血压的高低成正比。

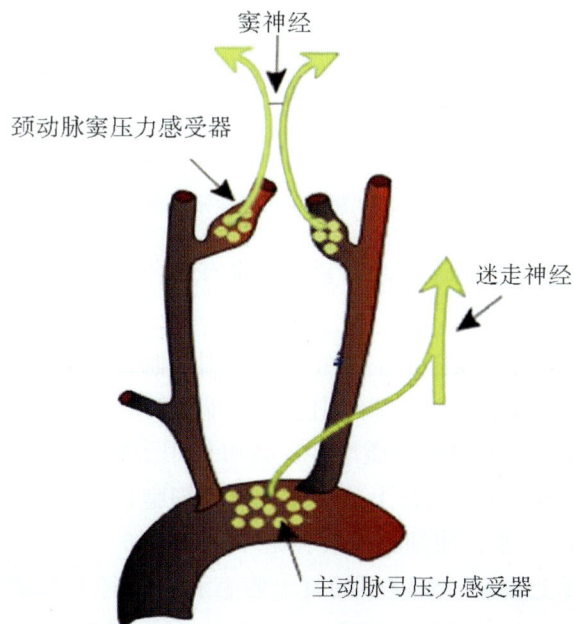

图7-26　颈动脉窦和主动脉弓区的压力感受器

②传入神经和中枢联系：颈动脉窦压力感受器的传入神经为窦神经，加入舌咽神经进入延髓孤束核；主动脉弓压力感受器的传入神经行走于迷走神经干内，进入延髓孤束核。可通过延髓内的神经通路使延髓头端腹外侧部的血管运动神经元（可能也包括心交感神经元）抑制，使交感缩血管紧张（和心交感紧张）降低；孤束核神经元还与延髓内其他神经核团以及脑干其他部位发生

联系，其效应也是使交感神经的紧张性活动减弱。另外，压力感受器的传入冲动到达孤束核后还与迷走神经背核和疑核发生联系，使心迷走紧张增强。

③传出神经和反射效应：中枢紧张性活动的改变经传出神经心交感神经、交感缩血管神经和心迷走神经，将信息传导到心脏和血管。

当动脉血压升高时，压力感受器的传入冲动增多，作用于心血管中枢使心迷走神经活动增强，心交感神经和交感缩血管神经活动减弱，导致心率减慢，心输出量减少，外周血管阻力减小，血压回降，故又称**降压反射（depressor reflex）**。反之，当动脉血压下降时，压力感受性反射活动减弱，血压回升。因此，压力感受性反射是一种负反馈调节，其生理意义使血压维持相对稳定。尤其对快速的、平均动脉压为 100mmHg 左右的血压波动特别敏感。

（二）体液调节

1. 肾素 – 血管紧张素系统 肾素是由肾脏球旁细胞合成和分泌的一种蛋白水解酶。当肾血流减少（失血、脱水）和血浆 Na^+ 浓度降低，肾交感神经兴奋时，肾素释放增多。肾素进入血液循环后，可催化血浆中的血管紧张素原（肝脏合成和释放的 α_2 球蛋白），使之水解生成血管紧张素Ⅰ。血管紧张素Ⅰ在流经肺循环时，受肺血管内皮表面的血管紧张素转换酶的降解作用，变为血管紧张素Ⅱ，血管紧张素Ⅱ可在血浆和组织中的氨基肽酶 A 作用下生成血管紧张素Ⅲ（图7-27）。

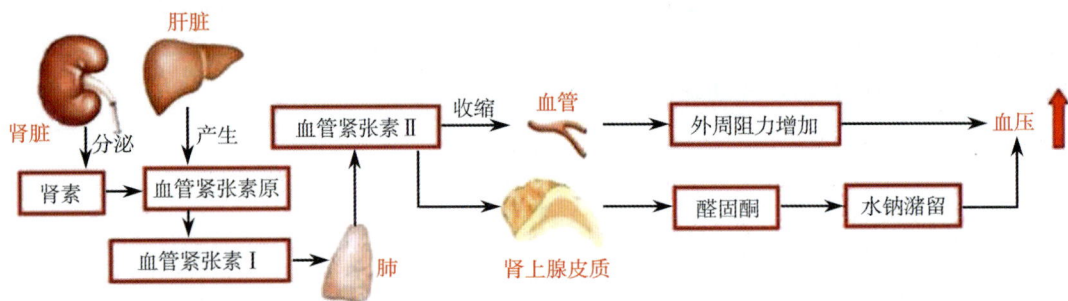

图7-27 肾素—血管紧张素系统

血管紧张素Ⅰ的缩血管作用不强，血管紧张素Ⅲ有较弱的缩血管作用，但可强烈刺激肾上腺皮质球状带细胞合成和释放醛固酮。

血管紧张素Ⅱ具有重要的生理作用：①可直接作用于血管平滑肌，使全身微动脉收缩，血压升高；使微静脉收缩，回心血量增加。②作用于交感缩血管纤维末梢上的血管紧张素受体起接头前调制的作用，使交感神经末梢释放递质增多。③可作用于脑内一些神经元的血管紧张素受体，使交感缩血管紧张活动加强。④刺激肾上腺皮质球状带细胞合成和释放醛固酮，后者可促进肾远曲小管和集合管重吸收 Na^+、水，使细胞外液和循环血量增加。

2. 肾上腺素和去甲肾上腺素 血液中的肾上腺素和去甲肾上腺素主要来自肾上腺髓质的分泌，其中肾上腺素约占80%，去甲肾上腺素约占20%。这两种激素对心脏和血管都有兴奋作用，但作用不完全相同。

肾上腺素能受体可分为 α 和 β 受体，β 受体又可分为 β_1 和 β_2 受体。β_1 受体主要分布于心肌；冠状血管和骨骼肌血管主要为 β_2 受体，其次为 α 受体；全身其他部位的血管主要分布为 α 受体。

（1）肾上腺素对心血管的作用 肾上腺素与 α 和 β 受体的结合能力均较强。在心脏，肾上

腺素与 β_1 受体结合，起正性变时、变力和变传导效应使心输出量增加。在血管，肾上腺素与 α 受体结合，使皮肤、肾脏和胃肠道血管收缩；在骨骼肌和冠状血管，小剂量的肾上腺素兴奋 β_2 受体，引起血管舒张。因此，小剂量的肾上腺素对外周阻力的影响不大，以强心为主，故称强心剂。

（2）去甲肾上腺素对心血管的作用　去甲肾上腺素虽可与 α 和 β 受体结合，但与 α 受体的结合能力更强。因此，去甲肾上腺素与 α 受体结合，使全身血管收缩，外周阻力增加，舒张压和收缩压明显升高。而血压明显升高可通过压力感受性反射使心率减慢，并掩盖去甲肾上腺素本身对心脏的效应。因此，去甲肾上腺素对心脏的影响不大，以升高血压为主，称升压剂。

3. 其他体液因素　心脏和血管内皮细胞可以生成并释放多种血管活性物质，引起血管平滑肌舒张或收缩。例如前列环素 I_2（PGI_2）、一氧化氮（NO）具有舒血管作用，内皮素（ET）具有正性变力效应和缩血管效应。心房钠尿肽（ANP）由心房肌细胞释放，可促进肾脏排水和排钠，使细胞外液量减少；对心脏起负性变时和变力效应，使心输出量减少；使血管舒张，外周阻力下降，最终血压降低。缓激肽具有舒张血管作用。阿片肽具有抑制心血管中枢活动和直接舒张血管作用。组胺有强烈的舒血管作用，并增大毛细血管的通透性，导致局部组织水肿。

思考题

1. 心肌细胞有哪些生理特性？
2. 影响心输出量的因素有哪些？
3. 微循环有哪几条血流通路？各通路的作用如何？
4. 试述组织液的生成及其影响因素。
5. 以左心为例，试述心脏泵血的全过程。
6. 试述动脉血压的影响因素。
7. 试述颈动脉窦、主动脉弓压力感受性反射（降压反射）是如何调节血压的。有何生理意义？

第五节　呼吸

机体与环境之间的气体交换过程称**呼吸（respiration）**。呼吸全过程是通过三个环节来完成（图7-28）。①外呼吸：是指外界空气与肺泡之间的气体交换，以及肺泡与肺毛细血管血液之间的气体交换，前者称肺通气，后者称肺换气。②气体在血液中的运输。③内呼吸：是指细胞通过组织液与血液之间的气体交换过程，又称组织换气。

一、肺通气

（一）肺通气动力

气体之所以能进出肺是靠肺与空气间气压差推动的，二者间的压力差是实现肺通气的直接动力，呼吸肌的收缩和舒张引起的呼吸运动是肺通气的原动力。

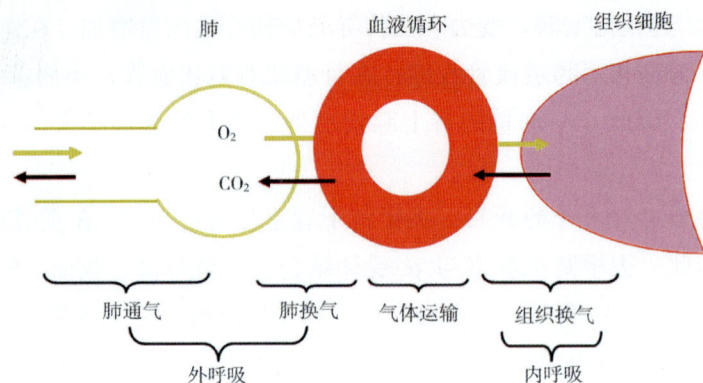

图7-28 呼吸全过程

1. 呼吸运动 呼吸肌收缩、舒张所引起的胸廓扩大和缩小称呼吸运动,包括吸气运动和呼气运动。主要的吸气肌有膈肌和肋间外肌,主要的呼气肌有肋间内肌和腹肌。

在平静呼吸时,吸气动作主要通过膈肌和肋间外肌的收缩,使胸腔上下径、左右径和前后径增大;呼气动作则是膈肌与肋间外肌舒张,肋骨和胸骨借重力作用而恢复原位,膈肌也被腹腔器官的推挤和胸腔负压吸引而恢复原位,胸腔随之缩小,产生呼气。

在呼吸运动中,以肋间肌收缩、胸部起伏为主的呼吸运动称胸式呼吸;以膈肌收缩、腹部起伏为主的呼吸运动称腹式呼吸。其中,小儿及男性以腹式呼吸为主,女性在妊娠时,以胸式呼吸为主。

2. 肺内压 肺内压是指气道和肺泡内气体的压力。肺通过呼吸道与外界相通,在呼吸暂停、呼吸道通畅时,肺内压与大气压相等。在呼吸过程中,气体之所以能进出肺泡,是因肺泡与大气之间存在着一定的压力差,气体从压力高处扩散到压力低处。吸气之初,由于肺随着胸廓扩大而增大了容积,肺泡内原有气量未变,致使肺内压力下降而低于大气压,空气借此压力差通过呼吸道从外界进入肺泡;到吸气末期,进入的空气已充满了扩大的肺,故肺内压又与大气压相等。呼气时,肺容积缩小,气体被压缩,于是肺内压高于大气压,肺泡内气体遂通过呼吸道流向外界;至呼气末期,肺内压又与大气压相等。

3. 胸膜腔内压 胸膜腔内压(intrapulmonary pressure)是指胸膜腔内的压力,简称胸内压。胸膜腔是由脏层胸膜和壁层胸膜形成的一个密闭潜在的腔隙,其内有少量的浆液。胸膜腔内的浆液,不仅起着润滑作用,减少呼吸运动时两层胸膜间的摩擦,而且由于液体分子的吸附作用,使两层胸膜互相紧贴,不易因胸廓增大或减小而分开,从而保证呼吸运动中肺能紧贴胸廓内侧,随胸廓大小的变化而变化(图7-29)。

在平静呼吸的过程中,胸内压较大气压低,故称负压。胸膜内层表面的压力有两个:一是肺泡内的压力,吸气末或呼气末与大气压相等,它使肺扩张;二是肺组织由于被动扩张而产生的弹性回缩力,其作用方向与肺内压相反,因此胸膜腔内的实际压力是胸内压=大气压 – 肺回缩力。若以大气压

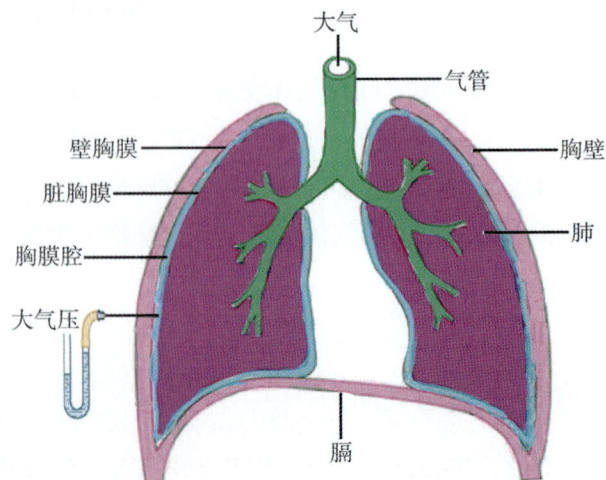

图7-29 胸膜腔内压的形成、测定

力为零位标准，肺处于静止状态时，胸内压＝ - 肺回缩力。

胸内负压有重要的生理意义：①使肺和小气道维持扩张状态。②有助于静脉血和淋巴液的回流。由于胸腔内的肺泡、小气道、腔静脉、胸导管等管壁薄，易于塌陷变形，胸内负压可使其保持被动扩张。

（二）肺通气阻力

肺通气的阻力包括弹性阻力和非弹性阻力两种。

1. 弹性阻力 外力作用于弹性物体使之变形时所遇到的阻力称弹性阻力。呼吸器官的弹性阻力包括肺的弹性阻力和胸廓的弹性阻力，是平静呼吸时的主要阻力，约占总阻力的70%。

（1）肺的弹性阻力 肺的弹性阻力有2/3来自肺泡表面液 - 气界面产生的肺泡表面张力，1/3来自肺内弹力纤维，两者共同形成阻止肺扩张的力量。在正常情况下，肺总是处于一定程度的扩张状态，因此肺总是表现有弹性阻力。

肺泡是由肺泡上皮细胞所构成的，是肺的基本结构和功能单位。肺泡上皮细胞分为两型：Ⅰ型细胞呈鳞片状，相互连接成薄膜状，覆盖约95%的肺泡表面；Ⅱ型细胞呈圆形或立方形，分散存在于Ⅰ型细胞之间，约占肺泡总面积的5%，能合成和分泌肺泡表面活性物质，其主要成分是二棕榈酰卵磷脂。肺泡表面活性物质的作用是降低肺泡表面张力。肺泡表面张力是使肺泡缩小的力量。

肺泡表面活性物质降低肺泡表面张力的作用具有重要的生理意义：①维持肺泡容积的相对稳定；②防止体液在肺泡内积聚；③降低吸气阻力。

（2）胸廓的弹性阻力 胸廓的弹性阻力来自胸廓的弹性成分，胸廓处于自然位置时的肺容量，相当于肺总容量的67%左右，此时胸廓无变形，不表现有弹性阻力。当肺容量小于肺总容量的67%时，胸廓被牵引向内而缩小，其弹性阻力向外，成为吸气的动力、呼气的阻力；当肺容量大于肺总容量的67%时，胸廓被牵引向外而扩大，其弹性阻力向内，成为吸气的阻力、呼气的动力。

2. 非弹性阻力 非弹性阻力主要是指气流通过呼吸道时产生的气道阻力和呼吸运动中呼吸器官移位的惯性阻力以及组织的黏滞阻力。

（三）肺容量与肺通气量

1. 肺容积 肺容积是指下述四种互不重叠的呼吸气量，全部相加后等于肺总容量（图7-30）。

（1）潮气量 平静呼吸时每次吸入或呼出的气量称潮气量。平静呼吸时为400～600mL，平均约500mL。

（2）补吸气量 平静吸气末，再尽力吸入的气量称补吸气量。正常成年人为1500～2000mL。

（3）补呼气量 平静呼气末，再尽力呼出的气量称补呼气量。正常成年人为900～1200mL。

（4）余气量 最大呼气末，存留于肺内不能再呼出的气量称余气量。正常成年人为1000～1500mL。

2. 肺容量 肺容量是肺容积中两项或两项以上的联合气量（图7-30）。

（1）深吸气量 从平静呼气末做最大吸气时所能吸入的气量称深吸气量，即补吸气量和潮气量之和。

（2）功能余气量 平静呼气末肺内存留的气量称功能余气量，即补呼气量和余气量之和。

（3）肺活量 在最大吸气后，用力呼气所能呼出的气量称肺活量，它是补吸气量、潮气量和补呼气量三者之和。正常成年男性平均约为3500mL，女性约为2500mL。肺活量可反映一次呼吸的最大通气量。

（4）时间肺活量 在最大吸气后，以最快速度呼气所能呼出的最大气量称时间肺活量，又称用力呼气量。它是在测定肺活量的基础上，分别测定呼气的第1s、2s和3s末所呼出气体量占肺活量的百分数。正常成年人第1s末为83%，第2s末为96%，第3s末为99%。它不仅反映一次呼吸的最大通气量，而且反映呼吸时所遇阻力的变化，是评价肺通气功能的较好指标。

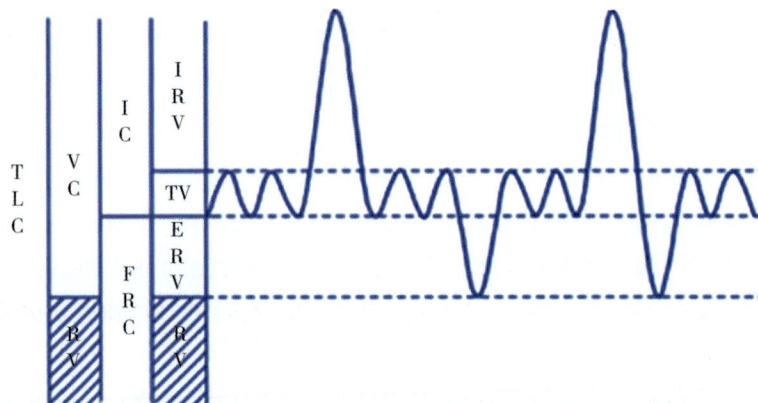

IRV：补吸气量；ERV：补呼气量；FRC：功能余气量；IC：深吸气量；
RV：余气量；TV：潮气量；TLC：肺总量；VC：肺活量。

图7-30 肺容积和肺容量示意图

（四）肺通气量

1. 每分通气量 每分通气量是指每分钟呼出或吸入的气体量，即每分通气量＝潮气量 × 呼吸频率。正常成人在平静呼吸时为6～8L/min。

以最大的呼吸深度和呼吸速度所达到的每分通气量称最大通气量。正常成人最大通气量可达70～120L/min。

2. 无效腔和肺泡通气量 上呼吸道至呼吸性细支气管以前的呼吸道内的气体，因不参与气体交换过程，故将这部分呼吸道容积称解剖无效腔，成年人其容积约为150mL。由于解剖无效腔的存在，每次吸气能进行气体交换的有效气体量应是能到达肺泡的气体量，它等于潮气量减去解剖无效腔气量。因此从气体交换的角度考虑，真正有效的通气量是肺泡通气量。

肺泡通气量是指每分钟进入肺泡或由肺泡呼出的气体量，即肺泡通气量＝（潮气量—无效腔气量）× 呼吸频率。

当每分肺通气量不变，浅快呼吸时的肺泡通气量比深慢呼吸时明显减少。因此，从气体交换的效果看，适当深而慢的呼吸，肺泡通气量较大，有利于气体交换。

二、呼吸气体的交换

呼吸气体的交换是指肺泡和血液之间、血液和组织细胞之间的氧和二氧化碳的交换过程，这种交换是通过扩散完成的。扩散是指气体分子从分压高处向分压低处发生的净转移，气体分压差是气体扩散的动力。

（一）气体交换的原理

两个区域之间的某一种气体的分压差是该气体扩散的动力。分压差大，则扩散快、扩散速率大；分压差小，则扩散慢、扩散速率小。分压（P）是指混合气体中，某一种气体所具有的压力。气体分压等于总压力乘以该气体的容积百分比。扩散的方向只决定于各气体本身的分压差，而不受其他气体或其分压的影响。

气体扩散速率（diffusion rate, D）是指单位时间内气体扩散的容积，它受气体分压差（ΔP）、气体分子量（MW）、溶解度（S）、温度（T）、扩散面积（A）和距离（d）等多种因素的影响：

$$D \propto \frac{\Delta P \times T \times A \times S}{d \times \sqrt{MW}}$$

（二）肺换气与组织换气

1. 肺换气

（1）肺换气的过程　静脉血流经肺毛细血管时，其 PO_2 为 5.32kPa（40mmHg），比肺泡气 PO_2 低，肺泡气中的 O_2 便顺着此分压差由肺泡向血液扩散；混合静脉血的 PCO_2 约为 6.12kPa（46mmHg），肺泡气的 PCO_2 为 5.32kPa（40mmHg），CO_2 则以相反方向由血液扩散进入肺泡。O_2 和 CO_2 的扩散都极为迅速，仅需 0.3s 即可达到平衡。

（2）影响肺泡气体交换的因素　影响肺泡气体交换的因素除气体分压差外，还有气体溶解度、扩散面积、扩散距离、气体分子量及温度等。现简要介绍扩散面积和扩散距离等因素的影响。肺泡气体与肺毛细血管血液之间进行气体交换所通过的组织结构，称呼吸膜，其具有很大的通透性。人体两肺呼吸膜的总面积可达 70m²。①呼吸膜的面积：在肺部，扩散面积是指与毛细血管血液进行气体交换的呼吸膜面积。单位时间内气体扩散量与扩散面积成正比，扩散面积大则单位时间内扩散的气体量就多。②呼吸膜的厚度：呼吸膜的厚度即是气体的扩散距离，肺泡气透过呼吸膜与血液进行气体交换。气体扩散速率与扩散距离即呼吸膜的厚度成反比，呼吸膜越厚，扩散速率就越慢，单位时间内的扩散气体量就越少，如肺纤维化和肺水肿等。③通气/血流比值：通气/血流比值（V_A/Q）是指每分肺泡通气量（V_A）与每分钟肺血流量（Q）的比值。正常人安静时肺泡通气量约为 4.2L/min，心输出量（右心输出量也就是肺血流量）约为 5L/min，则通气/血流比值（V_A/Q）为 0.84。此时的匹配最为合适，即流经肺部的混合静脉血能充分地进行气体交换，全部变成动脉血。V_A/Q 比值可作为评价肺换气功能的指标。

2. 组织换气　在组织内由于 O_2 被细胞摄取利用，PO_2 降到 4.0kPa（30mmHg）以下，组织代谢产生的 CO_2 可使 PCO_2 上升至 6.65kPa（50mmHg）以上。当动脉血流经组织毛细血管时，O_2 便顺着分压差由血液向组织扩散，CO_2 则由组织向血液扩散，动脉血因失去 O_2 和得到 CO_2 而变成了静脉血。

三、气体在血液中的运输

（一）氧和二氧化碳在血液中的存在形式

O_2 和 CO_2 在血液中都有两种存在形式，即物理溶解和化学结合。

（二）氧的运输

血液运输的 O_2 主要是与血红蛋白（Hb）以化学结合的形式存在于红细胞内（约占总量的98.5%），物理溶解的量极少（约占总量的 1.5%）。

血液中的 O_2 主要是以氧合血红蛋白（HbO_2）的形式存在。O_2 与血红蛋白的结合和解离是可逆的，可以用下式表示。

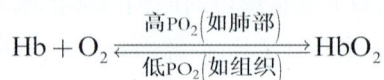

$$Hb + O_2 \underset{\text{低}PO_2(\text{如组织})}{\overset{\text{高}PO_2(\text{如肺部})}{\rightleftharpoons}} HbO_2$$

这一反应很快，不需酶的催化，并且是可逆的。氧合血红蛋白呈鲜红色，去氧血红蛋白呈紫蓝色，当皮肤浅表毛细血管中去氧血红蛋白含量达 5g/100mL 时，皮肤或黏膜会出现青紫色，称发绀或紫绀，是缺氧的表现。另外，一氧化碳（CO）也能与 Hb 结合成 HbCO，使 Hb 丧失运输 O_2 的能力，而且 CO 的结合力比 O_2 大 210 倍。但由于 HbCO 呈樱桃红色，患者虽严重缺氧却不出现紫绀。

（三）二氧化碳的运输

从组织进入血液的 CO_2 也是以物理溶解和化学结合两种方式来运输的。物理溶解的量只占总量的 5% 左右，化学结合的量占 95%。化学结合的方式有两种，一种是碳酸氢盐形式（88%），另一种是氨基甲酰血红蛋白形式（7%）。

四、呼吸运动的调节

（一）呼吸中枢

呼吸运动是靠呼吸肌的收缩活动来完成的，呼吸肌虽受大脑皮层的控制，在一定限度内可以随意收缩，但呼吸运动主要不受意识支配而具有自动节律的性质。应用分段横截脑干的实验，可以证明基本呼吸节律产生于延髓。正常呼吸运动是在各级中枢相互配合共同调节下进行的，当受到各种因素影响时，可反射性地引起呼吸频率和深度的变化，从而改变肺的通气量以适应机体代谢的需要。

（二）呼吸的反射性调节

节律性呼吸运动还受到来自各种感受器传入信息的反射性调节，使呼吸运动的频率、深度和形式等发生相应的改变。这些反射可分为机械感受性反射（主要包括肺牵张反射）、化学感受性反射等。

1.肺牵张反射　由肺扩张引起吸气抑制或肺缩小萎陷引起吸气的反射称**肺牵张反射**（pulmonary stretch reflex）。它包括肺扩张反射与肺萎陷反射。

（1）肺扩张反射　肺扩张反射是肺充气或扩张时抑制吸气的反射。其感受器分布于气管至细支气管的平滑肌中，是一种牵张感受器。当肺扩张牵拉呼吸道使之扩张时，感受器兴奋，冲动经迷走神经中的粗纤维传入延髓。通过一定的神经联系使吸气切断机制兴奋，切断吸气，转为呼气。

（2）肺萎陷反射 肺萎陷反射是指肺缩小萎陷时引起吸气的反射。其感受器也在气道平滑肌内，传入神经纤维行走于迷走神经干中。肺萎陷反射在肺明显缩小时才出现，它在平静呼吸时调节意义不大，但在阻止呼气过深时起一定的作用，可能与气胸时发生的呼吸增强有关。

2. 化学感受性反射 血液中发生缺氧以及二氧化碳和氢离子浓度的增加，可刺激化学感受器，引起呼吸中枢活动的改变，增加肺的通气量，以保证动脉血氧分压、二氧化碳分压及 pH 值的相对恒定。化学感受器是指能感受血液中化学物质刺激的感受器，因其所在部位的不同，分为外周化学感受器和中枢化学感受器。

（1）外周化学感受器 是指颈动脉体和主动脉体化学感受器。外周化学感受器感受动脉血中 PCO_2、PO_2 和 H^+ 变化的刺激，对呼吸调节来说，颈动脉体的作用远大于主动脉体。需要指出的是，外周化学感受器感受的是动脉血 PO_2 的刺激，而不是动脉血的 O_2 含量，因为在贫血或 CO 中毒时，血 O_2 含量虽然下降，但 PO_2 正常，只要血流量充分，外周化学感受器的传入冲动并不增加。

（2）中枢化学感受器 现已证明在延髓腹外侧浅表部位存在一种化学感受器，与延髓呼吸中枢截然分开，称中枢化学感受器。中枢化学感受器的生理刺激是脑脊液和局部细胞外液中的 H^+。

血液中的 CO_2 能迅速透过血脑屏障，与脑脊液中的 H_2O 结合成 H_2CO_3，然后解离出 H^+，对中枢化学感受器起刺激作用。如果只提高脑脊液中的 CO_2 浓度，保持 pH 不变，则刺激作用不明显。任何提高脑脊液中 H^+ 的因素，都能加强呼吸，并与 H^+ 的增加呈平行关系。血液中的 H^+ 本身不易透过血脑屏障，故血液中 H^+ 对中枢化学感受器的作用不及 CO_2。中枢化学感受器与外周化学感受器不同，它不感受缺氧刺激，但对 CO_2 的敏感性比外周化学感受器高，反应潜伏期比较长。

（3）PCO_2、H^+ 和 PO_2 对呼吸的调节 ① PCO_2 对呼吸的调节：PCO_2 是促进呼吸的最重要的生理性刺激因素，一定水平的 PCO_2 对维持呼吸中枢的兴奋性是必要的。CO_2 刺激呼吸是通过两条途径实现的：一是通过刺激中枢化学感受器再兴奋呼吸中枢，二是刺激外周化学感受器反射性调节呼吸中枢的活动，但主要是通过中枢化学感受器而起作用。② PO_2 对呼吸的调节：动脉血 PO_2 降低时，能反射性地引起呼吸加深加快，肺通气量增加。缺 O_2 完全是依靠刺激外周化学感受器使呼吸加强的，动脉血 PO_2 越低，则传入冲动越多。缺 O_2 可刺激外周化学感受器使呼吸加强，但是缺 O_2 对呼吸中枢的直接作用则是抑制作用。在外周化学感受器不起作用的情况下，逐步提高缺 O_2 的程度，呼吸中枢逐渐被抑制，最后使呼吸停止。③ H^+ 对呼吸的调节：当动脉血中 H^+ 增加时，可引起呼吸加强；动脉血中 H^+ 下降时，则引起呼吸抑制。H^+ 对呼吸的影响是通过外周化学感受器和中枢化学感受器两条途径实现的。因为 H^+ 不易透过血脑屏障，所以对中枢化学感受器的作用较小，而以通过外周化学感受器的途径为主。

思考题

1. 在一定范围内，为什么深而慢的呼吸比浅而快的呼吸更有效？
2. 肺通气的动力是什么？平静呼吸时肺内压是如何变化的？
3. 试述影响肺部气体交换的因素有哪些。它们是如何影响的？
4. 试述 O_2 和 CO_2 在血液中是如何运输的。
5. 试述 CO_2、H^+ 和低 O_2 对呼吸运动的影响及作用机制。

6. 动物实验中,切断家兔双侧迷走神经后,呼吸出现什么变化?为什么?

7. 胸内负压是如何形成的?有何生理意义?气胸有何危害?

第六节 消化和吸收

一、概述

(一)消化的方式

消化(digestion)是指食物在消化道内被分解为可吸收的小分子物质的过程。消化有两种方式:一种是机械性消化,即通过消化道肌肉的运动,将食物磨碎,使之与消化液充分混合,并不断向消化道远端推送的过程。另一种是化学性消化,即通过消化液中消化酶的作用,将食物分解为小分子物质的过程。

(二)消化道平滑肌的一般特性

1. 敏感性 消化道平滑肌对电刺激较不敏感,但对化学、牵张和温度刺激特别敏感。

2. 紧张性收缩 指消化道平滑肌经常保持在一种微弱的持续收缩状态,对保持胃、肠正常的形状和位置,以及维持消化道腔内一定的基础压力有重要意义。

3. 自动节律性 消化道平滑肌在体外适宜的环境中,仍能发生节律性收缩与舒张。

4. 伸展性 消化道平滑肌能适应需要做较大的伸展。对于一个中空的容纳器官,这一特性使消化道可容纳数倍于自身体积的食物。

(三)消化腺的分泌功能

消化腺包括唾液腺、肝、胰等大消化腺和存在于消化道管壁的小消化腺。每日由这些消化腺分泌的消化液总量多达6～8L。消化液的主要成分是水、无机盐和有机物。有机物中最重要的是各种消化酶,能对结构复杂的大分子物质进行化学性消化。

(四)消化道的神经支配

支配消化道的神经有两大部分,包括自主神经系统和内在神经系统。

1. 自主神经系统 除口腔、咽、食管上段和肛门外括约肌受躯体神经支配外,其他部位都受交感和副交感神经支配,以副交感神经为主。

(1)交感神经 支配消化道的交感神经节前纤维起自于脊髓第5胸段至第2腰段($T_5 \sim L_2$)的侧角内,在腹腔神经节、肠系膜神经节和腹下神经节内更换神经元,发出节后纤维主要分布在内在神经系统,抑制其兴奋;交感神经节后纤维释放去甲肾上腺素,使消化道运动减弱,腺体分泌量减少和血流量减少,而消化道括约肌收缩。

(2)副交感神经 支配消化道的副交感神经包括迷走神经和盆神经,迷走神经纤维支配自食管至横结肠的消化道,盆神经纤维支配横结肠以后的消化道。副交感神经进入消化道组织后,主要与内在神经元联系,发出的节后纤维支配消化道的腺细胞、上皮细胞和平滑肌细胞。副交感神经的大部分节后纤维释放乙酰胆碱,使消化道运动增强,腺体分泌量和血流量增加,而消化道括约肌舒张。

2. 内在神经系统　消化道内在神经系统又称肠神经系统，是存在于消化道管壁的大量神经元和神经纤维组成的复杂神经网络。内在神经系统包括黏膜下神经丛和肌间神经丛两大类。

（1）黏膜下神经丛　位于消化道黏膜层下，主要调节腺细胞的分泌。

（2）肌间神经丛　位于消化道壁环行肌和纵行肌之间，主要作用是参与平滑肌运动的调节。

（五）消化道的内分泌功能

消化道及胰腺中的内分泌细胞分泌的特殊化学物质，称胃肠激素。通过血液循环作用于靶细胞，也可通过局部弥散等方式作用于其邻近的靶细胞。

胃肠激素的生理作用极为广泛，概括起来，主要有以下三方面。①调节消化腺的分泌和消化道的运动：不同的胃肠激素对不同的消化腺、平滑肌和括约肌产生不同的调节作用。②调节其他激素释放：例如抑胃肽有很强的刺激胰岛素分泌的作用。③营养作用：一些胃肠激素具有促进消化道组织的代谢和生长的作用。

二、口腔内消化

（一）唾液的分泌

口腔内有腮腺、下颌下腺和舌下腺三对大唾液腺和散在分布的小唾液腺，这些唾液腺分泌的唾液是无色、无味的透明液体，pH 值 6.6 ~ 7.1，每天分泌量为 1.0 ~ 1.5L。唾液成分中，水占99%，无机物主要有 Na^+、K^+、Ca^{2+}、Cl^-、HCO_3^- 等，有机物主要包括黏蛋白、唾液淀粉酶、溶菌酶、免疫球蛋白等。

1. 唾液的生理作用　①湿润口腔：唾液可湿润口腔，溶解食物，有利于吞咽和引起味觉。②免疫保护作用：进食后，唾液大量分泌，可冲淡和中和食物中的有害物质。溶菌酶和免疫球蛋白有杀灭细菌等病原微生物的作用。③化学性消化作用：唾液淀粉酶可将食物中的淀粉分解成麦芽糖，对糖发挥初步消化作用。

2. 唾液分泌调节　在安静时，唾液腺会不断分泌少量唾液，称基础分泌。进食时可通过非条件反射和条件反射等神经调节促进唾液的分泌。食物的机械性、化学性或温热性刺激在口腔内通过作用于各种感受器，将进食信息传入中枢，反射性地引起唾液分泌的过程，称非条件反射性分泌；食物的性状、颜色、气味以及进食的环境等刺激引起的唾液分泌，称条件反射性分泌。

（二）咀嚼和吞咽

1. 咀嚼　是由骨骼肌触发的随意运动，各咀嚼肌按一定顺序收缩所完成的节律性动作。

2. 吞咽　是指将口腔内的食团经咽和食管送入胃内的过程。

三、胃内消化

（一）胃液及其作用

胃液为无色透明的酸性液体，pH 值 0.9 ~ 1.5。正常成年人每日分泌量为 1 ~ 2.5L。胃液中除含大量水外，主要成分包括有盐酸、胃蛋白酶原、黏液及内因子等。

1. 盐酸　也称胃酸，由胃腺的壁细胞分泌。主要生理作用：①激活胃蛋白酶原使之变成有活性的胃蛋白酶；②为胃蛋白酶提供最适 pH；③促进食物中蛋白质变性，使之易于消化；④有抑菌和杀菌作用；⑤盐酸进入小肠后，促进胰液、胆汁和小肠液的分泌；⑥酸性环境有助于钙和铁在小肠的吸收。

2. 胃蛋白酶原　除主细胞能合成和分泌胃蛋白酶原外，颈黏液细胞、贲门腺和幽门腺的黏液细胞及十二指肠近端的腺体也能分泌胃蛋白酶原。无活性的胃蛋白酶原在胃酸或已有活性的胃蛋白酶作用下，被激活成有活性的胃蛋白酶，消化蛋白质。

3. 黏液及碳酸氢盐屏障　由胃黏膜表面的上皮细胞、颈黏液细胞、贲门腺和幽门腺共同分泌，以糖蛋白为主要成分的黏液，有润滑作用，能保护胃黏膜免受粗糙食物的机械性损伤。在胃黏膜表面黏液层中的 HCO_3^- 有中和 H^+ 的作用。这种由黏液和 HCO_3^- 共同构筑的抗损伤屏障，被称黏液 – 碳酸氢盐屏障。

4. 内因子　内因子由壁细胞分泌。它具有保护维生素 B_{12} 并促进其吸收的作用。若内因子缺乏（如胃大部切除或泌酸功能降低等），则维生素 B_{12} 吸收不良，导致红细胞发育成熟障碍而引起巨幼红细胞性贫血。

（二）胃液分泌的调节

空腹时，胃液的分泌很少，几乎无胃酸分泌。进食后，在神经和体液等因素的调节下，胃液分泌增多，同时胃运动也增强。

1. 影响胃液分泌的主要内源性物质

（1）乙酰胆碱　大部分支配胃的迷走神经节后纤维释放乙酰胆碱（ACh），ACh 作用于壁细胞膜上的 M 受体，引起盐酸的分泌，该作用能被 M 受体阻断剂阿托品所阻断。

（2）促胃液素　是由位于胃窦和小肠上部黏膜的 G 细胞分泌的胃肠激素，食物的机械性和化学性刺激、迷走神经兴奋时都可刺激 G 细胞分泌促胃液素，其作用较为广泛：①可促进胃酸和胃蛋白酶原的分泌；②刺激肠嗜铬样细胞（ECL）细胞引起组胺的分泌，间接促进胃液的分泌；③促进消化道黏膜的生长和刺激胃、肠、胰的蛋白合成；④加强胃肠运动和胆囊收缩，促进胰液和胆汁的分泌。

（3）组胺　是由胃泌酸区的 ECL 细胞分泌的。通过局部扩散作用于壁细胞膜上的 H_2 受体，可刺激胃酸的大量分泌。西咪替丁等 H_2 受体阻断剂可有效地减少胃酸的分泌。

2. 胃液分泌的抑制性调节　抑制胃液分泌的因素主要有盐酸、脂肪和高张溶液等。

（1）盐酸　当胃液中盐酸分泌过多，胃腔内 pH 下降到 1.2～1.5 时，胃液分泌将受到抑制，这是典型的负反馈控制。

（2）脂肪　在小肠腔内，脂肪及其消化产物引起小肠黏膜释放肠抑胃素而抑制胃液分泌。

（3）高张溶液　十二指肠内的高张溶液可抑制胃液的分泌，可能的机制：①高张溶液刺激小肠内的渗透压感受器，通过肠 – 胃反射作用来抑制；②通过刺激小肠黏膜释放抑制性激素来进行的。

（三）胃运动

1. 胃运动的主要形式

（1）容受性舒张　当进食时，食物刺激口、咽、食管等处的感受器，反射性引起胃底和胃体部肌肉舒张，称容受性舒张。它使胃更好地完成容纳和储存食物的功能。

（2）紧张性收缩　指胃壁平滑肌经常处于一定程度的持续收缩状态，这对维持胃的位置与形态及促进化学性消化具有重要的生理作用。

（3）蠕动　蠕动是指由平滑肌细胞顺序性收缩和舒张完成的一种向前推进的波形运动。食物入胃后 5 分钟，蠕动从胃中部开始，约每分钟 3 次，需 1 分钟左右到达幽门。胃蠕动的主要生理作用是：①磨碎固体食物；②促进食物与胃液混合，加强化学性消化；③将食糜从胃体向幽门部推进，并排入十二指肠。

2. 胃排空　胃内食糜进入十二指肠的过程称胃排空。胃排空一般在食物入胃后 5 分钟开始，排空的速度与食物的理化性状和化学组成有关。一般而言，稀的、流体食物比稠的、团块食物快；三种主要营养食物中，糖类最快，蛋白质次之，脂肪最慢。对于混合食物，胃完全排空的时间通常需要 4 ～ 6 小时。

（四）呕吐

呕吐是通过一系列复杂的反射活动，把胃肠的内容物从口腔排出的过程。呕吐前，常伴随恶心、呼吸急促和心跳加快等症状。

四、小肠内的消化

小肠内消化是整个消化过程中最重要的阶段。食糜在小肠内停留的时间随其性质而有不同，一般为 3 ～ 8 小时。

（一）胰液的成分及其作用

胰液由胰腺外分泌部（主要由腺泡细胞和导管细胞组成）分泌，为无色透明、无味的弱碱性液体。正常成年人每天分泌量为 1 ～ 2L。胰液由无机成分和有机成分组成：无机成分主要有水、碳酸氢盐和多种离子，主要由导管细胞分泌；有机成分主要有多种消化酶，由腺泡细胞分泌。

1. 胰液的 HCO_3^- 和作用　胰液中的主要负离子为 HCO_3^-。导管细胞内含有丰富的碳酸酐酶，它可将 CO_2 与 H_2O 催化而生成 H_2CO_3，后者再电离，生成 HCO_3^- 和 H^+。

HCO_3^- 主要作用：①中和进入十二指肠的胃酸，使肠黏膜免受胃酸侵蚀，若此功能降低，则易导致十二指肠溃疡；②为小肠内各种消化酶的活动提供最适 pH。

2. 胰液的有机成分和作用　胰液的有机成分主要是由胰腺腺泡细胞分泌的多种消化酶，还有一些抑制因子。主要的消化酶如下。

（1）胰淀粉酶　胰淀粉酶以活性形式分泌，能水解淀粉、糖原和大部分其他碳水化合物（纤维素除外），使其分解为双糖和少量的三糖。

（2）胰脂肪酶　胰脂肪酶在辅脂酶的帮助下，可分解甘油三酯为脂肪酸、甘油一酯和甘油。

（3）蛋白质水解酶　胰液中主要的蛋白质水解酶是胰蛋白酶和糜蛋白酶。胰腺腺泡细胞分泌的是无活性的酶原。胰液流入肠腔后，经小肠液中肠致活酶的激活，使胰蛋白酶原变为具有活性的胰蛋白酶；此外，胰蛋白酶本身也能使胰蛋白酶原活化，并可激活糜蛋白酶原。胰蛋白酶和糜蛋白酶单独作用时，都能分解蛋白质为胨和胨，共同作用时，则可将蛋白质分解为小分子的多肽和氨基酸。由于胰液中含有水解三大类主要营养物的消化酶，因而胰液是所有消化液中消化食物最全面、消化力最强的一种。

大量饮酒、暴食通常是引起急性胰腺炎的主要诱因。

（4）其他酶　除上述消化酶外，胰液中还含有核糖核酸酶和脱氧核糖核酸酶等水解酶，它们被激活后，可将相应的核酸水解为单核苷酸。

3. 胰液分泌的调节

（1）神经调节　食物的性状、气味和食物对消化道的刺激，通过条件和非条件反射引起胰液的分泌。反射的传出神经主要是迷走神经，一方面迷走神经可释放 ACh 直接作用于胰腺，另一方面还可刺激 G 细胞，通过促胃液素间接作用于胰腺，两方面都可促进胰液的分泌。

（2）体液调节　胰液分泌受很多胃肠激素调节：①促胰液素，由小肠上部黏膜的 S 细胞分泌，其主要作用于胰腺小导管上皮细胞，分泌大量的水和碳酸氢盐，故胰液分泌量大，但酶的含量低。②促胰酶素，也称缩胆囊素，是由小肠上部黏膜的 I 细胞分泌，其主要作用于胰腺腺泡细胞，促进胰液中各种酶的分泌。③促胃液素，是由胃窦部和小肠上部黏膜的 G 细胞分泌。可促进胰液中淀粉酶、胰蛋白酶原和糜蛋白酶原的分泌。

（二）胆汁的分泌与排出

胆汁由肝细胞持续分泌，称肝胆汁，在非消化期间流入胆囊贮存。消化期间，胆汁由肝细胞或由胆囊中大量排至十二指肠。胆囊排出的胆汁称胆囊胆汁。

胆汁味苦有色。肝胆汁呈金黄色，透明清亮，偏碱性。胆囊胆汁因浓缩，颜色变深为黄绿色。胆汁中的无机物为 Na^+、K^+、Cl^- 和 HCO_3^- 等，有机物主要是胆盐、胆色素、胆固醇和卵磷脂，不含消化酶。与消化功能有关的是胆盐，是结合胆汁酸所形成的钠盐。胆盐对于脂肪的消化和吸收具有重要意义：①胆盐可降低脂肪的表面张力，使脂肪乳化成微滴，分散于水溶液中，从而增加胰脂肪酶与脂肪作用的面积。②胆盐达到一定浓度后，可聚合成微胶粒。肠腔中脂肪的分解产物，如脂肪酸、甘油一酯等掺入到微胶粒中而形成水溶性复合物，能促进胆固醇和脂肪酸的吸收，因而也能促进脂溶性维生素 A、D、E、K 及胆固醇的吸收。若缺乏胆盐，将影响脂肪的消化和吸收，甚至引起脂肪性腹泻。

（三）小肠液的分泌

小肠液由十二指肠腺和小肠腺分泌的碱性液体，成年人每天分泌量为 1～3L。有机成分有黏蛋白、IgA、肠致活酶、分解寡肽的肽酶、分解双糖的蔗糖酶和麦芽糖酶等。小肠液的主要作用是：①保护作用。十二指肠分泌的碱性黏稠黏液，可起润滑作用，并保护十二指肠黏膜免受胃酸侵蚀。②消化作用。十二指肠腺受到促胰液素作用时，可分泌富含 HCO_3^- 的分泌液，这些 HCO_3^- 与肝胆汁等可中和十二指肠内的胃酸，造成弱碱性环境，为小肠内多种消化酶提供适宜的 pH 环境。正如前述，肠致活酶可激活胰蛋白酶原为具有活性的胰蛋白酶，促进蛋白质的消化和分解。③稀释作用。大量的小肠液可稀释肠内消化产物，使其渗透压降低，有利于消化产物的消化和吸收。

（四）小肠的运动

1. 紧张性收缩　平滑肌的紧张性收缩是小肠保持其基本形状，进行其他形式运动的基础。

2. 分节运动　分节运动（图 7-31）是小肠环行肌的节律性收缩和舒张运动，空腹时几乎不存在，进食后分节运动才逐步增强。分节运动的作用：①使消化液与食糜充分混合，有利于消化酶对食物进行消化；②使食糜与小肠壁紧密接触，促进消化分解产物的吸收；③挤压肠壁，可促进血液和淋巴液回流，有助于吸收。

3. 蠕动　蠕动是由小肠的环行肌和纵行肌由上而下依次发生的推进性收缩运动。小肠蠕动的意义在于推进食糜，使受分节运动作用过的食糜到达一个新的肠段，再继续开始分节运动。

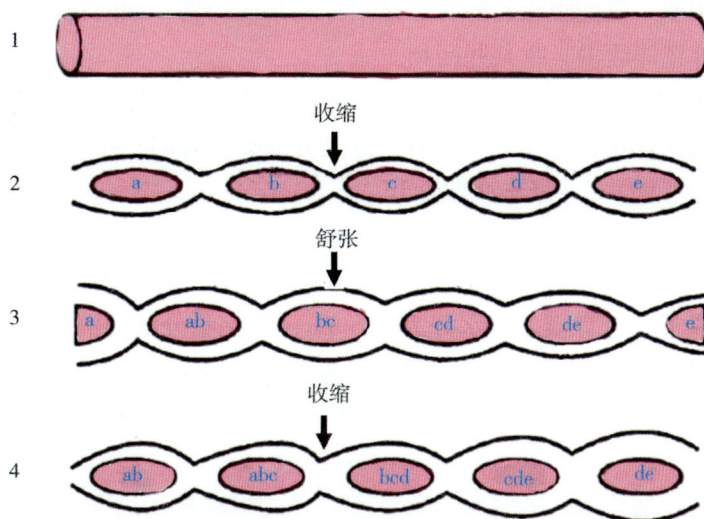

1.肠管表面观；2、3、4肠管纵切面观，示意不同阶段的食糜阶段分割与合拢的情况。

图7-31　小肠的分节运动

五、排便反射和大肠内细菌的作用

（一）排便反射

大肠的运动少而慢，对刺激反应也迟缓，这一特点有利于粪便在大肠内暂时贮存。食物残渣在大肠内停留时间可达 10 小时以上，其中大部分水分被大肠黏膜吸收，同时经过大肠内细菌的发酵与腐败作用，最后形成粪便。粪便除了食物残渣外，还包括脱落的肠上皮、粪胆色素、大量的细菌和一些盐类。

通常直肠内没有粪便。当粪便进入直肠时，刺激直肠壁内机械感受器，冲动经盆神经和腹下神经传至脊髓腰骶段初级排便中枢，同时上传到大脑皮层，引起便意和排便反射。这时，传出冲动经盆神经使降结肠、乙状结肠和直肠收缩，肛门内括约肌舒张；与此同时，阴部神经冲动减少，肛门外括约肌舒张，使粪便排出体外。此外，排便时腹肌和膈肌也发生收缩，腹内压增加，促进粪便排出。

（二）大肠内细菌的作用

大肠内细菌能利用食物残渣合成 B 族维生素和维生素 K，它们经肠壁吸收后被人体利用。长期应用抗生素可导致肠内菌群紊乱和维生素缺乏。多种疾病与肠道菌群失调有关。肠道菌群的变化可以反映疾病的发展和预后。调节肠道菌群对疾病的治疗和辅助治疗有广阔的前景。

六、吸收

吸收（absorption）是指食物消化后的小分子物质及水、无机盐、维生素通过消化道黏膜进入血液和淋巴的过程。

（一）吸收的部位

口腔和食管内，食物基本上不能被吸收，但某些药物，如硝酸甘油含在舌下可被口腔黏膜吸收。胃的吸收能力很弱，仅能吸收乙醇、少量水分和某些药物（如阿司匹林）等。大肠主要吸收水分和无机盐，此外还能缓慢吸收某些药物。

小肠是吸收的主要部位。其具有有利条件：小肠中食物已被消化为适于吸收的小分子物质；食物在小肠内停留时间较长，达 3 ～ 8 小时，有充分的吸收时间；小肠有巨大的吸收面积，总面积可达 $200m^2$，极大地增加了小肠的吸收面积。

（二）主要营养物质的吸收

1. 水的吸收 成年人每日摄入的水分为 1 ～ 2L，消化腺分泌的消化液为 6 ～ 8L，所以每日由胃肠吸收到血液中的水可达 8L 左右，随粪便排出的水仅 0.1 ～ 0.2L。水的吸收都是被动的。各种溶质，特别是 NaCl 的主动吸收所产生的渗透压梯度是水吸收的主要动力。

2. 无机盐的吸收

（1）钠的吸收 小肠内 Na^+ 的吸收是跨细胞途径的主动转运过程，Na^+ 先通过小肠黏膜上皮细胞微绒毛上的多种 Na^+ 通道和载体，以易化扩散的方式进入上皮细胞内，再通过细胞膜基底和侧膜上的钠泵主动转运至细胞间隙，然后进入血液。

（2）铁的吸收 人每日吸收的铁约为 1mg，仅占每日膳食中含铁量的 5% ～ 10%。铁的吸收量与机体对铁的需要有密切关系。孕妇、急性失血后，铁的需要量增加，铁的吸收也增加；相反体内的铁过多，则抑制其吸收。食物中的铁大部分是三价的高铁，不易被吸收，必须还原为亚铁后方可被吸收。维生素 C 能使高铁还原成亚铁而促进铁的吸收；胃酸可促进铁溶解，故也可促进铁的吸收。

（3）钙的吸收 食物中钙的吸收量由机体的需要所控制，有 20% ～ 30% 可被肠道吸收，其余由粪便排出。钙吸收的部位在小肠，其中十二指肠的吸收能力最强。食物中的钙必须转变成水溶性的离子状态才能被吸收。

3. 糖的吸收 食物中的糖只能被消化成单糖才能被吸收，吸收部位主要在小肠上部。各种单糖吸收的速率不同，以半乳糖和葡萄糖的吸收最快，果糖次之，甘露糖最慢。肠腔中葡萄糖（或半乳糖）的吸收是通过 Na^+– 葡萄糖同向转运体进行的吸收过程，属于继发性主动转运，需要消耗能量。

4. 蛋白质的吸收 食物中的蛋白质是以氨基酸和寡肽的形式进行吸收的，吸收的主要部位是小肠。氨基酸的吸收与葡萄糖吸收机制相似，也是继发性主动转运，而且是与 Na^+ 的吸收耦联进行的，钠泵的活动被阻断后，氨基酸的转运便不能进行。

5. 脂肪的吸收 脂肪吸收的主要形式是甘油、甘油一酯、脂肪酸和胆固醇。甘油溶于水，同单糖一起被吸收。其余形式均不溶于水，它们很快和胆盐结合形成水溶性的混合微胶粒，顺利通过肠黏膜上皮细胞表面的非流动性静水层而到达微绒毛上。其中，甘油一酯和脂肪酸通过细胞膜进入上皮细胞内，而胆盐则留在肠腔继续发挥作用。

6. 维生素的吸收 大部分维生素在小肠上段被吸收，只有维生素 B_{12} 必须与内因子结合成复合物，才能在回肠被吸收。维生素可分为水溶性和脂溶性两大类，水溶性维生素主要以易化扩散方式被吸收，而脂溶性维生素 A、D、E、K 的吸收机制与脂肪相似。

思考题

1. 简述消化道平滑肌的生理特性。

2. 叙述胃液的性质、成分和作用。

3. 叙述胰液的成分及作用。

4. 简述小肠分节运动的意义。

5. 试述胆汁的性质、成分与作用。

6. 为什么小肠是主要的消化和吸收的部位？

第七节　体温及其调节

一、人体正常体温及其生理变动

（一）正常体温

机体深部组织的平均温度称**体温（body temperature）**。机体深部各脏器的温度由于代谢水平的不同而略有差异。在安静状态下，肝脏的代谢活动最为旺盛，产热量多，温度最高，为38℃左右；脑的产热量也较大，温度接近38℃；肾、胰、十二指肠等温度略低；直肠的温度低至37.5℃。临床上通常用直肠、口腔或腋窝等浅表部位的温度来代表体温。直肠温度正常为36.9～37.9℃，较接近机体深部的温度。口腔正常温度大约比直肠温度低0.3℃，为36.6～37.6℃。腋窝温度比口腔温度约低0.4℃，为36.0～37.4℃，因该测量方法方便，临床上通常采用测定腋窝温度来间接反映体温。

（二）体温的生理变动

在生理情况下，体温可随昼夜、年龄、性别等因素有所变化，但变化幅度一般不超过1℃。

1. 昼夜变化　正常成年人体温按昼夜变化呈周期性波动，清晨2～6时体温最低，午后1～6时最高。体温的这种昼夜周期性波动称昼夜节律或日节律。这种现象被认为与体内的生物钟有关。

2. 性别差异　青春期后女子的体温平均比男子高0.3℃，而且基础体温随月经周期发生规律性变化（图7-32）。从月经期到排卵日之前体温较低，排卵日最低，排卵后体温立即上升，并且维持在较高水平，直到下次月经期前。排卵后的体温升高可能与孕激素及其代谢产物有关。

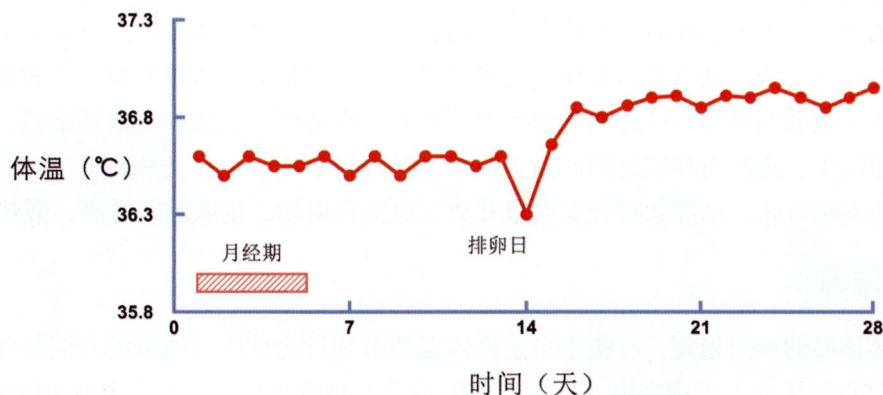

图7-32　女性月经周期中基础体温变化

3. 年龄差异 年龄的大小与体内能量代谢有关，不同年龄人的能量代谢不同，体温也不同。一般来说，儿童的体温比成年人高；成年人的体温高于老年人。

4. 肌肉活动与精神活动 肌肉活动和精神活动增强时，能量代谢都会增高，造成体温上升。

二、机体的产热和散热

（一）机体的产热

在安静状态下，主要的产热器官是内脏，其中以肝脏产热量最大。劳动或运动时，骨骼肌是主要的产热器官，其产热量可达到人体产热量的90%。战栗是骨骼肌发生的不随意的节律性收缩，基本不做功，但能最大程度地产生热量。寒冷刺激能使人体发生战栗，同时还能促进甲状腺激素分泌增加和交感 - 肾上腺髓质系统活动增强，分泌大量的髓质激素，增强组织细胞对糖、脂肪的氧化分解，提高组织的基础代谢率，增加人体产热量，使代谢性产热增加。

（二）人体的散热

人体散热的主要途径有皮肤、呼吸道、消化道、泌尿道等。其中最重要的途径是皮肤散热。

1. 皮肤散热方式 皮肤散热的主要方式有辐射、传导、对流和蒸发等。

（1）辐射 指人体以热射线的形式将体热传给外界的一种散热方式。

（2）传导 指人体将热量直接传给与皮肤直接接触的较冷物体的散热方式。传导散热与接触物体的导热性能有关。

（3）对流 指通过气体来交换热量的一种散热方式。散热过程中，较冷的气体或液体可通过流动、接触体表来散发人体的热量。

（4）蒸发 指机体通过体表水分的汽化来散失体热的一种方式。对高热不退的患者使用乙醇擦浴，就是利用蒸发散热来达到降温的目的。人体蒸发散热分为不感蒸发和发汗两种形式。

人即使处于低温环境中，皮肤和呼吸道也不断有水分渗出而被汽化，称不感蒸发。

发汗是指汗腺主动分泌汗液的活动。汗液蒸发时可带走大量的热量。人体大量出汗时，由于水分的丢失比盐的丢失多，容易发生高渗性脱水。发汗是一种反射活动。人体受到温热环境刺激或在剧烈运动体温升高的情况下，反射性引起全身小汗腺分泌汗液的过程称温热性发汗。其发汗中枢在下丘脑，支配汗腺的交感神经纤维末梢释放的递质为乙酰胆碱，引起汗腺分泌。温热性发汗主要参与体温调节。

2. 散热的调控 人体主要通过皮肤血流量的调节和发汗来调控散热。皮肤血流量的大小决定了皮肤温度的高低，当皮肤温度高于环境温度时，主要通过辐射、传导和对流方式散热，散热量大小主要取决于皮肤与外界环境之间的温度差。在寒冷环境中，交感神经活动增强，皮肤小动脉收缩，血流量减少，皮肤与环境之间的温差减小，散热量下降。而在炎热环境下，交感神经活动减弱，皮肤小动脉舒张，动静脉吻合支大量开放，血流量增加，皮肤温度升高，散热量增多。

三、体温调节

维持人体体温的相对稳定，有赖于自主性体温调节和行为性体温调节的共同参与，使人体的产热和散热过程处于动态平衡之中。自主性体温调节是根据体内外环境温热性刺激信息的变动，在体温调节中枢的控制下，通过改变皮肤的血流量、汗腺活动、战栗等反应，使人体的产热量和散热量保持平衡，从而维持体温相对稳定的过程。行为性体温调节是指人通过改变自身的姿势和行为来保暖或增加散热的过程。以下主要讨论自主性体温调节（图 7-33）。

（一）温度感受器

温度感受器可分为外周温度感受器和中枢温度感受器。外周温度感受器是分布于皮肤、黏膜和腹腔内脏等处的一些游离神经末梢。它们能够感受外界环境的冷、热变化，将信息传入体温调节中枢。中枢温度感受器是存在于下丘脑、脑干网状结构、延髓和脊髓等部位的对温度敏感的神经元，其中在下丘脑的视前区－下丘脑前部 (preoptic-anterior hypothalamus, PO/AH)，热敏神经元居多；而在脑干网状结构和下丘脑的弓状核，冷敏神经元较多，它们能够感受人体深部组织的温度变化，从而参与体温调节。瞬时受体电位（transient receptor potential，TRP）家族的部分成员具有感受温度刺激的作用。其中 TRPV1 可以感受伤害性高温刺激，其发现者 David Julius 教授获得 2021 年诺贝尔生理学或医学奖。

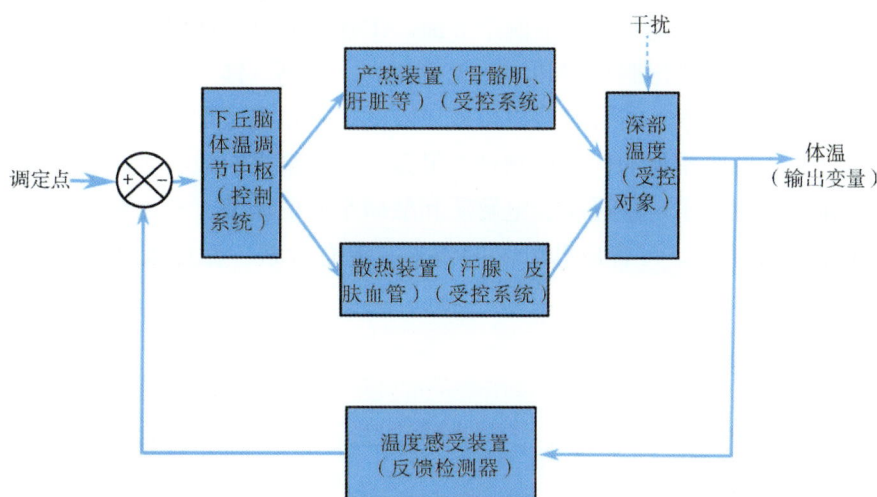

图7-33　自主性体温调节示意图

（二）体温调节中枢

目前认为调节体温的基本中枢位于下丘脑。PO/AH 的热敏神经元和冷敏神经元不但能感受人体深部组织温度变化的刺激，而且能对从其他途径传入的温度变化信息进行整合处理。热敏神经元对体温升高变化敏感，体温升高时发生兴奋。当热敏神经元兴奋时，冷敏神经元被抑制，人体散热增加，产热减少，体温下降。反之，当体温降低时，冷敏神经元兴奋，热敏神经元被抑制，人体产热增多，散热减少，体温回升。

体温调节中枢可通过下述途径维持体温稳定：①通过交感神经系统来调节皮肤血管舒缩反应和汗腺分泌活动，改变人体的散热量；②由躯体神经来调节骨骼肌的活动，如战栗增强或减弱，改变产热量；③通过改变激素的分泌（如甲状腺激素和肾上腺髓质激素）来调节人体的代谢率，影响产热量的变化。

（三）调定点学说

该学说认为，调定点数值的设定，取决于温度敏感神经元对某一温度的敏感性。PO/AH 的温度敏感神经元对温度的感受有一定的兴奋阈值，正常人一般为 37℃ 左右，这个温度就是体温相对稳定的调定点。正常人自主性体温调节的过程如图 7-33，当体温高于调定点 37℃ 时，热敏神经元活动增强，增加散热；当温度低于 37℃时，冷敏神经元活动增强，增加产热，最终使体温维持在 37℃左右的水平。

> **思考题**
>
> 1. 根据散热原理，临床上给高热患者可采取哪种物理降温方法？
> 2. 为什么发热患者常伴有寒战反应？

第八节　尿的生成与排出

机体将代谢过程中产生的终产物、多余的物质以及异物经排泄器官排出体外的过程，称**排泄**（ **excretion** ）。机体排泄的途径主要有以下四个方面。①呼吸器官：通过呼吸排出二氧化碳和少量水分；②消化器官：随粪便排出胆色素和一些无机盐类，如钙、镁、铁等；③皮肤：由汗腺排出部分水分、少量氯化钠和尿素；④肾脏：以生成尿液的形式排出大部分代谢产物、水分和各种无机盐和有机物等。由于肾脏排泄的代谢产物种类最多、数量最大，故肾脏是机体最重要的排泄器官。通过肾脏的排泄实现对水、渗透压、电解质和酸碱平衡的调节，从而维持内环境的稳定。此外，肾脏还具有内分泌功能，可合成和分泌的激素主要有肾素、促红细胞生成素、前列腺素和 1,25- 二羟维生素 D_3。

一、尿的生成过程

尿液生成的过程分为以下三个步骤：①肾小球滤过；②肾小管与集合管的重吸收；③肾小管与集合管的排泄与分泌。

（一）肾小球的滤过作用

肾小球滤过（ **glomerular filtration** ）是指血液流过肾小球毛细血管时，除血浆蛋白外，血浆中的水和小分子物质通过滤过膜滤出到肾小囊腔中，形成原尿的过程。原尿就是血浆的超滤液。肾小球滤过率和滤过分数是衡量肾小球滤过功能的重要指标。

1. 肾小球滤过率　单位时间内（每分钟）两肾生成的原尿量，称**肾小球滤过率**（ **glomerular filtration rate，GFR** ）。肾小球滤过率与体表面积有关，体表面积为 $1.73m^2$ 的正常成人，测定其肾小球滤过率为 125mL/min 左右。依此计算，两侧肾脏每昼夜从肾小球滤出的原尿总量可高达 180L 左右。GFR 的正常水平与最大值之间的差距可反映肾功能的储备力。

2. 滤过分数　肾小球滤过率与每分钟肾血浆流量的百分比值称**滤过分数**（ **filtration fraction，FF** ）。**肾血浆流量**是指单位时间内（每分钟）流经两肾的血浆量。据测定，肾血浆流量约 660mL/min，因此滤过分数为 125/660×100%≈19%。结果表明，流经肾脏的血浆约有 1/5 经肾小球滤过进入了肾小囊腔，形成原尿。

3. 滤过膜及其通透性　滤过膜由肾小球毛细血管内皮细胞、基膜、肾小囊脏层上皮细胞三层结构组成，总厚度为 15～20nm。在电镜下观察，内层肾小球毛细血管内皮细胞有许多小孔，称窗孔，孔径为 70～90nm，孔上有隔膜覆盖，血浆中的水、小分子溶质及小分子的蛋白质能自由地通过；中层基膜较厚，主要由Ⅳ型胶原构成的微纤维网结构，有 2～8nm 的网孔，在滤过膜中起主要屏障作用；外层肾小囊脏层上皮细胞呈多突起，其末端分支成许多指状的足突，包绕在基膜的外面，相互交错成栅栏状的小裂隙，称裂孔，裂孔上覆盖有裂孔隔膜，膜上有直径 4～14nm 的小孔，是物质滤出的最后一道屏障（图7-34）。

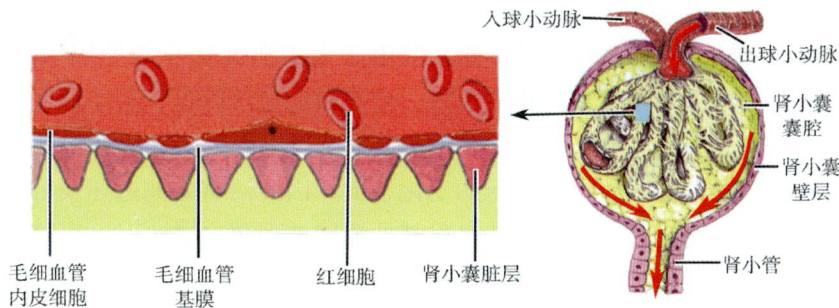

图7-34　滤过膜示意图

滤过膜三层结构的分子孔径决定通过物质的大小，构成了滤过膜的机械屏障。除了机械屏障外，在滤过膜的各层中均含有许多带负电荷的糖蛋白，对带有负电荷的物质具有排斥作用，因而形成滤过膜的电学屏障。但当肾脏发生病变滤过膜上带负电荷的糖蛋白减少时，由于电学屏障作用降低，带负电荷的血浆白蛋白也能滤出而出现蛋白尿。

4. 肾小球滤过的动力 – 有效滤过压　有效滤过压（effective filtration pressure）是肾小球滤过的动力，是由肾小球毛细血管血压、血浆胶体渗透压和囊内压三种力量相互作用而形成的。其中肾小球毛细血管血压是促进滤过的动力，血浆胶体渗透压和囊内压是滤过的阻力。因肾小囊内超滤液中蛋白质浓度极低，故肾小囊内胶体渗透压可忽略不计，其关系可用下式表示。

有效滤过压＝肾小球毛细血管血压–（血浆胶体渗透压＋囊内压）

肾小球毛细血管入球端和出球端的有效滤过压是一个递降的过程，在靠近入球端侧，有效滤过压为正值，故有滤过作用；当滤过由毛细血管入球端移行至出球端过程中，由于血浆蛋白不能滤出，使血浆胶体渗透压逐渐升高，有效滤过压随之下降（图7-35）。当滤过阻力等于滤过动力时，有效滤过压则为零，称**滤过平衡**，滤过就停止。因此，肾小球毛细血管全段并不是都参与滤出，滤液只产生于入球小动脉端到滤过平衡之前。

5. 影响肾小球滤过的因素

（1）滤过膜的通透性和面积　生理情况下滤过膜的通透性较稳定，但在病理情况下，滤过膜的通透性可发生较大的变化。在某些肾脏疾病，可使滤过膜各层的糖蛋白减少或消失，使其电学屏障作用减弱，使带负电荷的血浆白蛋白滤出，从而出现蛋白尿；或基膜层损伤、破裂，或足突

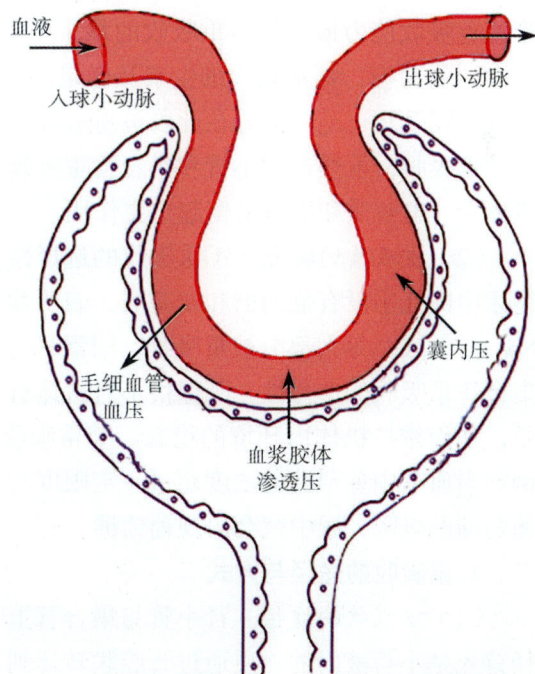

图7-35　肾小球有效滤过压的变化示意图

融合及消失，使其机械屏障作用减弱，滤过膜的通透性增大，使红细胞也能滤出，从而出现血尿。在急性肾小球肾炎时，由于肾小球毛细血管内皮细胞增生、肿胀，使毛细血管管腔变窄或完全阻塞，以致活动的肾小球数目减少，有效滤过面积显著减少，而使肾小球滤过率降低，产生少

尿，甚至无尿。

（2）有效滤过压　①肾小球毛细血管血压：在正常情况下，当动脉血压在 80 ～ 160mmHg 范围内变动时，由于肾血流量具有自身调节的作用，肾小球毛细血管血压相对稳定，对有效滤过压无明显的影响，肾小球滤过率保持不变。但由于大失血或休克等原因引起动脉血压低于 80mmHg 以下时，肾小球毛细血管血压相应下降，使有效滤过压降低，肾小球滤过明显减少，引起少尿；当动脉血压降至 40 ～ 50mmHg 以下时，肾小球滤过率则降为零，导致无尿。②血浆胶体渗透压：在生理情况下，血浆胶体渗透压的变化不大，因此对有效滤过压及肾小球滤过率影响较小。临床上，于静脉快速输入大量生理盐水或其他原因使白蛋白减少时，可降低血浆胶体渗透压，使有效滤过压增高，肾小球滤过增多，尿量增多。③囊内压：当肾盂或输尿管结石、肿瘤压迫或其他原因引起的输尿管阻塞时，可使肾小囊内压升高，致使有效滤过压降低，肾小球滤过减少，尿量减少；某些疾病导致溶血反应时，血红蛋白可堵塞肾小管，也会引起囊内压升高而影响肾小球滤过。

（3）肾血浆流量　当肾血浆流量增多时，肾小球毛细血管内的血浆胶体渗透压上升速度减慢，滤过平衡的位置更靠近出球小动脉端，具有滤过作用的毛细血管段延长，肾小球滤过率增加。相反，肾血浆流量减少时，血浆胶体渗透压的上升速度加快，从而使滤过平衡的位置更靠近入球小动脉端，具有滤过作用的毛细血管段缩短，肾小球滤过率减少。

（二）肾小管和集合管的重吸收

1. 重吸收的部位及特点

（1）重吸收的部位　各段肾小管及集合管都具有重吸收的功能，但近端小管，特别是近曲小管的重吸收能力最强，是重吸收的最主要部位，占重吸收总量的 65% ～ 70%；在近曲小管，原尿中的葡萄糖、氨基酸、维生素及微量蛋白质等几乎全部被重吸收；Na^+、K^+、Cl^-、HCO_3^- 等无机盐以及水也绝大部分在此段被重吸收。余下的水和无机盐继续在髓襻细段、远端小管和集合管被重吸收，虽然远端小管和集合管重吸收的量少，但却受多种因素的影响和调节，因而对调节机体水、电解质和酸碱平衡起重要作用。

（2）重吸收的特点　①重吸收的选择性：原尿中葡萄糖和氨基酸的浓度与血浆中的相同，但终尿中则几乎没有葡萄糖和氨基酸，表明葡萄糖和氨基酸全部被肾小管重吸收；水和电解质，如 Na^+、K^+、Cl^- 等大部分被重吸收；尿素只有小部分被重吸收，肌酐则完全不被重吸收。肾小管和集合管重吸收的选择性，既保留了对机体有用的物质，又有效地清除了对机体有害的和过剩的物质，从而维持机体内环境的稳态。②重吸收的有限性：肾小管对某种物质吸收是有一定限度的。例如当血液中葡萄糖的浓度超过一定限度时，原尿中的葡萄糖含量就会增多，超过肾小管重吸收葡萄糖的极限，尿中就会出现葡萄糖。

2. 重吸收的途径与方式

（1）重吸收的途径　肾小管与集合管重吸收的途径包括跨细胞途径和旁细胞途径。跨细胞途径首先是小管液内的物质通过管腔膜转运到细胞内，然后再由细胞内通过管周膜或侧膜转运到组织间隙中，进而通过毛细血管壁回到血液；旁细胞途径则是指小管液中的 Na^+、Cl^- 和水通过肾小管上皮细胞之间的紧密连接直接进入上皮细胞间隙的组织液中随后进入毛细血管（图 7-36）。

（2）重吸收的方式　肾小管与集合管重吸收的方式包括主动重吸收和被动重吸收。主动重吸收是指肾小管及集合管上皮细胞通过耗能，将小管液中的溶质逆浓度差或电位差转运到肾小管周围的组织液中的过程，包括原发性主动转运（如钠泵、氢泵、钙泵等）、继发性主动转运（同向、逆向转运）和入胞。一般来说，小管液中各种对机体有用的物质，如葡萄糖、氨基酸、Na^+等都是通过肾小管和集合管上皮细胞主动重吸收完成的。被动重吸收是指小管液中的溶质顺浓度差、电位差或渗透压差，进入肾小管周围组织液的过程，包括单纯扩散、易化扩散和渗透等方式。尿素、水和Cl^-（髓袢升支粗段除外）等的重吸收就是被动重吸收。

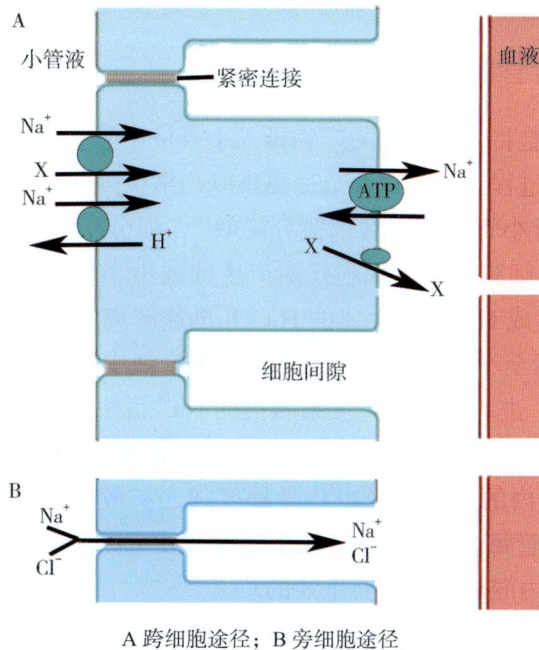

A 跨细胞途径；B 旁细胞途径

图7-36　肾小管重吸收的跨细胞途径和旁细胞途径示意图

3. 几种物质的重吸收

（1）Na^+和Cl^-的重吸收　①近端小管：近端小管重吸收原尿中 65%～70% 的 Na^+ 和 Cl^-。其中近端小管前半段，Na^+ 的重吸收通过跨细胞途径并与葡萄糖、氨基酸的同向转运以及 H^+ 的逆向转运相耦联完成的主动转运过程。近端小管后半段通过旁细胞途径以被动转运方式实现 Na^+ 和 Cl^- 的重吸收。②髓袢：在髓袢升支粗段 Na^+、Cl^- 的重吸收是以 Na^+–$2Cl^-$–K^+同向转运模式进行的。③远端小管及集合管：在远端小管的起始段，Na^+、Cl^- 则是通过 Na^+–Cl^- 同向转运机制进入肾小管上皮细胞内。

（2）水的重吸收　水的重吸收在近端小管占 65%～70%，髓袢降支细段占 15%，远端小管和集合管占 15%～20%，重吸收的动力是渗透压。在肾小管由于溶质被重吸收而造成了小管液和组织液之间的渗透压差，于是水在渗透压差的驱动下被重吸收。在近端小管水是伴随溶质的重吸收而被动吸收，是一种等渗性重吸收，与体内是否缺水无关；在远端小管和集合管，水的重吸收量取决于机体内的水量，并受血管升压素的调节，是一种调节性重吸收，当机体缺水时，水的重吸收增加，反之减少，以此来调节机体水的平衡。

（3）葡萄糖的重吸收　葡萄糖重吸收的部位仅限于近端小管，主要在近曲小管，其他各段都没有重吸收葡萄糖的能力，如果葡萄糖在近端小管不能全部被重吸收，终尿中将出现葡萄糖，产生糖尿。葡萄糖在近端小管的重吸收方式属于继发性主动转运。由于葡萄糖转运体的数量有限，所以近端小管对葡萄糖的重吸收有一定的限度。当血液中葡萄糖浓度超过 180mg/100mL 时，一部分肾小管对葡萄糖的吸收已达到极限，尿中开始出现葡萄糖。将尿中不出现葡萄糖时的最高血糖浓度称**肾糖阈（renal threshold for glucose）**。糖尿病患者的血糖明显升高，往往超过肾糖阈，故产生糖尿。

（4）HCO_3^- 的重吸收　近端小管对 HCO_3^- 的重吸收量约占 80%，以 CO_2 的形式被重吸收。HCO_3^- 的重吸收对维持机体的酸碱平衡起重要作用。

（5）K^+ 的重吸收　每日从肾小球滤过的 K^+ 约为 35g，每日尿中排出的 K^+ 为 2～4g。原尿中的 K^+ 绝大部分在近端小管被重吸收回血，而终尿中的 K^+ 主要是由远端小管和集合管分泌的。

（三）肾小管和集合管的分泌与排泄

分泌是指小管上皮细胞将自身代谢的产物排入小管液中的过程；排泄是指小管上皮细胞将血液中物质排入小管液中的过程。但因这两个过程难以严格区分，故常把两者统称分泌。

1. H^+ 的分泌　各段肾小管和集合管都能分泌 H^+，但分泌 H^+ 的能力最强的是近端肾小管，约占 80%。在肾小管上皮细胞内，由细胞代谢产生的或由小管液进入细胞的 CO_2，在碳酸酐酶的作用下，与 H_2O 结合生成 H_2CO_3，生成的 H_2CO_3 迅速解离成 HCO_3^- 与 H^+，H^+ 被管腔膜上的 H^+-Na^+ 逆向转运体转运至小管液中，与此同时，小管液中 Na^+ 被同一转体转运入细胞内，这一过程称 H^+-Na^+ 交换。进入肾小管上皮细胞内的 Na^+ 很快被管周膜侧膜上的钠泵泵出到细胞间隙。随着 H^+ 不断分泌进入小管液，细胞内的 HCO_3^- 也不断增加，由于管周膜基底侧对 HCO_3^- 的通透性较高，所以细胞内的 HCO_3^- 顺电化学梯度随之扩散进入细胞间隙，并随 Na^+ 一起重吸收回血液。由此可见肾小管每分泌一个 H^+ 入小管液，就可以从小管液中重吸收一个 Na^+ 和一个 HCO_3^- 回血，这对维持体内酸碱平衡具有重要的意义。

2. K^+ 的分泌　小管液中的 K^+ 绝大部分已在近端小管被重吸收回血，而尿中排出的 K^+ 主要是由远端小管和集合所分泌的。远端小管和集合管 K^+ 的分泌与 Na^+ 的主动重吸收有密切的联系。当小管液中的 Na^+ 被主动重吸收后，使小管腔内成为负电位，此外，远端小管和集合管管周膜侧膜上的钠泵将细胞内的 Na^+ 泵出细胞外的同时也将细胞外的 K^+ 泵入细胞内，从而使远端小管和集合管上皮细胞内的 K^+ 浓度远远高于小管液中的 K^+ 浓度，于是，K^+ 顺着电位差和浓度差由肾小管上皮细胞内分泌进小管液中。这种 K^+ 的分泌与 Na^+ 的主动重吸收的联系过程，称 K^+-Na^+ 交换。

远端小管和集合管除有 K^+-Na^+ 交换外，还存在有 H^+-Na^+ 交换，由于 K^+-Na^+ 交换和 H^+-Na^+ 交换都依赖于 Na^+，故两者之间有竞争抑制作用。当 H^+-Na^+ 交换增强时，K^+-Na^+ 交换则减弱；反之，当 K^+-Na^+ 交换增强时，则 H^+-Na^+ 交换减弱。何者占优势，取决于远端小管和集合管上皮细胞内的 H^+、K^+ 的浓度。

3. NH_3 的分泌　正常情况下，NH_3 的分泌发生在远端小管和集合管。但在酸中毒情况下，近端小管也可分泌 NH_3。远端小管和集合管上皮细胞分泌的 NH_3 主要是肾小管上皮细胞在代谢过程中由谷氨酰胺脱氨而来，其次来自细胞内其他氨基酸的脱氨。NH_3 为脂溶性物质，能自由通过细胞膜。当小管液的 pH 值较低时，细胞内的 NH_3 较易向小管液中扩散。NH_3 进入小管液后，与小管液中的 H^+ 结合并生成 NH_4^+，NH_4^+ 再与小管液中的 Cl^- 结合生成 NH_4Cl（酸性铵盐）随尿排出。

二、尿生成的调节

（一）自身调节

小管液中的溶质所形成的渗透压，是对抗肾小管对水重吸收的主要力量。如果小管液溶质浓度增高，渗透压增大，就会阻碍肾小管特别是近端小管对水的重吸收，导致尿量增多。这种由于小管液渗透压升高而引起的尿量增多的现象，称**渗透性利尿（osmotic diuresis）**。如糖尿病患者的多尿，就是由于血糖浓度增加，超过了肾糖阈，部分葡萄糖不能被近端小管重吸收，小管液渗透压增高，水的重吸收减少，而引起尿量增多。

（二）神经调节

参与调节尿液生成的神经为肾交感神经。肾交感神经兴奋时，其末梢释放去甲肾上腺素，可通过以下三个方面直接调控尿生成：①通过 α 受体引起入球小动脉、出球小动脉收缩，特别是入球小动脉收缩更显著，使进入肾小球毛细血管的血浆流量减少，肾小球毛细血管血压下降，导致肾小球有效滤过压下降，肾小球滤过率减少。②通过 β 受体刺激球旁细胞分泌肾素，增加肾素 – 血管紧张素 – 醛固酮系统的活动，进而增强肾小管对 Na^+、Cl^- 和水的重吸收。③通过 $α_1$ 受体增加近端小管和髓襻上皮细胞对 Na^+、Cl^- 和水的重吸收。此外，肾交感神经还可通过影响体液因素间接调节尿液的生成。

（三）体液调节

1.血管升压素 也称抗利尿激素（ADH）。主要在下丘脑视上核和室旁核的神经细胞内合成，经下丘脑 – 垂体束被运输到神经垂体储存并分泌入血。

（1）**ADH 的主要生理作用** 提高远曲小管和集合管上皮细胞对水的通透性，从而增加水的重吸收，使尿浓缩，尿量减少。此外，ADH 也能增加内髓部集合管对尿素的通透性，增加髓质组织间液的浓度，从而提高髓质组织间液的渗透压梯度，有利于尿的浓缩。

（2）**ADH 分泌调节** ADH 的释放受多种因素的调节和影响，其中较为重要的因素是血浆晶体渗透压和循环血量的改变。①血浆晶体渗透压的改变：血浆晶体渗透压是生理条件下调节 ADH 合成、释放的最重要因素。血浆晶体渗透压改变对 ADH 分泌的影响，是通过对下丘脑视上核附近的渗透压感受器的刺激而实现的。而渗透压感受器对不同溶质引起的血浆晶体渗透压升高的敏感性是不同的。Na^+、Cl^- 和蔗糖等形成的渗透压是引起 ADH 释放最有效的刺激。当人体大量出汗、严重呕吐或腹泻等造成体内水分丢失时，血浆晶体渗透压升高，对渗透压感受器的刺激增强，ADH 的释放增多，远曲小管和集合管对水的重吸收增加，尿量减少；反之，当饮用大量清水后，体内水分增加，血浆被稀释，血浆晶体渗透压降低，ADH 的释放受抑制，远曲小管和集合管对水的重吸收减少，尿量增加（图 7–37）。这种大量饮用清水后尿量增多的现象称水利尿。②循环血量的改变：循环血量的改变可作用于左心房和胸腔大静脉上的容量感受器，反射性地调节 ADH 的释放。当急性大失血、严重呕吐或腹泻等造成循环血量减少时，对容量感受器的刺激减弱，ADH 释放的抑制作用减弱或消失，故 ADH 的释放增加；相反，当循环血量增多，或回心血量增加时，可刺激容量感受器，抑制 ADH 的释放。

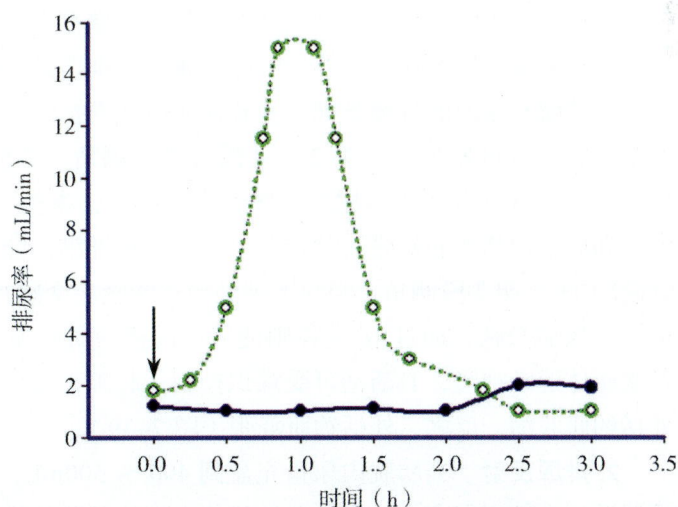

一次饮用 1L 清水（虚线）和饮用 1L 等渗盐水（实线）后的排尿率，箭头表示饮水时间。

图7–37 饮清水与等渗盐水对尿量影响的示意图

2. 醛固酮　①醛固酮是肾上腺皮质球状带分泌的一种激素，对肾脏的作用是促进远端小管和集合管对 Na^+ 的主动重吸收，同时促进 K^+ 的排出，所以醛固酮具有保 Na^+ 排 K^+ 作用。②醛固酮生成的调节：醛固酮的分泌主要受血管紧张素 Ⅱ、血管紧张素 Ⅲ 以及血 K^+、血 Na^+ 浓度的调节。血管紧张素 Ⅱ、血管紧张素 Ⅲ 均能刺激肾上腺皮质球状带合成和分泌醛固酮（图7-38）。当血 K^+ 浓度升高或血 Na^+ 浓度降低时，可直接刺激肾上腺皮质球状带，增加醛固酮的分泌；反之，血 K^+ 浓度降低或血 Na^+ 浓度升高时，则可抑制醛固酮分泌。

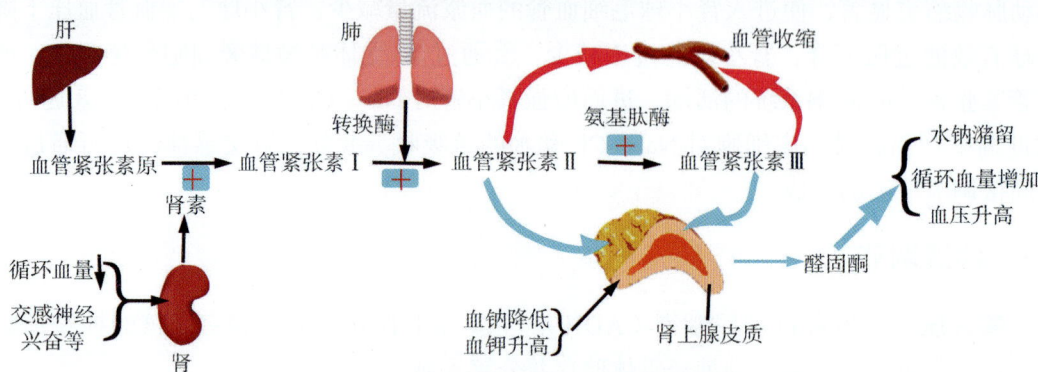

图7-38　肾素-血管紧张素-醛固酮系统示意图

3. 心房钠尿肽　是由心房肌细胞合成和分泌的激素。它有明显的促进 NaCl 和水排出的作用。其作用机制包括：①抑制集合管对 Na^+、Cl^- 的重吸收；②使入球小动脉和出球小动脉，尤其是入球小动脉舒张，增加肾血浆流量和肾小球滤过率等作用。

三、尿的排出

尿液的生成是个连续不断的过程，进入肾盂的尿液由于压力差以及肾盂的收缩被送入输尿管，通过输尿管的周期性蠕动被运送到膀胱并储存，当膀胱内储存的尿液达到一定量时引起排尿反射，将尿液经尿道排出体外。因此，尿液的排出是间歇的。

1. 膀胱与尿道的神经支配　膀胱逼尿肌和内括约肌受副交感及交感神经双重支配。副交感神经节前神经元的胞体位于第 2～4 骶段脊髓侧角，节前纤维行走于盆神经中，在膀胱壁内换元后，其节后纤维分布于逼尿肌和尿道内括约肌，末梢释放乙酰胆碱与 M 受体结合，能使逼尿肌收缩和尿道内括约肌舒张。盆神经中也含感觉纤维，能感受膀胱壁被牵拉的程度。交感神经起自脊髓胸 11～腰 2 段侧角，经腹下神经到达膀胱。交感神经末梢释放去甲肾上腺素，通过 β 受体可使逼尿肌松弛，通过 α 受体则使尿道内括约肌收缩。尿道外括约肌受阴部神经支配，阴部神经属躯体运动神经，其活动可受意识控制，起源于 2～4 骶段脊髓前角，当其兴奋时，能使尿道外括约肌收缩，反之，外括约肌舒张（图7-39）。

2. 排尿反射　当膀胱内尿量充盈到 400～500mL，内压超过 10cm H_2O 时，膀胱壁的牵张感受器受到牵拉而兴奋，冲动沿盆神经传入到达骶髓的排尿反射初级中枢，同时冲动也到达脑干和大脑皮质的排尿反射高位中枢，并产生尿意。在排尿反射进行时，冲动沿盆神经传出，引起逼尿肌收缩，内括约肌松弛，于是尿液进入后尿道。此时尿液还可以刺激后尿道的感受器，冲动沿传入神经再次传至脊髓初级排尿中枢，进一步加强其活动，使逼尿肌收缩、外括约肌开放，于是尿被强大的膀胱内压驱出。这是一种正反馈，它使排尿反射一再加强，直至尿排完为止。通常在一次排尿完毕后，膀胱内的尿液基本被排空，残留的尿液很少会多于 5～10mL。排尿后残留在尿道的尿液，男性可通过球海绵体肌的几次收缩将其排尽，女性则依靠重力排尽。此外，在排尿时，腹肌和膈肌的收缩也产生较高的腹内压，协助排尿活动。

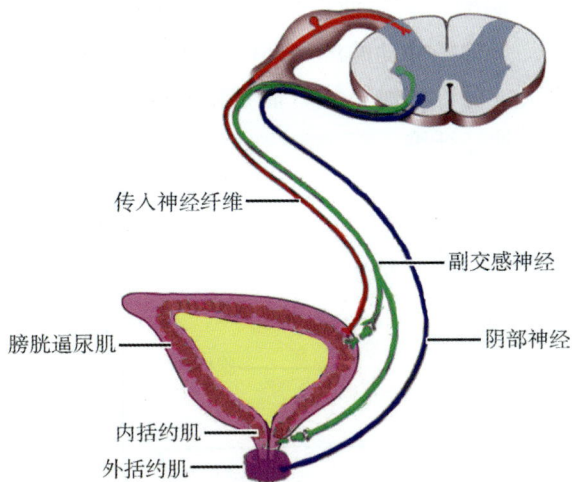

传入神经纤维

副交感神经

膀胱逼尿肌

阴部神经

内括约肌

外括约肌

图7-39　膀胱与尿道的神经支配示意图

　　大脑皮质排尿反射高级中枢对脊髓初级中枢有易化或抑制性的影响，控制着排尿反射活动。婴幼儿因大脑皮质发育尚未完善，对排尿初级中枢的控制能力较弱，故排尿次数多，且常有遗尿现象。

思考题

1. 简述尿生成的基本过程。
2. 简述影响肾小球滤过的因素及肾脏疾患时出现蛋白尿的可能原因。
3. 试述抗利尿激素的生理作用及其合成和释放的调节。
4. 简述静脉注射 50% 葡萄糖溶液 20mL，引起尿量增加的机理。
5. 简述血管升压素的来源、作用和分泌调节因素。
6. 肾素由哪里分泌？它对机体水盐平衡如何调节？

第九节　神经系统

　　神经系统（nervous system）是人体内起主导作用的调节系统，包括中枢神经系统和周围神经系统两部分。周围神经系统主要是传递信息，中枢神经系统则主要处理信息，并能对机体内、外各种环境变化做出迅速而完善的适应性功能活动调节，共同维持整体的正常生命活动。

一、神经系统功能活动的基本原理

（一）神经元和神经纤维

　　1. 神经元　神经系统主要由神经细胞和神经胶质细胞构成。神经细胞又称神经元，是构成神经系统结构和功能的基本单位。神经元的形状、大小不一，但大多数可分为胞体和突起两部分

（图 7-40）（见第一章第四节）。神经元的胞体主要分布在脑、脊髓和神经节里，其突起分为树突和轴突。一般认为树突区是神经元的感受区。一个神经元一般只有一个轴突。轴突起始的部分称轴丘，轴丘后有一小段轴突无髓鞘，它与轴丘总称始段（initial segment）。始段处较细，电流密度较大，因而兴奋阈值最低，是神经冲动的产生部位。轴突内的胞质称轴浆。轴突的末端分成许多分支，每个分支末梢的膨大部分称突触小体。轴突和感觉神经元的长树突二者统称轴索，轴索外面包有髓鞘或神经膜，成为神经纤维。

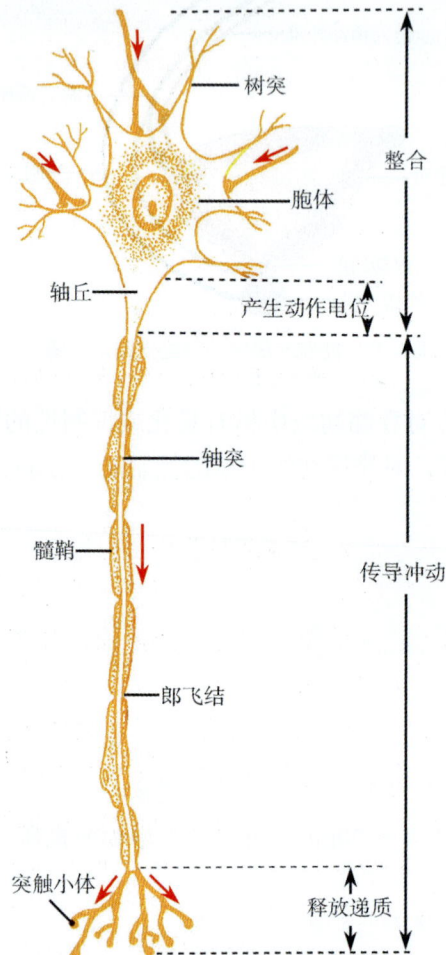

图7-40 神经元的结构及其功能示意图

2. 神经纤维 神经纤维可分为有髓鞘神经纤维和无髓鞘神经纤维。在中枢神经系统内的髓鞘由少突胶质细胞形成，在外周神经系统则由施万细胞形成。

（1）神经纤维的分类 生理学中常采用两种分类法：一是根据电生理学特性将神经纤维分为A、B、C 三类，多用于传出纤维；二是根据纤维的直径和来源不同将神经纤维分为 I 、II 、III 、IV 四类，常用于传入纤维（表 7-2）。

表 7-2 神经纤维的分类

按电生理特征分类	来源	直径（μm）	传导速度（m/s）	锋电位时间（m/s）	按来源及直径分类
A（有髓鞘）A$_\alpha$	肌梭、腱器官传入纤维，梭外肌传出纤维	13～22	70～120	0.4～0.5	I

续表

按电生理特征分类	来源	直径 （μm）	传导速度 （m/s）	锋电位时间 （m/s）	按来源及 直径分类
A_β	皮肤触压觉传入纤维	8～13	30～70	0.4～0.5	Ⅱ
A_γ	梭内肌传出纤维	4～8	15～30	0.4～0.5	
A_δ	皮肤痛温觉、触压觉传入纤维	1～4	12～30	0.4～0.5	Ⅲ
B（有髓鞘）	自主神经节前纤维	1～3	3～15	1.2	
C（无髓鞘）SC	自主神经节后纤维	0.3～1.3	0.7～2.3	2.0	
drC	脊髓后根痛觉传入纤维	0.4～1.2	0.6～2.0	2.0	Ⅳ

（2）神经纤维传导兴奋的特征　①生理完整性：神经纤维传导兴奋要求其结构和功能都是完整的。如低温冷冻、药物麻醉或切断等因素作用于神经纤维某一局部，破坏其完整性，可造成神经冲动的传导阻滞。②绝缘性：一条神经干包含有许多条神经纤维，各条神经纤维之间是绝缘的。在混合神经干内，传入、传出纤维各自传送相关信息而互不干扰，保证了神经调节的准确性。③双向性：人工刺激神经纤维上任何一点，所产生的冲动可沿纤维向两端同时传导。④相对不疲劳性：神经纤维能较持久地保持传导兴奋的能力，由于冲动传导耗能极少，比突触传递的耗能小得多，故神经传导不容易发生疲劳。

（3）影响神经纤维传导速度的因素　不同种类的神经纤维具有不同的传导速度（表7-2）。神经纤维的直径越大，电阻越小，局部电流越大，传导速度也越快。神经冲动在有髓神经纤维上的传导为跳跃式传导，其传导速度比无髓纤维快。在一定范围内，温度升高与传导速度呈正相关，低温或周围神经病变时传导速度减慢。

（4）神经纤维的轴浆运输　轴突内的轴浆是经常流动的。轴浆流动具有运输物质的作用，故称轴浆运输。轴浆运输是双向的。轴浆由胞体流向轴突末梢，称顺向轴浆运输；相反，轴浆由轴突末梢反向流向胞体，称逆向轴浆运输。

（二）神经元间的信息传递

神经元之间或神经元与效应器细胞之间传递信息的结构称**突触（synapse）**。按照信息传递媒介物性质的不同，突触可分为化学性突触和电突触两大类。化学性突触的信息传递方式是通过神经递质，而后者的信息传递方式为局部电流。此外，还有一种不在经典突触结构中进行的信息传递方式，也以化学物质作为信息传递的媒介物，称非突触性化学传递，其末梢释放的递质可扩散至距离较远和范围较广的组织，如曲张体。

1. 化学性突触及其传递

（1）经典突触的结构　经典的化学性突触由突触前膜、突触间隙和突触后膜三部分组成（图7-41）。突触小体的末梢膜，称突触前膜；与之相对的胞体或突起的膜为突触后膜；突触前膜和突触后膜比邻近的细胞膜厚，二者的间隙为突触间隙。在突触小体的轴浆内含有较丰富的线粒体和突触小泡，内含高浓度的神经递质。在突触后膜上则存在着相应的特异性受体或化学门控通道。

（2）突触的分类　根据神经元接触的部位，通常将突触分为三类（图7-42）：①轴突－树突式突触；②轴突－胞体式突触；③轴突－轴突式突触。也可按功能，将突触分为兴奋性突触和抑制性突触。

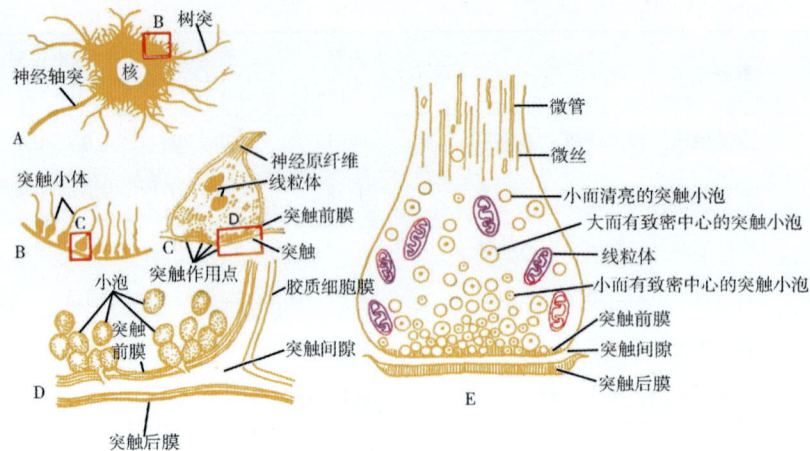

A、B：光镜所见　C、D、E：电镜所见
图7-41　突触的结构示意图

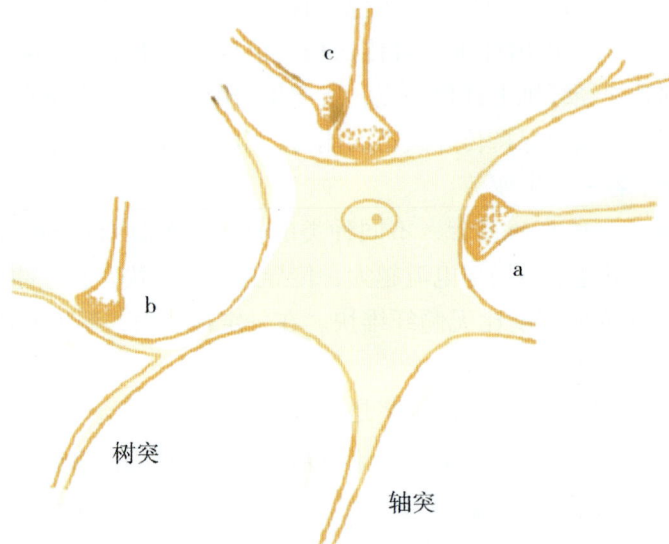

a：轴突 - 胞体式突触；b：轴突 - 树突式突触；c：轴突 - 轴突式突触
图7-42　突触的分类示意图

（3）突触传递的基本过程　主要包括如下步骤：①突触前神经元兴奋、动作电位传导到神经末梢，突触前膜发生去极化；②去极化达一定水平时，前膜上电压门控 Ca^{2+} 通道开放，细胞外 Ca^{2+} 内流；③突触小泡移动，与前膜融合、破裂；④小泡内递质量子式释放入突触间隙；⑤递质扩散并作用于后膜上特异性受体或化学门控通道；⑥突触后膜离子通道通透性的改变，使某些离子进出后膜；⑦突触后膜发生电位变化（去极化或超极化），引起突触后神经元兴奋性的改变；⑧递质与受体作用后立即被分解或移除，使作用终止。以上过程中突触前膜如果释放某种兴奋性递质，作用于突触后膜上的特异受体，提高了后膜对 Na^+ 和 K^+ 的通透性，特别是对 Na^+ 通透的化学门控通道开放，Na^+ 内流，突触后膜发生局部去极化。这种在递质作用下发生在突触后膜的局部去极化，能使该突触后神经元的兴奋性提高称**兴奋性突触后电位（excitatory postsynaptic potential，EPSP）**（图7-43）。突触前膜如果释放的是抑制性递质，与突触后膜受体结合后，可提高后膜对 Cl^- 和 K^+ 的通透性，尤其是对 Cl^- 通透的化学门控通道开放；由于 Cl^- 内流与 K^+ 的外流，突触后膜发生局部超极化。这种在递质作用下出现在突触后膜的超极化，能降低突触后神经元的兴奋性，故称**抑制性突触后电位（inhibitory postsynaptic potential，IPSP）**（图 7-44）。

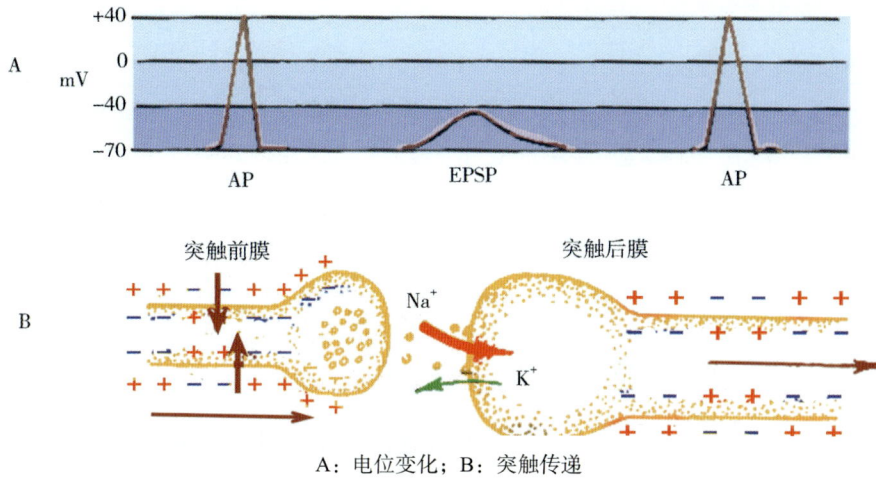

A：电位变化；B：突触传递

图7-43 兴奋性突触后电位（EPSP）产生机制示意图

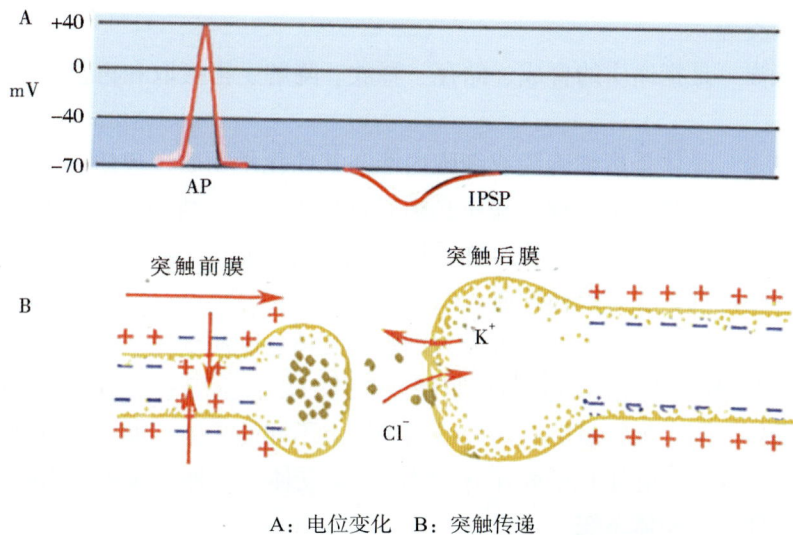

A：电位变化 B：突触传递

图7-44 抑制性突触后电位（IPSP）的产生机制示意图

2. 电突触 电突触的结构基础是缝隙连接，是两个神经细胞膜紧密接触的部位。两层膜间隔只有 2～3nm，连接部位的神经细胞膜并不增厚，膜近轴浆内无突触小泡。两侧膜上有沟通两细胞胞质的通道蛋白，允许带电离子通过这些通道而传递电信息，故称电传递。

（三）神经递质和受体

1. 神经递质 神经递质（neurotransmitter）是指由突触前神经元末梢释放、具有在神经元间或神经元与效应器间传递信息的特殊化学物质。根据其化学结构，可将递质大致分成若干个大类（表 7-3）。

表 7–3 神经递质的分类

分类	主要成员
胆碱类	乙酰胆碱
胺类	肾上腺素、去甲肾上腺素、组胺、多巴胺和 5- 羟色胺
氨基酸类	谷氨酸、门冬氨酸、γ–GABA、甘氨酸
肽类	下丘脑调节肽、阿片肽、脑 – 肠肽、血管紧张素 II、神经肽、血管活性肠肽等
嘌呤类	腺苷、ATP
气体类	NO、CO
脂类	前列腺素、神经类固醇

　　按神经递质产生的部位不同，可分为外周神经递质和中枢神经递质。

　　（1）外周神经递质　是指由传出神经末梢释放的神经递质，包括自主神经和躯体运动神经末梢释放的乙酰胆碱、去甲肾上腺素和肽类。

　　（2）中枢神经递质　是指在中枢神经内参与突触传递的神经递质，主要有乙酰胆碱、单胺类、氨基酸类及肽类等。

　　（3）递质的代谢　是指递质的合成、储存、释放、降解、再摄取和再合成等过程。

2. 受体

　　（1）受体的概念　受体是指细胞膜或细胞内能与某些化学物质（递质、激素等）特异性结合并诱发生物效应的特殊生物分子。神经递质必须通过与相应受体结合后才能发挥作用。能与受体特异性结合并产生生物效应的化学物质，称受体的激动剂；能与受体特异性结合，但不产生生物效应的化学物质称拮抗剂，二者统称配体。

　　（2）受体的分类　①按受体所在位置分为细胞膜受体、胞质受体和胞核受体。②按结合的配体分类与命名，如以 ACh 为配体的受体称胆碱能受体，以肾上腺素、去甲肾上腺素为配体的受体称肾上腺素能受体。同一配体可能有两种或两种以上不同的受体，如 ACh 有烟碱型（N）和毒蕈碱型（M）两种受体；去甲肾上腺素有 α 受体和 β 受体。每种受体还有不同的受体亚型。

　　3. 外周主要的递质、受体系统

　　（1）乙酰胆碱及其受体　ACh 是最重要的神经递质之一。以 ACh 为递质的神经元称胆碱能神经元，能释放 ACh 的神经纤维称胆碱能纤维。在外周神经系统中，胆碱能纤维包括自主神经的节前纤维、大多数副交感神经的节后纤维、少数交感节后纤维（支配汗腺的交感节后纤维和支配骨骼肌的交感舒血管纤维）和躯体运动神经纤维。在外周，ACh 的传递效应既有兴奋，也有抑制，其效应主要取决于受体的性质。如在消化道，迷走神经释放的 ACh 对平滑肌起兴奋作用，而在心肌，迷走神经释放的 ACh 则起抑制作用。以 ACh 为配体的受体称胆碱能受体。胆碱能受体包括**毒蕈碱受体（muscarine，M 受体）和烟碱受体（nicotin，N 受体）**（表 7-4）。

　　1）M 受体：M 受体既可以和 ACh 结合，也可以和毒蕈碱结合，可产生相同的效应，ACh 的这种作用称毒蕈碱样作用（M 样作用）。ACh 与 M 受体结合后，通过第二信使引起 ACh 的 M 样作用；可产生一系列自主神经节后胆碱能纤维兴奋的效应，包括心脏活动的抑制；支气管平滑肌、消化道平滑肌、膀胱逼尿肌和瞳孔括约肌的收缩；消化腺和汗腺分泌增加；以及骨骼肌血管的舒张等。阿托品是 M 受体的阻断剂。现已证明 M 受体有 $M_1 \sim M_5$ 五种亚型，分别命名为 M_1、M_2、M_3、M_4 和 M_5。

2）N 受体：N 受体既可以和 ACh 结合，也可以和烟碱结合，可产生相同的效应，称烟碱样作用（N 样作用）。N 受体又分为 N_1 和 N_2 两种类型。N_1 受体存在于自主神经节突触后膜上，N_2 受体存在于神经 – 肌接头的终板膜上，ACh 与之结合时可分别引起节后神经元的兴奋和骨骼肌细胞兴奋。筒箭毒碱能阻断 N_1 和 N_2 受体；六烃季胺主要阻断 N_1 型受体，十烃季胺则主要阻断 N_2 型受体。

表 7-4　自主神经系统胆碱能受体和肾上腺素能受体的分布及其生理功能

效应器	胆碱能系统		肾上腺素能系统	
	受体	效应	受体	效应
自主神经节	N_1	节前-节后兴奋传递		
眼				
虹膜环行肌	M	收缩（缩瞳）		
虹膜辐射状肌			α_1	收缩（扩瞳）
睫状体肌	M	收缩（视近物）	β_2	舒张（视远物）
心脏				
窦房结	M	心率减慢	β_1	心率加快
房室传导系统	M	传导减慢	β_1	传导加快
心肌	M	收缩力减弱	β_1	收缩力增强
血管				
冠状血管	M	舒张	α_1	收缩
			β_2	舒张（为主）
皮肤黏膜血管	M	舒张	α_1	收缩
骨骼肌血管	M	舒张[①]	α_1	收缩
			β_2	舒张（为主）
脑血管	M	舒张	α_1	收缩
腹腔内脏血管			α_1	收缩（为主）
			β_2	舒张
唾液腺血管	M	舒张	α_1	收缩
支气管				
平滑肌	M	收缩	β_2	舒张
腺体	M	促进分泌	α_1	抑制分泌
			β_2	促进分泌
胃肠				
胃平滑肌	M	收缩	β_2	舒张
小肠平滑肌	M	收缩	α_2	舒张[②]
			β_2	舒张

续表

效应器	胆碱能系统		肾上腺素能系统	
	受体	效应	受体	效应
括约肌	M	舒张	α₁	收缩
腺体	M	促进分泌	α₂	抑制分泌
胆囊和胆道	M	收缩	β₂	舒张
膀胱				
逼尿肌	M	收缩	β₂	舒张
膀胱三角区和括约肌	M	舒张	α₁	收缩
输尿管平滑肌	M	收缩②	α₁	收缩
子宫平滑肌	M	可变③	α₁	收缩（有孕）
			β₂	舒张（无孕）
皮肤				
汗腺	M	促进温热性发汗①	α₁	促进精神性发汗
竖毛肌			α₁	收缩
唾液腺	M	分泌大量稀薄唾液	α₁	分泌少量黏稠唾液
代谢				
糖酵解			β₂	加强
脂肪分解			β₃	加强

注：①为交感节后胆碱能纤维支配。
　　②可能是胆碱能纤维的突触前受体调制乙酰胆碱的释放所致。
　　③因月经周期、循环血中雌孕激素水平、妊娠以及其他因素而发生变动。

（2）去甲肾上腺素及其受体　在外周，大多数交感神经节后纤维释放的是去甲肾上腺素，称肾上腺素能纤维。交感神经节后纤维支配的各个不同部位的效应器上，由于分布不同的受体，故肾上腺素能纤维对效应器的作用既可兴奋也可抑制。能与肾上腺素和去甲肾上腺素结合的受体称肾上腺素能受体。其分布极为广泛。多数交感节后纤维末梢支配的效应器细胞膜上都有肾上腺素能受体，包括 α 和 β 两种类型，α 受体有 α₁ 和 α₂ 两种亚型；β 受体有 β₁、β₂ 和 β₃ 受体。某一效应器官上不一定都有 α 和 β 受体，有的仅有 α 受体，有的仅有 β 受体，有的二者兼有（表7-4）。肾上腺素能受体不仅与交感末梢的递质相结合，而且能与肾上腺髓质分泌的肾上腺素和去甲肾上腺素以及与儿茶酚胺类药物结合而发生效应。儿茶酚胺类物质激活肾上腺素能受体的作用是不同的，去甲肾上腺素对 α 受体作用强，对 β₂ 受体作用弱；肾上腺素则对 α 和 β 的作用都强。哌唑嗪是 α₁ 受体阻断剂；育亨宾是 α₂ 受体阻断剂；酚妥拉明对 α₁ 和 α₂ 受体均有阻断作用。普萘洛尔能阻断 β 受体，包括 β₁ 和 β₂ 受体；阿替洛尔为选择性 β₁ 受体阻断剂，丁氧胺为 β₂ 受体阻断剂。

（四）反射活动的一般规律

1. 反射中枢　反射中枢是指在中枢神经系统内，调节某一特定生理功能的神经元群。它们可分布在中枢神经系统内的不同部位。调节某一复杂生命现象的反射中枢往往涉及范围很广，如调节呼吸运动的神经反射中枢就分散在脊髓、延髓、脑桥、间脑以及大脑皮质等部位。

2. 中枢神经元的联系方式　中枢神经系统内神经元的联系方式复杂多样，主要有如下几种（图 7–45）。

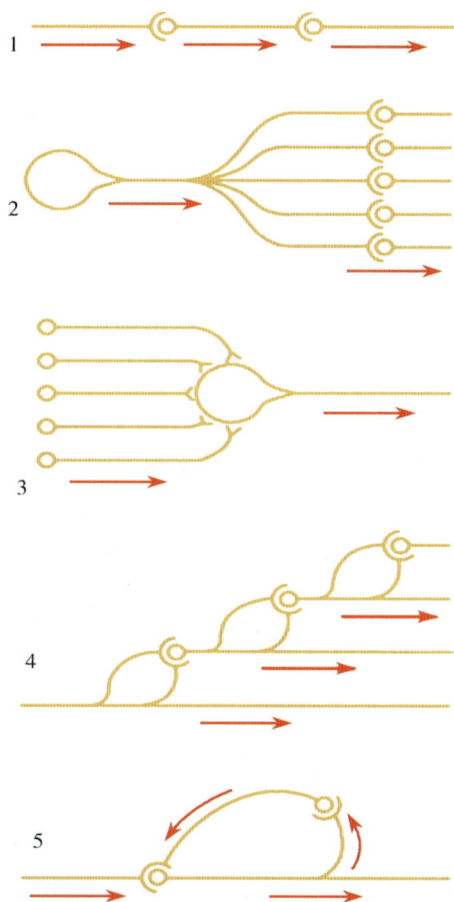

1：单线式联系；2：辐散式联系；3：聚合式联系；4：链锁式
联系；5：环式联系

图7–45　中枢神经元的联系方式

（1）单线式联系　一个突触前神经元仅与一个突触后神经元发生突触联系。这种联系方式可使信息传递准确。

（2）辐散式联系　一个神经元的轴突末梢通过其分支与多个神经元建立突触联系的方式称辐散。辐散式联系多见于感觉传入通路中，其意义是使一个神经元的兴奋可以同时引起多个神经元发生兴奋或抑制。

（3）聚合式联系　多个神经元通过其轴突末梢与同一神经元建立突触联系的方式称聚合式。聚合式使许多神经元的作用都可以影响同一神经元的活动，这种联系方式可以使被作用的同一神经元兴奋发生总和。

（4）链锁式联系　中间神经元轴突的侧支兴奋另一神经元，后者再通过轴突侧支直接或间接与其他神经元建立突触联系的方式，称链锁式。其意义可在空间上扩大作用范围。

（5）环式联系　一个神经元与中间神经元发生突触联系，中间神经元返回来直接或间接再作用于该神经元的方式，称环式。环状方式联系是反馈调节和后发放现象的结构基础。

3. 中枢兴奋传递的特征　兴奋在中枢内的化学性突触传递，具有以下特征：

（1）单向传递　兴奋只能由突触前神经元向突触后神经元方向传导，而不能逆传。

（2）中枢延搁　兴奋通过中枢部分的传递需要时间较长，称中枢延搁。这是因为兴奋通过突触时需要经历递质释放、递质弥散、与突触后膜受体结合、产生突触后电位等一系列过程所致。

（3）总和　EPSP 和 IPSP 均可发生总和。总和可分时间总和及空间总和两种，即前一次冲动引起的突触后电位与相继传来的冲动所引起的突触后电位可以相加，称时间总和，一个突触后神经元同时或几乎同时接受不同轴突末梢传来的冲动所产生的突触后电位也可以相加，称空间总和。在反射活动中，若兴奋产生的 EPSP 去极化总和达到阈电位，即可爆发动作电位。

（4）兴奋节律的改变　在反射活动中，传出神经发出的冲动频率往往与传入神经上的冲动频率不同。这是因为传出神经元的兴奋节律不仅受传入冲动频率影响，还与其自身功能状态、中间神经元的功能状态和联系方式有关。

（5）后发放　在反射活动中，当刺激停止后，传出神经仍可在一定时间内发放神经冲动，这种现象叫后发放。后发放可发生在环式联系的反射通路中。

（6）对内环境变化的敏感性和易疲劳性　突触间隙与细胞外液相通，容易受内环境理化因素变化的影响。缺氧、CO_2 潴留、麻醉剂等因素均可影响突触兴奋传递，改变突触传递活动。突触疲劳可能与突触处递质耗竭有关。

4. 中枢抑制　神经中枢内的抑制活动称中枢抑制，按产生机制不同，可分为突触后抑制和突触前抑制两类。

（1）突触后抑制　突触后抑制是由抑制性中间神经元释放抑制性递质，在突触后膜上产生 IPSP 而出现超极化，使突触后神经元受到抑制，因而突触后抑制又称超极化抑制。

（2）突触前抑制　突触前抑制是发生在突触前膜的一种去极化抑制。其产生机制比较复杂。目前认为这种抑制是突触前膜发生去极化后兴奋性递质释放量减少，EPSP 下降所造成的突触后膜去极化幅度小，未能达到阈电位而不能产生兴奋，所以也称去极化抑制。

二、神经系统感觉功能

机体内、外环境的各种刺激，首先由不同的感受器所感受，然后被转换成相应的神经冲动，通过特定的神经通路传向中枢，经过中枢神经系统的整合，产生相应的感觉。

（一）脊髓与脑干的感觉传导功能

躯体感觉传入通路包括浅感觉和深感觉两大类。浅感觉是指皮肤与黏膜的触 – 压觉、温度觉和痛觉；深感觉是指肌肉、肌腱、关节等深部结构的本体感觉。躯体感觉一般经三级神经元传入大脑，第一级神经元胞体位于脊神经节或脑神经节内；第二级神经元胞体位于脊髓后角或脑干的有关神经核内；第三级神经元胞体位于丘脑的感觉接替核内。

（二）丘脑及其感觉投射系统

根据丘脑各部分向大脑皮质投射特征的不同，可把感觉投射系统分为特异投射系统和非特异投射系统两类（图 7-46）。正常情况下，两个投射系统的功能相互协调，使大脑皮质处于觉醒状态，并可产生各种特定感觉。

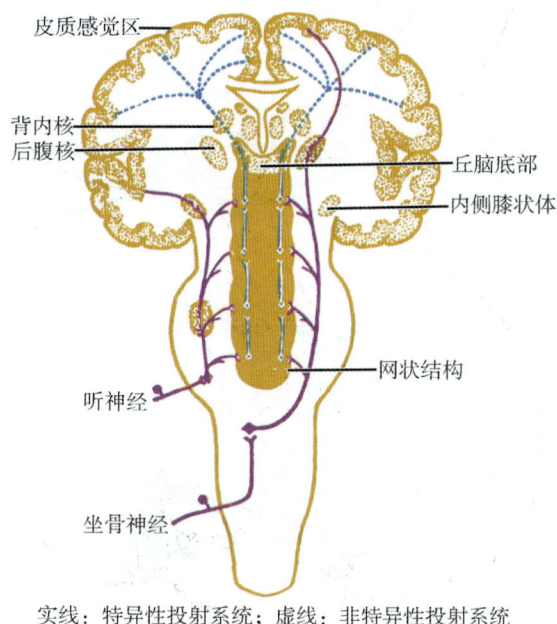

实线：特异性投射系统；虚线：非特异性投射系统

图7-46　丘脑的感觉投射系统示意图

1. 特异投射系统　特异投射系统是指丘脑特异感觉接替核及发出的纤维投射至大脑皮质的特定区域，具有点对点的投射关系。其功能是引起各种特定感觉，并激发大脑皮质发出传出神经冲动。

2. 非特异投射系统　非特异投射系统是指丘脑非特异投射核及其投射至大脑皮质广泛区域的非专一性感觉投射系统。该系统经多次换元并弥散性投射到大脑皮质的广泛区域，因而与皮质不具有点对点的投射关系；另一方面，它们通过脑干网状结构，多次换元间接接受来自感觉传导第二级神经元侧支的纤维投射。由于该系统没有专一的感觉传导功能，因而不能引起特定的感觉。其主要功能是维持和改变大脑皮质兴奋状态，对保持觉醒起重要作用。脑干网状结构内存在着具有上行唤醒作用的功能系统，称网状结构上行激动系统。

（三）大脑皮质的感觉分析功能

大脑皮质是感觉的最高级中枢。各种传入冲动最后都必须到达大脑皮质，通过大脑皮质的分析和整合才能产生各种意识感觉。

1. 体表感觉区　体表感觉代表区有第一和第二两个感觉区。大脑皮质的中央后回是第一感觉区。该皮质产生的感觉定位明确，其感觉投射有以下规律。①交叉投射：一侧体表感觉传入投射到对侧大脑皮质相应区域，但头面部感觉投射是双侧性的。②倒置投射：投射区域的空间总体安排是倒置的，即下肢代表区在中央后回的顶部，上肢代表区在中间，头面部代表区在底部，但在头面部代表区局部安排是正立的。③投射区的大小与体表感觉的灵敏度呈正相关：感觉灵敏度高的拇指、食指、口唇的代表区大，而躯干部位的感觉灵敏度低，其皮质代表区也小。人脑的第二感觉区位于中央前回与岛叶之间，面积远比第一感觉区小，体表感觉在此内的投射呈双侧性，空间安排为正立（图 7-47）。

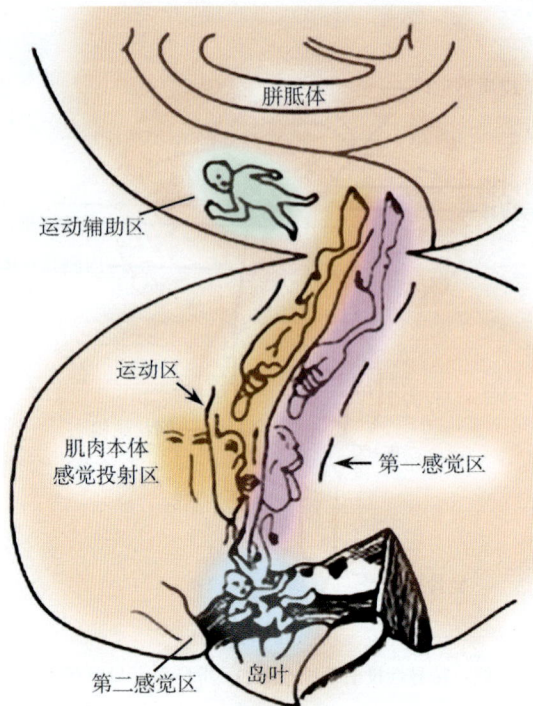

图7-47   大脑皮质体表感觉和躯体运动功能代表区示意图

2. 本体感觉区   本体感觉指肌肉、关节等的运动觉与位置觉。中央前回既是运动区，也是本体感觉代表区。感觉区与运动区重叠的部位，称感觉运动区。

3. 内脏感觉区   内脏感觉投射比较弥散，位于第一感觉区、第二感觉区、运动辅助区和边缘系统的皮质部位。

4. 视觉区   视觉代表区在枕叶皮层的距状裂上、下缘。

5. 听觉区   听觉皮层投射区位于颞横回和颞上回。

6. 嗅觉区和味觉区   嗅觉皮质代表区位于边缘叶的前底部，包括梨状区皮质的前部和杏仁核的一部分。味觉投射区在中央后回头面部感觉区的下侧。

（四）痛觉

痛觉是各种伤害性刺激作用于机体引起的主观感觉，常伴有不愉快的情绪和自主神经反应。痛觉感受器是感受和传递伤害性信息的游离神经末梢，分布广泛，特异性低，无特殊的适宜刺激，任何刺激达到一定程度均可引起伤害性感受器兴奋。引起痛觉的重要物质，包括内源性和外源性化学物质。当机体受到伤害性刺激时，可由受损细胞释放引起痛觉的物质，称内源性致痛物质。

1. 皮肤痛   伤害性刺激作用于皮肤时，可先后出现快痛与慢痛两种性质的痛觉。快痛是一种尖锐的刺痛，其产生与消失迅速，感觉清晰，定位明确。慢痛一般在刺激作用 $0.5 \sim 1.0s$ 后才产生，是一种定位不太明确，持续时间较长，强烈而难以忍受的烧灼痛，常伴有情绪反应及心血管、呼吸等方面的反应。

2. 内脏痛与牵涉痛

（1）内脏痛   内脏器官受到伤害性刺激时产生的疼痛称内脏痛。内脏痛的特点：①定位不明确；②主要是慢痛，发生缓慢，持续时间长；③对不同刺激的分辨能力差，对切割、烧灼等刺激不敏感，而对机械牵拉、痉挛、缺血、炎症及化学性刺激十分敏感；④有不愉快的情绪反应，并常伴有牵涉痛。

（2）牵涉痛　某些内脏疾病往往可引起体表特定部位发生疼痛或痛觉过敏的现象称**牵涉痛**（**referred pain**）。例如，心肌缺血时发生的心前区、左肩和左臂尺侧的疼痛；胆囊病变时发生的右肩区的疼痛等。

三、神经系统对躯体运动的调节

（一）脊髓对躯体运动的调节

脊髓是调节躯体运动的最基本中枢。脊髓的功能包括传导功能和反射功能。

1. 脊髓前角的运动神经元和运动单位　脊髓前角存在大量的运动神经元，主要是 α 和 γ 神经元，它们的轴突经前根离开脊髓后直达所支配的骨骼肌。其末梢释放的递质是乙酰胆碱。

（1）α 运动神经元和运动单位　α 运动神经元的胞体较大、纤维较粗，其轴突分出许多小支，每一小支支配一根骨骼肌纤维（梭外肌纤维）。由一个 α 运动神经元及其所支配的全部肌纤维组成的功能单位，称运动单位。α 神经元传出纤维直接支配骨骼肌，因此 α 运动神经元可称脊髓反射的最后公路。

（2）γ 运动神经元　γ 运动神经元的胞体较小，传出纤维也较细，γ 传出纤维支配骨骼肌肌梭内的梭内肌。γ 神经元兴奋时，引起梭内肌纤维收缩。

2. 脊髓反射

（1）牵张反射　牵张反射（stretch reflex）是指有神经支配的骨骼肌受外力牵拉时引起受牵拉的同一肌肉收缩的反射活动。牵张反射分为腱反射和肌紧张两种类型。

1）腱反射：是指快速牵拉肌腱时发生的牵张反射，表现为被牵拉肌肉迅速而明显地缩短。例如膝反射、跟腱反射和肘反射。

2）肌紧张：是指缓慢持续牵拉肌腱时发生的牵张反射，表现为受牵拉的肌肉发生持续、微弱收缩，阻抗肌肉被拉长。肌紧张是维持躯体姿势最基本的反射活动，是姿势反射的基础。

（2）屈反射与交叉伸肌反射　伤害性刺激作用于皮肤感受器时，受刺激一侧肢体的屈肌收缩而伸肌舒张，称屈反射。屈反射使受刺激的肢体避开有害刺激，是机体的一种保护本能。如刺激强度加大，则在同侧肢体发生屈反射的基础上，出现对侧肢体伸展的反射，称交叉伸肌反射。该反射是一种姿势反射，一侧肢体屈曲，对侧肢体伸直，以利于支持体重。其意义在于维持身体姿势和平衡而不至于跌倒。

3. 脊休克　脊休克（spinal shock）是指在脊髓与高位中枢离断后，人和动物暂时丧失反射活动的能力而进入无反应状态的现象。其主要表现为：横断面以下脊髓所支配的躯体反射和内脏反射活动均减退以至于消失，骨骼肌紧张性降低甚至丧失，外周血管扩张，动脉血压下降，发汗反射消失，粪尿潴留等。脊休克是暂时的一过性现象，之后一些以脊髓为基本中枢的反射活动可逐渐恢复。反射恢复的速度与不同动物脊髓反射对高位中枢的依赖程度有关，低等动物依赖程度低，恢复较快。在恢复过程中，首先恢复的是一些比较原始、简单的反射，如腱反射、屈反射。而后是比较复杂的反射逐渐恢复，如交叉伸肌反射、搔爬反射。

（二）脑干对躯体运动的调节

1. 脑干网状结构易化区和抑制区　脑干网状结构中能加强或抑制肌紧张和肌肉运动的区域，

分别称易化区和抑制区（图7-48）。易化区范围较广，包括延髓网状结构的背外侧部分、脑桥被盖、中脑的中央灰质及被盖等脑干中央区域。易化区的作用主要是通过网状脊髓束下行通路兴奋 γ 运动神经元，增强肌紧张与肌肉运动。脑干网状结构抑制区范围较小，位于延髓网状结构的腹内侧部分；还有大脑皮层运动区、纹状体、小脑前叶蚓部等区域也有抑制肌紧张的作用。抑制区则通过网状脊髓束下行通路抑制 γ 运动神经元的活动。

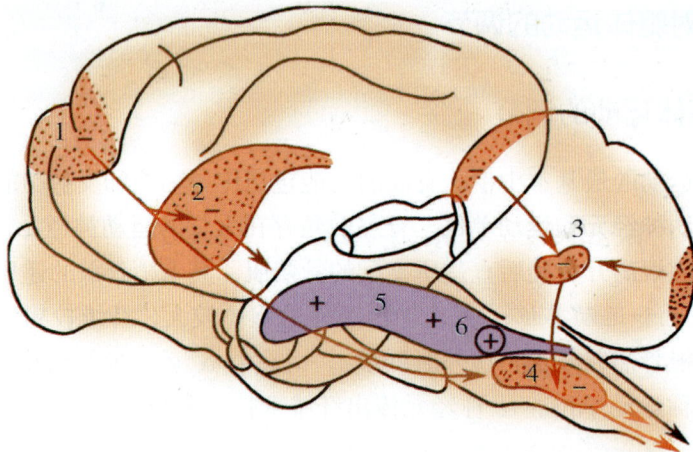

+表示易化区，－表示抑制区；1.运动皮层；2.基底神经节；
3.小脑；4.网状结构抑制区；5.网状结构易化区；6.前庭核
图7-48　猫脑干网状结构下行易化和抑制系统示意图

2. 去大脑僵直　在中脑上、下丘之间横断脑干，动物会立即出现全身肌紧张特别是伸肌肌紧张过度亢进，表现为四肢伸直，脊柱挺直，头尾昂起的角弓反张现象，称去大脑僵直。其发生是由于切断了大脑皮层运动区和纹状体等部位与网状结构的功能联系，抑制区失去了上位中枢的始动作用，而使易化区的活动占显著优势的结果。

（三）小脑对躯体运动的调节

1. 维持身体平衡　维持身体平衡是前庭小脑的主要功能。其反射途径为：前庭器官→前庭核→绒球小结叶→前庭核→脊髓运动神经元→肌肉。

2. 协调随意运动和调节肌紧张　脊髓小脑的主要功能是协调随意运动与调节肌紧张。当脊髓小脑损伤时，可出现随意运动笨拙、准确性下降，力量、方向及限度等将发生紊乱等，这些表现称小脑性共济失调。

3. 参与随意运动设计　皮层小脑的主要功能是参与随意运动设计。

（四）基底神经节对躯体运动的调节

1. 基底神经节的组成和神经联系　基底神经节是皮层下一些核团的总称，主要包括纹状体、丘脑底核和黑质，而纹状体又包括尾核、壳核和苍白球。尾核和壳核在发生上称新纹状体；苍白球可分为内侧和外侧两部分，在发生上称旧纹状体。

基底神经节各个核团之间以及它们与大脑皮层、皮层下有关结构之间存在着广泛而复杂的纤维联系（图7-49A），这些纤维联系构成了基底神经节控制运动的重要环路。其中重要的两条：一是大脑皮层（新皮层）→新纹状体→苍白球→丘脑→大脑皮层，该环路可能作为反馈系统而控制运动；另一条是新纹状体黑质的双向性抑制环路（图 7-49B）。新纹状体可看作是基底神经节的信息输入部位，可接受来自大脑皮层、黑质、丘脑髓板内核群和中缝核群等结构的传入；而苍白球可看作是传出的输出核，其传出纤维可投射到丘脑和脑干，再达大脑皮层；大脑皮层通过下行运动通路到达脊髓；投射到脑干的信息可通过脑干网状结构发出的网状脊髓束到达脊髓，以控制躯体的运动功能。

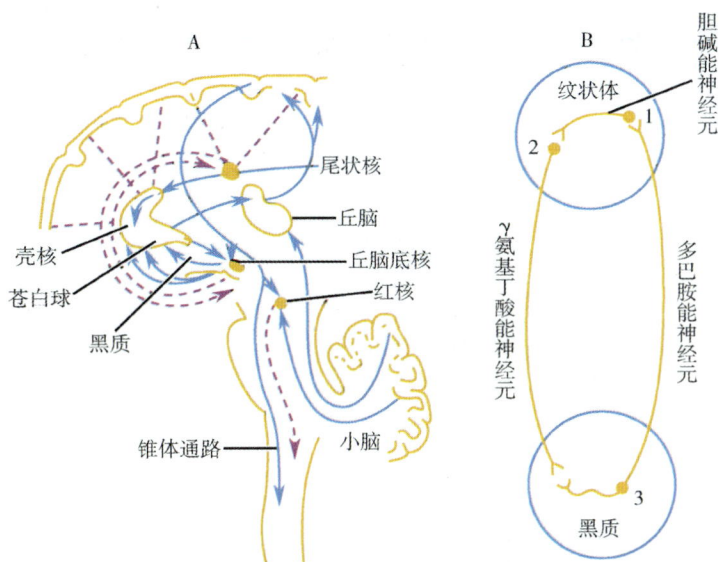

图7-49　基底神经节及其纤维联系示意图

2. 基底神经节的功能　基底神经节的功能较为复杂，其主要功能是调节运动，对随意运动的产生和稳定、肌紧张的调节、本体感受传入冲动信息的处理等可能都有关。此外，基底神经节中某些核团还参与自主神经活动的调节、感觉传入、行为和学习记忆等功能活动。

（五）大脑皮层对躯体运动的调节

1. 大脑皮层的运动区　大脑皮层与躯体运动密切关系的区域称大脑皮层运动区，是调节躯体运动的最高级中枢，包括中央前回、运动前区、运动辅助区和后部顶叶皮层等区域。主要运动区位于中央前回，并具有以下功能特征。①交叉支配：一侧皮层主要支配对侧躯体的运动，如四肢肌、面下部表情肌和舌肌受对侧皮层支配，其余的骨骼肌则受双侧支配。②倒置支配：皮层的一定区域支配一定部位的肌肉，定位呈倒置分布，与感觉区类似，但头部代表区内部的安排仍为正立。③运动区的大小与运动的精细、复杂程度成正相关，即运动越精细、复杂，皮层运动区面积就越大，如手和五指所占的皮层区域与整个下肢所占面积相当（图 7-47）。

2. 运动传导通路　大脑皮层对躯体运动的调节是通过锥体系与锥体外系两大传出系统的协调活动而实现的（图 7-50）。

（1）锥体系及其功能　锥体系是指由皮层运动区发出的控制躯体运动的下行系统，包括皮层脊髓束和皮层脑干束。皮层脊髓束是指由皮层发出，经内囊和延髓锥体下达脊髓前角的传导束，皮层脊髓束通过脊髓前角运动神经元支配四肢和躯干的肌肉。皮层脑干束是指由皮层发出抵达脑神经运动核的传导束，皮层脑干束则通过脑神经运动核支配头面部的肌肉。通常将锥体系发自皮层的神经元称上运动神经元，而将下达脊髓前角或脑的运动神经元称下运动神经元。锥体系主要与姿势的维持和粗大的运动动作有关。

（2）锥体外系及其功能　锥体外系是指锥体系以外的一切调节躯体运动的下行系统。锥体外系的皮层起源比较广泛，几乎包括全部大脑皮层，但主要来自额叶和顶叶的感觉区、运动区和运动辅助区。锥体外系的功能主要是调节肌紧张、维持身体姿势和协调肌群的运动。

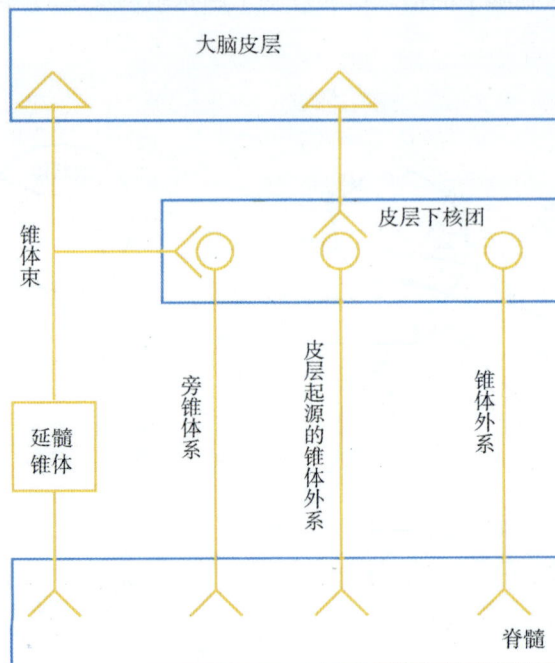

图7-50　锥体系和锥体外系示意图

四、神经系统对内脏活动的调节

内脏活动一般不受人们意志所控制，故把调节内脏活动的神经结构称自主神经系统，又称内脏神经系统或植物性神经系统。自主神经系统包括传入神经和传出神经，但习惯上只是指其传出神经，且将其分为交感神经和副交感神经两部分。

（一）自主神经系统的结构和功能特点

1. 自主神经系统的结构特点　交感神经的节前纤维起自脊髓胸腰段（$T_1 \sim L_3$）灰质侧角，分别在椎旁和椎前节换元，其节后纤维在全身广泛分布，几乎所有内脏器官、血管、汗腺等都受其支配；但肾上腺髓质例外，它直接接受交感神经节前纤维的支配。交感神经的节前纤维较短而节后纤维较长，一根交感节前纤维往往和多个节后神经元发生突触联系，由节后神经元发出的节后纤维终止于多个内脏器官。因此，交感神经兴奋时产生的效应比较广泛。副交感神经的节前纤维起自脑干的副交感神经核和脊髓骶段（$S_2 \sim S_4$）灰质相当于侧角的部位，分别在副交感神经节的器官旁节或器官内节换元，其节后纤维分布相对局限，如皮肤和肌肉的血管，一般的汗腺、竖毛肌、肾上腺髓质和肾脏等无副交感神经支配；副交感神经的节前纤维较长而节后纤维较短。一根副交感节前纤维只和几个节后神经元发生突触联系。

2. 自主神经系统的功能　自主神经系统的功能主要是调节心肌、平滑肌和腺体的活动（表7-5）。其功能特点如下。

表 7-5　自主神经的主要功能

器官	交感神经	副交感神经
循环器官	心跳加快加强 腹腔内脏血管、皮肤血管以及分布于唾液腺与外生殖器官的血管均收缩，脾脏血管收缩，肌肉血管收缩（肾上腺素能）或舒张（胆碱能）	心跳减慢，心房收缩减弱 部分血管（如软脑膜动脉与外生殖器的血管等）舒张
呼吸器官	支气管平滑肌舒张	支气管平滑肌收缩，黏膜腺分泌
消化器官	分泌黏稠唾液 抑制胃肠运动和胆囊收缩 促进括约肌收缩	分泌稀薄唾液 促进胃肠运动和胆囊收缩，促进胃液、胰液分泌 使括约肌舒张
泌尿生殖器官	使逼尿肌舒张和括约肌收缩 使有孕子宫收缩，未孕子宫舒张	使逼尿肌收缩和括约肌舒张
眼	使虹膜辐射肌收缩，瞳孔扩大 使睫状体辐射状肌收缩，晶状体变扁平 使上眼睑平滑肌收缩	使虹膜环行肌收缩，瞳孔缩小 使睫状体环行肌收缩，晶状体变凸 促进泪腺分泌
皮肤	竖毛肌收缩，汗腺分泌	
代谢	促进肾上腺髓质分泌 促进糖原分解	促进胰岛素分泌

（1）双重支配　多数组织器官同时接受交感和副交感神经的双重支配，而且两者的作用往往是相互拮抗的。

（2）紧张性作用　安静状态下自主神经系统经常有低频冲动传到效应器，使之经常维持轻度的活动状态，这种现象称自主神经的紧张性作用。

（3）受效应器所处功能状态的影响　自主神经的外周性作用与效应器本身的功能状态有关。例如，刺激交感神经可使未孕子宫运动受到抑制，而使有孕子宫运动加强；刺激迷走神经可使处于收缩状态的胃幽门舒张，而使处于舒张状态的胃幽门收缩。

（二）自主神经系统各级中枢对内脏活动的调节

1. 脊髓对内脏活动的调节　由于交感神经和部分副交感神经发源于脊髓侧角和相当于侧角的部位，因此脊髓是调节某些内脏活动的初级中枢，如基本的血管运动、排尿、排便、发汗、阴茎勃起反射等。

2. 脑干对内脏活动的调节　调节心血管活动的基本中枢、控制呼吸运动和产生节律性呼吸活动的有关中枢均位于延髓。许多基本生命现象（如循环、呼吸等）的反射在延髓水平已初步完成，因此延髓有"生命中枢"之称。此外，脑桥有角膜反射中枢、呼吸调整中枢，中脑有瞳孔对光反射中枢。

3. 下丘脑对内脏活动的调节　下丘脑是调节内脏活动的较高级中枢。它可把内脏活动和其他生理活动联系起来并进行整合，调节体温、摄食行为、水平衡、内分泌、生物节律、情绪反应等重要生理过程。

4. 大脑皮层对内脏活动的调节

（1）新皮层　新皮层是指进化较新、分化程度最高的大脑半球的外侧面。新皮层既是感觉和躯体运动的最高中枢，也是调节内脏功能的高级中枢。

（2）边缘系统　边缘系统是调节内脏活动的高级中枢，有"内脏脑"之称，对心血管、消化与吸收、呼吸及内分泌等自主性功能均有影响。此外，边缘系统还参与情绪反应、学习与记忆，以及和个体生存及种族延续有关的本能行为（摄食、饮水、性行为等）的调节。

五、脑的高级功能

人的大脑除了在产生感觉、调节躯体运动和内脏活动中发挥重要作用以外，还涉及许多更为复杂的功能，如学习、记忆、思维、语言等，这些功能统称脑的高级功能。

（一）大脑皮层的脑电活动

大脑皮层能自发地产生节律性的电位变化，称自发脑电活动。将引导电极安置在头皮表面，通过脑电图仪记录到的自发脑电活动图形称**脑电图**（electroencephalogram，EEG）。正常脑电图波形不规则，主要依据其频率不同划分为以下四种基本波形（图 7-51，表 7-6）。

表 7-6　脑电图的正常波形

波形名称	频率（Hz）	波幅（μV）	主要特征
α 波	8～13	20～100	为慢波，呈梭形，在枕叶最显著，安静、清醒及闭目时出现，睁眼或接受其他刺激时，α 波立即消失，称 α 波阻断
β 波	14～30	5～20	为快波，在额叶和顶叶比较明显，睁眼视物、思考问题或接受某种刺激时出现
θ 波	4～7	100～150	为慢波，在颞叶和顶叶较明显，睡眠、困倦时出现
δ 波	0.5～3	20～200	为慢波，睡眠期间、极度疲劳或深度麻醉状态下出现

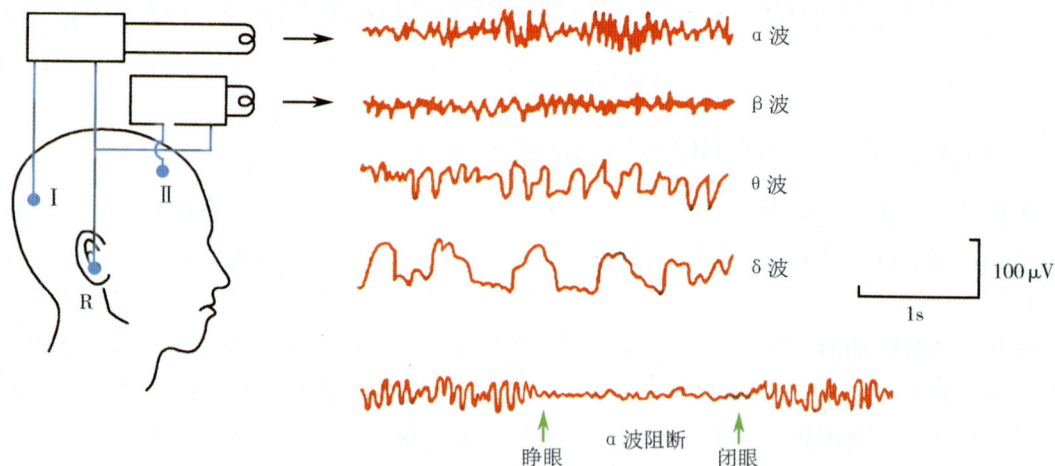

Ⅰ、Ⅱ示引导电极分别放置在枕叶和额叶的部位，R 示无关电极放置在耳郭
图7-51　正常脑电图的记录及波形

一般认为，脑电波是由大量皮层神经元同步活动产生的突触后电位总和形成的。

（二）觉醒与睡眠

觉醒（wakefulness）和**睡眠**（sleep）是生理活动所必要的过程。觉醒状态可使机体迅速适应环境的变化，从事各种体力和脑力活动；而睡眠可使机体的体力和精力得到恢复。成年人一般每天需要睡眠 7～9 小时，儿童需要的睡眠时间为 10～12 小时，新生儿需要 18～20 小时睡眠，而老年人需要的睡眠时间则比成年人短，为 5～7 小时。

1. 觉醒状态的维持 觉醒状态主要依靠脑干网状结构上行激动系统的活动来维持，包括脑电觉醒和行为觉醒两种状态。脑电觉醒指脑电图波形由睡眠时的同步化慢波变为觉醒时的去同步化快波，而此时行为上不一定出现觉醒状态；行为觉醒指觉醒时的各种行为表现，对新异刺激有探究行为。

2. 睡眠的时相 睡眠可分为**慢波睡眠（slow wave sleep，SWS）**和**异相睡眠（paradoxical sleep，PS）**两种时相。睡眠过程中两个时相会相互交替出现。成年人睡眠时，首先进入慢波睡眠，持续 80～120 分钟后转入异相睡眠，持续 20～30 分钟后再转入慢波睡眠。在整个睡眠期间，如此反复交替 4～5 次。两种睡眠时相均可直接转为觉醒状态。但在觉醒状态下，一般只能先进入慢波睡眠，而不能直接转入异相睡眠。

（1）慢波睡眠 是指脑电波呈现同步化慢波的睡眠时相。表现为一般熟知的睡眠状态，意识暂时丧失，视、听、嗅、触等感觉功能减退，骨骼肌反射和肌紧张减弱；并伴有一些自主神经功能的改变，如血压下降、心率减慢、呼吸减慢、代谢率下降、体温下降、瞳孔缩小、胃液分泌增多而唾液分泌减少等交感活动水平降低，副交感活动相对增强的现象。慢波睡眠有利于促进生长和体力恢复。

（2）异相睡眠 是指脑电波呈现去同步化快波的睡眠时相，又称**快波睡眠（fast wave sleep，FWS）**。此期脑电图与觉醒时很相似，主要为不规则的 β 波，与觉醒时很难区别。在快波睡眠期间，各种感觉功能进一步减退，以致唤醒阈提高；骨骼肌反射和肌紧张进一步减弱，肌肉几乎完全松弛，睡眠更深等。一般认为，异相睡眠有利于幼儿神经系统的成熟和新突触联系的建立，能促进学习、记忆和精力恢复。

（三）大脑皮层的语言中枢和功能的一侧优势

1. 大脑皮层的语言中枢 人类大脑皮层一定区域的损伤，可以引起特定的语言活动功能障碍，说明大脑皮层有语言中枢。①说话语言中枢：位于中央前回底部之前，损伤后会引起运动失语症。患者能看懂文字、听懂别人说话，但自己不会说话，不能用语词进行口头表达自己的意思。②书写语言中枢：位于额中回后部接近中央前回手部代表区，损伤后会引起失写症。患者能看懂文字，听懂别人说话，自己也会说话，其手部的其他运动并不受影响，但不会书写。③听觉语言中枢：位于颞上回后部，损伤后会引起感觉失语症。患者可以讲话、书写，看懂文字，能听到别人的发音，但听不懂别人说话的含义。④视觉语言中枢：位于角回，损伤后会引起失读症。患者视觉、说话、书写、听懂别人说话等语言活动功能都健全，但看不懂文字的含义。

2. 大脑皮层功能的一侧优势 绝大多数主要使用右手的成年人，左侧皮层损伤会产生上述各种语言功能障碍，而右侧皮层损伤并不发生明显的语言障碍。说明主要使用右手的成年人，语言活动功能主要由左侧皮层管理，即左侧皮层在语言功能上占优势，故称语言优势半球。这种一侧优势的现象仅出现于人类。一侧优势现象虽与遗传有一定关系，但主要是在后天生活实践中逐步形成的，这与人类习惯运用右手有密切的关系。右侧半球在非语词性的认识功能上占优势，如对于空间的辨认、深度知觉、触-压觉认识、图像视觉认识、音乐欣赏等。一侧优势是指人脑的高级功能向一侧半球集中的现象，左侧半球在语词活动功能上占优势，右侧半球在非语词性功能上占优势。

思考题

1. 简述突触传递的基本过程。
2. 比较神经纤维兴奋的传导与神经 - 肌肉接头处兴奋的传递有何不同。
3. 简述外周的主要神经递质及其受体。
4. 腰部脊髓半离断后，患者会出现哪些症状和体征？
5. 何谓脊休克？其主要表现是什么？脊休克的产生和恢复说明了什么？
6. 简述内脏活动的各级中枢及其主要功能。

第十节　内分泌

内分泌系统由内分泌腺和散在于某些组织、器官中的内分泌细胞组成。体内主要的内分泌腺包括垂体、松果体、甲状腺、甲状旁腺、肾上腺、胰岛、性腺等。散在的内分泌细胞主要分布于下丘脑、肺、心、血管内皮、胃肠道、肾、皮肤、胎盘等各种组织器官内。内分泌系统与神经系统及免疫系统相互作用、密切配合，共同调节、整合机体的各种功能活动，维持机体内环境的稳态。

一、概述

（一）激素的概念和分类

1. 激素的概念　由内分泌腺或内分泌细胞所分泌的、能够在细胞之间传递信息的高效能生物活性物质称**激素（hormones）**。激素选择作用的器官、组织和细胞分别称该激素的靶器官、靶组织、靶细胞。

2. 激素的分类　机体内激素按照化学性质主要分为两大类。

（1）含氮类激素　包括蛋白质类、肽类和胺类激素。如下丘脑调节肽、垂体的激素、胰岛素、甲状旁腺激素、降钙素及胃肠激素等属于蛋白质类或肽类；肾上腺素、去甲肾上腺素和甲状腺激素则属于胺类。因为含氮激素易被消化酶水解，故作为药物使用时不宜口服。

（2）类固醇激素　类固醇激素的共同前体是胆固醇，主要包括肾上腺皮质激素、性激素和胆钙化醇（维生素 D_3）。此类激素分子量小，脂溶性强，可直接进入靶细胞，因而不易被消化酶破坏，一般可以口服。

（二）激素作用的一般特征

1. 信使作用　任何一种激素只能对靶细胞原来固有的生理生化过程起加强或减弱作用。在这种调节过程中，激素既不能对反应过程添加成分，也不能提供能量，仅仅起着"信使"作用（第一信使）。

2. 相对特异性　激素只选择性作用于某些细胞（靶细胞），称激素作用的特异性。激素作用的特异性与靶细胞上存在着能与该激素发生特异性结合的受体有关。如促甲状腺激素只作用于甲状腺，促肾上腺皮质激素只作用于肾上腺皮质。

3. 高效能生物放大作用　激素在血液中的浓度都很低，但是作用十分显著。激素与受体结合后，在细胞内发生一系列酶促放大作用，形成一个高效能的生物放大系统。

4. 激素间的相互作用　①协同作用：如甲状旁腺激素与 1,25- 二羟维生素 D_3 虽然作用环节不尽相同，但在升高血钙效应上是协同的，均能提高血钙浓度。②拮抗作用：甲状旁腺激素与降钙素在血钙调节中的作用恰好相反，前者升高血钙，后者降低血钙。③允许作用：指某激素本身并不能直接对某些器官、组织或细胞产生生理效应，然而，只有在该激素存在时，才使另一种激素的作用明显增强，这种现象称允许作用。

二、下丘脑与垂体

下丘脑与垂体是在结构上相毗邻、功能上密切联系的两个器官，形成下丘脑 – 垂体功能单位，包括下丘脑 – 神经垂体系统和下丘脑 – 腺垂体系统两部分（图 7-52）。

1. 缩宫素的生理作用　①促进子宫收缩：非孕子宫对缩宫素的敏感性很低，而妊娠晚期子宫对其敏感性明显提高，表现出很强的刺激子宫收缩的作用，有助于分娩。②促进乳腺排乳：缩宫素可刺激乳腺腺泡周围的肌上皮细胞收缩，腺泡内压力升高，促使乳汁经输乳管排出体外，称射乳。哺乳时婴儿吸吮乳头可引起射乳反射，在该反射中，婴儿吸吮乳头的感觉信息传入母亲下丘脑，引起缩宫素分泌并释放入血，进而导致乳腺排放乳汁。

2. 缩宫素的分泌调节　哺乳活动除婴儿吸吮乳头可反射性使下丘脑室旁核分泌缩宫素外，还可引起下丘脑多巴胺能神经元兴奋，通过释放多巴胺和 β – 内啡肽抑制下丘脑的肽能神经元分泌促性腺激素释放激素（GnRH），从而使腺垂体分泌促性腺激素减少，导致哺乳期间月经周期暂停。除哺乳活动外，两性性生活时的机械性刺激也可反射性引起缩宫素的分泌。

（二）下丘脑 – 腺垂体系统

1. 下丘脑促垂体区及下丘脑调节肽　下丘脑基底部的正中隆起、弓状核、视交叉上核等部位称促垂体区，这些部位中的一些肽能神经元能够分泌多种肽类物质（表 7-7）。这些调节肽通过"垂体门脉"（图 7-52）被运输到腺垂体，调节腺垂体的内分泌功能。

表 7-7　下丘脑调节肽的化学性质和生理作用

下丘脑调节肽	缩写	化学性质	主要作用
促甲状腺激素释放激素	TRH	3肽	促进腺垂体TSH及PRL释放
促肾上腺皮质激素释放激素	CRH	41肽	促进腺垂体ACTH释放
促性腺激素释放激素	GnRH	10肽	促进腺垂体LH及FSH释放
生长激素释放激素	GHRH	44肽	促进腺垂体GH释放
生长激素释放抑制激素（生长抑素）	GHRIH	14肽	抑制腺垂体GH及LH、FSH、TSH、PRL、ACTH的分泌
催乳素释放因子	PRH	31肽	促进腺垂体PRL释放
催乳素释放抑制因子	PIH	多巴胺	抑制腺垂体PRL释放
促黑激素释放因子	MRF	肽类	促进腺垂体MSH释放
促黑激素释放抑制因子	MIF	肽类	抑制腺垂体MSH释放

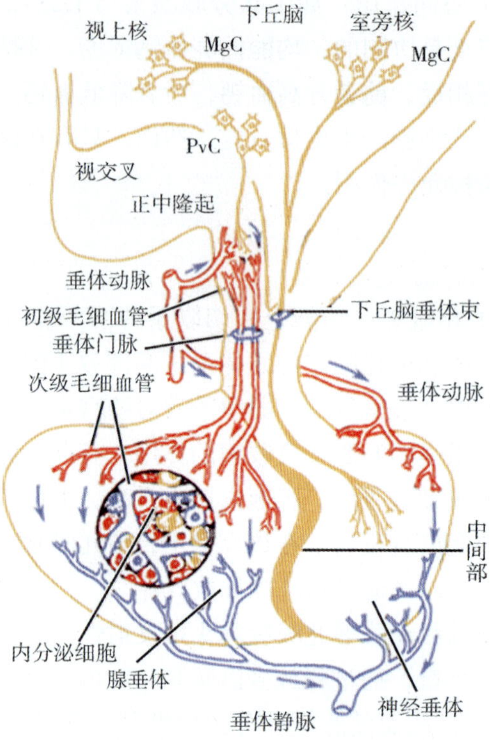

MgC：大细胞神经元；PvC：小细胞神经元

图7-52 下丘脑与垂体间的结构与功能联系

2. 腺垂体分泌的激素 腺垂体是体内最重要的内分泌腺，分泌的激素有七种，包括三种激素和四种促激素，其名称、化学性质等见表7-8。

表 7-8 腺垂体激素的种类、化学性质及其作用的靶腺或靶细胞

腺垂体激素		缩写	化学性质	靶腺或靶细胞
三种激素	生长激素	GH	蛋白质	全身广泛组织细胞
	催乳素	PRL	蛋白质	乳腺、性腺及淋巴等组织细胞
	促黑激素	MSH	肽类	黑色素细胞
四种促激素	促甲状腺激素	TSH	糖蛋白	外周内分泌靶腺-甲状腺
	促肾上腺皮质激素	ACTH	肽类	外周内分泌靶腺-肾上腺皮质
	促卵泡激素	FSH	肽类	外周内分泌靶腺-性腺
	黄体生成素	LH	肽类	外周内分泌靶腺-性腺

（1）生长激素

1）生长激素的生理作用：①促进生长发育，主要对骨骼、肌肉生长起重要作用。若幼年时期生长激素分泌过少，则生长停滞，身材矮小，但智力正常，称侏儒症；与之相反，若幼年时期生长激素分泌过多，则生长发育过度，身材过于高大，称巨人症。如果成年后生长激素分泌过多，因为这时骨骺已经闭合，长骨不能再增长，只能促进机体颅骨的扁骨、肢端的短骨和软组织生长，表现为下颌突出、鼻大唇厚、手足粗大和内脏器官增大的现象，称肢端肥大症。②对物质代谢的影响。GH 具有促进蛋白质合成，加速脂肪分解和升高血糖的作用。

2）生长激素的分泌调节：下丘脑分泌的 GHRH 对 GH 的分泌起经常性、主导性的调节作用，而分泌的 GHRIH 则主要在应激等刺激引起 GH 分泌过多时才对 GH 的分泌起抑制作用。GH 对下丘脑 – 腺垂体系统起负反馈调节作用。

（2）催乳素

1）催乳素的生理作用：①对乳腺发育及泌乳的作用。催乳素可协同性激素、生长激素等促进女性乳腺的发育，特别是在妊娠期，PRL 分泌增多，进一步促进乳腺的发育并使其具备了泌乳的能力。②对性腺的作用。生理剂量的 PRL 可刺激卵巢分泌雌激素和孕激素，但大剂量 PRL 则对卵巢的功能有抑制作用。③参与应激反应。当机体受到应激刺激时，血中 PRL 浓度常常伴随 ACTH 和 GH 浓度一同升高，是应激反应中腺垂体分泌的三种主要激素之一。

2）催乳素的分泌调节：下丘脑通过分泌 PRH 和 PIH 对腺垂体分泌 PRL 进行双重调节。PRH 促进 PRL 分泌，PIH 则抑制 PRL 分泌。另外，婴儿吸吮母亲乳头的刺激，通过感觉神经传入下丘脑，可引起下丘脑分泌 PRH，进而使催乳素分泌增多，促进乳腺泌乳。

（3）促黑激素　MSH 的靶细胞是分布在皮肤、毛发、眼虹膜和视网膜等处的黑色素细胞。MSH 的主要作用是促进黑色素细胞中酪氨酸酶的合成和激活，从而促进酪氨酸转化为黑色素，使皮肤和毛发等处的颜色加深。MSH 的分泌受下丘脑分泌的 MRF 和 MIF 的双重调节，前者促进腺垂体分泌 MSH，后者则抑制腺垂体分泌 MSH。

（4）促激素　腺垂体分泌的四种促激素（TSH、ACTH、FSH、LH）分泌入血后都分别作用于各自的靶腺，调节靶腺激素的分泌，同时，它们自身的分泌又受到下丘脑分泌的 TRH、CRH、GnRH 的调控。因此，在体内下丘脑与腺垂体分泌的促激素及其外周靶腺构成三个重要的功能调节轴：下丘脑 – 腺垂体 – 甲状腺轴、下丘脑 – 腺垂体 – 肾上腺皮质轴和下丘脑 – 腺垂体 – 性腺轴。

三、甲状腺

甲状腺是人体内最大的内分泌腺，由单层立方上皮细胞围成的滤泡构成的，滤泡腔内充满胶状质，其主要成分是甲状腺球蛋白。由滤泡上皮细胞合成的**甲状腺激素（thyroid hormones，TH）**就储存在滤泡胶状质的甲状腺球蛋白分子上。甲状腺激素是酪氨酸的碘化物，主要有两种形式：**四碘甲腺原氨酸（T_4）**或称**甲状腺素（thyroxin）**和**三碘甲腺原氨酸（T_3）**。甲状腺分泌的激素主要是 T_4，约占分泌总量的 90%，T_3 的分泌量虽少，但其生物学活性是 T_4 的 5 倍。

（一）甲状腺激素的生理作用

1. 对新陈代谢的影响

（1）对能量代谢的影响　TH 可增强全身绝大多数组织的能量代谢，使基础耗氧量增加，产热量增多。

（2）对物质代谢的影响　①蛋白质代谢：生理水平的 TH 可促使蛋白质的合成，尿氮减少，表现为正氮平衡。TH 分泌过多时（甲亢患者）则加速蛋白质分解，特别是促进骨骼肌和骨的蛋白质分解，导致肌肉收缩无力，骨质疏松、尿酸增加和血钙升高、尿钙增多现象。TH 分泌不足时（甲减患者），蛋白质合成减少，也使肌肉收缩无力。同时，甲减患者组织间的黏蛋白增多，其可结合大量的正离子和水，引起非凹性的黏液性水肿。②糖代谢：TH 能促进小肠对糖的吸收，增加糖原的分解和肝糖异生，升高血糖；同时还加强外周组织对糖的利用以及糖原的合成，降低血糖。③脂肪代谢：TH 能促进脂肪的分解和脂肪酸的氧化，而对胆固醇的作用是既能促进合成，又能加速分解，且分解作用大于合成。

2. 对生长发育的影响 TH 是维持机体正常生长发育不可缺少的激素，特别是对脑和长骨的发育尤为重要。TH 对脑各部位神经元轴突、树突的形成，髓鞘与胶质细胞的生长，对神经组织内的蛋白质、磷脂以及各种重要的酶与递质的合成都有促进作用。TH 还能刺激骨化中心发育、软骨骨化，促进长骨和牙齿的生长。所以，罹患甲减的儿童，表现智力障碍和身材矮小，称呆小症。

3. 对神经系统的影响 TH 不仅促进中枢神经系统的发育，还对已分化成熟的成人神经系统也表现有兴奋作用。

4. 对循环系统的影响 TH 可增加心肌、血管平滑肌细胞膜上 β 受体的数量，促进心肌细胞肌质网释放 Ca^{2+}，从而使心率增快，心肌收缩力增强，心输出量与心脏做功量增加，外周血管扩张。

（二）甲状腺功能的调节

甲状腺的内分泌功能主要受下丘脑 - 腺垂体 - 甲状腺轴的调节（图 7-53），也接受自主神经的调节。

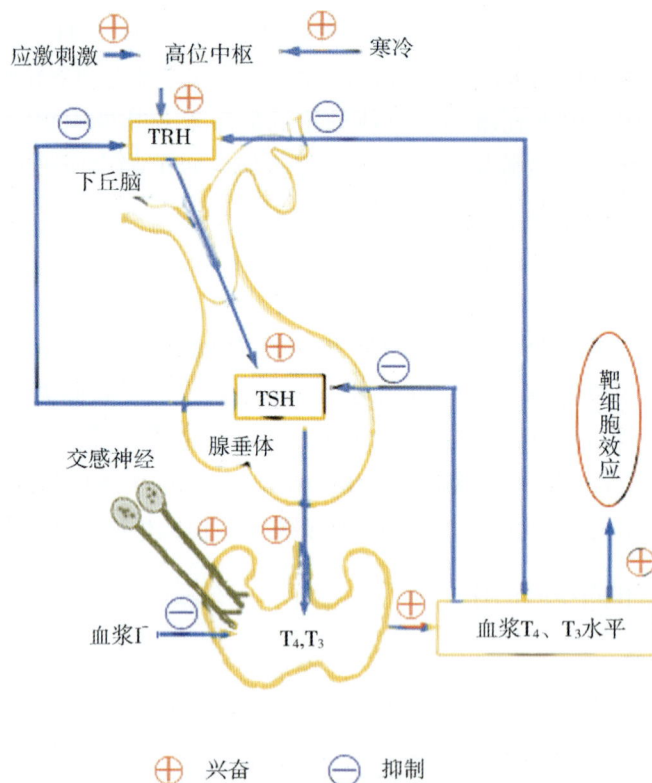

图 7-53 甲状腺内分泌功能的调节

1. 下丘脑 - 腺垂体 - 甲状腺轴 在下丘脑 - 腺垂体 - 甲状腺轴调节系统中，上游激素对下游激素的分泌依次表现促进作用，而下游激素的分泌水平对上游激素的分泌也存在负反馈调节作用。

（1）下丘脑对腺垂体的调节　下丘脑通过分泌 TRH 促进腺垂体合成和分泌 TSH。如寒冷刺激的信息到达下丘脑后，可促进 TRH 分泌增多，继而通过腺垂体 TSH 分泌增加来促进甲状腺分泌 TH。

（2）腺垂体分泌 TSH 对甲状腺的调节　腺垂体分泌的 TSH 是直接调节甲状腺形态和功能的关键激素。TSH 对甲状腺的作用表现如下两方面：①刺激甲状腺滤泡细胞生长发育。②刺激 TH 的合成与分泌。TSH 可提高甲状腺的摄碘功能，促进酪氨酸的碘化和激素合成。

（3）甲状腺激素的负反馈调节　TH 对腺垂体、下丘脑的分泌具有负反馈调节作用。当血液中 T_4 或 T_3 水平升高，可以通过直接抑制 TRH 前体基因的转录和减少腺垂体 TRH 受体数量，从而抑制下丘脑合成 TRH 或减弱 TRH 对垂体的作用，使 TH 合成、分泌减少。反之，血中 T_4 与 T_3 浓度过低则发生相反的变化。

2. 自主神经对甲状腺功能活动的影响　甲状腺受交感神经与副交感神经双重支配，交感神经兴奋可使 TH 合成增加，而副交感神经兴奋则使 TH 合成分泌减少。

四、甲状旁腺和甲状腺 C 细胞

甲状旁腺分泌的**甲状旁腺激素**（parathyroid hormone，PTH）、甲状腺 C 细胞分泌的**降钙素**（calcitonin，CT）以及 **1,25- 二羟维生素 D_3**［**1,25-（OH）$_2$-D_3**］是共同调节机体钙、磷代谢，维持细胞外液钙、磷稳态的三种基本激素。

（一）甲状旁腺激素

1. 甲状旁腺激素的生理作用　在钙、磷代谢调节中，PTH 的主要作用是升高血钙和降低血磷。PTH 的靶器官主要是骨骼和肾。

（1）对骨的作用　PTH 能动员骨钙入血，使血钙升高，其作用包括快速与延缓效应两个时相。前者是指 PTH 通过提高骨细胞膜对 Ca^{2+} 的通透性及增强骨细胞膜上钙泵的活动，将 Ca^{2+} 转运到细胞外液的过程，其效应在 PTH 作用数分钟后即可发生；后者是指 PTH 通过促进破骨细胞的生成及其溶骨活动来实现，该效应需要在 PTH 作用 12～14 小时后出现。

（2）对肾的作用　PTH 可促进近端肾小管上皮细胞对钙的重吸收，减少对磷的重吸收，从而升高血钙，降低血磷。此外，PTH 还能激活肾内 1α– 羟化酶，通过 1,25- 二羟维生素 D_3 的生成，促进小肠和肾小管上皮细胞对钙和磷的吸收。

2. 甲状旁腺激素分泌的调节　PTH 的分泌主要受血浆钙浓度变化的调节。当血钙浓度轻微下降，即可迅速引起 PTH 的分泌增加。若长时间低血钙，可使甲状旁腺腺体增生；相反，当血钙浓度升高时，PTH 的分泌减少。若长时间高血钙，则可使甲状旁腺腺体萎缩。

（二）降钙素

1. 降钙素的生理作用

（1）对骨的作用　CT 一方面可减少破骨细胞的数量，抑制破骨细胞的溶骨活动，另一方面，CT 使成骨细胞的活动加强。因此，使骨组织释放的钙、磷减少，钙、磷沉积增加，引起血钙和血磷下降。

（2）对肾的作用　CT 能抑制肾小管上皮细胞重吸收钙、磷、钠和氯等离子，增加这些离子从尿中的排出量，导致血钙和血磷的降低。

2. 降钙素的分泌调节　CT 的分泌主要受血钙水平的调节。当血钙浓度增加时，CT 的分泌亦随之增加；反之，血钙浓度降低时，则 CT 的分泌减少。

（三）维生素 D_3

维生素 D_3（VD_3）是胆固醇的衍生物，VD_3 无生物活性，首先它需要在肝内经 25- 羟化酶作用羟化成 25-OH-D_3，然后它在肾 1α- 羟化酶催化下进一步转化成 1,25-（OH）$_2$-D_3，才具有生物活性。1,25-（OH）$_2$-D_3 的作用是升高血钙和血磷，其机制是：①促进小肠黏膜上皮细胞对钙、磷的吸收。②对骨的作用，一方面，它可刺激成骨细胞的活动，促进骨钙沉积和骨的形成；另一方面，当血钙浓度降低时，又能提高破骨细胞的活动，增强骨的溶解，使血钙、血磷浓度升高。但是，1,25-（OH）$_2$-D_3 净效应是使血钙升高。

当体内缺乏 1,25-（OH）$_2$-D_3 时，可导致低钙血症，儿童可罹患佝偻病，成年人可罹患骨质疏松症。

五、肾上腺

肾上腺位于两侧肾脏的上方，人的肾上腺分为中央部的髓质和周围部的皮质两部分。

（一）肾上腺皮质激素

肾上腺皮质细胞由外向内排列成三个同心带，即球状带、束状带和网状带。球状带细胞分泌盐皮质激素，主要是醛固酮；束状带与网状带细胞分泌糖皮质激素，主要是皮质醇；网状带细胞除分泌糖皮质激素外，还能分泌少量性激素。醛固酮的分泌和调节在尿生成已述及，性激素在本节性腺中介绍，在此仅讨论糖皮质激素。

1. 糖皮质激素的生理作用

（1）对物质代谢的作用　①糖代谢：糖皮质激素能促进肝脏糖异生，增加血糖来源，又能对抗胰岛素，减少外周组织对葡萄糖的利用，从而升高血糖。②脂肪代谢：糖皮质激素能促进脂肪分解和脂肪酸在肝内的氧化过程，但其对不同部位脂肪细胞代谢的影响不同，对四肢部位可促进脂肪分解，而对躯干和头面部则促进合成。所以，肾上腺皮质激素分泌过多时，体内脂肪重新分布，四肢脂肪组织分解增强，而腹、面、肩及背部的脂肪合成有所增加，产生所谓"向心性肥胖"，表现为满月脸、水牛背、悬垂腹，而四肢消瘦的特殊体形。③蛋白质代谢：糖皮质激素对肝内和肝外组织蛋白质代谢影响也不相同，表现为促进肝内蛋白质的合成，而对肝外多数组织，包括肌肉、骨骼、结缔组织及淋巴组织的蛋白质代谢是促进分解，抑制合成。

（2）对水盐代谢的作用　糖皮质激素由于与醛固酮在结构上的相似，故对肾也表现有类似醛固酮较弱的保 Na^+ 排 K^+ 作用。此外，糖皮质激素通过增加肾小球血浆流量和肾小球滤过率，抑制 ADH 的分泌。

（3）对血细胞的作用　糖皮质激素可增加血液中红细胞、血小板和中性粒细胞的数量，而使淋巴细胞和嗜酸性粒细胞减少。

（4）对循环系统的作用　①糖皮质激素通过其对 NE 的允许作用，而保持血管平滑肌正常的紧张性。②糖皮质激素能降低毛细血管壁的通透性，减少血浆的滤过，有利于维持正常循环血量。

（5）对其他系统的作用　提高胃腺细胞对迷走神经与胃泌素的反应性，增加胃酸及胃蛋白酶原的分泌；对神经系统，糖皮质激素还可维持中枢神经系统的正常兴奋性，影响胎儿和新生儿的脑发育；对免疫系统，糖皮质激素可抑制淋巴组织生长和吞噬细胞的活动，影响抗体的生成。

（6）参与应激反应　当机体遭受各种有害性刺激，如创伤、疼痛、感染、手术、中毒、饥饿、寒冷和大失血等（应激刺激）时，血中 ACTH 和糖皮质激素浓度急剧增加，称应激反应。

2. 糖皮质激素分泌的调节

（1）下丘脑 – 腺垂体对肾上腺皮质的调节　下丘脑促垂体区的 CRH 神经元在内外环境变化的刺激下，可节律性的合成和释放 CRH。在 CRH 的控制下，腺垂体 ACTH 和肾上腺皮质糖皮质激素的分泌具有日周期节律波动（图 7-54）。表现为：入睡后糖皮质激素分泌逐渐降低，午夜降至最低水平，随后又逐渐升高，至觉醒起床前分泌达到高峰，白天维持在较低的水平，入睡时再降低。腺垂体 ACTH 除了能够刺激肾上腺皮质分泌外，还对肾上腺皮质的正常结构和功能具有支持作用。ACTH 分泌降低时，肾上腺皮质萎缩。

（2）糖皮质激素及 ACTH 的反馈调节　血中糖皮质激素分泌水平对腺垂体分泌 ACTH 和下丘脑分泌 CRH 都具有负反馈调节作用。此外，腺垂体分泌 ACTH 增多对下丘脑 CRH 神经元的分泌也有负反馈调节作用（图 7-54）。基于这一原理，临床上长期大剂量应用糖皮质激素的患者，不能突然停药，否则会发生肾上腺皮质危象。

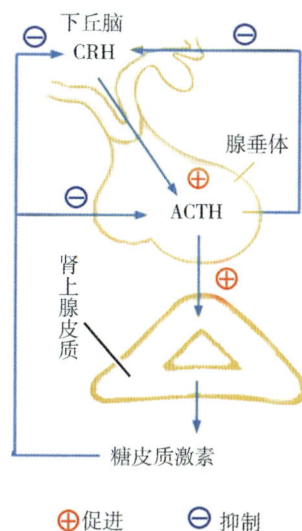

图7-54　糖皮质激素分泌调节示意图

（二）肾上腺髓质激素

肾上腺髓质的嗜铬细胞主要分泌肾上腺素（E）和去甲肾上腺素（NE），它们都属于儿茶酚胺类激素。

1. 肾上腺素和去甲肾上腺素的生理作用　E 和 NE 通过激活 α 和 β 受体而对心血管、内脏平滑肌及物质代谢产生广泛的生理作用，这在前面有关章节中已分别介绍，此处不再赘述。在整体功能调节方面，交感神经与肾上腺髓质共同构成交感 – 肾上腺髓质系统，参与机体的**应急反应**（**emergency reaction**）。所谓应急反应，是指当机体遭遇剧痛、恐惧、失血、脱水、缺氧、暴冷暴热和剧烈运动等情况时，交感 – 肾上腺髓质系统活动立即调动起来，儿茶酚胺分泌迅速增加，并使机体迅速表现出：心率加快，心输出量增加，血压升高；呼吸加深加快；肝糖原分解增加，血糖升高；中枢神经系统兴奋性提高，使机体处于警觉状态，反应灵敏。这种在紧急情况下发生的交感 – 肾上腺髓质系统活动增强的适应性反应，称应急反应。

2. 肾上腺髓质激素分泌的调节　E 和 NE 的分泌主要受交感胆碱能神经的直接作用，此外，还受 ACTH、糖皮质激素的影响及自身反馈调节。交感神经兴奋时，通过末梢释放 ACh，作用于髓质嗜铬细胞膜上的 N 型受体，引起 E、NE 的合成及释放。

六、胰岛

人胰腺的内分泌部含有 100 万～ 200 万个胰岛。胰岛内主要由五种功能不同的细胞组成：A 细胞约占胰岛细胞总数的 20%，分泌胰高血糖素；B 细胞数量最多，约占 75%，分泌胰岛素；D 细胞约占 5%，分泌**生长抑素**（**somatostatin，SS**）；PP 细胞数量很少，分泌**胰多肽**（**pancreatic polypeptide，PP**）。在此仅介绍胰岛素和胰高血糖素。

（一）胰岛素

1. 胰岛素的生理作用 胰岛素是机体内一种重要的全面促进物质合成代谢，维持血糖水平稳态的关键激素。

（1）对糖代谢的调节 胰岛素可促进葡萄糖进入肝、骨骼肌和脂肪细胞内，加速糖的氧化和肝糖原、肌糖原的合成与储存；并抑制肝脏糖异生和释放，促进脂肪细胞内葡萄糖转变为脂肪酸及合成甘油三酯。可见，胰岛素可以减少糖的来源，增加糖的去路，因而使血糖水平降低。

（2）对脂肪代谢的调节 胰岛素能促进脂肪的合成与储存，还能抑制脂肪酶的活性，减少脂肪的动员和分解。当胰岛素缺乏时，糖的氧化利用受阻，脂肪的动员和分解增强，使血脂升高，容易引起动脉硬化；同时，加速脂肪酸在肝脏内氧化，生成大量酮体，可引起酮血症和酸中毒。

（3）对蛋白质代谢的调节 胰岛素通过促进氨基酸通过膜的转运进入细胞，促进 DNA 的复制和 RNA 的转录，加速核糖体的翻译等过程，促进蛋白质的合成。胰岛素还可抑制蛋白质分解。

2. 胰岛素分泌的调节 胰岛素的分泌受到来自体内物质代谢、多种内分泌激素、神经等诸多因素的调节作用，但以葡萄糖的调节作用最为重要。

（1）血糖浓度的调节 血糖浓度是反馈调节胰岛素分泌的最重要因素。当血糖浓度升高时，胰岛素分泌增加；相反，当血糖浓度降低时，胰岛素分泌减少。

（2）激素的调节 ①胃肠激素具有促进胰岛素分泌的作用。②生长激素、皮质醇、甲状腺激素和胰高血糖素，它们都可通过升高血糖浓度而间接刺激胰岛素分泌。

（3）神经调节 胰岛接受迷走神经和交感神经的双重支配。迷走神经兴奋时，可直接刺激胰岛素分泌，也可通过刺激胃肠激素的释放，间接促进胰岛素的分泌；而交感神经兴奋时，则抑制胰岛素的分泌。

（二）胰高血糖素

1. 胰高血糖素的生理作用 与胰岛素的作用相反，胰高血糖素是一种促进机体物质分解代谢的激素，主要靶器官是肝脏。胰高血糖素可促进肝糖原分解和糖的异生，使血糖明显升高。胰高血糖素还可激活脂肪酶，促进脂肪分解，同时又可加强脂肪酸氧化，使酮体生成增多。胰高血糖素也可抑制肝内蛋白质的合成。

2. 胰高血糖素分泌的调节 血糖水平是调节胰高血糖素分泌最主要的因素。血糖降低时，胰高血糖素的分泌增加；反之，血糖升高时胰高血糖素分泌减少。

七、性腺

睾丸和卵巢是两性生殖活动最基本的器官。作为生殖器官，睾丸和卵巢都具有双重功能，一是产生配子，即睾丸产生精子，卵巢产生卵子，从而使人类得以繁衍；二是内分泌功能，即分泌两性特有的性激素。在此主要讨论睾丸和卵巢的内分泌功能。

（一）睾丸的内分泌功能

睾丸间质细胞分泌雄激素，支持细胞分泌抑制素，在此只讨论雄激素的生理作用及其调节。

1. 雄激素的生理作用

（1）对男性胎儿外生殖器分化的影响 胚胎发育期，雄激素能促进男性胎儿外生殖器分化。若雄激素分泌不足，胚胎不能进行正常的性别分化，则可能导致男性假两性畸形。

（2）对附属性器官的发育及男性副性征的影响　青春期，随着雄激素分泌的增加，男性附属性器官逐渐发育成熟，并出现副性征（生长胡须、喉结突出、声音低沉等）。同时，雄激素还刺激和维持正常的性欲。

（3）维持生精作用　间质细胞分泌的雄激素可经支持细胞进入曲细精管，促进生精细胞的分化和精子的生成。

（4）对代谢的影响　雄激素能促进蛋白质合成，特别是肌肉和生殖器官的蛋白质合成；雄激素还可促进骨骼中钙、磷沉积和骨骼生长。

（5）对造血的影响　促进骨髓造血功能，使红细胞生成增多。

2. 睾丸功能的调节

（1）下丘脑-腺垂体的调节　下丘脑合成和分泌的促性腺激素释放激素（GnRH）经垂体门脉到达腺垂体，促进腺垂体促性腺激素细胞分泌促卵泡激素（FSH）和黄体生成素（LH）。FSH主要作用于生精细胞和支持细胞，使生精过程加强；LH主要作用于间质细胞，促进间质细胞合成和分泌雄激素，而分泌的雄激素又可对生精过程起维持作用。

（2）睾丸激素的负反馈调节作用　当血中雄激素达到一定浓度后，便可作用于下丘脑和腺垂体，抑制下丘脑GnRH的分泌，进而抑制腺垂体LH的分泌，产生负反馈调节作用，从而使血中雄激素的含量维持至一定水平。雄激素对腺垂体促性腺激素的分泌影响，只限于LH的分泌，对FSH的分泌无影响。

（二）卵巢的内分泌功能

卵巢分泌的雌激素主要为**雌二醇（estradiol，E$_2$）**，孕激素主要为**孕酮（progesterone，P）**；此外，卵巢还分泌少量雄激素。雌二醇和孕酮都属于类固醇激素。

1. 雌激素的生理作用

（1）对生殖器官的作用　①卵巢：雌激素促进卵泡发育、成熟及排卵。雌激素还可协同FSH诱发并增加卵泡上LH受体的数量，增加卵泡对LH的敏感性。②输卵管：雌激素能促进输卵管上皮细胞增生、分泌及输卵管的运动，有利于精子与卵子的运行。③子宫：雌激素能促进子宫发育，引起子宫内膜发生增殖期的变化，使子宫颈分泌大量清亮、稀薄的黏液，有利于精子穿行。④阴道：雌激素可使阴道黏膜上皮细胞增生、角化、糖原含量增加。

（2）对乳腺发育和副性征的影响　雌激素可刺激乳腺导管和结缔组织的增生，促进乳腺的发育，乳头、乳晕着色；也可促使脂肪沉积于乳房和臀部，毛发呈女性分布，音调变高，骨盆增宽。

（3）对代谢及其他方面的影响　雌激素能促进肾小管对钠和水的重吸收，导致钠、水潴留；促进成骨细胞活动和钙磷沉积，促进骨的生长，并能促进骨骺软骨愈合。还能促进肌肉蛋白质合成，维持女性正常性欲。

2. 孕激素的生理作用

（1）对子宫的作用　孕激素能促使处于增生期子宫内膜进一步的增厚，并使之进入分泌期，为受精卵的着床提供适宜环境。孕激素能降低子宫肌细胞膜的兴奋性，降低妊娠子宫肌对缩宫素的敏感性，防止子宫收缩，有利于安宫保胎。

（2）对乳腺的作用　在雌激素作用的基础上，孕激素可促进乳腺腺泡的发育和成熟，为分娩后的泌乳做好准备。

（3）产热作用　孕激素对机体有产热作用，故使女性基础体温表现出在排卵前先出现短暂降低，而在排卵后可升高 0.5℃左右，并在黄体期一直维持在此水平。

（三）月经周期

女性从青春期开始，在整个生育年龄期间，在卵巢分泌激素的周期性变化下，子宫内膜发生周期性脱落、出血、增殖和分泌的变化，称**月经周期（menstrual cycle）**。成年女性月经周期一般变动在 20～40 天，平均为 28 天；青春期女性，12～14 岁左右出现第一次月经，称月经初潮。正常月经周期的建立和维持是性成熟女性生殖功能处于活动状态的体现和标志。45～50 岁的妇女月经停止，称绝经，是女性卵巢和生殖功能衰退的表现。

月经周期中子宫内膜剥脱性出血，经阴道流出的现象称月经。一般把子宫开始出血的第一天作为月经周期的开始，持续 3～5 天，称月经期。此期的特点是子宫内膜缺乏性激素的支持而引起内膜中螺旋形小动脉发生收缩、痉挛、断裂，造成子宫内膜的功能层失去营养而发生剥离、出血。子宫内膜周期的增殖期是从月经停止日开始到卵巢排卵日为止，即月经周期的第 5～14 天。此期中，子宫内膜的变化特点是雌激素使月经后的子宫内膜快速修复增生，内膜腺体也增生，厚度增加。子宫内膜周期的分泌期为排卵后至下次月经到来之前的一段时间，即月经周期的第 15～28 天，历时 14 天左右。此期中，子宫内膜变化的特点是子宫内膜在增生期的基础上进一步增生，内膜的血管、腺体也进一步增长，腺体开始分泌含有糖原的黏液，使子宫内膜呈分泌型变化。

思考题

1. 影响机体生长的激素有哪些？试述其对生长过程各有何作用。
2. 简述激素作用的主要机制。
3. 生活在缺碘地区的居民为何易患甲状腺肿大？
4 对临床长期使用糖皮质激素治疗的患者为何不能突然停药？
5. 简述胰岛素的生理作用。
6. 简述雄激素、雌激素、孕激素的生理作用。

扫一扫，查阅本章数字资源，含PPT、音视频、图片等

第一节 概述

免疫学（immunology）是研究机体免疫系统功能和其运行规律并加以应用的科学，是一门既古老而又新兴的科学。免疫系统的功能是识别"自己"与"非己"，对"自己"接纳，形成耐受；对"非己"排斥、清除。正常情况下，免疫功能对机体是有益的，有维持机体生理平衡和稳定的作用；免疫功能异常会对机体产生损害，如引发超敏反应、自身免疫病和肿瘤等。

一、免疫的概念及功能

免疫（immunity）是机体识别并清除或接纳抗原性物质的功能。机体的免疫功能是由其免疫系统通过识别"自己"与"非己"来实现的，具体体现在以下三个方面。

1. 免疫防御 指机体抵抗和清除外来抗原性物质（病原体及其毒性产物）的能力。若此功能低下，则机体的抗感染能力降低，会出现反复感染，可发生免疫缺陷病；若功能过强，在清除抗原性物质的同时，会影响自身正常生理功能，导致超敏反应。

2. 免疫稳定 指对自身成分的耐受及免疫调节的能力。此功能异常，可造成自身正常组织细胞的损伤，出现自身免疫病。

3. 免疫监视 指识别和清除体内突变细胞和转化细胞的能力。若此功能异常，可导致持续性感染甚至肿瘤的发生。

免疫功能的实现过程印证了"过犹不及"的哲学思想。一项功能只有适度发挥作用才对机体有利，过强或过弱都会导致异常。

二、免疫系统和免疫应答

免疫系统是实现免疫功能的物质基础，包括免疫分子、免疫细胞和免疫器官。免疫系统识别并清除或接纳抗原性物质的过程称免疫应答。

1. 免疫应答 依据应答的机制和作用特点，可分为非特异性免疫应答（又称固有或天然免疫应答）和特异性免疫应答（又称适应性或获得性免疫应答）两大类。

2. 特异性免疫应答 依据介导应答的免疫细胞和应答的效应不同，可分为T细胞（胸腺依赖性淋巴细胞）介导的细胞免疫应答和B细胞（骨髓依赖性淋巴细胞）介导的体液免疫应答。根据相同抗原刺激先后的效应不同，分为初次应答和再次应答。

第二节　抗原

一、抗原的概念

免疫应答是由抗原性物质的刺激启动的。能刺激机体产生特异性免疫应答并能与相应免疫应答产物发生特异性结合的物质称**抗原（antigen，Ag）**。

二、抗原的基本特性

由抗原的概念可以看出，抗原应具备两方面的特性：免疫原性和反应原性或抗原性。**免疫原性**是指抗原刺激免疫系统产生特异性免疫应答的能力。**反应原性**是指抗原与免疫应答产物发生特异性结合的能力。

既有免疫原性又有反应原性的物质称**完全抗原**，也就是通常说的抗原；只有反应原性没有免疫原性的物质称**半抗原**或**不完全抗原**。半抗原通常是一些小分子物质，如青霉素、磺胺等，可以和大分子物质，如蛋白质，结合成为完全抗原。

三、决定抗原免疫原性的条件

抗原本身的性质与机体对抗原的应答能力共同决定了抗原对机体的免疫原性。

（一）抗原必备的性质

1. 异物性　异物性是抗原的核心性质。异物可以来自异种个体、同种异体也可以来自自身。因此，"异物"是相对于机体的免疫系统来说的。一般情况下，抗原与机体的亲缘关系越远，免疫原性越强。

2. 抗原的理化性质　天然抗原都是有机物。一般抗原分子具有大分子胶体性，分子量大于10kD的有免疫原性，小于4kD的无免疫原性；分子量越大，免疫原性越强，如蛋白质大多具有较好的免疫原性。其次，抗原分子还要求具有一定的化学组成和结构的复杂性且具有适宜的分子构象，易于被免疫分子接近识别。从物理性状来说，聚合状的抗原分子免疫原性大于单体；颗粒性抗原免疫原性大于可溶性抗原。

3. 抗原表位　抗原分子中能与相应免疫分子发生特异性结合的特殊化学结构，称作抗原表位或抗原决定簇或抗原决定基。通常，一个抗原分子不只存在一个抗原表位，而是有多个。免疫细胞或抗体并不是识别整个抗原分子而是识别抗原分子中的抗原表位。

根据免疫细胞上的识别受体，抗原表位可以分为 T 细胞表位和 B 细胞表位。T 细胞表位可以被 T 细胞上的 **T 细胞受体（T cell receptor，TCR）** 识别，B 细胞表位被 B 细胞上的 **B 细胞受体（B cell receptor，BCR）** 识别。

抗原表位决定了抗原的特异性，也就决定了免疫应答的特异性。抗原的特异性在抗原的免疫原性和反应原性两个特性方面均有体现。即某一抗原分子只能刺激免疫系统产生相应的免疫应答；某一抗原分子只能与相应的免疫应答产物发生特异性结合。

因抗原表位的化学组成和结构、化学基团所处位置及空间构象或者抗原表位的数量等因素变化，抗原的特异性也随之发生改变。抗原进入机体的途径、剂量、次数和间隔时间等不同，也可以表现出不同的免疫原性。

（二）机体因素对免疫原性的影响

机体自身的遗传性状、年龄、性别、健康状况等因素影响着机体对抗原的应答能力。因此，同样的抗原对不同的机体或不同状态下的同一个体，免疫激活情况可能不同。

四、抗原的分类

抗原按照不同的分类依据，可以分为不同的种类。

1. 根据抗原激活 B 细胞产生抗体是否需要 T 细胞参与，抗原可分为**胸腺依赖性抗原**（thymus dependent antigen，TDAg）和**胸腺非依赖性抗原**（thymus independent antigen，TIAg）。

TDAg 主要为蛋白质，必须依赖 T 细胞参与，才能激活 B 细胞产生抗体；TIAg 主要是多糖、脂多糖等，可以不依赖 T 细胞，直接刺激 B 细胞介导的免疫应答。TIAg 根据分子结构可分为 TI-1 型抗原和 TI-2 型抗原。

2. 按照抗原的特异性，抗原可分为特异性抗原和交叉抗原。

特异性抗原指具有区别于其他抗原的特异性抗原表位的抗原。这种抗原刺激免疫系统产生的免疫应答产物只和该抗原反应。交叉抗原（或称共同抗原）指具有相同或相似抗原表位的不同抗原。同一种属不同个体存在的交叉抗原称作种属抗原；不同种属个体具有的交叉抗原称异嗜性抗原。

3. 按照抗原的基本特性，抗原分为完全抗原和半抗原。完全抗原都同时含有 T 细胞表位和 B 细胞表位。半抗原仅含 B 细胞表位。

此外，还可以按抗原与机体的亲缘关系，分为异种抗原、同种异体（异型）抗原、自身抗原；按物理状态分颗粒性抗原和可溶性抗原。

五、超抗原

超抗原是具有刺激 T 细胞或 B 细胞多克隆活化能力的物质。超抗原对免疫应答的激发不同于普通抗原具有特异性，而是非特异的激活。很多病原生物或其代谢产物具有超抗原的作用，与其对人的致病性有关。

第三节　免疫系统

人的免疫系统包括免疫分子、免疫细胞和免疫器官三部分（图 8-1）。

一、免疫分子

（一）免疫球蛋白

B 细胞受抗原刺激后活化、增殖、分化为浆细胞，浆细胞合成并分泌能与该抗原发生特异性结合的球蛋白，称**抗体**（antibody，Ab）。具有抗体活性或化学结构上与抗体相似的球蛋白称**免疫球蛋白**（immunoglobulin，Ig）。可见，抗体都是免疫球蛋白，但免疫球蛋白不都是抗体。

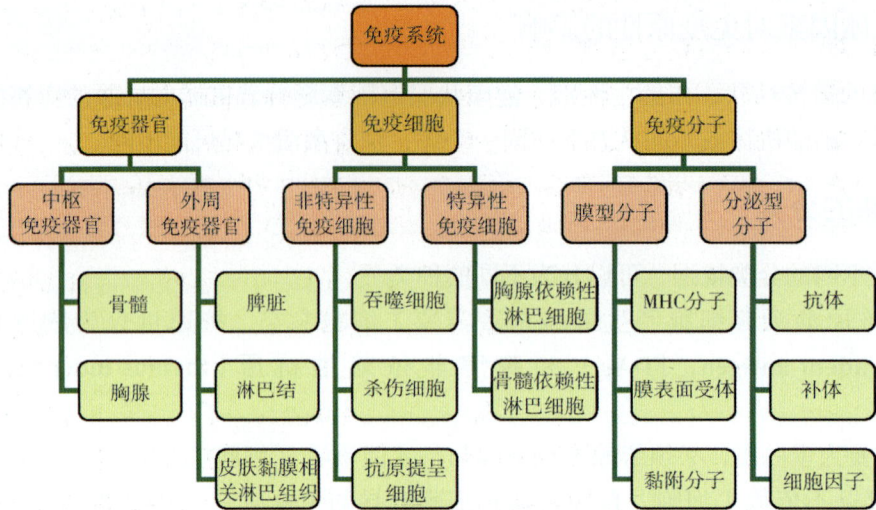

图8-1 免疫系统的组成成分示意图

免疫球蛋白按其存在的位置可分为分泌型和膜型。分泌型 Ig 广泛分布在血液、组织液和外分泌液中，主要为抗体。因此，抗体介导的免疫应答称体液免疫应答。膜型 Ig 即膜表面 Ig，存在于 B 细胞细胞膜上，是 B 细胞的抗原识别受体（BCR）。B 细胞上的膜表面 Ig 与其分化为浆细胞产生的抗体特异性相同。

1. 免疫球蛋白的结构

（1）免疫球蛋白的基本结构　免疫球蛋白的基本结构称 Ig 单体，是由四条对称的肽链通过链间二硫键连接而成的"Y"形分子。Ig 单体中两条分子量较大的链称重链（H 链），分子量较小的链称轻链（L 链）；两条重链相同，两条轻链相同（图 8-2）。

Ig 分为五种类型：IgG、IgM、IgA、IgE 和 IgD。下面主要以 IgG 为例，介绍 Ig 的结构。

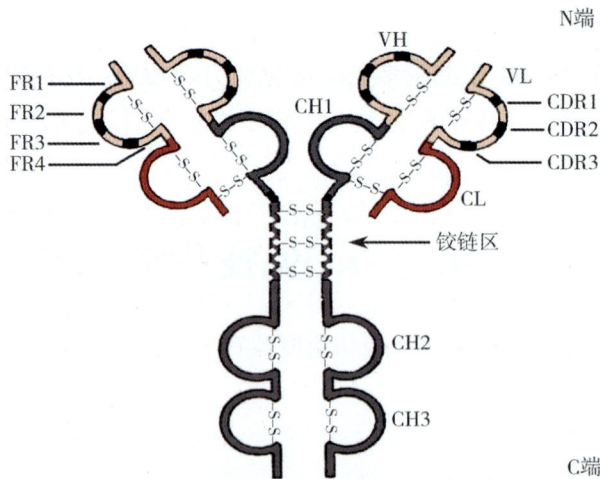

图8-2 免疫球蛋白的基本结构示意图

1）重链与轻链：重链分子量为 50 ～ 75kD，由 450 ～ 550 个氨基酸残基组成，含糖基。轻链分子量约 25kD，由 214 个氨基酸残基组成。

2）可变区与恒定区：不同特异性的 Ig 在其 H 链及 L 链 N 端侧各有约 110 个氨基酸组成的序列，氨基酸组成和排列差异较大，称作可变区（V 区）；除了 V 区外的序列，在同一种属不同个体的同一类型 Ig 中组成相对稳定，称恒定区（C 区）。

3）高变区与骨架区：在 Ig 的 VH 和 VL 区内，各有三个区域的氨基酸组成和排列顺序差异更大，称高变区（HVR）。HVR 是 Ig 与抗原表位互补结合的结构，又称互补决定区（CDR）。V 区中除了 HVR 外的区域，称骨架区（FR）。VH 和 VL 中的 HVR 共同组成了 Ig 与抗原的结合部位，因此一个 Ig 单体含有两个相同的抗原结合部位，可以结合两个相同的抗原表位。

4）免疫球蛋白的功能区：Ig 的每条肽链通过链内二硫键连成几个球形结构域。每个结构域约由 110 个氨基酸残基组成。

H 链和 L 链上对应的结构域共同组成 Ig 的功能区，发挥不同的功能：VH 和 VL 区是 Ig 与抗原的结合部位；CH1 和 CL 区是 Ig 同种异型的主要遗传标志所在；CH2 区包含补体结合位点；CH3 区是与 Fc 受体结合的部位。

因 Ig 类型不同，功能区稍有差异，IgM 和 IgE 还有 CH4 区，功能也有不同。

5）铰链区：H 链的 CH1 与 CH2 之间有一个可转动的区域，称铰链区。这个区域结构呈伸展状态，具有柔曲性，有利于 Ig 与抗原、补体分子、蛋白酶等的结合。不同类型的 Ig 的铰链区长度不同，IgM、IgE 没有铰链区。

（2）免疫球蛋白的辅助结构

1）连接链（J 链）：由浆细胞合成的富含半胱氨酸的多肽链。

J 链以二硫键连接到 H 链 C 区上，可连接 Ig 单体成聚合体，起稳定多聚体的作用。IgA 可形成二聚体，IgM 多为五聚体。IgG、IgD、IgE 为单体，无 J 链。J 链只有一种。

2）分泌片：由黏膜上皮细胞合成的多肽链。

与 Ig 分子连接，可使之成为分泌型 Ig。体内有 SIgA 和 SIgM。分泌片可保护 Ig 不受黏膜表面酶的破坏，并介导 Ig 向黏膜表面的主动转运。

2. 免疫球蛋白的水解片段

（1）木瓜蛋白酶的水解片段　Ig 可被木瓜蛋白酶水解为 2 个相同的抗原结合片段（Fab）和 1 个可结晶片段（Fc）。Fab 包含一个抗原结合部位。

（2）胃蛋白酶水解片段　Ig 可被胃蛋白酶水解为 1 个 F（ab）'$_2$ 和若干 pFc' 小片段。F（ab）'$_2$ 含两个抗原结合部位。

3. 免疫球蛋白的类型

（1）类　根据 Ig 分子中 H 链 C 区免疫原性的不同，H 链分为 μ、γ、α、δ 和 ε 五类，组成的相应 Ig 分子，分别被称为 IgM、IgG、IgA、IgD 和 IgE。

同一类 Ig 根据 C 区氨基酸组成，二硫键数目、位置不同，可再分亚类。IgG 分为 IgG1、IgG2、IgG3 和 IgG4 四个亚类，IgA 分为 IgA1 和 IgA2 两个亚类。

（2）型　根据 L 链 C 区免疫原性的不同，将 L 链分为 κ、λ 两型。

根据 L 链 C 区氨基酸序列存在的差异，κ 型不分亚型，λ 型又可分为 4 个亚型。

两型 L 链功能相同。不同种属个体血清中两型含量的比例不同；而同一种属个体血清中两型 L 链含量比例相对固定，比例的异常可能反映免疫系统的异常。人 κ：λ 为 2：1。

一类 H 链和一型 L 链组合成一个完整的 Ig 单体。一个由 B 细胞分化出的浆细胞只能合成并分泌一种类、型的，针对一种抗原表位的抗体。

4. 各类型免疫球蛋白的特性

（1）IgG　是血清中含量最高的 Ig，占总 Ig 的 75%～80%。半衰期最长，20～23 天。主要以单体形式在血液和胞外液中分布。可与抗原高亲和力结合，是再次应答产生的主要抗体类型。

大多数抗菌、抗毒素和抗病毒抗体属于 IgG，在抗感染中起到主力军作用。也是唯一能通过胎盘的 Ig，是胎儿、新生儿抗感染的重要力量。

（2）IgM　不论是从系统发生、个体发育还是具体的免疫应答过程的角度看，都是体内产生最早的 Ig。与抗原低亲和力结合，是初次应答产生的主要抗体类型。主要分布于血清中，也有分泌型的，多为五聚体，是分子量最大的 Ig。由于五聚体的存在形式，可同时与多个抗原表位结合，在补体参与下，溶菌作用比 IgG 强 500 ～ 1000 倍。膜上的单体可以作为 BCR。

（3）IgA　有分泌型和血清型。分泌型为二聚体，即 SIgA。SIgA 主要在外分泌液中，可以中和毒素，阻止病原体黏附，且不易被蛋白酶破坏，是黏膜免疫的重要效应分子。血清型多为单体，可参与对抗原的清除，对维持机体内环境稳定非常有益。

（4）IgD　有膜型和分泌型。膜型 IgD 是 BCR，是 B 细胞分化成熟的标志。未成熟的 B 细胞表面仅表达 mIgM；成熟的初始 B 细胞同时表达 mIgM 和 mIgD；活化或记忆 B 细胞的 mIgD 逐渐消失。分泌型 IgD 在正常人血清中浓度很低，功能尚不清楚。

（5）IgE　在正常人血清中含量极微。主要由鼻咽部、扁桃体、支气管、胃肠等黏膜固有层的浆细胞产生。为亲细胞抗体，介导 I 型超敏反应。寄生虫感染或超敏反应发作时，局部的外分泌液和血清中 IgE 水平都明显升高，是抗寄生虫感染的主要抗体。

5. 免疫球蛋白的多样性和免疫原性　针对自然界中抗原的各种表位，B 祖细胞内编码 Ig 分子的基因可出现复杂多样的排列组合，使得不同的成熟 B 细胞中 Ig 的表达，尤其是其可变区的表达出现多样性，理论上变化的数量级在 10^7 以上。甚至在成熟 B 细胞受到抗原刺激后，高变区的编码基因还可以发生突变，使得浆细胞产生的抗体能够高亲和力的与抗原的 B 细胞表位结合。再次受到相同抗原刺激时，相同的编码 H 链 V 区的基因可与不同的 C 区基因连接，使得表达出的抗体结合抗原的特异性不变，但 Ig 类别可从 IgM 转换成 IgG、IgA、IgD 或 IgE，这种现象称 Ig 的类别转换。

由于基因表达的多样性，每个人体内的 Ig 分子均可有不同的类、型及可变区尤其是高变区的差异，表现为丰富的多样性或称异质性。而免疫球蛋白属于蛋白质，因此 Ig 分子可以在不同种属个体、同一种属不同个体，甚至自体内作为抗原，表现出免疫原性。

6. 抗体的生物学作用

（1）抗体可与相应的抗原特异性结合，形成抗原 – 抗体复合物即**免疫复合物（immune complex，IC）**，阻止病原体感染或中和毒素的毒性，发挥中和作用。

（2）IC 可以激活补体系统，由补体分子发挥免疫效应。

（3）抗体的 Fc 段与表达相应 Fc 受体的细胞结合，产生不同的效应。如调理作用、抗体依赖性细胞介导的细胞毒作用（ADCC 作用）、免疫黏附作用等。

（二）补体系统

存在于人与脊椎动物血清及组织液中，一组经活化后具有酶活性的蛋白质，称补体系统（C），包含 30 余种成分。

1. 补体系统的组成

（1）固有成分　存在于体液中，参与补体激活级联反应的成分。如参与经典激活途径的 C1 ～ C9，其中 C1 由 C1q、C1r、C1s 三种成分构成；其他成分用大写字母表示，如 MBL、B 因子等。

（2）调节蛋白　调节补体成分的激活或抑制，有可溶性或膜结合形式。一般以功能命名，如

C1 抑制物、C4 结合蛋白等。

（3）补体受体（CR）　存在于细胞表面，与相应的补体成分结合，介导生物学效应，如 CR1、C3aR 等。

2. 补体的代谢　多种组织细胞均能合成补体成分，以肝细胞和巨噬细胞为主。补体的合成受多种因素的调节，不同局部组织补体合成可不同。代谢极快，每天约一半被更新。

3. 补体的理化性质　补体成分属于糖蛋白，各成分的结构、分子量差异大。补体成分在血清总蛋白中含量相对稳定，一般在 5% ～ 6%，其合成与抗原刺激无关，属于非特异性免疫分子。补体成分多属于 β 球蛋白。性质不稳定，56℃、30 min 即可灭活，室温下也会很快灭活。生理状态下，血清中的多数补体成分以无活性酶前体形式存在，在活化物作用下，被依次激活。

4. 补体的激活途径　补体激活主要有三条途径（图 8-3）：经典途径、MBL 途径（凝集素途径）和旁路途径，这三条途径有共同的末端通路，形成膜攻击复合物，导致靶细胞裂解。

（1）补体激活的经典途径　激活物以免疫复合物为主。某些多聚核苷酸、C 反应蛋白等也由经典途径激活补体。经典途径从 C1 激活开始，C2 ～ C9 依次激活，最终形成膜攻击复合物，导致靶细胞裂解。

（2）补体激活的 MBL 途径　MBL（甘露聚糖结合凝集素）属于急性期蛋白，在正常血清中含量极低。

在病原生物感染早期产生的 MBL 与病原体上的甘露糖残基结合，再结合丝氨酸蛋白酶，形成 MBL 相关的丝氨酸蛋白酶（MASP）。MASP 与活化的 C1 活性相同，其后相关补体成分相继活化的过程与经典途径相同。

MBL 途径的激活与免疫复合物的形成与否无关。多种细菌的甘露糖残基是裸露的，可以激活补体，脊椎动物细胞表面也有甘露糖残基，但多被其他糖基覆盖。

（3）补体激活的旁路途径（替代途径）　细菌的内毒素、葡聚糖、酵母多糖、凝聚的 IgA、IgG4、某些细菌、哺乳动物细胞等均可经旁路途径激活补体系统。旁路途径是从 C3 活化开始，既可由病原体或其成分直接激活或自发裂解，又可以经前述两条激活途径而被激活，因而可以放大补体激活的效应（图 8-3）。

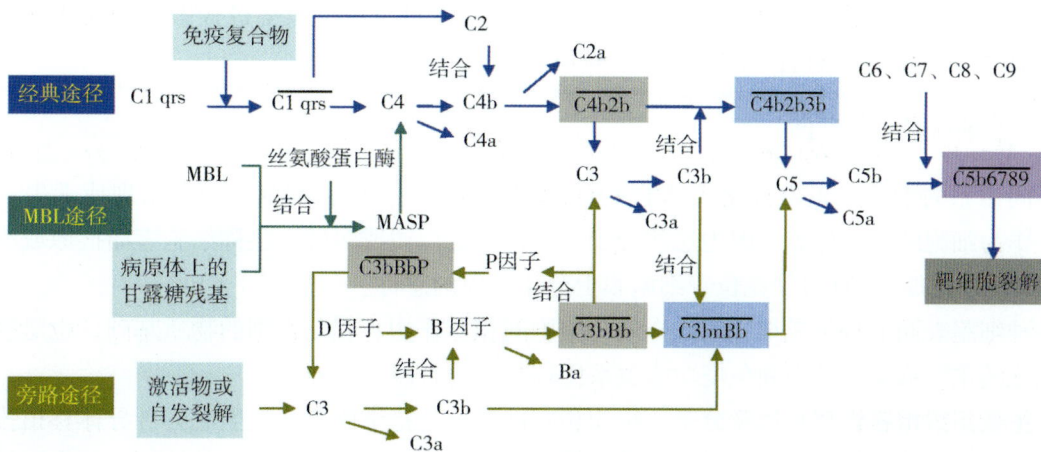

图8-3　补体激活途径示意图

在病原体感染机体的早期，特异性免疫应答产生前，主要通过旁路途径和 MBL 途径激活补体系统。

5. 补体激活的调控 补体激活是个自限性的过程，激活过程中产生的中间产物极不稳定，没和靶细胞膜结合则很快会失活。激活过程受到多种因素调控，限制裂解效应及后续反应。一般只杀伤靶细胞，不杀伤临近的正常细胞，不引起远处细胞的损伤。

6. 补体的生物学作用 ①补体成分的活化可以介导溶细胞作用，在抗感染（主要针对革兰阴性菌、病毒感染细胞、寄生虫）、抗肿瘤及自身免疫病的发生过程中发挥重要作用。②补体激活过程中产生了多种活性片段，可以介导不同的生物学效应。如调理作用；引起炎症反应；溶解、清除 IC 等。补体成分既参与非特异性免疫应答，也可以在特异性免疫应答过程中发挥重要作用。

（三）细胞因子

细胞因子（CK）是细胞经刺激而合成分泌的，介导细胞间相互作用的一类小肽分子。CK 合成终止很快。一种 CK 可以由不同的细胞产生；一种细胞可以产生多种 CK。

1. 细胞因子的分类 体内 CK 众多，它们都是低分子量的多肽或糖蛋白，多数为单体形式，少数为双体或三聚体。CK 按结构和功能可分为白细胞介素（IL）、干扰素（IFN）、肿瘤坏死因子（TNF）、集落刺激因子（CSF）、生长因子（GF）和趋化性细胞因子（chemokine）六大类。

2. 细胞因子受体（CKR） CK 需要和相应的 CKR 结合，发挥其生物学效应。CKR 按存在形式可分为膜结合型受体和可溶性受体（mCKR 和 sCKR）。mCKR 是 CKR 的主要存在形式。CK 作为细胞间的信号传递分子，与 mCKR 结合，介导细胞间的信号转导。sCKR 是 CKR 的一种特殊形式，与 CK 结合，可将 CK 转运到机体相关部位发挥作用，并调节 CK 的效应。机体内还天然存在一些 CKR 拮抗剂，或由某些病毒可产生 CK 结合蛋白，干扰 CK 与 CKR 间的作用。

3. 细胞因子的共同作用特点 ①高效性：大多数 CK 微量甚至极微量就可产生极高的效应。②局部性：CK 主要以自分泌或旁分泌形式发挥效应。少数 CK 在高剂量时也能以内分泌的方式作用于远离的靶细胞。③重叠性：不同 CK 作用于同一类靶细胞，可产生相同或相似的效应。④多向性：一种 CK 可作用于多种靶细胞，产生多种生物学效应，作用结果取决于作用的靶细胞。⑤联合效应：不同 CK 作用于同一靶细胞，产生相同、相加、协同或拮抗效应。⑥网络效应：众多 CK 在机体内相互诱生、相互促进或相互抑制，形成十分复杂的 CK 网络，调节细胞性状。

4. 细胞因子的生物学作用 细胞因子在不同细胞之间传递信息，体现多种生物学作用。对免疫功能而言，细胞因子也有重要作用。如在免疫细胞发育及免疫应答过程中起调控作用；有些 CK，如 IFN、TNF 等还有直接的抗感染、抗肿瘤作用。

（四）细胞表面分子

不同谱系的细胞在正常分化成熟的不同阶段及活化过程中，细胞表面会出现或消失一些分子，可作为细胞的表面标志。因为这些分子一般都是蛋白质或多肽，也称细胞表面抗原或细胞分化抗原即 CD 抗原。CD 分子是位于细胞膜上分化抗原的总称。

各种细胞表面的分子是细胞间或介质与细胞间相互作用、相互识别的物质基础，也是鉴定和分离细胞的主要依据。其中和免疫功能关系比较密切的有以下几种。

1. 主要组织相容性复合体及分子 组织相容性抗原是指细胞表面能引起同种异体移植排斥的抗原，是代表个体特异性的同种异型抗原。其中能引起强而迅速排斥反应的抗原，称主要组织相容性抗原；引起较弱而缓慢排斥反应的抗原，称次要组织相容性抗原。

哺乳动物中编码主要组织相容性抗原的基因，称**主要组织相容性复合体（major histocompatibility complex，MHC）**，是位于同一染色体上的一组紧密连锁的基因群。其编码产物称 MHC 分子。

不同种属动物的 MHC 分子名称不同。人的 MHC 分子最早在白细胞发现，故又称**人类白细胞抗原**（human leukocyte antigen，HLA）；编码基因称 HLA 复合体，位于第 6 号染色体短臂。

（1）MHC　MHC 按结构可分为 MHC– Ⅰ 类基因、MHC– Ⅱ 类基因和 MHC– Ⅲ 类基因。 按发现先后可分为经典基因和非经典基因。

（2）MHC 分子　根据 MHC 的分类，其编码的 MHC 分子也对应命名。

经典 MHC– Ⅰ 类分子在体内所有有核细胞、血小板和网织红细胞表面表达（神经细胞和成熟的滋养层细胞除外）；经典 MHC– Ⅱ 类分子在抗原提呈细胞表面表达；MHC– Ⅲ 类分子主要以可溶性的形式分布在液相中，如补体及热休克蛋白等。

经典 HLA– Ⅰ 类分子和经典 HLA– Ⅱ 类分子结构不同，但大体结构都可分为四个部分：肽结合区是 HLA 与内源或外源抗原肽结合的部位；免疫球蛋白样区是其与 CD8 或 CD4 分子结合的部位；跨膜区将分子锚定在细胞膜上；胞质区将接收到的信号传递到细胞内（图 8–4）。

由于这两类分子的肽结合区多态性极丰富，在 T 细胞识别抗原及产生效应的过程中发挥着重要作用。不同的 HLA 可以和同一抗原分子的不同抗原肽结合，因此最后导致的免疫应答特异性和强度也会不同。

非经典 HLA– Ⅰ 类分子及非经典 HLA– Ⅱ 类分子和 HLA– Ⅲ 类分子只有有限的多态性或没有多态性，主要参与抗原的加工提呈及 NK 细胞活化等非特异性的免疫调节。

（3）MHC 的遗传特性及多态性　人类 HLA 复合体现共鉴定出 224 个基因座位，其中有产物表达的功能性基因有 128 个。同一条染色体上的 MHC 等位基因组合成一个单元型。亲代的 MHC 单元型作为一个完整的遗传单位传给子代。在体细胞中一对 MHC 等位基因共显性表达。

群体中，MHC 基因座位上存在多个等位基因，且为共显性，表型呈现多态性。HLA 复合体是人体多态性最丰富的基因复合体，虽然有些等位基因间有连锁不平衡现象，群体中可能出现的 HLA 型仍可达 $10^8 \sim 10^{10}$ 之多。

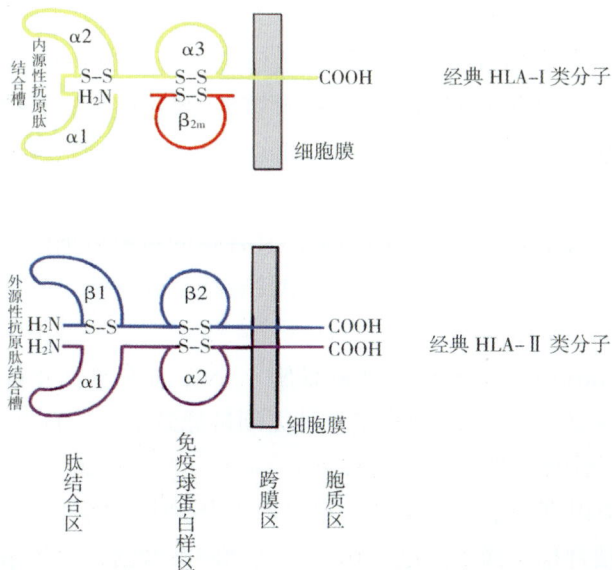

图8-4　经典HLA– Ⅰ 类分子和经典HLA– Ⅱ 类分子结构示意图

（4）MHC 的生物学意义　MHC 多态性是遗传变异、进化选择的结果。群体中丰富的多态性使无关个体出现完全相同型别的概率极低，因此 HLA 型别可用于身份鉴定、器官移植配型等方面。

在免疫应答过程中，MHC 分子是参与抗原加工和提呈的关键分子。MHC 表达的高低决定了机体对抗原应答的强弱。此外，在非特异性免疫应答及免疫细胞分化和自身耐受的建立过程中，MHC 分子也可起到重要的调节作用。

2. 黏附分子   由细胞产生，介导细胞与细胞或细胞与基质间相互接触和结合的一类分子。大多存在于细胞表面。按结构，黏附分子可分为整合素家族、免疫球蛋白超家族、选择素家族、钙离子依赖的黏附分子家族、黏蛋白样家族和其他未归类的黏附分子。黏附分子与其受体结合后发挥生物学作用。人体中，黏附分子生物学活性广泛；在免疫应答中，主要参与免疫细胞的识别与活化、淋巴细胞归巢和再循环及炎症反应等。

3. 模式识别受体   吞噬细胞和树突状细胞等非特异免疫细胞表面识别抗原性物质的受体称模式识别受体（PRR）。PRR 可以识别、结合病原相关分子模式。病原相关分子模式（PAMP）是指病原体和机体衰老、损伤或凋亡细胞表面具有的某些共有的高度保守的特定分子结构。PAMP 通常不存在于机体正常细胞表面。

二、免疫细胞

参与免疫应答及与之相关的细胞都可称免疫细胞。按功能又分为非特异性免疫细胞和特异性免疫细胞。免疫细胞大多来源于骨髓造血干细胞，属于血细胞。

（一）非特异性免疫细胞

按功能可以分为吞噬细胞、自然杀伤细胞、抗原提呈细胞等。

1. 吞噬细胞   包括单核 – 巨噬细胞和中性粒细胞。按照大小又可称大吞噬细胞和小吞噬细胞。

（1）单核 – 巨噬细胞系统   由髓系干细胞分化而来，在血液中称单核细胞；在多种器官、组织中的称巨噬细胞，两者构成单核 – 巨噬细胞系统。

单核 – 巨噬细胞具有很强的吞噬能力，可以通过细胞表面的 PRR 及调理性受体识别、摄取抗原性物质。大部分抗原性物质在细胞内被消化、降解、排出胞外；有些被处理成抗原肽提呈给 T 细胞，启动特异性免疫应答。同时单核 – 巨噬细胞可分泌多种细胞因子参与免疫调节及参与炎症反应。

（2）中性粒细胞   血液中数量最多的白细胞，其吞噬的对象以细菌为主，也吞噬异物；感染发生时首先到达炎症部位，起重要的防御作用。中性粒细胞在吞噬、处理了大量细菌后，自身也死亡，成为脓细胞。不参与抗原提呈。

2. 自然杀伤细胞（natural killer cell，NK 细胞）   NK 细胞主要分布在外周血和脾脏，在淋巴结和其他组织中也有少量分布。NK 细胞是一种无须抗原致敏就能自发杀伤异常靶细胞的细胞，也可以发挥 ADCC 作用杀伤靶细胞。

NK 细胞表面有两类识别靶细胞的受体：激活性受体和抑制性受体，可与相应的配体结合，向细胞内传递信号。激活性信号强于抑制性信号，则细胞被激活，发挥杀伤作用；反之，则细胞的杀伤作用被抑制。

通常，NK 细胞的抑制性受体与正常细胞表面上的 HLA–I 类分子结合，抑制 NK 细胞活性。被感染的细胞或肿瘤细胞上往往具有 NK 细胞激活性受体的配体而 HLA–I 类分子表达下降或丢失，因此 NK 细胞可活化将其杀伤。

3. 抗原提呈细胞（antigen presenting cell，APC）　又称辅佐细胞，是指能将抗原信息提呈给T细胞，并使之活化产生免疫应答的一类免疫细胞。

天然蛋白质抗原不能被T细胞直接识别，必须经加工处理成抗原肽，并与MHC分子结合成抗原肽–MHC分子复合物并表达到细胞表面时，才能被T细胞上的TCR识别。抗原的这种加工处理过程需要在APC内完成。同时，APC表面还要表达协同刺激分子，为T细胞活化提供协同刺激信号。这种既能表达MHC–Ⅱ类分子–抗原肽复合物，又能表达协同刺激分子的免疫细胞就可以称作APC，而表达MHC–Ⅰ类分子–抗原肽复合物，激活T细胞的称为靶细胞。

体内有些细胞通常情况下细胞表面就表达MHC–Ⅱ类分子，包括树突状细胞、巨噬细胞、B细胞，称专职APC；还有一些细胞，包括血管内皮细胞、上皮细胞、成纤维细胞、活化的T细胞等，通常不表达MHC–Ⅱ类分子，但某种因素刺激下也可表达并能提呈抗原，称非专职APC。

（1）树突状细胞（DC）　广泛分布于机体所有组织、器官。来源于髓样干细胞的称髓系DC（DC1）；来源于淋巴样干细胞的称淋巴系DC（DC2）。

DC是功能最强的APC，可将通过PRR识别的抗原，内吞摄取，在细胞内加工成MHC–抗原肽复合物提呈给初始T细胞（Th0），启动特异性免疫应答。

（2）巨噬细胞　通过PRR或调理性受体识别抗原，将抗原提呈给已活化的或记忆性Th1细胞，主要参与抗原再次刺激的细胞免疫应答。

（3）B细胞　通过BCR识别抗原，将抗原提呈给已活化的或记忆性Th2细胞，主要参与体液免疫应答。

（4）抗原提呈过程　在APC内进行的抗原提呈主要有四条途径。①MHC–Ⅱ类分子途径：也称溶酶体提呈途径，主要将外源性抗原提呈给$CD4^+$T细胞。②MHC–Ⅰ类分子途径：也称胞质溶胶途径，主要将内源性抗原提呈给$CD8^+$T细胞。③交叉提呈途径：将外源性抗原通过MHC–Ⅰ类分子途径提呈给$CD8^+$T细胞；内源性抗原通过MHC–Ⅱ类分子途径提呈给$CD4^+$T细胞。④MHC非依赖性提呈途径：不需要MHC分子参与，可通过如CD1分子提呈给CD1限制性T细胞。

MHC–Ⅱ类分子途径、MHC–Ⅰ类分子途径和交叉提呈途径主要是提呈蛋白质类抗原，MHC非依赖性提呈途径主要处理外源和内源的脂类或糖脂类抗原。

4. 其他非特异性免疫细胞

（1）嗜酸性粒细胞　其胞内富含嗜酸性颗粒，主要分布在黏膜组织中，寿命短。

（2）嗜碱性粒细胞和肥大细胞　其胞内富含嗜碱性颗粒，细胞膜表面高表达IgE的Fc受体和多种CR。两种细胞表面标志和功能相似，但不属于同一谱系。嗜碱性粒细胞分布在血液中；肥大细胞分布在外周组织中，具吞噬功能，可以作为APC。

以上三种细胞主要参与超敏反应和抗寄生虫免疫等。

（二）特异性免疫细胞

包括**胸腺依赖性淋巴细胞（thymus dependent lymphocyte，T细胞）**和**骨髓依赖性淋巴细胞（bone marrow dependent lymphocyte，B细胞）**。T细胞和B细胞在免疫应答中起着重要的作用，也可以称为免疫活性细胞。

T、B细胞均来源于骨髓中的淋巴样干细胞。T细胞在胸腺分化、成熟。B细胞在骨髓分化、成熟。T细胞占血液淋巴细胞总数的70%～80%，在胸导管中占90%以上，淋巴结和脾脏中也大量存在。B细胞占血液淋巴细胞总数的10%～15%，在淋巴结和脾脏中大量存在。

1. T 细胞 成熟 T 细胞共有的表面标志：**T 细胞受体（T cell receptor，TCR）和 CD3**，也是 T 细胞的特征性表面标记。

（1）T 细胞的表面标志

1）TCR-CD3 复合体：由 TCR 与 CD3 通过非共价键结合形成。TCR 分子是跨膜蛋白，由两条不同的肽链以二硫键连接而成，组成形式有两种：TCRαβ 和 TCRγδ。TCR 结构与 Ig 有类似性（图 8-5）。细胞外远离胞膜端是可变区，靠近胞膜端为恒定区。可变区可与抗原肽及 MHC 分子特异性结合。CD3 也为跨膜蛋白，胞质区较长。TCR 与抗原肽 –MHC 分子复合物结合后，通过 CD3 向细胞内传递活化信号。

2）CD4/CD8：成熟 T 细胞多为 CD4 或 CD8 单阳性，用 CD4$^+$/CD8$^+$ 表示。CD8 分子和 CD4 分子分别是 MHC–Ⅰ类分子和 MHC–Ⅱ类分子的受体。参与 TCR 对抗原肽 –MHC 分子复合物识别的 MHC 限制性，并能辅助 T 细胞第一活化信号转导，又可称辅助受体。

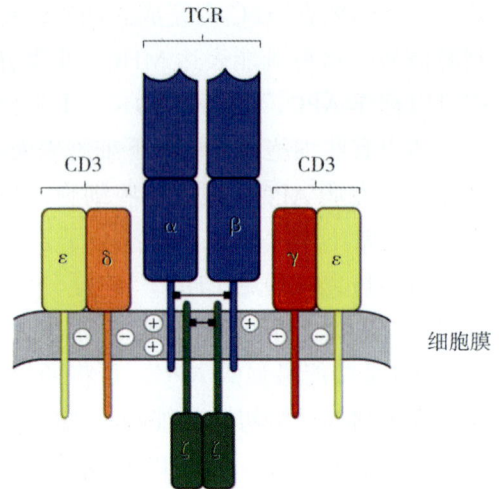

图 8-5 TCR–CD3 复合体结构示意图

3）协同刺激分子受体：T 细胞活化需要双信号刺激。T 细胞上的协同刺激分子受体与 APC 上表达的协同刺激分子结合，如 T 细胞上的 CD28 与 APC 上的 CD80/CD86 结合，获得第二活化信号。

4）细胞因子受体：多种 CK 通过与 T 细胞表面的相应受体结合，参与调节 T 细胞活化、增殖和分化。静止和活化的 T 细胞表面 CKR 的种类、密度及亲和力差别很大。

（2）T 细胞亚群及功能 T 细胞根据不同的分类依据，可分为不同的亚群。

1）根据分化阶段：①初始 T 细胞，指从未受过抗原刺激的成熟 T 细胞，在外周免疫器官，经抗原刺激可分化为效应 T 细胞和记忆 T 细胞。存活期短，参与淋巴细胞再循环。②效应 T 细胞，在免疫应答中发挥效应的细胞，存活期短，不参与淋巴细胞再循环。③记忆 T 细胞，不直接发挥免疫效应。经相同抗原再次刺激可迅速活化，分化出效应 T 细胞和记忆 T 细胞。主要参与再次应答。存活期长。

2）根据 TCR 组成：① TCRαβ T 细胞，在外周血中占成熟 T 细胞的 90%～95%，主要为 CD4$^+$T 细胞或 CD8$^+$T 细胞，少数为 CD4$^-$CD8$^-$T 细胞。识别抗原受 MHC 限制，是参与特异性免疫应答的主要 T 细胞类型。② TCRγδ T 细胞，占外周血成熟 T 细胞的 5%～10%，主要分布于皮肤和黏膜组织。主要为 CD4$^-$CD8$^-$T 细胞，少数为 CD8$^+$T 细胞。可识别经 CD1 提呈途径提呈来的脂类抗原，但缺乏多样性，识别抗原不受 MHC 限制。

3）根据功能：①辅助性 T 细胞（Th），辅助其他特异性免疫细胞活化。表面标志 CD4$^+$CD25$^-$。Th0 可分化为 Th1、Th2 等。②调节性 T 细胞（Treg），主要发挥抑制作用，又称抑制性 T 细胞（Ts）。诱导免疫耐受，表面标志 CD4$^+$CD25$^+$。③细胞毒性 T 细胞（Tc 或 CTL），是细胞免疫应答的主要效应细胞，可特异性的杀伤靶细胞，杀伤作用受 MHC–Ⅰ类分子限制。表面标志 CD8$^+$。

2. B 细胞

（1）B 细胞的表面标志

1）BCR-CD79a/CD79b 复合体：由 B 细胞受体（B cell receptor，BCR）与 CD79a 和 CD79b

异二聚体非共价结合组成（图 8-6），是 B 细胞的特征性表面标志。

BCR 是膜型 Ig，是 B 细胞特异性识别抗原中 B 细胞表位的受体。BCR 与 B 细胞表位结合获得的 B 细胞活化信号，可通过 CD79a/CD79b 传递至胞内。

B 细胞因 BCR 对抗原 B 细胞表位的特异性识别，可以将周围的抗原浓集于细胞表面，继而摄入细胞内加工处理成抗原肽 –MHC 复合物，提呈给 T 细胞，起 APC 的作用。

2）CD19-CD21-CD81 共受体：三种分子以非共价键相连形成一个受体。其中 CD21 为 C3d 受体（CR2），可与 iC3b、C3d 等结合。

补体激活过程中产生的活性片段 C3b，可吸附在抗原表面，最后降解成 C3d，形成抗原 –C3d 复合物。共受体中的 CD21 与 C3d 结合，可增强 B 细胞对抗原的敏感性。B 细胞

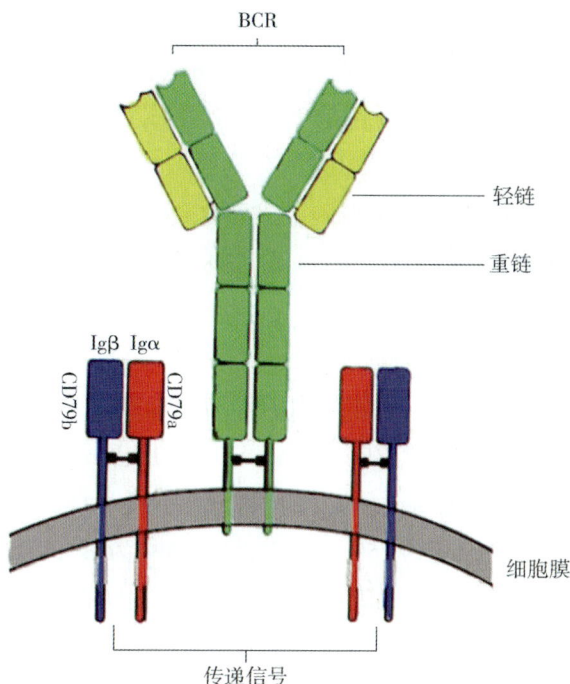

图8-6　BCR-CD79a/CD79b复合体结构示意图

通过 BCR 和共受体分别与抗原的 B 细胞表位和 C3d 结合，能显著增强 B 细胞第一活化信号的转导。

3）协同刺激分子及协同刺激分子受体：B 细胞受 TDAg 刺激活化需要双信号。B 细胞上的协同刺激分子受体与 Th2 细胞上的相应配体结合，如 B 细胞上的 CD40 与 Th2 细胞上的 CD40 配体（CD40L）结合，给 B 细胞提供第二活化信号。B 细胞也是专职 APC，可表达协同刺激分子，为 T 细胞提供活化信号。

（2）B 细胞亚群及功能　根据细胞表面是否表达 CD5 分为以下两种。

1）B1 细胞（CD5+）：由前体细胞分化来。主要识别 TI-2 抗原。产生 IgM，无类别转换，不产生记忆细胞，不引起再次应答。

2）B2 细胞（CD5-）：由骨髓造血干细胞分化来。主要识别 TDAg。产生高亲和力抗体，有类别转换，产生记忆细胞，引起再次应答，是体液免疫的主要效应细胞，也是专职 APC。B2 细胞激活需要 Th2 细胞辅助。

三、免疫器官

人体的**免疫器官**根据功能可分为中枢免疫器官和外周免疫器官。中枢免疫器官是免疫细胞发生、分化和成熟的场所，包括骨髓、胸腺。外周免疫器官是成熟免疫细胞定居和发生免疫应答的场所，包括脾、淋巴结、皮肤黏膜相关淋巴组织等。

（一）中枢免疫器官

1. 骨髓　骨髓是各类免疫细胞发生的主要场所，也是 B 细胞分化成熟的场所和发生再次体液免疫应答的主要部位，因此骨髓兼有中枢和外周免疫器官的功能。骨髓中的祖 B 细胞在骨髓

微环境中，经分化发育，膜表面分子发生变化，成为成熟 B 细胞。成熟 B 细胞膜上表达 mIgM 和 mIgD，并获得了自身耐受性，随血液循环迁移并定居到外周免疫器官。

2. 胸腺 胸腺是 T 细胞分化成熟的场所。来源于骨髓淋巴样干细胞，从骨髓中经血液循环进入胸腺的祖 T 细胞，在胸腺微环境中，经过阳性选择和阴性选择，细胞表面分子发生变化，发育成为成熟 T 细胞。成熟 T 细胞具有 MHC 限制性和自身耐受性，并且大多在细胞膜上表达 TCRαβ–CD3 及 CD4 或 CD8 单阳性。

（二）外周免疫器官

1. 脾脏 人体最大的外周免疫器官。体内 25% 的成熟淋巴细胞位于脾脏中，其中 B 细胞约占淋巴细胞总数的 60%，T 细胞约 40%。

2. 淋巴结 淋巴结广泛分布于全身淋巴通道上，是成熟淋巴细胞主要定居的部位。淋巴结中的淋巴细胞约 75% 为 T 细胞，25% 为 B 细胞。

3. 皮肤、黏膜相关淋巴组织 皮肤相关淋巴组织指在表皮和真皮组织中分布的各类免疫细胞；黏膜相关淋巴组织主要指呼吸道、肠道、泌尿生殖道等的黏膜局部散在的淋巴组织。皮肤和黏膜是外来的抗原性物质侵入机体的主要部位，因此皮肤黏膜相关淋巴组织也是人体的重要防御屏障。

另外，除中枢神经系统外，几乎所有器官的结缔组织中均存在一些淋巴细胞，也属于外周淋巴组织。

（三）淋巴细胞归巢和淋巴细胞再循环

中枢和外周免疫器官通过血液和淋巴循环相互联系。成熟淋巴细胞离开中枢免疫器官后，经血液循环趋向性迁移并定居于外周免疫器官或组织的特定区域，称淋巴细胞归巢。定居于外周免疫器官的淋巴细胞，可通过血流和淋巴液从一个外周淋巴组织迁到另一个淋巴组织或外周感染部位，这种淋巴细胞的移动，称淋巴细胞再循环。通过再循环，体内的所有免疫器官、组织和细胞联系成了一个整体。淋巴细胞可以有更多的机会与抗原性物质以及其他免疫细胞接触，有利于免疫效应的发挥，可以增强整个机体的免疫功能。

第四节　免疫应答和超敏反应

免疫应答（immune response）即机体识别并清除或接纳抗原性物质的过程。根据应答的机制和作用特点，免疫应答可分为非特异性免疫应答和特异性免疫应答。

一、非特异性免疫应答

非特异性免疫应答是免疫系统对抗原性物质的天然防御过程，反应迅速，但特异性少，强度相对较弱，更没有免疫记忆。这种防御能力主要由遗传获得，一般同一种属的不同个体效应差别不大。

机体的多种组织、细胞和分子参与非特异性免疫应答，它们之间相互联系、协同作用，组成了一个非特异性免疫系统。机体的各种生理屏障和非特异性免疫细胞及免疫分子，构成了机体针对抗原性物质的两道防线，在接触外来抗原性物质的瞬时及早期即可发挥作用，在抗感染免疫中发挥重要的防御作用。但非特异性免疫应答不只针对外来的抗原性物质，对来自自身的抗原性物质也有杀伤清除作用，有利于维持机体生理环境稳定。同时，非特异性免疫应答也是特异性免疫应答的基础，在特异性免疫应答的启动和效应阶段都可发挥重要的调节作用。

二、特异性免疫应答

特异性免疫应答是免疫系统受抗原刺激后获得免疫力的过程，可针对不同抗原产生特异性的反应，作用强，且可以产生免疫记忆。同一种属的不同个体对相同的抗原，也可能产生不同的效应。

根据特异性免疫应答对抗原处理的结局不同，可分为正免疫应答和负免疫应答。正免疫应答即通常所说的免疫应答，最终效应是特异性清除抗原；负免疫应答即免疫耐受，最终是特异性接纳抗原。两种应答的结局虽不同，但过程基本相同，包括了免疫细胞对抗原进行识别，然后活化、增殖、分化或无能、凋亡，进而产生效应的全过程。

（一）免疫应答的过程

根据介导免疫应答的免疫细胞和最终效应不同，免疫应答可分为 T 细胞介导的细胞免疫应答和 B 细胞介导的体液免疫应答；根据相同抗原刺激的先后分为初次应答和再次应答。

1. T 细胞介导的细胞免疫应答

（1）抗原提呈和 T 细胞对抗原的识别　T 细胞不能直接识别天然蛋白质抗原。不论是外源性或内源性的蛋白质抗原必须由 APC 在细胞内加工处理成抗原肽，并与 MHC 分子结合成抗原肽 –MHC 分子复合物表达到 APC 表面时，才能被 T 细胞上的 TCR 识别。

T 细胞与 APC 的相互识别具有 MHC 限制性，也就是说，TCR 在识别 APC 表面的抗原肽时，必须同时识别与抗原肽结合的 MHC 分子，TCR 识别抗原的这种方式称 MHC 限制性。

（2）T 细胞的活化　T 细胞活化需要双信号刺激。第一活化信号是 T 细胞的 TCR–CD3 复合物经 TCR 与 APC 表面的抗原肽 –MHC 分子复合物结合后，通过 CD3 向细胞内传递的活化信号。CD4/CD8 分子与 MHC 分子的免疫球蛋白样区结合，促进第一信号转导。第二活化信号是 T 细胞上的协同刺激分子受体与 APC 上的协同刺激分子结合，使 T 细胞获得的活化信号。

如果只有第一信号没有第二信号，T 细胞不能活化，导致克隆无能；反之，活化信号不能在细胞内传导。

（3）细胞免疫应答的效应　通常，抗原刺激活化的 T 细胞是 Th 细胞。抗原初次刺激时，由 APC 将抗原信息提呈给 Th0 细胞，Th0 可活化、增殖、分化为 Th1 和 Th2。

Th0 的分化方向决定了免疫应答的效应。Th0 的分化方向与 APC 的类型和参与的细胞因子有关。如果 DC1 将抗原提呈给 Th0，并分泌 IL–12，促使 Th0 分化成 Th1，Th1 介导细胞免疫应答；如果 DC2 将抗原提呈给 Th0，并分泌 IL–4，促使 Th0 分化成 Th2，Th2 介导体液免疫应答。

Th1 细胞活化产生的主要效应有 Th1 细胞介导的吞噬杀伤等效应和 CTL 细胞的特异性细胞毒效应。

1）Th1 细胞介导的吞噬杀伤等效应：活化的 Th1 可通过直接接触和分泌多种 CK 作用于巨噬细胞、淋巴细胞等，主要引起巨噬细胞和淋巴细胞浸润，同时伴有局部组织变性、坏死。

2）CTL 细胞的特异性细胞毒效应：CTL 细胞需要被激活才能产生细胞毒效应。CTL 的活化与 Th 细胞一样，需要双信号以及 Th1 分泌的 IL–2 的参与。活化的效应 CTL 对靶细胞的杀伤具有抗原特异性，且受 MHC- Ⅰ类分子限制。因此，一般 CTL 只杀伤提呈内源性抗原的自身靶细胞。效应 CTL 细胞杀伤靶细胞后，本身不受损伤，可连续杀伤靶细胞，杀伤效率高。

以上两种效应主要由巨噬细胞、CTL 细胞和中性粒细胞等细胞参与，故称细胞免疫应答。Th1 活化介导免疫效应的同时，可分化出相应的记忆细胞（Th1m）。相同的抗原再次刺激时，Th1m 可被迅速活化，再分化出 Th1m 细胞和效应 Th1 细胞，效应 Th1 细胞产生再次应答。

2. B 细胞介导的体液免疫应答　B 细胞可以通过膜上的 BCR 直接识别完整抗原分子表面的 B 细胞表位。BCR 不仅可识别蛋白质抗原，也可以识别核酸、多糖、多肽、脂类和小分子物质等性质的抗原。也就是说，TDAg 和 TIAg 均可激活 B 细胞。

（1）TDAg 激活的体液免疫应答　B 细胞由 TDAg 激活需要双信号。B 细胞上的 BCR 可以直接识别 TDAg 的 B 细胞表位，获得的抗原信息通过 CD79a/CD79b 向细胞内传递，此为 B 细胞的第一活化信号。BCR 的共受体 CD19–CD21–CD81 可以识别黏附在抗原表面的 C3d，增强 B 细胞从抗原获得的活化信号。B 细胞上的协同刺激分子受体与 Th2 上的相应分子结合，使 B 细胞获得第二活化信号。

B 细胞活化、增殖、分化为浆细胞，浆细胞合成并分泌 IgM。抗原再次刺激时，在 Th2 细胞分泌的 CK 作用下，B 细胞发生 Ig 类别转换，分化出的浆细胞可产生 IgG、IgA 或 IgE 等高亲和力抗体。因 Ig 主要分布在体液中，故称体液免疫应答。

Th2 和 B 细胞活化分化的同时，均可分化出记忆细胞（Th2m 和 Bm）。相同抗原再次刺激时，Bm 细胞识别抗原，将抗原提呈给 Th2m。活化的 Bm 可经血液淋巴循环返回骨髓，主要在骨髓发生再次应答，增殖、分化成为浆细胞，缓慢而持久地产生大量抗体，这是血清抗体的主要来源。脾和淋巴结等外周免疫器官也可发生再次应答，但抗体产生的速度快，持续时间短。

（2）TIAg 激活的体液免疫应答　TIAg 可直接刺激 B 细胞活化、增殖、分化为浆细胞，浆细胞合成分泌 IgM。这个过程不需 T 细胞参与，不引起细胞免疫应答。因为没有 T 细胞分泌的 CK 辅助，只能产生 IgM，没有类别转换。不能形成记忆细胞，也无再次应答。B 细胞对 TIAg 的应答，是机体抵抗病原体的快速反应，是抗感染免疫的重要力量。

（二）免疫应答的规律

除 TIAg 刺激的体液免疫应答外，细胞免疫应答和体液免疫应答都有初次应答和再次应答之分。与初次应答相比，再次应答启动所需的抗原量少，对抗原的反应更迅速，作用更强，作用维持的时间也更长。再次应答的强弱取决于两次抗原刺激的间隔时间长短。间隔时间过短，应答弱；间隔时间过长，应答也弱。

（三）免疫耐受

某些条件下，免疫系统受抗原刺激后产生的特异性无反应状态，称**免疫耐受（负免疫应答）**。引起免疫耐受的抗原也称耐受原。免疫耐受的主要表现为：当免疫系统再次接触相同抗原时，不发生可查见的免疫效应，但对其他抗原仍保持正常免疫应答。

1. 免疫耐受形成的条件　免疫耐受的本质还是特异性免疫应答。机体对抗原是否产生耐受，取决于机体和抗原两方面。

（1）抗原方面　耐受原虽然也具有免疫原性，但在理化特性方面基本和前面讲到的具有较好免疫原性的抗原相反。一般小分子、可溶性、单体物质更容易作为耐受原引起免疫耐受。从结构上看，具有相同的重复表位的抗原容易导致耐受。此外，抗原的剂量和进入机体的途径，也对耐受的发生有影响。一般抗原剂量越大越易致耐受。抗原经静脉注射进入机体一般易致耐受，腹腔次之，皮下、肌内注射较难。口服易引起局部免疫而全身耐受，出现耐受分离的现象。

（2）机体方面　机体对抗原的反应与年龄或免疫系统的发育程度相关：未成熟的免疫细胞受到抗原刺激较易形成耐受。哺乳动物胚胎期接触抗原最容易导致耐受，新生期次之，成年最难。不同种属和品系的动物对抗原的反应差异很大。耐受发生与否还受到机体的免疫功能状态的影响，机体免疫抑制时有利于诱导对抗原的耐受。T、B 细胞诱发耐受的条件也不同。

2. 免疫耐受的形成机制　在中枢免疫器官处于发育中的 T、B 细胞，经抗原刺激后可导致耐受，称中枢耐受。在外周免疫器官中成熟的 T、B 细胞，在某些特殊情况下也可诱导耐受，称外周耐受。抗原刺激活化 Treg 细胞，则导致免疫耐受。

3. 免疫耐受的意义　在临床实践中，有时人们希望诱导免疫耐受发生，如器官移植时，诱导耐受是保证移植器官存活的条件；对自身免疫病患者诱导免疫耐受可以控制病情的发生和发展。有时人们又希望能打破耐受，如对各种慢性感染或病原携带者来说，打破耐受激活免疫才能清除病原，彻底治愈；对肿瘤患者，诱导抗肿瘤免疫也是抑制肿瘤发展的一种有效措施。掌握免疫耐受发生的原理和条件，才能更好地控制和利用它。

（四）特异性免疫应答的维持与终止

抗原的持续存在是维持机体免疫应答和免疫耐受的必要因素。控制抗原的用量和间隔时间可以达到延长或终止免疫应答或免疫耐受的目的。

三、超敏反应

免疫应答过程中对机体造成病理性损害的现象，称**超敏反应**（hypersensitivity reaction），又称**变态反应**（allergy）。引起超敏反应的抗原称**变应原**。

根据发生机制和临床特点，超敏反应分为四型：Ⅰ型、Ⅱ型、Ⅲ型、Ⅳ型。前三型超敏反应是由抗体介导的，其效应可经血清被动转移到其他个体，Ⅳ型是 T 细胞介导的，其效应可随细胞被动转移。

（一）Ⅰ型超敏反应

因发生迅速又称速发型超敏反应，是临床中最常见的一种超敏反应，又称**过敏反应**。

1. 变应原　可引发Ⅰ型超敏反应的变应原有很多，这些变应原可能以不同的方式进入人体内，如吸入的花粉、皮屑、食入的各种食品、注射的某种药物、接触到的某些化工制品等。

2. 参与的抗体及其受体　Ⅰ型超敏反应主要由 IgE 介导。IgE 的受体有 FcεRⅠ和 FcεRⅡ两种。FcεRⅠ是高亲和力受体，主要在肥大细胞和嗜碱性粒细胞高表达；FcεRⅡ是低亲和力受体，在多种组织细胞表达。

IgE 可以在结合抗原之前就结合到肥大细胞、嗜碱性粒细胞表面，称致敏。致敏的细胞再次接触相同变应原时，可被瞬间激活，释放活性介质。因此 IgE 也称亲细胞抗体。

3. 参与的主要细胞　肥大细胞、嗜碱性粒细胞和嗜酸性粒细胞。

4. 发生机制　Ⅰ型超敏反应发生机制如图 8-7 所示。

Ⅰ型超敏反应的效应过程可以分为两个阶段：接触变应原后数秒内发生，持续数小时的为即刻或早期反应，主要由细胞内原有活性介质释放引起，如组胺、激肽原酶等；接触变应原数小时后出现，可持续数天或更长时间的为晚期反应，一般由新合成的活性介质引起，如白三烯、前列腺素 D_2 等。这些介质主要导致平滑肌收缩、毛细血管通透性增加、腺体分泌增加等生物功能紊乱。

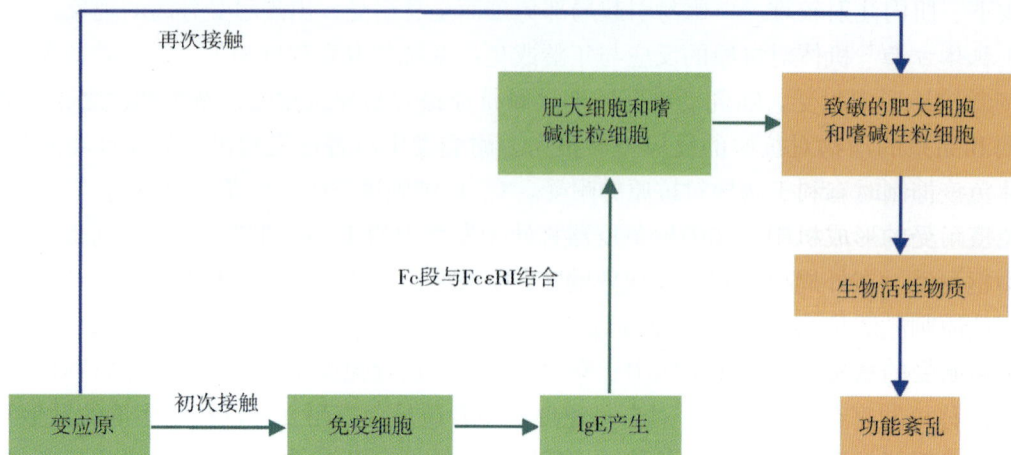

图8-7　Ⅰ型超敏反应发生机制示意图

5. 主要特征　Ⅰ型超敏反应可发生在局部，也可发生于全身。一般主要由 IgE 介导，没有补体参与，只引起生理功能紊乱，不损伤组织细胞；发生迅速，消失快；但如有晚期反应也可损伤组织细胞。具体的效应情况与抗原刺激的部位有关，且有明显的个体差异和遗传倾向。

6. 常见疾病　过敏性休克、过敏性鼻炎、过敏性哮喘、过敏性胃肠炎和荨麻疹等。

7. 防治原则　避免接触变应原，进行脱敏或药物治疗。

（二）Ⅱ型超敏反应

Ⅱ型超敏反应指细胞膜表面变应原与相应抗体结合后，在补体、吞噬细胞、NK 细胞参与下，导致的靶细胞溶解或组织损伤过程，又称细胞溶解型或细胞毒型超敏反应。

1. 变应原　细胞膜表面固有抗原，如血型抗原、改变的自身抗原等；细胞膜表面结合的抗原，如组织细胞上吸附的药物抗原、异嗜性抗原等。

2. 参与的主要分子　IgM、IgG 和补体分子。

3. 参与的主要细胞　巨噬细胞、中性粒细胞、NK 细胞。

4. 发生机制　Ⅱ型超敏反应发生机制如图 8-8 所示。

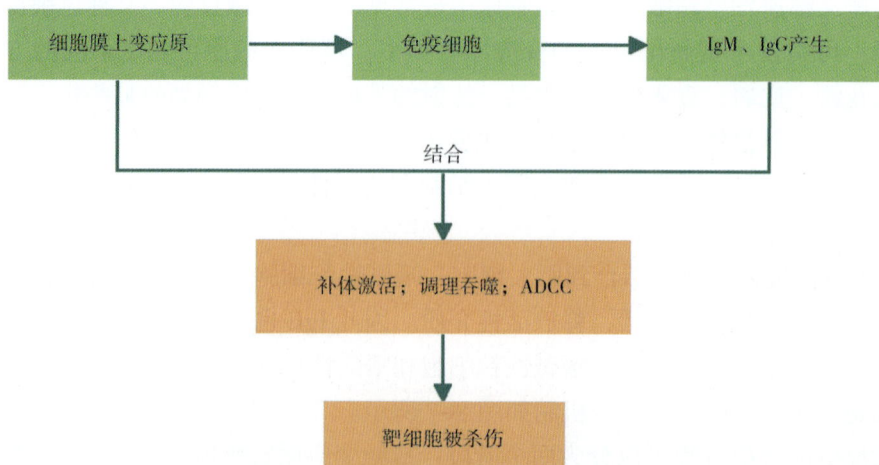

图8-8　Ⅱ型超敏反应发生机制示意图

5. 常见疾病　异种血型输血、新生儿溶血、免疫性血细胞减少症、抗基底膜型肾小球肾炎及风湿性心肌炎、抗受体类疾病等。

（三）Ⅲ型超敏反应

游离的可溶性变应原与相应抗体形成的免疫复合物，沉积于局部组织，引起血管壁炎症或局部组织损伤，又称免疫复合物型超敏反应或血管炎型超敏反应。

1. 变应原　可溶性抗原。

2. 参与的主要分子　IgM、IgG、IgA、补体分子。

3. 参与的主要细胞　肥大细胞、嗜碱性粒细胞、血小板、中性粒细胞。

4. 发生机制　抗原 – 抗体复合物如不能被及时清除，会沉积在组织细胞表面，激活补体，使嗜碱性粒细胞、肥大细胞、血小板释放活性介质，进而在中性粒细胞浸润、血小板等参与下，形成局部缺血、出血、水肿的现象（图 8–9）。

5. 常见疾病　Arthus 反应和类 Arthus 反应、血清病、免疫复合物型肾小球肾炎、类风湿性关节炎、系统性红斑狼疮等。

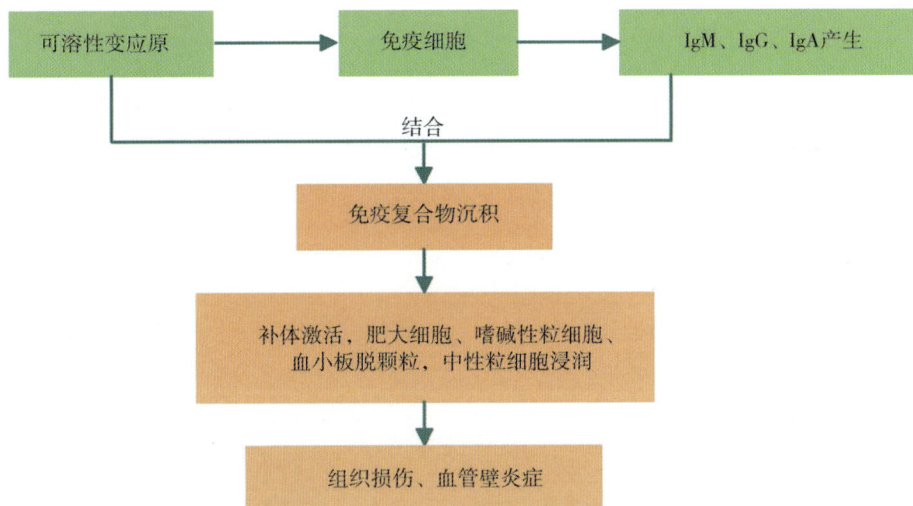

图8-9　Ⅲ型超敏反应发生机制示意图

（四）Ⅳ型超敏反应

变应原诱导细胞免疫应答对机体造成的病理性损伤，因效应出现较晚，一般在接触变应原 24～48 小时出现，48～72 小时达到高峰，又称迟发型超敏反应。

1. 变应原　能激活细胞免疫应答的抗原，如胞内寄生的病原体、细胞表面抗原改变的细胞、超抗原等。一些半抗原，如青霉素与体内的大分子蛋白质结合也可成为变应原。

2. 参与的主要细胞　巨噬细胞、淋巴细胞。

3. 发生机制　Ⅳ型超敏反应即细胞免疫应答，在清除抗原的同时，一般引起自身细胞的损伤，导致组织细胞变性坏死。Th1 也可称迟发型超敏反应性 T 细胞（TDTH）。

4. 常见疾病　胞内寄生性病原体感染引起的清除反应、同种异体移植排斥反应、接触性皮炎等。

思考题

1. 什么是免疫？免疫功能体现在哪些方面？
2. 免疫系统由什么组成？
3. 什么是免疫应答？免疫应答的主要效应是什么？

下篇
人体疾病学基础

人体在致病因素的作用下，健康机体的结构、功能与代谢发生改变，使体内外环境相对平衡的状态受到破坏，随之产生疾病。健康与疾病是相互对立而存在的，但没有疾病并不等于健康。健康和疾病之间存在既不健康也无疾病的状态，称为亚健康状态。

第一节　健康与疾病

医学不仅是研究疾病的科学，更是研究健康的科学。《"健康中国 2030"规划纲要》中提出：健康是促进人的全面发展的必然要求，是经济社会发展的基础条件。实现国民健康长寿，是国家富强、民族振兴的重要标志，也是全国各族人民的共同愿望。

一、健康的内涵

世界卫生组织对健康的定义是：健康（health）是身体上、精神上和社会适应上的完好状态，而不是消除疾病和虚弱。20 世纪 70 年代，开始着重于从生活及环境质量方面来促进健康发展，对健康的要求有了进一步的提高。

身体上的完好状态是指身体结构、功能和代谢的正常；精神上的完好状态是指人的情绪、心理、学习、记忆及思维等处于正常状态，表现为精神饱满、乐观向上，愉快地生活、学习和工作，能应对紧急的事件，处理复杂的问题；社会适应上的完好状态是指人的行为与社会道德规范相吻合，能保持良好的人际关系，能在社会中承担合适的角色。

健康不仅是身体上的完好，还包括精神心理上和社会适应上的完好状态，后两者对于人类尤为重要。精神和社会适应上长期不健康的状态，也会引起躯体疾病；反之，长期躯体疾病的折磨也可引发精神心理上和社会适应上的障碍。

根据世界卫生组织的评估，健康和生活质量与生活方式密切相关。常见的心脑血管疾病、代谢性疾病、骨关节疾病、超重、暴力等问题，都可能由于不健康的生活方式引起。生活方式作为健康的一个重要因素必须得到高度重视。

党的二十大强调推进健康中国建设，把保障人民健康放在优先发展的战略位置，健康是促进人民全面发展的必然要求，是民族昌盛和国家强盛的重要标志。习近平总书记指出，健康是幸福生活最重要的指标，健康是 1，其他是后面的 0。

二、亚健康状态

亚健康状态是指介于健康和疾病之间的中间状态，又称第三状态。除了少数意外损伤可以使人体在瞬间从健康状态进入疾病状态外，人体的代谢、功能、结构从健康到疾病的转变，大都有一个从量变到质变的或长或短的亚健康过程。在这个过程中，机体各系统的生理功能和代谢过程活力降低，适应与恢复能力减退，周身疲乏无力，情绪低落颓丧，肌肉关节酸痛，消化功能减退，可有接近临界水平的高血压、高血脂、高血黏度及免疫功能紊乱。慢性疲劳综合征、经前期综合征、更年期综合征等均属于亚健康状态。亚健康状态具有动态性和两重性，对亚健康状态的重视和调控可影响其或回归健康或转向疾病。

三、疾病的内涵

人类对疾病的认识经历了漫长的历史过程。古希腊医学家希波克拉底的液体病理学说提出，疾病是由于体内血液、黏液、黑胆汁、黄胆汁等四元素失衡而致。我国中医学说则认为，疾病是机体阴阳五行动态平衡的失调。

目前，现代医学认为，疾病（disease）是机体在外界和体内某些致病因素作用下，因自稳态调节紊乱而发生的生命活动异常，使机体组织、细胞产生病理变化，出现各种症状、体征及社会行为的异常。病理变化是指疾病时机体发生的功能、代谢和形态结构的异常改变。如炎症、休克、心力衰竭等。症状是指患者主观上的异常感觉和病态改变，如疼痛、乏力、精力不集中、周身不适、恶心、畏寒等。体征是疾病的客观表现，能用临床检查的方法查出，如肝脾肿大、心脏杂音、神经反射异常等。社会行为是指人际交往、劳动等作为社会成员的活动，如社会活动能力下降、孤独、烦躁、行为异常等（图9-1）。

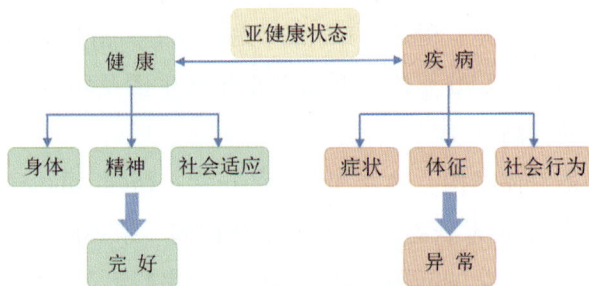

图9-1 健康、疾病与亚健康

第二节 病因学

病因学主要研究疾病发生的原因与条件。

一、疾病发生的原因

疾病发生的原因（简称病因）是指引起疾病必不可少的，赋予疾病特征或决定疾病特异性的因素。病因种类繁多，一般可分成以下几类。

（一）生物性因素

主要包括病原微生物（如细菌、病毒、真菌等）和寄生虫。这类病因引起各种感染性疾病，其致病性取决于病原体侵入的数量、毒性及侵袭力，亦与机体本身的防御能力强弱有关。

（二）理化因素

主要包括高温（或寒冷）、高压（或突然减压）、电离辐射、机械力、噪声、强酸、强碱及毒物等，其致病性主要取决于理化因素本身的作用强度、部位及持续时间，而与机体的反应性关系不大。

（三）遗传因素

遗传因素指染色体或基因等遗传物质畸变或变异引起疾病。遗传易感性指遗传因素所决定的个体患病风险。

（四）先天因素

先天因素指那些损害胎儿发育的因素，而由先天因素引起的疾病被称先天性疾病。

（五）环境生态因素

自然资源的过度开发，废水、废气、废渣处理不善而造成的生态平衡破坏及恶化，大气、水和土壤的污染，已成为危害人类健康、导致疾病发生的重要因素。

（六）营养因素

各种营养因素（如糖、脂肪、蛋白质、维生素、无机盐等）、某些微量元素（氟、硒、锌、碘等）以及纤维素是维持生命活动必需的物质，摄入不足或过多时都可引起疾病。

（七）免疫因素

免疫反应过强、免疫缺陷或自身免疫反应等免疫因素均可对机体造成影响。

（八）心理和社会因素

随着生物医学模式向生物－心理－社会医学模式的转换，心理和社会因素在疾病发生发展中的作用日益受到重视。心理和社会因素不但可以引起精神障碍性疾病，而且可以导致病理性的疾病。

二、疾病发生的条件

条件是指能促进或减缓疾病发生的某种机体状态或自然环境。条件本身不引起疾病，但可影响病因对机体的作用。例如，夏季天气炎热有利于细菌传播、消化液分泌减少、生冷食物摄取过多，这些可促进致病菌在胃肠道的繁殖。因此，"炎热"作为条件可促进消化道传染病的发生。此外，年龄和性别也可作为某些疾病发病的条件。

有些疾病的发生有明显的诱因，即能加强病因的作用而促进疾病发生发展的因素。如肺部感染、妊娠等常常是心脏病患者发生心力衰竭的诱因。有些因素与特定疾病的发生发展明显相关，但又不宜归类于上述病因，被称危险因素，如高血脂、高血压、吸烟等是动脉粥样硬化的危险因素。

原因和条件在不同疾病中可相互转化。例如，营养不良是肺结核发生的条件，但又是营养不良症的原因。重视对疾病病因和条件的研究，对疾病的预防有重要意义。

第三节　发病学

发病学主要研究疾病发生的规律和机制。不同疾病均有其特定的发生机制和发展规律，本节仅讨论疾病发生发展的一般规律及基本机制。

一、疾病发生发展的一般规律

疾病发生发展的一般规律指各种疾病过程中一些普遍存在的共同规律，现归纳如下：

（一）损伤与抗损伤

对损伤做出抗损伤反应是生物体的重要特征，也是生物体维持生存的必要条件。在疾病发生发展的过程中，损伤和抗损伤作用常常同时出现，贯穿始终且不断变化。以烧伤为例，高温引起皮肤、组织坏死，组织液大量渗出可导致循环血量减少、血压下降等损伤性变化；与此同时，机体启动抗损伤反应，如白细胞增加、微动脉收缩、心率加快、心输出量增加等。如果损伤较轻，则通过各种抗损伤反应和恰当的治疗，机体即可恢复健康；反之，若损伤较重，又无恰当和及时的治疗，则病情恶化。可见，损伤和抗损伤反应的斗争及力量对比常常影响疾病的发展方向和转归。

值得提出的是，损伤和抗损伤之间无严格的界限，可相互转化。例如，在严重失血性休克早期，微小动脉收缩有助于血压的维持，但若收缩时间过久，就会加重组织器官的缺血、缺氧损伤和功能障碍。由于不同疾病中损伤与抗损伤反应的差异，构成了各种疾病的不同特征。在疾病的防治中，应尽量支持和加强抗损伤反应，减轻和消除损伤反应。

（二）因果交替

因果交替指疾病发生发展的过程中，由原始病因作用于机体所产生的结果又作为病因，引起新的结果。这种因果的相互转化常常促进疾病的恶化，导致恶性循环。例如，由不同原因引起的失血性休克中组织血液灌流量进行性下降的过程，是因果交替导致恶性循环而加重损伤的典型范例。

由于原因和结果的相互转化和交替，有些疾病一旦发生（如放射性损伤引起的肺纤维化），或进展到一定程度后（如高血压引起的慢性肾病），即使原始病因不存在时，通过因果交替规律仍可推动疾病的进展。因此，作为医务工作者，揭示不同疾病中因果交替的内在机制、及时发现并打断这种恶性循环，便可使疾病朝着有利于机体健康的方向发展。

（三）局部和整体

疾病可表现为局部变化或全身变化或二者兼有。局部病变可通过神经体液途径影响整体，而机体的全身功能状态也可通过神经和体液途径影响局部病变的发展。例如，毛囊炎（疖）可引起局部充血、水肿等炎症反应，还可通过神经体液途径引起白细胞升高、发热、寒战等全身表现。如果体质强壮、身体功能状态良好，加以适当的抗感染治疗，局部的疖可很快痊愈；反之，也可引起全身性感染，严重时引起脓毒血症等严重后果。有些局部病变是全身性疾病的表现，如糖尿病患者局部皮肤瘙痒、溃烂，是全身性血糖持续升高的毒性反应，此时若单纯给予局部治疗而不整体控制血糖，则不会得到预期效果。因此，医务工作者应善于识别局部和整体病变之间的主从关系，抓住主要矛盾进行妥善处理。

二、疾病发生发展的基本机制

疾病发生的基本机制是指参与许多疾病形成的共同机制，它是个别疾病特殊机制的综合。在这些错综复杂的机制中，神经、体液、细胞和分子水平的调节是所有疾病发生发展过程中存在的共同机制。

（一）神经机制

神经系统在人体生命活动的维持和调控中起主导作用，许多致病因素通过改变神经系统的功能而影响疾病的发生发展。

（二）体液机制

体液是维持机体内环境的重要因素。疾病中的体液机制是指致病因素通过改变体液因子的数量和活性，引起内环境紊乱而致病的过程。在许多疾病的发生发展中，神经机制常常与体液机制共同参与，被称为神经体液机制。

（三）细胞机制

细胞是生物体最基本的结构、功能单位，致病因素可损伤细胞的代谢、功能和结构，从而引起细胞的自稳调节紊乱。

（四）分子机制

细胞的生命活动由分子执行，因此在疾病过程中细胞的损伤均涉及分子的变化。

第四节　疾病的转归

疾病的转归指疾病发展的结局，包括完全康复、不完全康复及死亡。其走向取决于病因的类型、损伤程度、机体抗损伤反应的能力，以及是否合理而及时的治疗方案等因素。

一、完全康复

完全康复即痊愈，是指病因祛除后，疾病的症状和体征完全消失，各系统器官的代谢、功能、结构均恢复正常，从而使人的躯体、精神和心理状态与社会环境之间重新达到平衡。

临床上，大多数疾病都可完全康复，某些传染病痊愈后还会使机体获得免疫力。有些疾病是自限性疾病，即使不经治疗，机体也可在一定时间内完全恢复健康。大多数疾病需采取积极而适当的治疗方能痊愈。

二、不完全康复

不完全康复是指疾病时的损伤性变化已经得到控制，但基本病理变化尚未完全消失。机体通过各种代偿机制可以维持相对正常的生命活动，主要症状消失，有时可留后遗症。

不完全康复的后果：一为疾病复发留下了隐患。当机体免疫力下降或外界环境剧烈变化时，机体抗损伤反应减弱，导致疾病复发。二是留下了某种不可修复的病变。如烧伤愈合留下的瘢痕，心内膜炎治愈后留下的心瓣膜粘连，脊髓灰质炎或脑血管意外引起的肢体运动障碍等后遗症。

如机体肢体、语言、听力、精神、智力等存在长期缺损即为残疾。残疾是人类的一种生存状态。人类在生命各个阶段都可能出现暂时或永久性的损伤及相应的功能障碍，尤其是老年阶段。

康复（rehabilitation）是指综合、协同地将各种措施（医学、社会、教育和职业等）应用于残疾者和功能障碍者，使其功能恢复至最佳水平，从而达到个体最佳生存状态。康复能增强患者的自理和自立能力及生活信心，提高其生存质量。由此可见，有关功能障碍的康复医疗与每个人密切相关，在不完全康复中具有重要意义。

三、死亡

死亡 (death) 是生命活动过程的必然结局，在临床上，医护工作者常把心跳和呼吸的永久性停止作为死亡的标志（即心肺死亡模式）。然而，随着起搏器、呼吸机等复苏技术的普及和不断进步，上述"心肺死亡"判断模式面临挑战。1968 年，美国哈佛大学医学院死亡定义审查特别委员会正式提出将脑死亡作为人类个体死亡的判断标准。

脑死亡是指全脑功能（包括大脑、间脑和脑干）不可逆的永久性丧失以及机体作为一个整体功能的永久性停止。自从脑死亡概念提出以来，多个国家相继制定了脑死亡标准，其基本内容均与"哈佛标准"相同或相似，即：①自主呼吸停止；②不可逆性深度昏迷；③脑干神经反射消失（如瞳孔散大或固定、瞳孔对光反射、角膜反射、咳嗽反射、吞咽反射等均消失）；④脑电波消失；⑤脑血液循环完全停止。

脑死亡需与"植物人"相区别。后者是指大脑皮层功能严重受损导致主观意识丧失，但仍保留皮层下中枢功能的一种状态。植物人脑干功能正常，昏迷是由于大脑皮层受到严重损害或处于突然抑制状态，因此患者可以有自主呼吸、心跳和脑干功能。

安乐死是指患有不治之症的患者在濒死状态下，为了免除其精神和躯体上的极端痛苦，用医学方法结束生命。安乐死涉及诸多的医学、社会学和伦理学问题尚未解决，因此许多国家（包括我国）尚未通过立法施行。

思考题

1. 健康的概念。
2. 疾病的概念。
3. 完全康复的概念。
4. 不完全康复的概念。
5. 脑死亡的概念和标准。

第十章
病原生物

第一节　概述

病原生物是指自然界中可造成人类和动物病害的微小生物，包括病原微生物和人体寄生虫（图 10-1）。**病原生物学（pathogen biology）**是研究病原生物的生物学特性、致病机制、机体的抗感染免疫及其所致疾病的特异性诊断和防治方法的一门学科，包括医学微生物学和人体寄生虫学。

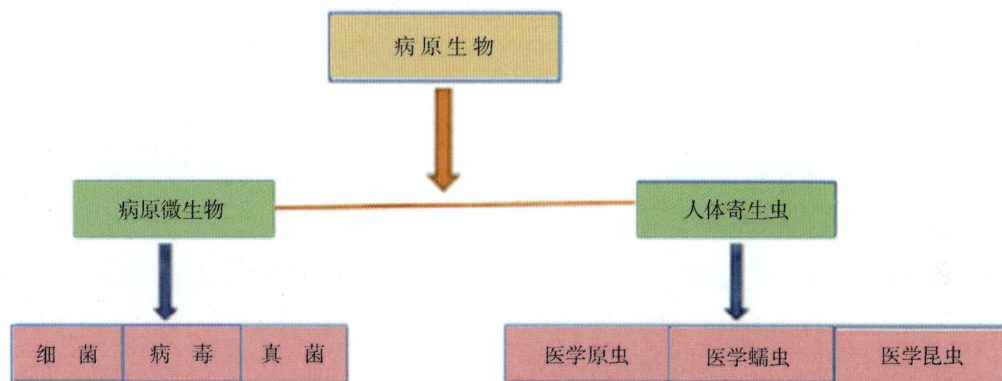

图10-1　病原生物范畴示意图

一、医学微生物学

（一）微生物与医学微生物学

微生物（microorganism）是指存在于自然界的一群大多数体积微小、结构简单、肉眼直接看不见，必须借助光学显微镜或电子显微镜放大数百倍、数千倍甚至数万倍才能观察到的微小生物。

微生物种类繁多，有数十万种，按其大小、结构和组成等不同可分为三类（表 10-1）。

1.非细胞型微生物　是最小的一类微生物。无典型的细胞结构和产生能量的酶系统，仅由蛋白质和单一核酸（DNA 或 RNA）等组成，只能在易感的活细胞内增殖。病毒属此类。

2.原核细胞型微生物　该类微生物的原始核呈环状裸 DNA 团块，无核膜和核仁。细胞内除核糖体外无其他细胞器。包括细菌、支原体、衣原体、立克次体、螺旋体和放线菌。

3.真核细胞型微生物 细胞核分化程度高，有核膜、核仁和染色体，胞质内有核糖体、线粒体、内质网、高尔基体等完整的细胞器。真菌属此类。

表 10-1 三类微生物特点比较

类型	细胞结构	细胞器	核酸	培养
非细胞型微生物	无	无	DNA/RNA	活细胞
原核细胞型微生物	无核膜、核仁	缺乏	DNA、RNA	培养基、活体
真核细胞型微生物	真核	完整	DNA、RNA	培养基

微生物广泛分布于自然界（土壤、空气、水等）、各种物体表面、机体体表及其与外界相通的腔道中。绝大多数微生物对人类和动植物有益而无害。在人类的生产和生活过程中，微生物已被应用于农业、工业、环保、医药、生命科学等许多领域。少数微生物能引起人类和动物、植物的病害，这些致病性微生物被称病原微生物或致病微生物。

正常微生物群 即正常人的体表及与外界相通的腔道中寄居着的不同种类和数量的微生物，通常对人体无害而有益，简称正常菌群（表 10-2）。一般情况下，正常菌群在数量及种类比例上维持稳定状态，其与宿主和环境之间相互依赖、相互制约，形成一种微生态平衡状态，对维持人体健康有重要作用。其主要生理作用为生物拮抗作用、营养作用、免疫作用和抗衰老作用。

表 10-2 人体常见正常菌群

部位	主要菌类
皮肤	葡萄球菌、铜绿假单胞菌、丙酸杆菌、类白喉棒状杆菌、分枝杆菌、白假丝酵母菌
口腔	葡萄球菌、链球菌、乳杆菌、奈瑟菌、类白喉棒状杆菌、白假丝酵母菌、放线菌、螺旋体
鼻咽腔	葡萄球菌、铜绿假单胞菌、链球菌、奈瑟菌、类杆菌、变形杆菌
外耳道	葡萄球菌、铜绿假单胞菌、类白喉棒状杆菌、非致病性分枝杆菌
肠道	大肠埃希菌、变形杆菌、葡萄球菌、双歧杆菌、产气肠杆菌、铜绿假单胞菌、乳杆菌、产气荚膜梭菌、破伤风梭菌、类白喉棒状杆菌、白假丝酵母菌
眼结膜	葡萄球菌、干燥棒状杆菌、奈瑟菌
尿道	葡萄球菌、类白喉棒状杆菌、非致病性分枝杆菌
阴道	乳杆菌、类白喉棒状杆菌、白假丝酵母菌

微生物学（microbiology） 是研究微生物的形态、结构、生命活动的规律及其与人类、动物、植物、自然界等相互关系的一门科学，是生命科学中的一门重要学科。

医学微生物学（medical microbiology） 是微生物学的一个分支，研究与医学有关的病原微生物的生物学性状、致病与免疫机制、检查方法及防治措施的一门基础医学课程。包括细菌学、病毒学和真菌学三部分。

（二）医学微生物学发展简史

医学微生物学的发展经历了一个漫长的过程，大致可分为三个时期：经验微生物学时期、实验微生物学时期、现代微生物学时期。医学微生物学在现代生命科学中的重要性与日俱增，在其发展过程中，有许多科学家作出了重要贡献。我国学者汤飞凡在 1956 年利用鸡胚卵黄囊分离培养沙眼衣原体成功，并用自己的眼睛做实验，证明了ＴＥ8对人类的致病性，为人类的健康作出了重大贡献。虽然医学微生物学领域的研究取得了巨大成就，但病原体在不断变异，新病原体不断出现，因此控制病原微生物的感染、保护人类健康仍将是人们不断努力的目标。

二、人体寄生虫学

在医学病原生物学中，习惯上将人体寄生虫单列一类，人体寄生虫学知识详见第十章第五节。

第二节 细菌

一、细菌的形态与结构

细菌是原核细胞型微生物，广泛存在于自然界中，以二分裂方式进行无性繁殖。

（一）细菌的大小与形态

细菌的大小一般以微米（μm）为测量单位。观察细菌最常用的仪器是光学显微镜。不同种类的细菌大小和形态不一，同一种细菌也可因菌龄和环境因素的影响而有差异。

细菌按其外形，可分为球菌、杆菌和螺形菌三大类（图10-2）。

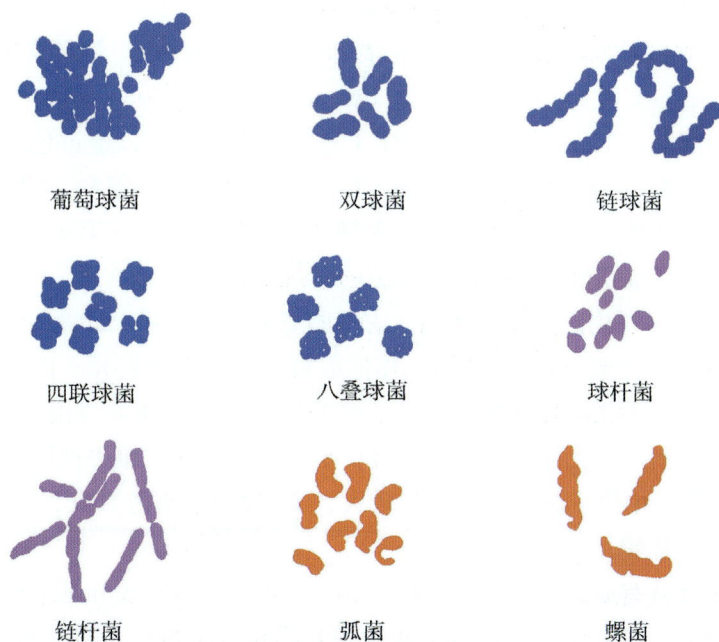

葡萄球菌	双球菌	链球菌
四联球菌	八叠球菌	球杆菌
链杆菌	弧菌	螺菌

图10-2 细菌基本形态示意图

1. 球菌 多数球菌直径在1μm左右，单个细菌呈球形或近似球形。根据其繁殖时分裂平面不同和分裂后菌体之间相互粘连程度不同，可分为双球菌、链球菌、葡萄球菌、四联球菌、八叠球菌等。

2. 杆菌 单个细菌呈杆状。其大小、长短、粗细差异较大。

杆菌形态多数呈直杆状，也有的菌体稍弯曲。有的呈链状排列称链杆菌。菌体两端多钝圆，少数两端平齐（如炭疽芽胞杆菌）或尖细（如梭杆菌）。有的菌体短小称球杆菌，有的两端膨大呈棒状称棒状杆菌，有的呈分枝生长趋势称分枝杆菌，有的末端常呈分叉状称双歧杆菌。

3. 螺形菌 单个菌体呈弯曲或螺旋状，根据菌体弯曲特点分为两类。

（1）弧菌 菌体只有一个弯曲，体短呈弧形或逗点状，如霍乱弧菌。

（2）螺菌 菌体有两个以上弯曲，呈螺旋状，如鼠咬热螺菌。有的菌体细长弯曲，呈弧形或螺旋形，称螺杆菌，如幽门螺杆菌。

（二）细菌的结构

细菌的结构包括基本结构和特殊结构。基本结构是所有细菌都具有的，包括细胞壁、细胞膜、细胞质及核质。有些细菌还具有特殊结构，如荚膜、鞭毛、菌毛、芽胞。

1. 细菌的基本结构

（1）细胞壁 是细菌最外层结构，坚韧有弹性，成分复杂。主要功能是：维持细菌固有外形；保护细菌抵抗低渗外环境；与细胞膜共同完成胞内外的物质交换；细胞壁上有多种抗原决定簇，决定细菌的免疫原性。

用革兰染色法（Gram stain）可将细菌分为革兰阳性（G^+）菌和革兰阴性（G^-）菌两大类，两类细菌细胞壁组成有较大差异。二者共有组分为肽聚糖，但分别拥有各自的特殊组分。

肽聚糖： 又称黏肽，是 G^+ 菌细胞壁主要成分，可多达 50 层，占细胞壁干重的 50% ～ 80%，是抵抗胞内高渗透压、维持菌体外形的主要成分。凡能破坏肽聚糖结构或抑制其合成的物质，都具有抑菌或杀菌的作用。

G^+ 菌的肽聚糖由聚糖骨架、四肽侧链和五肽交联桥三部分组成。聚糖骨架由 N- 乙酰葡糖胺（N-acetylglucosamine，G）和 N- 乙酰胞壁酸（N-acetylmuramic acid，M）交替间隔排列，经 β -1,4 糖苷键连接而成。在 N- 乙酰胞壁酸分子上连接四肽侧链，以金黄色葡萄球菌为例，其四肽侧链的氨基酸依次是 L- 丙氨酸、D- 谷氨酸、L- 赖氨酸和 D- 丙氨酸，第 3 位的 L- 赖氨酸通过一条由 5 个甘氨酸组成的交联桥连接于相邻聚糖骨架上的四肽侧链第 4 位的 D- 丙氨酸上，构成机械强度十分坚韧的三维立体结构。

G^- 菌细胞壁肽聚糖含量少，仅 1 ～ 2 层，占细胞壁干重的 5% ～ 20%，仅由聚糖骨架和四肽侧链两部分构成。其聚糖骨架与 G^+ 菌相同，其他成分和结构有所差异。以大肠埃希菌为例，四肽侧链中第 3 位氨基酸不是 L- 赖氨酸，而是二氨基庚二酸（DAP）与相邻四肽侧链末端的 D- 丙氨酸通过酰胺键直接相连，无五肽交联桥连接，形成较松散的二维平面网状结构，机械强度较弱。其他细菌的四肽侧链中第三位氨基酸变化较大，大多数 G^- 菌为 DAP，而 G^+ 菌可以是 DAP、L- 赖氨酸或其他 L- 氨基酸。

革兰阳性菌细胞壁特有成分： 细胞壁较厚，20 ～ 80nm，主要成分是肽聚糖，其余成分是磷壁酸，穿插于肽聚糖中，按其结合部位分壁磷壁酸和膜磷壁酸两种。磷壁酸具有很强的抗原性，是 G^+ 菌重要的表面抗原。

革兰阴性菌细胞壁特有成分： 细胞壁较薄，10 ～ 15nm，其化学组成较复杂。在肽聚糖层之外是外膜，为 G^- 菌胞壁特有的主要结构，约占胞壁干重的 80%，由内向外依次为脂蛋白、脂质双层、脂多糖（LPS）。LPS 位于细胞壁最外层，由内向外依次由脂质 A、核心多糖和特异多糖三部分组成。LPS 对人和动物具有很强的毒性作用，是 G^- 菌的主要致病物质。外膜具有细胞内外物质交换的作用，还能阻止大分子物质如抗体、溶菌酶、某些抗生素等进入细胞内。

G^+ 菌和 G^- 菌细胞壁结构的不同导致两类细菌在染色性、抗原性、致病性及对药物的敏感性等方面有很大差异（表 10-3）。如青霉素能抑制 G^+ 菌肽聚糖的五肽交联桥，使细菌不能合成完整的肽聚糖；溶菌酶可水解聚糖骨架的 β–1,4 糖苷键而裂解细菌。G⁻ 菌肽聚糖层数少、没有五肽交联桥，且有外膜保护，故青霉素和溶菌酶对其一般无明显杀菌作用。

表 10-3 革兰阳性菌与革兰阴性菌细胞壁结构比较

	G⁺菌	G⁻菌
厚度（nm）	厚（20～80）	薄（10～15）
强度	较坚韧	较疏松
肽聚糖层数	可多达50层	1～2层
肽聚糖（细胞干重%）	50～80	5～20
脂类含量（细胞干重%）	1～4	11～22
磷壁酸	+	−
外膜	−	+
溶菌酶作用	被破坏	多不受影响
青霉素作用	敏感	多不敏感

细菌细胞壁缺陷型（细菌 L 型）：在某些情况下，细菌的细胞壁合成受到抑制或遭到破坏时，细菌并不一定死亡，只是不能维持固有的形状，呈现多形性，此称为细胞壁缺陷型或 L 型，这往往是细菌产生耐药性的重要原因。

（2）细胞膜　细菌细胞膜为半渗透性的生物膜，其结构与真核细胞膜相似，由磷脂和多种蛋白质组成，但不含固醇类物质。其主要功能有物质转运、呼吸和分泌、生物合成、参与细菌的分裂等。

（3）细胞质　基本成分是水、蛋白质、核酸和脂类以及少量糖和无机盐。细胞质中核酸主要是 RNA，易被碱性染料着色。细胞质含有多种酶系统，是细菌新陈代谢的主要场所。细胞质中超微结构主要有核糖体、质粒、胞质颗粒等。①核糖体：又称核蛋白体，是细菌合成蛋白质的场所，每个菌体内可有数万个。②质粒：是染色体以外的遗传物质，为双股环状闭合的 DNA，控制着某些遗传性状，如性菌毛、细菌素、毒素和耐药性的产生等，而非细菌生长所必须，与细菌的遗传变异密切相关。③胞质颗粒：是细菌贮藏能量和营养的场所，包括糖原、淀粉等多糖、脂类、磷酸盐等。颗粒的大小、数量常随菌种、菌龄及环境而异。不同细菌可含有不同种类的胞质颗粒，胞质颗粒用亚甲蓝染色时着色较深，称异染颗粒，如白喉棒状杆菌的异染颗粒常排列在菌体两端，可鉴别细菌。

（4）核质　又称拟核或核区，为裸露的双股 DNA，无核膜、核仁，在细胞质中有固定的区域，是细菌的主要遗传物质。

2. 细菌的特殊结构

（1）荚膜　是某些细菌细胞壁外形成的黏液性物质（厚度 ≥ 0.2μm），普通光镜下可见，厚度小于 0.2μm 者称微荚膜。其化学成分为多糖或多肽。荚膜具有保护细菌抗吞噬功能，可增强细菌的侵袭力。荚膜用普通染色法不易着色，在光镜下只能观察到菌体周围呈透明圈（图 10-3）。

一般在人和动物体内或营养丰富的培养基中容易形成荚膜，有荚膜的细菌形成光滑（smooth，S）型或黏液（mucoid，M）型菌落，失去荚膜后菌落则变为粗糙（rough，R）型。

（2）鞭毛　是附着于某些菌体体表的细长弯曲的丝状物。鞭毛是细菌的运动器官，一些细菌的鞭毛与致病性有关。鞭毛的化学组成是蛋白质，具有较强的抗原性，称鞭毛（H）抗原，可用于鉴别细菌和协助诊断疾病。根据鞭毛的数目和部位，可将鞭毛菌分为四类：单毛菌、双毛菌、丛毛菌和周毛菌（图 10-4、图 10-5、图 10-6）

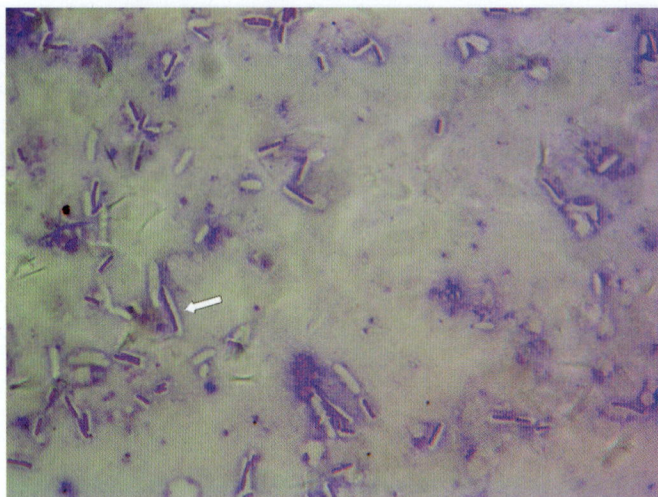

图10-3　细菌的荚膜（×1000）

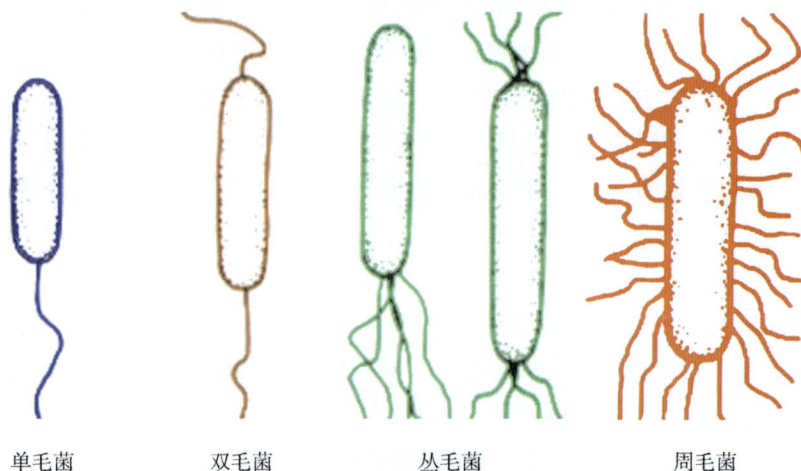

单毛菌　　　　　双毛菌　　　　　丛毛菌　　　　　周毛菌

图10-4　细菌鞭毛的类型

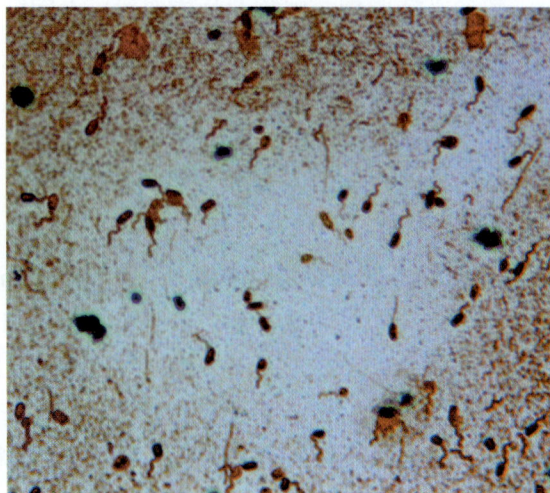

图10-5　单鞭毛（×1000）

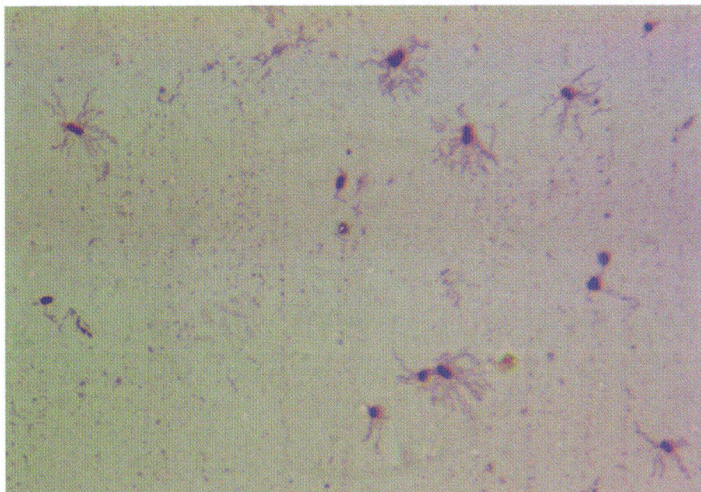

图10-6　周鞭毛（×1000）

（3）**菌毛**　多见于 G⁻ 菌和少数 G⁺ 菌，是附着于菌体表面短、细而直的丝状物，必须借助于电镜才能观察到。菌毛的化学组成是蛋白质，具有抗原性。根据菌毛的形态、结构和功能，可将其分为普通菌毛和性菌毛两类。普通菌毛遍布于菌体表面，数目较多，有黏附作用，与细菌的致病性有关。性菌毛比普通菌毛粗而长，为中空管状，仅 1～4 根，由 F 质粒编码，可通过接合方式在细菌间传递遗传物质。

（4）**芽胞**　是某些细菌在一定条件下，胞质脱水浓缩，在菌体内形成多层膜状结构的圆形或卵圆形小体。产生芽胞的细菌多是 G⁺ 菌。芽胞的大小、位置、形态因菌种而异，可用于鉴别细菌。

芽胞是在不利的环境条件下形成的，是细菌的休眠状态。当环境适宜时，芽胞又能发芽成一个菌体，称繁殖体。一个繁殖体只能形成一个芽胞，芽胞发芽也只能形成一个繁殖体。芽胞的抵抗力很强，在自然界可存活几年至几十年，对热、干燥、辐射及化学消毒剂均有较强的抵抗力。因此，医学上手术器械、敷料及注射器等的灭菌，应以芽胞是否被杀死作为消毒灭菌效果的指标。杀灭芽胞最可靠的方法是高压蒸汽灭菌法。

（三）细菌的形态学检查方法

1. 不染色标本检查法　细菌标本不经染色，采用悬滴法或压滴法在光镜下观察运动及繁殖方式，主要用于观察细菌的动力。缺点是分辨率低，难以清晰地观察细菌形态和结构。

2. 染色标本检查法　细菌染色多用碱性染料（如结晶紫、亚甲蓝等），这是由于细菌的等电点较低（pI 值为 2～5），故在中性环境中带负电荷，易与带正电荷的碱性染料结合而着色。有单染法、复染法（如革兰染色法、抗酸染色法等）和特殊染色法（如荚膜染色法、鞭毛染色法、芽胞染色法等）。

二、细菌的生理与人工培养

（一）细菌的生长繁殖

1. 生长繁殖的条件　主要包括以下条件（图 10-7）。

（1）**营养物质**　充足的营养物质可以为细菌的新陈代谢及生长繁殖提供必要的原料和充足的

能量。细菌所需的营养成分主要包括水、碳源、氮源、无机盐和生长因子等。

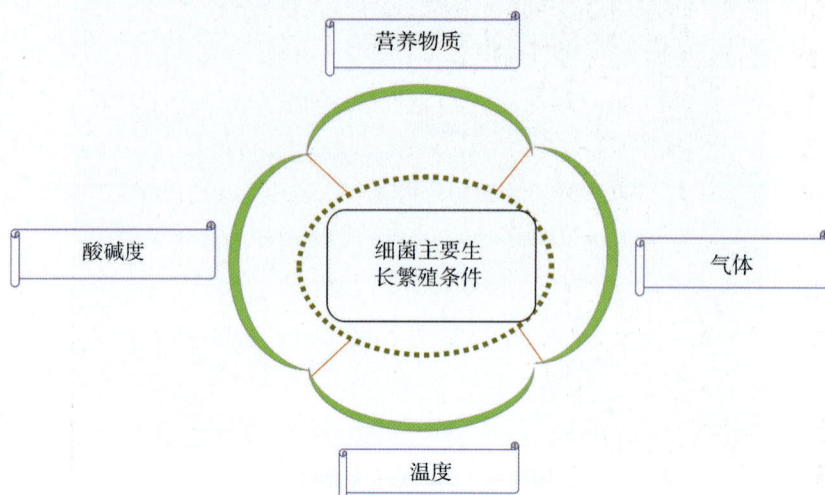

图10-7 细菌主要生长繁殖条件示意图

（2）酸碱度 多数病原菌最适生长 pH 为 7.2 ~ 7.6；个别细菌如霍乱弧菌最适 pH 为 8.4 ~ 9.2，结核分枝杆菌最适 pH 为 6.5 ~ 6.8。

（3）温度 病原菌在长期进化过程中适应人体环境，最适生长温度与人的体温相近，即 37℃。

（4）气体 细菌生长繁殖所需要的气体主要是氧气和二氧化碳。根据细菌代谢时对氧的需要情况分为专性需氧菌、微需氧菌、专性厌氧菌和兼性厌氧菌，大多数病原菌属于兼性厌氧菌。

2. 生长繁殖方式与规律

（1）细菌个体的生长繁殖 细菌一般以二分裂方式进行无性繁殖。在适宜条件下，多数细菌繁殖速度很快，20 ~ 30 分钟繁殖一代。但也有些细菌繁殖速度慢，如结核分枝杆菌需 18 ~ 20 小时繁殖一代。

（2）细菌群体的生长繁殖 将一定数量的细菌接种于适宜的液体培养基中，连续定时取样以检查活菌数，可发现其生长过程的规律性。以大肠埃希菌为例，培养时间为横坐标，培养物中活菌数的对数为纵坐标，可绘制出一条生长曲线（图 10-8）。

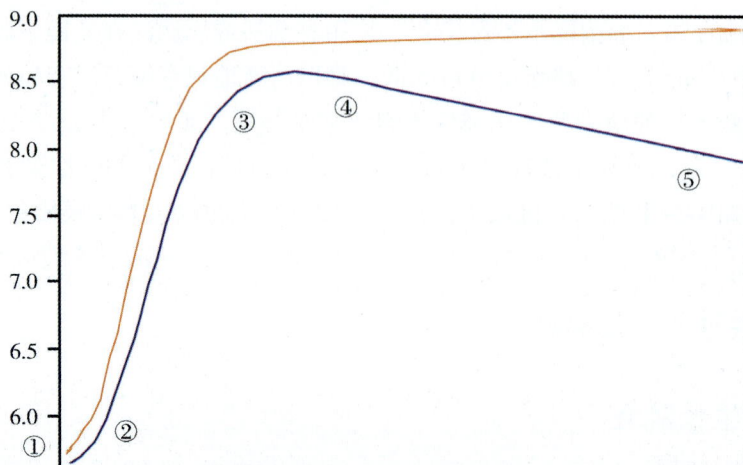

①~②：迟缓期；②~③：对数期；③~④：稳定期；④~⑤：衰亡期

图 10-8 大肠埃希菌的生长曲线

根据生长曲线，细菌的群体生长繁殖可分为4期。

1）迟缓期：为细菌进入新环境后的短暂适应阶段。该期菌体增大、代谢活跃，为细菌的分裂繁殖合成并积累充足的酶、辅酶和代谢产物；但分裂迟缓，繁殖极少。一般为1～4小时。

2）对数期：细菌在该期生长迅速，活菌数以恒定的几何级数增长，生长曲线图上细菌数的对数呈直线上升，达到顶峰状态。此期细菌的形态、染色性、生理活性等都较典型，对外界环境因素的作用敏感。因此，研究细菌的生物学性状（形态染色、生化反应、药敏试验等）应选用该期的细菌。一般细菌对数期在培养后的8～18小时。

3）稳定期：由于培养基中营养物质消耗，有害代谢产物积聚，该期细菌繁殖速度渐减，死亡数逐渐增加，细菌形态、染色性和生理性状常有改变。一些细菌的外毒素、抗生素等代谢产物及芽胞大多在此期产生。

4）衰亡期：稳定期后细菌繁殖越来越慢，死亡数越来越多，并超过活菌数。该期细菌形态显著改变，出现衰退型或菌体自溶，难以辨认，生理代谢活动也趋于停滞。

细菌生长曲线只有在体外人工培养的条件下才能观察到，对细菌的研究和生产实践均有指导意义。

（二）细菌代谢产物及其意义

1. 分解代谢产物及其意义 各种细菌所具有的酶系统不同，对营养物质的分解能力不一致，其代谢产物亦不同。根据此特点，利用生物化学方法来检测细菌代谢产物的试验称细菌的生化反应试验，可用于鉴别细菌。如常用吲哚试验（I）、甲基红试验（M）、VP试验（V）和枸橼酸盐利用试验（C）四项试验（总称IMViC）鉴定肠道杆菌。

2. 合成代谢产物及其意义 细菌主要合成代谢产物如图10-9。

（1）热原质 或称致热原，为注入人体或动物体内能引起发热反应的多糖物质。产生热原质的细菌是革兰阴性菌（如脂多糖）和少数革兰阳性菌。热原质耐高温，高压蒸汽灭菌也不被破坏。

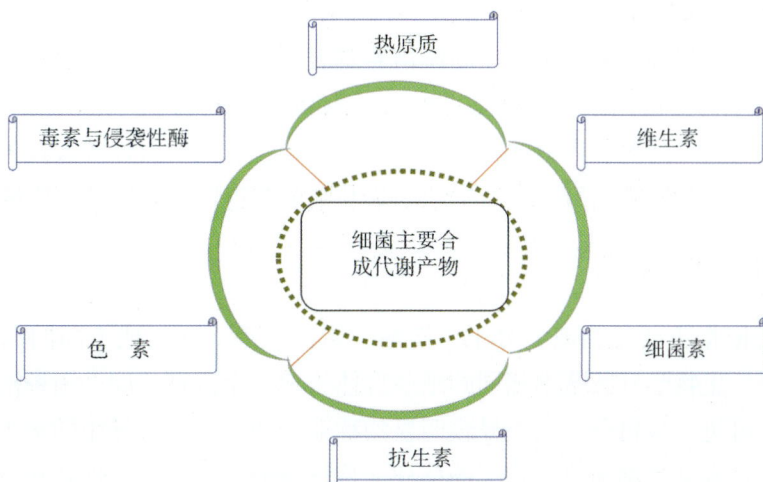

图10-9 细菌主要合成代谢产物示意图

（2）毒素与侵袭性酶 细菌产生毒素和具有侵袭性的酶，在细菌致病作用中甚为重要，如霍乱弧菌的肠毒素、链球菌的透明质酸酶等（详见四、细菌感染与免疫）。

（3）色素　某些细菌能产生不同颜色的色素，有助于鉴别细菌。分为水溶性和脂溶性两类：前者如铜绿假单胞菌产生的色素使培养基或感染的脓液呈绿色；后者不溶于水，只存在于菌体，使菌落显色而培养基颜色不变，如金黄色葡萄球菌的色素。

（4）抗生素　某些微生物在代谢过程中产生，能抑制或杀死某些微生物或肿瘤细胞的物质，称抗生素。

（5）细菌素　某些菌株产生的一类具有抗菌作用的蛋白质称细菌素。细菌素与抗生素不同的是作用范围狭窄，仅对与产生菌有亲缘关系的细菌有杀伤作用。细菌素在治疗上的应用价值已不被重视，但可用于细菌分型和流行病学调查。

（6）维生素　细菌能合成某些维生素，除供自身需要外，还能分泌至周围环境中。例如人体肠道内的大肠埃希菌，其合成的 B 族维生素和维生素 K 可被人体吸收利用。

（三）细菌的人工培养

1. 培养基　是根据细菌生长繁殖的需要，按一定比例配制经灭菌而成的无菌营养物制品。培养基按用途可分为基础培养基、营养培养基、选择培养基、鉴别培养基、厌氧培养基等。

培养基根据物理性状不同，可分**液体培养基、半固体培养基**和**固体培养基**。三种培养基的成分可完全相同，只要在液体培养基中加入不同浓度的凝固剂（琼脂）即可制成固体培养基和半固体培养基。液体培养基常用于大量繁殖细菌，半固体培养基常用于观察细菌的动力和保存菌种，固体培养基用于分离纯化细菌。

2. 细菌在培养基中的生长现象　将细菌接种于三种不同物理性状的培养基，可观察到不同的生长现象。

（1）液体培养基　多数病原菌在液体培养基中呈现混浊生长或沉淀生长；专性需氧菌则多呈表面生长，形成菌膜。

（2）半固体培养基　用穿刺针将细菌接种于半固体培养基中培养，有鞭毛的细菌沿穿刺线向周围扩散生长，可见培养基呈云雾状，穿刺线模糊不清；无鞭毛的细菌只能沿穿刺线生长，不向周围扩散，培养基仍透明，穿刺线清晰可见。

（3）固体培养基　将细菌划线接种在固体培养基表面，在合适温度下培养一段时间后，出现由单个细菌分裂繁殖而形成肉眼可见的细菌集团，称**菌落（colony）**。不同细菌菌落的大小、颜色、透明度、表面与边缘情况、光滑或粗糙、湿润或干燥、有无溶血性等表现各不相同，有助于鉴别细菌。挑取一个菌落转种到另一个新鲜培养基中则可获得该菌的纯种，称纯培养。

（四）细菌的分类与命名

细菌的分类法依据主要是细菌大分子（核酸、蛋白质等）在组成上的同源性程度。**种**是细菌分类的基本单位。生物学性状基本相同的细菌群体构成一个菌种。同一菌种的各个细菌，在某些方面有些差异，可进一步再分，如差异较明显的称亚种或变种，差异小的则为型。不同来源的同一菌种称菌株。具有某种细菌典型特征的菌株，称该菌的代表菌株。性状相近的若干菌种组成一个菌属。

细菌采用拉丁双名法，前一单词为属名，第一个字母大写；后一单词为种名，第一个字母小写。但中文命名次序与拉丁文相反。例如：*Staphylococcus aureus*，金黄色葡萄球菌；当属名在前面已被提及时，细菌的属名可只用第一个字母代表，如 *S.aureu* 代表金黄色葡萄球菌。

（五）抑制或杀灭微生物的理化因素

微生物广泛存在于自然界中，外界环境因素的变化必定影响其生存和生长繁殖。当营养充分、环境适宜时，其生长繁殖迅速，当环境改变剧烈时，可导致微生物代谢障碍或菌体蛋白变性，使其生长繁殖受到抑制甚至死亡。消毒灭菌就是利用物理或化学因素杀灭微生物，以达到控制和消灭传染病的目的。

1. 消毒灭菌常用术语 消毒、灭菌、防腐、无菌和无菌操作。

（1）消毒 指杀死物体上病原微生物的方法（但不一定能杀死细菌芽胞和非病原微生物）。用于消毒的化学药品称消毒剂。一般消毒剂在常用浓度下只对细菌繁殖体有效，对芽胞则需提高浓度或延长时间。

（2）灭菌 指杀灭物体上所有微生物（包括所有病原微生物和非病原微生物）的方法。

（3）防腐 指抑制微生物的生长繁殖，以防止物品腐败变质的方法。

（4）无菌 指物体上无任何活的微生物存在。

（5）无菌操作或无菌技术 指防止微生物进入人体或物品的操作技术。

2. 物理消毒灭菌法 常用于消毒灭菌的物理因素有热力、紫外线、辐射、超声波、滤过、干燥和低温等。

（1）热力灭菌法 热力可使微生物蛋白质凝固变性、核酸降解、核蛋白体解体等，对微生物有明显的致死作用。热力火菌分干热和湿热两类，在同一温度条件下，湿热灭菌的效果比干热好。

1）干热灭菌法：①**焚烧**：直接点燃或在焚烧炉内焚烧。适用于废弃物品、动物尸体等。②**烧灼**：直接用火焰灭菌，适用于微生物学实验室的接种环、接种针、试管口等的灭菌。③**干烤**：利用干烤箱灭菌，一般加热到 160～170℃，维持 2 小时，适用于耐高温怕潮湿的物品，例如玻璃器皿、瓷器、玻璃注射器等的灭菌。④**红外线**：红外线是一种波长 0.77～1000μm 的电磁波，尤以波长 1～10μm 的热效应最强。但热效应只能在照射到的物体表面产生，因此不能使物体均匀加热。利用红外线烤箱灭菌所需的温度和时间同干烤，此法多用于医疗器械的灭菌。

2）湿热灭菌法：①**巴氏消毒法**，由巴斯德首创而得名。一般 61.1～62.8℃加热 30 分钟或 72℃加热 15～30 秒，多用于酒类和牛乳的消毒。②**煮沸法**，煮沸 100℃维持 5～10 分钟可杀死细菌繁殖体，芽胞则需要 1～2 小时，常用于食具、水等的消毒。③**高压蒸汽灭菌法**，是一种最常用最有效的灭菌方法。在 103.4kPa（1.05kg/cm²）的蒸汽压下，温度可达到 121.3℃，维持 15～20 分钟，即可杀灭包括细菌芽胞在内的所有微生物。常用于一般培养基、生理盐水、手术器械、手术敷料等耐高温、耐湿物品的灭菌。此外，还有流通蒸汽消毒法、间歇蒸汽灭菌法等方法。

（2）紫外线杀菌法 波长 200～300nm 的紫外线具有杀菌作用，其中 265～266nm 最强，与细菌 DNA 的吸收光谱范围一致，使 DNA 一条链上相邻的两个胸腺嘧啶共价结合形成二聚体，干扰 DNA 的复制与转录，从而导致细菌的变异或死亡。杀菌波长的紫外线穿透力较弱，可被普通玻璃、尘埃、纸张、水蒸气等阻挡，一般用于手术室、传染病房、无菌实验室的空气或物品表面的灭菌。紫外线对人体皮肤和眼睛有损伤，使用时应注意防护。

（3）滤过除菌法 是用物理阻留的方法除去液体或空气中的细菌、真菌等微生物。主要用于一些不耐高温的液体（如血清、细胞培养液、毒素、抗体等）以及空气的除菌。

3. 化学消毒灭菌法 能杀死微生物的化学药物称消毒剂（表 10-4）。消毒剂对人体有毒性作用，只能外用或用于环境的消毒。化学消毒剂的杀菌机制是：破坏细菌的细胞壁、细胞膜；促进菌体蛋白变性凝固；改变核酸结构，抑制核酸合成。

表 10-4　常用化学消毒剂的种类与用途

常用消毒剂	用途
70%～75%乙醇	皮肤及物体表面
2%戊二醛	不耐热物品、精密器械如内镜
0.05%～0.1%苯扎溴铵（新洁尔灭）	外科洗手及皮肤黏膜消毒，浸泡手术器械
1%硝酸银	新生儿滴眼，预防淋病奈瑟菌感染
0.1%高锰酸钾	皮肤、黏膜、蔬菜瓜果
3%～25%过氧化氢	皮肤、物品表面、空气
10%～20%漂白粉	饮水、地面、排泄物、污水
碘附（0.3%～0.5%有效碘溶液）	皮肤、黏膜、物品表面
生石灰（按1:4或1:8加水配成糊状）	地面及排泄物消毒

4. 影响消毒灭菌效果的因素 消毒灭菌的效果受微生物的种类、生理状态、数量，消毒剂的性质、浓度、作用时间，被消毒物品的性状及环境等多种因素的影响。其中微生物对消毒灭菌方法的敏感性高低排序大致如下：真菌、细菌繁殖体、有包膜病毒、无包膜病毒、分枝杆菌、细菌芽胞。

三、细菌的遗传与变异

遗传与变异是所有生物体的共同生命特征。遗传使细菌的物种保持相对稳定。变异可使其丧失一些固有性状或出现一些新性状，导致变种或新种的形成。细菌的遗传与变异受控于其基因组和非基因组遗传物质。

（一）常见细菌变异现象

1. 形态和结构的变异 细菌形态可发生变异，荚膜、鞭毛等也可发生变异。例如，细菌在青霉素、抗体、补体和溶菌酶等的影响下，细胞壁合成受阻，成为 L 型细菌。

2. 毒力的变异 细菌毒力的变异包括毒力的增强或减弱两方面。

3. 耐药性变异 自从抗生素等药物被广泛应用以来，耐药菌株逐年增加，给临床感染性疾病的治疗带来了很大困难。有些细菌表现为同时耐受多种药物，即多重耐药性菌株；有的细菌变异后甚至可产生对药物的依赖性。

（二）细菌遗传与变异的物质基础

细菌遗传与变异的物质基础是 DNA，决定着细菌的所有特性。细菌基因组包括细菌的染色体和染色体以外遗传物质。

1. 染色体 细菌染色体缺乏组蛋白，是单一环状双螺旋 DNA 长链，高度盘旋缠绕成丝团状，包含了细菌生存不可缺少的全部遗传基因。

2. 质粒 是细菌染色体以外的遗传物质，即存在于细胞质中的环状闭合的双链 DNA。其基本特征是：自我复制；能赋予细菌某些特定的性状；可自行丢失或经人工处理而消除；可从一个细菌转移至另一个细菌；有相容性和不相容性。医学上比较重要的质粒有 F 质粒（致育质粒）、R 质粒（耐药性质粒）、Vi 质粒（毒力质粒）、细菌素质粒等。

3. 噬菌体 是感染细菌、真菌、放线菌和螺旋体等微生物的病毒，因能使易感的宿主菌裂解，故称噬菌体。噬菌体与细菌的变异密切相关。

噬菌体在电镜下有三种形态：蝌蚪状、球形和丝状。大多数噬菌体呈蝌蚪状，由头和尾构成（图 10-10），头部含其基因组，尾部为管状（末端可有尾板、尾刺和尾丝），可识别宿主菌体的相应受体。当噬菌体感染细菌时，通过尾部将其基因组 DNA 注入细菌体内。

进入细菌的噬菌体可产生两种不同结果。①**溶菌方式**：此类噬菌体（亦称毒性噬菌体）很快形成许多子代噬菌体，通过裂解菌体而释放。②**溶原方式**：此类噬菌体（亦称温和噬菌体）DNA 进入细菌后整合入细菌的染色体中，随细菌染色体 DNA 复制传给细

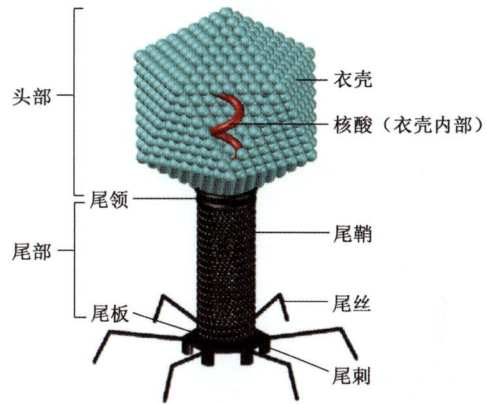

图10-10-噬菌体结构模式图-替换

菌子代，并赋予子代细菌某些遗传特性。此类整合在细菌染色体上的噬菌体基因组称前噬菌体，含有前噬菌体的细菌则称溶原菌。

4. 转位因子 是细菌基因组（染色体、质粒、噬菌体基因组）中能不断改变自身位置的一段 DNA 序列。

（三）细菌变异的机制

细菌变异分为**表型（非遗传性）变异**和**基因型（遗传性）变异**两种类型。表型变异主要是由环境条件发生变化引起，基因没有改变，是可逆的。基因型变异是细菌的自身遗传物质发生改变，不可逆，主要包括基因突变和基因的转移与重组等机制。

1. 基因突变 根据基因核苷酸序列中改变片段大小的不同可分为**小突变**（又称点突变）和**大突变**（又称染色体畸变）。

2. 基因的转移与重组 遗传物质由供体菌进入受体菌体内的过程称基因转移。转移的基因与受体菌基因整合称基因重组。细菌的基因转移与重组可通过转化、接合、转导和溶原性转换等方式进行（表 10-5）。

表 10-5 细菌基因转移与重组主要方式

方式	基因来源	转移方式
转化	供体菌	直接摄取
接合	供体菌	性菌毛

续表

方式	基因来源	转移方式
转导	供体菌	噬菌体为载体
溶原性转换	噬菌体	整合

（四）细菌变异的意义

细菌在形态结构、染色性、生化反应、耐药性等方面的变异，在临床疾病诊断过程中对病原体的鉴定带来了困难。而诱导毒力变异，筛选减毒变异株制备减毒活疫苗，进行人工主动免疫，是预防相应传染病发生的有效措施。此外，在测定致癌物质、流行病学和基因工程中的应用亦发挥重要作用。

四、细菌感染与免疫

细菌感染是指细菌在宿主体内生长繁殖，释放的毒性物质与宿主相互作用，引起宿主出现病理变化的过程。

机体的免疫系统抵抗病原微生物及其毒性产物对宿主的有害作用，有利于维持生理稳定，称**抗感染免疫**。

（一）细菌感染

1. 细菌的致病机制　细菌致病性的强弱程度称毒力。细菌的致病性与细菌的毒力、侵入的数量、侵入的部位及机体的免疫力有密切关系。构成细菌毒力的物质基础是侵袭力和毒素。

（1）侵袭力　即致病菌能突破宿主皮肤、黏膜等生理屏障，进入机体定居、繁殖和扩散的能力。侵袭力与荚膜、黏附素和侵袭性物质等相关，主要涉及菌体表面结构和释放侵袭蛋白或酶类。

（2）毒素　是由细菌产生的可损害宿主组织、器官并引起其生理功能紊乱的大分子物质，按其来源、性质和作用等不同，分为外毒素和内毒素两类（表10-6）。

表10-6　外毒素与内毒素的主要区别

区别要点	外毒素	内毒素
来源	G^+菌及部分G^-菌	G^-菌
存在部分	活菌分泌或菌体崩解后释放	细菌裂解后释放
化学成分	蛋白质	LPS
分子结构	A、B两种亚单位	脂质A、核心多糖、特异性多糖
稳定性	不稳定，加热60～80℃30分钟迅速破坏	稳定，160℃2～4小时才被破坏
抗原性	强，刺激机体产生高浓度抗毒素；可制成类毒素	较弱，不能制成类毒素
毒性作用	强，对组织器官有选择性毒害作用，引起特殊临床表现	不同内毒素作用大致相同，引起发热、白细胞反应、休克、DIC等

外毒素：主要由G^+菌及少数G^-菌合成的毒性蛋白质，具有良好的抗原性，可经0.3%～

0.4%甲醛液脱毒，成为具有免疫原性而无毒性的类毒素。外毒素的毒性极强，如1mg精制肉毒素能杀死2亿只小鼠，是目前已知的最毒产物。不同细菌产生的外毒素对机体的组织器官具有选择作用，可引起特殊的临床症状。外毒素的分子结构由A和B两种亚单位组成。A亚单位是外毒素活性部分，决定其毒性效应；B亚单位无毒性，能与宿主靶细胞表面的特殊受体结合，介导A亚单位进入靶细胞。A或B亚单位单独对宿主无致病作用，因而外毒素分子的完整性是致病的必要条件。根据外毒素对宿主细胞的亲和性及作用方式等不同，可将其分成神经毒素、细胞毒素和肠毒素三大类。

内毒素：是G⁻菌细胞壁中的脂多糖（LPS）组分，抗原性弱，不能用甲醛液脱毒成类毒素；内毒素注入机体可产生相应抗体，但中和作用较弱。内毒素分子结构中脂质A是其毒性部位，不同G⁻菌脂质A的结构差异不大，故其对机体的毒性作用基本相同，主要有发热、白细胞反应、中毒性休克和弥散性血管内凝血（DIC）。

（3）细菌侵入的数量及途径　感染的发生，除了致病菌必须具有一定的毒力外，还需有足够的数量和特定的侵入途径。一般是细菌毒力愈强，引起感染所需的菌量愈小；反之，则所需菌量愈大。此外，细菌需通过特定的侵入门户才能到达特定部位而致病。

2. 感染的来源、途径和类型

（1）感染的来源　引起感染的致病菌来源包括两个方面：外源性感染和内源性感染。

1）外源性感染：致病菌来自宿主体外，主要包括：①患者，在疾病潜伏期至病后一段恢复期内都可作为传染源。②带菌者，包括无临床症状的致病菌感染者和传染病恢复期带菌者，是重要的传染源。③病畜和带菌动物，主要指人畜共患病的致病菌，如鼠疫耶尔森菌也可传播给人类。

2）内源性感染：致病菌是来自机体的正常菌群或潜伏状态的病原菌。前者在以下情况成为条件致病菌，易引发内源性感染：定位转移、免疫功能低下和菌群失调。后者如结核分枝杆菌原发感染灶内潜伏的活菌，当机体免疫力低下时作为引起继发感染的内源性感染源。

（2）传播方式与途径　**水平传播**是指致病菌直接或间接由一个个体传播给另一个体。其主要途径有：经呼吸道传播，如肺结核、白喉等；经消化道传播，如伤寒、霍乱等；经创伤感染，如破伤风梭菌等；经泌尿生殖道传播，如淋病球菌等；经节肢动物叮咬感染，如人类鼠疫由鼠蚤传播；多途径感染，如结核分枝杆菌。**垂直传播**是指存在于母体的病原体经胎盘或产道由亲代传播给子代的传播方式。如新生儿的淋病球菌感染。

（3）感染的类型　细菌感染的类型与多种因素有关，且有明显的个体差异。

1）隐性感染：指宿主免疫力较强，或侵入的致病菌数量不多、毒力较弱，感染后不出现或出现不明显的临床症状。多数传染病流行期间，隐性感染者约占人群的90%以上。隐性感染后，机体常可获得特异性免疫力，亦可携带病原体作为重要的传染源。

2）显性感染：指宿主的免疫力较弱，或侵入的致病菌数量较多、毒力强，导致机体的组织细胞受到不同程度的损害，发生病理改变，出现临床表现。临床大多数感染性疾病为此型。显性感染从不同角度又可分为不同类型。

按病情缓急，可分为急性感染与慢性感染。急性感染起病急、病程短、病愈后致病菌多从体内消失。如伤寒、霍乱等疾病。慢性感染起病缓慢，病程较长，常持续数月至数年。如结核。

按感染部位不同，可分为局部感染与全身感染。**局部感染**仅局限于感染灶周围，如疖、痈等。**全身感染**是指感染发生后，致病菌或其毒性代谢产物向全身播散引起全身性症状的一种感染类型。临床常见的全身感染有毒血症、内毒素血症、菌血症、败血症和脓毒血症等。

3）潜伏感染：当宿主体与致病菌在相互作用过程中暂处于平衡状态时，致病菌潜伏在病灶内或某些特殊组织中，用常规方法检测不到。一旦宿主体抵抗力下降，则潜伏的致病菌大量繁殖而致病。如结核分枝杆菌潜伏感染。

4）带菌状态：有时致病菌在显性或隐性感染后并未立即从体内消失，在体内继续存留一定时间。该宿主称带菌者，带菌者经常会间歇性排出病菌，成为重要的传染源之一。如伤寒常可出现带菌状态。

（二）抗细菌免疫

机体的抗细菌免疫是指机体对入侵致病菌的防御能力，分为固有免疫和适应性免疫。

1. 固有免疫 主要包括生理屏障、免疫细胞、体液因子等，具有非特异性地清除致病菌的作用，在早期抗感染免疫中占有极为重要的地位。

2. 适应性免疫 主要包括体液免疫和细胞免疫。

抗胞外菌（人类细菌感染多数由胞外菌所致，常见的如葡萄球菌、链球菌、霍乱弧菌、破伤风梭菌等）感染时，体液免疫是主要特异性保护免疫。抗胞内菌（结核分枝杆菌、麻风分枝杆菌、伤寒沙门菌、立克次体、衣原体等）感染的免疫主要依赖细胞免疫。

抗感染过程中，机体的免疫防御机制是复杂的。固有免疫与适应性免疫共同发挥作用，多数情况下能阻止、抑制和杀灭致病菌而终止感染，但某些情况下可能对机体造成病理损伤。

五、细菌感染的微生物学检查与防治原则

（一）微生物学检查

1. 标本的采集与送检 标本的采集与送检过程直接影响到致病菌检出的成败。应遵守以下几个原则：尽可能在疾病早期及使用抗菌药物之前采集；根据致病菌在患者不同病期的体内分布和排出部位，采集相应的标本；严格无菌操作，避免被杂菌污染；采集的标本须尽快送检；血清学检查须采集感染早期和恢复期双份血液，分离血清；标本做好标记，详细准确填写化验单。

2. 病原学检查 病原菌的检验程序主要有直接涂片染色镜检、分离培养、生化反应、动物实验和药敏试验等。

3. 血清学检查 用已知细菌或其抗原检测患者血清或其他体液中有无相应抗体及其量（效价）的变化，可辅助诊断某些病原菌感染。

（二）防治原则

1. 特异性预防 **人工主动免疫**是将抗原性物质（疫苗或类毒素）接种于人体，刺激机体免疫系统产生特异性免疫应答，从而对相应病原体感染产生特异性预防作用的措施。**人工被动免疫**是输入含有特异性抗体的免疫血清、纯化免疫球蛋白或细胞因子等免疫制剂，使机体立即获得特异性免疫力的过程，可用于某些急性传染病的紧急预防和治疗。

2. 治疗原则 主要采用抗菌药物来治疗细菌感染。正确合理应用抗菌药物是提高疗效、降低不良反应发生率以及减少或减缓细菌耐药性发生的关键。抗菌药物治疗性应用的基本原则是：①只有诊断为细菌性感染者，才有指征应用抗菌药物；②尽早查明感染细菌，根据细菌种

类及药敏试验结果选用抗菌药物；③按照抗菌药物的作用特点及其在体内过程特点选择用药；④抗菌药物治疗方案应综合患者病情、病原菌种类及抗菌药物特点制定。

六、常见病原性细菌

（一）病原性球菌

病原性球菌主要指菌体呈球形或近似球形的一类致病菌。因其均可引起化脓性炎症，又称化脓性球菌。根据革兰染色的不同，可分为革兰阳性球菌和革兰阴性球菌两大类。前者如葡萄球菌属、链球菌属等，后者如奈瑟菌属等。

链球菌属是化脓性球菌中的一类常见细菌（图10-11），菌种多，分布广。致病性链球菌能引起多种化脓性炎症、毒素性疾病和超敏反应性疾病等。

根据溶血现象分类：①甲型溶血性链球菌，菌落周围有 1～2mm 宽的草绿色溶血环，多为条件致病菌。②乙型溶血性链球菌，菌落周围形成一个 2～4mm 宽、完全透明的溶血环，致病力强。③丙型链球菌，菌落周围无溶血环，一般不致病。

根据抗原结构分类：将链球菌分成 A～H、K～V 共 20 群，对人致病的主要为 A 群链球菌，占临床链球菌感染的 90%，是链球菌中致病力最强的细菌。以下主要介绍 A 群链球菌。

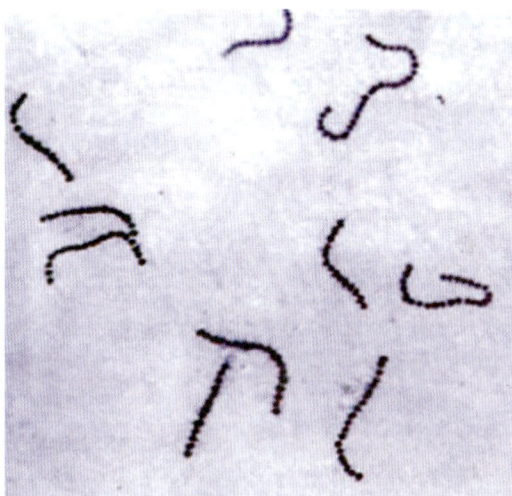

图10-11 链球菌

菌体呈圆形或卵圆形，直径 0.6～1.0μm，链状排列，无芽胞和鞭毛。革兰染色阳性，当衰老、死亡或被吞噬细胞吞噬后可呈阴性。幼龄菌多有荚膜。

需氧或兼性厌氧，营养要求高，在加血液或血清的培养基中生长良好。在血平板上，菌落细小、表面光滑、灰白色、边缘整齐。菌落周围有较宽的完全透明溶血环，溶血环中红细胞完全溶解。

A 群链球菌抵抗力不强，60℃加热 30 分钟即被杀死，但在干燥的痰或尘埃中能存活数周。对常用的消毒剂敏感；对青霉素、红霉素、磺胺等抗生素均敏感，较少产生耐药性。

A 群链球菌的致病物质包括胞壁成分、多种外毒素（致热外毒素、链球菌溶素 O、链球菌溶素 S）和胞外酶（透明质酸酶、链激酶、链道酶）。所致疾病的传染源是患者及带菌者，主要传播方式为空气飞沫传播、经皮肤伤口感染传播等。

（1）**化脓性疾病** 上呼吸道感染如扁桃体炎、咽炎、中耳炎、乳突炎、肺炎等。细菌通过破损的皮肤黏膜入侵，可引起淋巴管炎、蜂窝织炎、坏死性筋膜炎、脓疱疮、产褥热等。链球菌引起的化脓感染有易扩散的特点。

（2）**毒素性疾病** 猩红热是一种常见的儿童急性传染病，由致热外毒素所致。临床表现为发热、咽峡炎、全身弥漫性鲜红色皮疹、草莓舌，疹退后皮肤脱屑，少数患者可发生超敏反应。

（3）超敏反应性疾病　风湿热、急性肾小球肾炎等。

抗链球菌溶素 O 试验：简称**抗 O 试验**，原理是用乙型溶血性链球菌产生的溶血素 O 测定机体产生的抗 "O" 抗体，常用于风湿热的辅助诊断。风湿热患者血清中抗 O 抗体比正常人显著增高，大多在 250 单位左右；活动性风湿热患者一般超过 400 单位。

防治：保护皮肤、黏膜，防止创口感染。注意空气、医疗器械、敷料等的消毒灭菌。急性咽喉炎和扁桃体炎患者应及时彻底治疗。对猩红热患者治疗的同时要进行隔离。乙型溶血性链球菌感染的治疗首选药物为青霉素 G。

其他常见致病性球菌见表 10-7。

表 10-7　其他常见致病性球菌

菌名	菌属	主要生物学性状	主要传播途径	常见所致疾病
金黄色葡萄球菌	葡萄球菌属	菌体呈球形，多呈葡萄串状排列，无鞭毛，无芽胞，有的有荚膜，在无芽胞菌中抵抗力最强	伤口、消化道	局部化脓感染，气管炎、肺炎、中耳炎等内脏器官感染，食物中毒，烫伤样皮肤综合征，毒性休克综合征
肺炎链球菌	链球菌属	菌体呈矛头状，多成双排列，宽端相对，尖端向外，抵抗力较弱	呼吸道	大叶性肺炎、支气管炎
淋病奈瑟菌	奈瑟菌属	呈球形或肾形，成双或短链状排列，两菌面接触平坦。无芽胞，无鞭毛，有荚膜和菌毛。抵抗力弱，干燥 1～2 小时即死亡，对热、冷及常用消毒剂均敏感	性接触、垂直传播	淋病、淋球菌性结膜炎（脓漏眼）

（二）肠道杆菌

肠道杆菌包括一大群生物学性状近似的革兰阴性杆菌，常寄居在人和动物的肠道内。肠杆菌科目前已有 44 个菌属，170 多个种。其中大多数是肠道的正常菌群，少数为病原菌，如致病性大肠埃希菌（图 10-12）、伤寒沙门菌、志贺菌等（表 10-8）。肠道杆菌具有下列共同生物学特性。

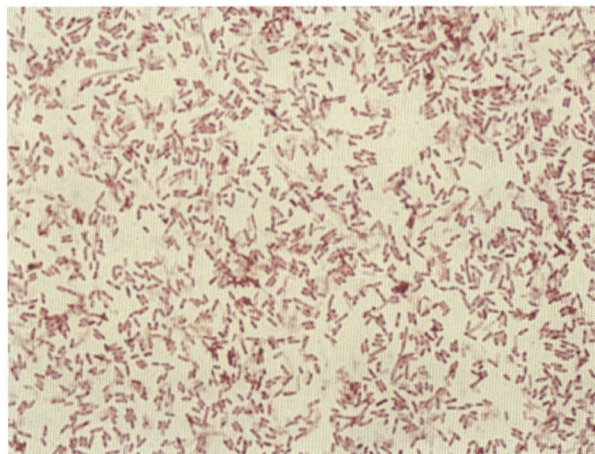

图10-12　大肠埃希菌

表 10-8 常见肠杆菌科细菌

菌名	属名	主要传播途径	主要所致疾病
大肠杆菌	埃希菌属	经伤口、泌尿道、消化道传播	肠道外感染（败血症、脑膜炎、泌尿道感染）、胃肠炎
痢疾志贺菌	志贺菌属	经消化道传播	细菌性痢疾
伤寒沙门菌	沙门菌属	经消化道传播	肠热症、胃肠炎、败血症
鼠疫耶尔森菌	耶尔森菌属	经鼠蚤由病鼠传染给人，在人之间由人蚤或呼吸道传播	鼠疫

1. 形态结构 中等大小革兰阴性杆菌（0.3～1.0）μm×（1.0～6.0）μm。无芽胞，多数有鞭毛和菌毛，少数有荚膜。

2. 培养特性 兼性厌氧或需氧，营养要求不高。固体平板上生长以光滑型菌落为主，呈中等大小、湿润、光滑、灰白色菌落。

3. 生化反应 能分解多种糖类和蛋白质，形成不同代谢产物。在肠杆菌科中，乳糖发酵试验可初步鉴别肠道致病菌和非致病菌，后者一般可分解乳糖，而前者多数不能。

4. 抗原构造 结构较为复杂。主要有菌体抗原（O）、鞭毛抗原（H）、菌毛抗原（F）、荚膜抗原（Vi、K）等。

5. 抵抗力 其抵抗力不强，60℃加热30分钟即死亡，易被一般化学消毒剂杀灭，但在水、粪便中可生存较长时间。

6. 变异性 极易出现变异菌株。如毒力变异、H-O抗原变异、S-R菌落变异等，最常见的是耐药性变异。

（三）厌氧芽胞梭菌属

厌氧芽胞梭菌属菌体呈杆状，形成的芽胞直径大多比菌体宽，使菌体膨大成梭形而得名，广泛分布于土壤、水中，也可存在于动物及人体肠道中，多数为腐生菌，少数为致病菌。常见对人类致病的主要有破伤风梭菌、产气荚膜梭菌、肉毒梭菌和艰难梭菌等。此处主要介绍厌氧芽胞梭菌属中最常见致病菌——破伤风梭菌。

破伤风梭菌菌体细长呈杆状，大小为（2～18）μm×（0.5～1.7）μm，周身鞭毛，无荚膜。芽胞呈球形，位于菌体顶端，直径比菌体宽，使菌体呈鼓槌状，是本菌的典型形态特征（图10-13），有诊断意义。繁殖体为革兰染色阳性，培养48小时后或带有芽胞的菌体易转为革兰阴性。

专性厌氧，营养要求不高。芽胞的抵抗力强，在土壤中可存活数十年，经煮沸1小时或干热150℃维持1小时可被破坏。繁殖体对青霉素敏感。

破伤风梭菌由污染伤口侵入人体，在形成无氧环境的创口局部繁殖，产生毒性强烈的外毒素——破伤风痉挛毒素和破伤风溶血素，尤以破伤风痉挛毒素为重要致病物质。破伤风痉挛毒素是一种神经毒素，毒性极强，仅次于肉毒毒素，对人致死剂量＜1μg，可阻止抑制性神经介质（γ-氨基丁酸、甘氨酸）的释放，导致肌肉持续强烈地收缩。

破伤风梭菌所致的疾病主要有外伤性破伤风和新生儿破伤风。伤口的厌氧环境是破伤风感染的重要条件。破伤风潜伏期平均为7～14天，发病后的典型特征为面肌痉挛造成牙关紧闭、苦笑面容，以及颈部、背部肌肉持续性肌肉痉挛引起角弓反张。患者面部发绀、呼吸困难、大汗淋漓等。新生儿破伤风又称脐带风、七日风，因分娩时断脐不洁或手术器械灭菌不严等引起，病死率高。

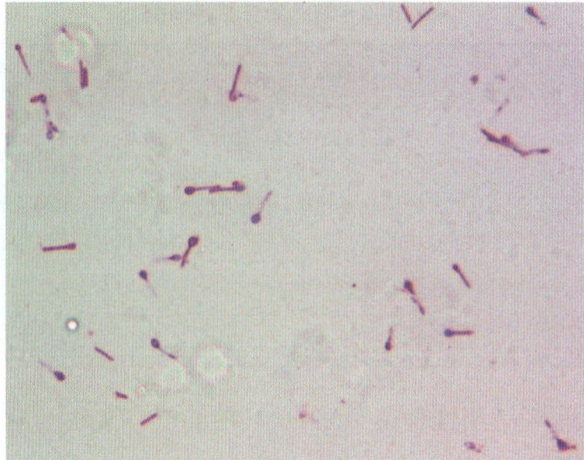

图10-13 破伤风梭菌（×1000）

防治原则主要有以下方面。

（1）正确处理伤口 及时清创和扩创，防止形成厌氧微环境。

（2）特异性预防 3～6个月婴儿注射破伤风类毒素、白喉类毒素、百日咳菌苗三联疫苗，成人用破伤风类毒素。紧急预防和特异性治疗时可注射纯化的破伤风抗毒素（TAT），获得被动免疫。对TAT过敏者可采用脱敏注射法，或使用人破伤风免疫球蛋白（TIG）代替。

（3）抗菌治疗 早期足量应用TAT，在特异性治疗的同时要进行抗菌治疗，青霉素、四环素、红霉素等抗生素可抑制破伤风梭菌的繁殖。

（四）其他常见致病菌（表10-9）

表10-9 其他常见致病菌

菌名	属名	主要生物学特性	主要传播途径	常见所致疾病
霍乱弧菌	弧菌属	菌体呈弧状或逗点状，菌体一端有单鞭毛；抵抗力弱	经消化道传播	霍乱
结核杆菌	分枝杆菌属	菌体细长略弯曲，呈单个或分枝状排列，无芽胞和鞭毛；用抗酸染色法染色后呈红色；抵抗力强	经呼吸道、消化道、皮肤黏膜伤口等多途径传播	肺结核、消化道结核、皮肤结核、全身粟粒性结核、结核性脑膜炎等
白喉棒状杆菌	棒状杆菌属	细长微弯曲杆菌，一端或两端膨大成棒状，无荚膜，无鞭毛，无芽胞；对理化因素敏感	经飞沫和污染物传播	白喉
肉毒梭菌	厌氧芽胞梭菌属	严格厌氧，芽胞呈椭圆形，有鞭毛，无荚膜；肉毒毒素不耐热	经消化道、伤口传播	食物中毒、婴儿肉毒病、创伤感染中毒

（五）放线菌、支原体、衣原体、立克次体、螺旋体（表10-10）

表10-10 其他原核细胞型微生物

菌种	所属类型	主要传播途径	主要所致疾病
衣氏放线菌	放线菌	经皮肤黏膜伤口、消化道、呼吸道等传播	放线菌病

续表

菌种	所属类型	主要传播途径	主要所致疾病
肺炎支原体	支原体	经飞沫传播	非典型肺炎、支气管炎等
沙眼衣原体	衣原体	经眼–眼、眼–手–眼、性接触、呼吸道等传播	沙眼、包涵体结膜炎、泌尿生殖道感染、性病淋巴肉芽肿
普氏立克次体	立克次体	经人–虱–人方式传播	流行性斑疹伤寒
梅毒螺旋体	螺旋体	垂直传播、性接触传播或输入梅毒螺旋体污染的血液或血制品传播	先天性梅毒、获得性梅毒

1. 放线菌　是一类分布广、结构简单、有分支菌丝的原核细胞型微生物。放线菌具有菌丝和孢子，在固体培养基上其生长状态与真菌相似，但其结构和化学组成与细菌相同；大多数不致病，是抗生素的主要产生菌。对人致病的放线菌主要是放线菌属和诺卡菌属。

2. 支原体　是一类缺乏细胞壁、能在无生命培养基中繁殖的最小原核细胞型微生物，呈高度多形性，能通过滤菌器，因其能形成有分支的长丝而得名，广泛存在于人和动物体内，多不致病，对人致病的支原体主要有肺炎支原体、人型支原体、生殖支原体、穿透支原体、解脲脲原体等。

3. 衣原体　是一类寄生在真核细胞内、有独特发育周期、可通过滤菌器的原核细胞型微生物。衣原体在宿主细胞内的发育周期分为原体和始体两个阶段。常见的致病性衣原体有沙眼衣原体和肺炎嗜衣原体等。

4. 立克次体　是一类严格寄生于细胞内的原核细胞型微生物，其形态结构、化学组成、代谢方式等生物学性状与革兰阴性菌相似，是引起斑疹伤寒、恙虫病等传染病的病原体。立克次体的共同特点主要有：①专性胞内寄生，二分裂繁殖。②有细胞壁，但形态多样。③革兰染色阴性小细菌。④多以吸血节肢动物为寄生宿主或储存宿主或传播媒介。⑤所致疾病多为自然疫源性疾病，引起人畜共患病。⑥对多种抗生素敏感，但磺胺类药物可促进其生长。人类主要通过节肢动物如人虱、鼠蚤、蜱、螨等叮咬或其粪便污染伤口而感染立克次体。

5. 螺旋体　是一类细长、柔软、呈螺旋状弯曲、运动活泼的原核细胞型微生物，广泛分布在自然界和动物体内，对人和动物致病的主要有3个属，即钩端螺旋体属、密螺旋体属、疏螺旋体属。

第三节　病毒

病毒（**virus**）是一类具有独特生物学性状的非细胞型微生物。其基本特性有：①体积微小，可以通过除菌滤器，须借助电镜观察。②结构简单，不具有完整的细胞结构，仅有一种核酸类型（DNA或RNA）。③专性寄生，病毒缺乏自身增殖所需的酶类和能量等物质，必须在活细胞内寄生才能显示其生命活性，是严格的细胞内寄生物。④以复制方式产生子代病毒。

一、病毒的形态与结构

（一）病毒的大小与形态

成熟并具有感染性的病毒称**病毒体（virion）**，其大小以纳米（nm）为测量单位。各类病毒体的大小相差悬殊，大的如痘病毒约为 300nm，小的如脊髓灰质炎病毒 27～30nm，多数病毒为 100nm 左右。病毒体的形态各异，人类和动物病毒多数呈球形或近似球形，少数为杆状、丝状、子弹状或砖块状，细菌病毒（噬菌体）多呈蝌蚪状。

（二）病毒的结构与化学组成

病毒的基本结构由核心和衣壳组成，称**核衣壳**。有些病毒在核衣壳的外面还有一层包膜（图 10-14）。

1. 核心 核心由病毒的 DNA 或 RNA 组成，带有病毒全部的遗传信息。此外，病毒核心还有少量由病毒基因编码的非结构蛋白，如反转录酶、蛋白水解酶、DNA 多聚酶等，这些酶蛋白是病毒复制增殖所需的功能蛋白。

2. 衣壳 衣壳为包绕在病毒核心外的一层蛋白外壳，由一定数量的壳粒（病毒的结构蛋白）组成。壳粒是衣壳的形态学亚单位，其组合有三类对称型：螺旋对称型、二十面体对称型、复合对称型。

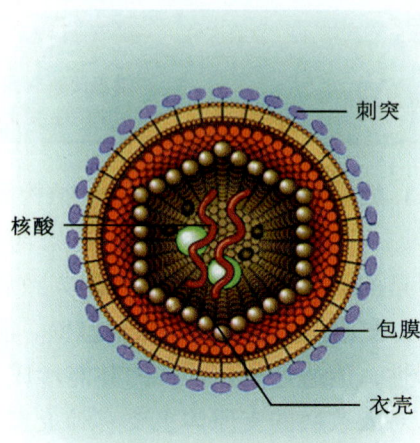

图10-14 病毒的结构模式图

病毒衣壳的主要功能为：保护病毒核酸免受核酸酶和其他理化因素的破坏；参与感染过程，介导病毒核酸进入敏感的宿主细胞；具有抗原性。

3. 包膜 包膜为某些病毒在成熟过程中穿过宿主细胞膜以出芽方式向细胞外释放时获得的单位膜。带有包膜的病毒称包膜病毒，无包膜的病毒称裸病毒。包膜蛋白多由病毒基因组编码合成，有的呈放射状排列突出表面，称包膜子粒或刺突；脂类和多糖成分源于宿主细胞膜或核膜。

病毒包膜的主要功能为：具有保护病毒核衣壳的作用；能吸附或融合易感细胞，有助于病毒的感染；构成病毒的表面抗原，具有抗原性。

（三）理化因素对病毒的影响

病毒受理化因素作用后可失去感染性称**灭活**。灭活的病毒仍可保留其他特性，如抗原性、红细胞吸附、血凝和细胞融合等。

病毒耐冷，不耐热。大多数病毒对热敏感，60℃加热 30 分钟或 100℃数秒钟可被灭活，但 HBV 需 100℃加热 10 分钟才能被灭活。多数病毒在 −70℃或液氮温度（−196℃）可保持病毒感染性数月至数年。常用次氯酸盐溶液、戊二醛等作为病毒消毒剂。包膜病毒还对脂溶剂敏感。此外，抗生素对病毒无抑制作用，一些中草药及复方制剂对某些病毒有一定的抑制作用。

（四）病毒的分类

病毒的分类方法有多种。如按病毒核酸的特点分为 **DNA 病毒**、**RNA 病毒**、逆转录病毒等；按感染途径和与宿主的关系及临床特征可分为呼吸道病毒、消化道病毒、虫媒病毒、性接触传播病毒、肝炎病毒、嗜神经病毒、出血热病毒、肿瘤病毒等。

此外，还有一些病毒或因子，因其本质及在病毒学中的位置尚不明确称亚病毒。亚病毒结构比病毒更小更简单，如类病毒、卫星病毒、朊病毒等。

二、病毒的增殖与培养

（一）病毒的增殖

病毒因缺乏能够独立进行代谢的酶系统，只能借助宿主细胞的代谢系统进行增殖。在增殖过程中任何一个环节发生障碍都可能影响病毒的增殖。

1. 病毒的正常增殖　病毒在宿主细胞中增殖的过程称病毒复制。病毒的复制过程是以病毒基因为模板，借助宿主细胞提供的原料、能量、某些酶类和合成场所等，按一定的程序复制病毒的基因组，经转录、翻译出相应的病毒蛋白，最终装配、释放出子代病毒。病毒的增殖过程可分为五个连续的阶段，即吸附、穿入、脱壳、生物合成、组装成熟与释放（图10-15），称病毒的复制周期或增殖周期。

（1）吸附　病毒对易感细胞的吸附是病毒增殖的第一步，主要是病毒表面结构成分与宿主细胞表面受体结合。

（2）穿入　病毒与宿主细胞表面受体结合进入细胞内的过程称穿入。病毒穿入的方式随病毒种类而异。

（3）脱壳　指病毒进入细胞后脱去蛋白质衣壳，将核酸裸露的过程。

（4）生物合成　病毒基因组利用宿主细胞提供的低分子物质合成大量病毒核酸和结构蛋白等过程称生物合成。此阶段仅合成子代病毒的组成元件，在细胞内查不到完整的病毒体，也不能用血清学检查方法测出病毒抗原，故称隐蔽期。

（5）组装、成熟与释放　指生物合成的子代病毒组成元件在宿主细胞内组装、成熟并离开宿主细胞的过程。

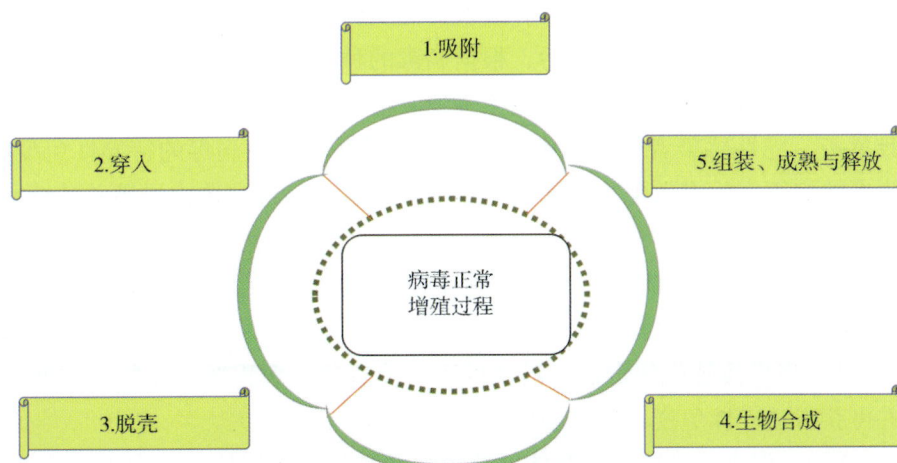

图10-15　病毒正常增殖过程示意图

2. 病毒的异常增殖与干扰现象

（1）病毒的异常增殖　由于病毒或细胞原因，导致病毒在细胞内复制的某一阶段受阻，不能产生完整的病毒，被称顿挫感染。此外，还有缺陷病毒，是指基因组不完整而不能单独完成复制过程的病毒。

（2）干扰现象　指两种病毒同时或先后感染同一宿主细胞时常发生一种病毒抑制另一种病毒增殖的现象。干扰现象不仅在异种病毒间发生，也可在同种、同型、同株病毒之间发生。

（二）病毒的人工培养

病毒严格的寄生性决定病毒的人工培养必须用敏感的活细胞。根据病毒种类不同，需选用不同的活细胞进行分离培养。病毒的分离培养方法主要有动物接种、鸡胚接种和细胞培养三种方法。

三、病毒的感染与免疫

（一）病毒感染

1. 病毒感染的传播方式　主要有水平传播和垂直传播。已知有10余种病毒可经垂直感染，其中以乙型肝炎病毒（HBV）、巨细胞病毒、风疹病毒、人类免疫缺陷病毒（HIV）为多见，可引起死胎、流产、早产或先天畸形等。

2. 病毒感染的致病机制　病毒感染机体后，首先在易感细胞中增殖，导致宿主细胞结构损害和功能障碍，同时激发机体对病毒的免疫应答，造成免疫病理损伤。

（1）病毒感染对宿主细胞的直接作用　溶（杀）细胞效应、稳定状态感染、包涵体形成、细胞凋亡、基因整合与细胞转化等。

（2）病毒感染的免疫病理损伤　机体感染病毒后，免疫应答除了具有可清除病毒等有利作用外，还可引起免疫损伤。

病毒感染宿主细胞的抗原来源包括病毒抗原和被感染的宿主细胞膜出现的自身抗原。这些抗原能刺激机体产生相应抗体，通过Ⅱ型和Ⅲ型超敏反应导致免疫病理损伤。细胞免疫在病毒感染的恢复中起着非常重要的作用，然而同时也对出现新抗原的宿主细胞造成损伤，属于Ⅳ型超敏反应。病毒感染还可使机体免疫功能紊乱，导致自身免疫病。

3. 病毒感染的类型　机体感染病毒后，根据病毒的种类、毒力及机体免疫力等不同，可表现出不同的临床类型，常见的有隐性感染和显性感染两种类型。

（1）隐性感染　隐性感染者虽无临床症状，但仍可获得对该病毒的特异性免疫而终止感染。少数隐性感染者始终不产生有效免疫力而转为病毒携带者，病毒在体内增殖并持续排毒，成为重要的传染源。

（2）显性感染　根据临床症状出现的早晚和持续时间的长短，又分为**急性感染**和**持续性感染**。

1）急性感染：当机体感染病毒后，潜伏期短，发病急，病程数天或数周，恢复后机体内不再存有病毒并可获得适应性免疫，如甲型肝炎等。

2）持续性感染：病毒感染后，可在体内持续存在数月、数年甚至数十年。可出现临床症状，也可不出现，但为重要的传染源，是病毒感染中的一种重要类型。持续性病毒感染又可因临床症状的不同而分为慢性感染、潜伏感染、慢发病毒感染等类型。

（二）抗病毒免疫

机体对病毒的免疫性与对细菌的免疫性基本相同，但因病毒为专性细胞内寄生的非细胞型微生物，故还有其特殊性。

1. 固有免疫

（1）干扰素（IFN）　为病毒或其他IFN诱生剂使人或动物细胞分泌的一类具有多种生物学

活性的糖蛋白。IFN 抗病毒活性的特点有：①具有广谱抗病毒活性；②种属特异性；③选择性；④不直接使病毒灭活，其抗病毒作用是通过诱导细胞产生抗病毒蛋白而发挥作用。机体受到病毒感染后，IFN 可在几小时内迅速产生，在病毒感染的早期发挥重要作用。

（2）NK 细胞　NK 细胞具有非特异杀伤受病毒感染靶细胞的作用。

2. 适应性免疫　由于病毒是一类严格的细胞内寄生微生物，故机体对细胞内病毒的清除主要依靠细胞免疫应答。但机体受病毒感染或接种疫苗后，也会出现针对病毒某些表面抗原的特异性抗体，包括中和抗体和非中和抗体，中和抗体对机体具有保护作用。

四、病毒感染的微生物学检查与防治原则

（一）微生物学检查

根据临床症状，不同病毒感染采取不同部位的标本，且应采集患者发病早期或急性期标本。对于本身带有杂菌的标本如粪便、鼻咽液或痰液应加抗生素处理。由于病毒在室温中很易失活，标本应注意冷藏及时送检。暂不能检验的标本，应置于 $-70\,^{\circ}\mathrm{C}$ 保存。血清学检查的标本则需采集早期与恢复期双份血清。

根据病毒种类不同，使用易感的活细胞对病毒进行分离培养和鉴定。鉴定的方法包括血清学鉴定、病毒核酸和基因核苷酸序列测定、病毒大小和形态结构检测等。

（二）防治原则

1. 病毒感染的预防　治疗病毒感染的理想药物较少，故病毒感染的预防格外重要。

（1）人工主动免疫　人工主动免疫预防病毒感染已取得显著成绩，可接种减毒活疫苗、灭活（死）疫苗、亚单位疫苗、基因工程疫苗等。常用活疫苗如脊髓灰质炎疫苗、麻腮风疫苗等，死疫苗如狂犬病、甲型脑炎等疫苗。

（2）人工被动免疫　主要用于麻疹、脊髓灰质炎、甲型肝炎等疾病的紧急预防，常用制剂有含特异抗体的胎盘丙种球蛋白、人血清丙种球蛋白等及与细胞免疫有关的干扰素、IL-2、IL-6 等细胞因子。

2. 病毒感染的治疗　病毒以复制的方式在感染细胞内增殖，理论上其增殖周期的各环节可成为抗病毒药物作用的靶点。对抗病毒药物的大量研究虽取得一定的成绩，但临床用于病毒性疾病治疗的理想药物甚少。

（1）抗病毒化学药物　目前主要有核苷类药物、非核苷类化学药物、蛋白酶抑制剂、金刚烷胺类药物等，主要用于治疗疱疹病毒、HIV 和流感病毒等感染。

（2）干扰素及干扰素诱生剂　干扰素具有广谱抗病毒作用，但不同病毒对其敏感性差异较大。

（3）中草药　根据中医理论对病毒感染辨证论治有较好的疗效，迄今从中草药中已筛选出有抗病毒作用的天然药物数百种，如板蓝根、大青叶、金银花、连翘、柴胡、藿香、龙胆草、灵芝、大蒜、黄芪和甘草等。

五、常见致病病毒

（一）呼吸道病毒

呼吸道病毒主要指以呼吸道为主要侵入门户，在呼吸道黏膜上皮细胞中增殖，引起呼吸道局部感染或呼吸道以外器官组织病变的一类病毒。主要包括正黏病毒科、副黏病毒科、冠状病毒科、披膜病毒科、小 RNA 病毒科、呼肠病毒科等 RNA 病毒和以腺病毒科为代表的 DNA 病毒。此处主要介绍流行性感冒病毒和冠状病毒。

流行性感冒病毒

流行性感冒病毒（influenza virus）简称流感病毒，属正黏病毒科。流感病毒依据核糖核蛋白与基质蛋白抗原的不同分为甲（A）、乙（B）、丙（C）三型。其中，甲型流感病毒可引起人和多种动物感染，全球出现的暴发流行均由此型引起；乙型流感病毒主要感染人类，可出现小范围流行；丙型流感病毒主要引起婴幼儿和免疫低下人群感染，极少引起流行。

1. 生物学特性

（1）形态与结构　流感病毒多呈球形，直径 80 ~ 120nm，从患者体内初次分离时呈丝状，长短不一，由核衣壳和包膜构成（图 10-16）。

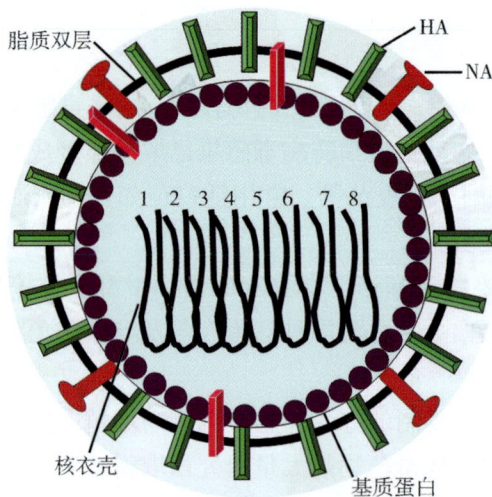

图10-16　流感病毒结构模式图

核衣壳由病毒 RNA、RNA 聚合酶和核蛋白（nucleoprotein，NP）组成。流感病毒的 RNA 为分节段的单链负股，由 8 个节段组成（丙型只有 7 个节段）。包膜由基质蛋白、双层类脂膜和糖蛋白突起（刺突）组成。基质蛋白又称内膜蛋白（M 蛋白），介于核衣壳和脂质双层之间，具有保护核心及维持病毒外形的作用。脂质双层来源于宿主细胞膜，糖蛋白镶嵌于脂质双层中并突出于其表面形成刺突。刺突分 2 种：血凝素（hemagglutinin，HA）和神经氨酸酶（neuraminidase，NA）。HA 有助于病毒吸附到宿主细胞膜上；HA 具有抗原性，可激发机体产生特异性抗 HA 抗体，此抗体具有保护作用。NA 能水解宿主细胞表面的糖蛋白受体末端的 N- 乙酰神经氨酸，有利于成熟病毒的释放。NA 亦具有抗原性，但其相应抗体只能抑制病毒的释放与扩散，不能中和病毒的感染性。

（2）抗原与变异　流感病毒的抗原分为内部抗原和表面抗原。内部抗原为可溶性抗原，涉及

M 蛋白、NP 和 3 种具有 RNA 聚合酶活性的蛋白，其抗原性稳定，具有型特异性；据此可将流感病毒分为甲、乙、丙三型。表面抗原由 HA 和 NA 组成，抗原性极易变异，已知 HA 有 16 种（H1 ～ H16）、NA 有 9 种（N1 ～ N9）。据此，甲型流感病毒可分为若干亚型，乙型和丙型尚未发现亚型（表 10-11）。

表 10-11 甲型流感病毒抗原转变与流行年代

流行年代	亚型（别名）	代表病毒株
1932 ～ 1946	H0N1（原甲型）	A/PR/8/34
1947 ～ 1957	H1N1（亚甲型）	A/FM/1/47
1958 ～ 1968	H2N2（亚洲甲型）	A/Singapore/1/57
1969 ～	H3N2（香港甲型）	A/Hong Kong/1/68
1977 ～	H1N1（新甲型）	A/USSR/90/77

甲型流感病毒表面抗原变异幅度与流感流行关系密切。若 HA 和 NA 变异幅度小，属于量变称抗原性漂移，产生病毒的新株，每 2 ～ 5 年出现一次，可引起中小型流行。若 HA 和 NA 变异幅度大，属于质变，称抗原性转变，形成新的亚型，往往因人群普遍缺乏相应免疫力而引起较大的流行，甚至暴发性流行。

（3）抵抗力　流感病毒抵抗力较弱，56℃加热 30 分钟即被灭活，室温下病毒传染性很快丧失；在 0 ～ 4℃能存活数周，-80℃能长期保存。对干燥、日光、紫外线、脂溶剂、氧化剂、酸等敏感。

2. 致病性与免疫性　流感的主要传染源是患者和隐性感染者，人群对流感病毒普遍易感。发病前后 2 ～ 3 天呼吸道分泌物中含有大量病毒，通过飞沫或污染的手、用具等传播。病毒侵入易感者呼吸道后，在局部黏膜细胞内增殖，经过 1 ～ 4 天潜伏期，引起细胞变性、坏死、脱落等上呼吸道局部炎症。病毒一般不进入血流，但可释放毒素样物质入血，引起全身中毒症状如发热、头痛、全身酸痛等。病毒可入侵患者下呼吸道，引起支气管炎、肺炎。对机体抵抗力较弱的年老体弱者，可继发严重细菌性感染，病死率高。

人类感染流感病毒后可诱导特异性的细胞免疫与体液免疫，其中抗 HA 抗体为中和抗体，可维持 1 ～ 2 年之久，对同型病毒形成牢固免疫，但不同亚型间无交叉免疫。

3. 防治原则　预防接种流感疫苗是预防流感病毒感染的特异性方法。金刚烷胺可抑制甲型流感病毒的穿入和脱壳过程，奥司他韦可以选择性抑制甲型流感病毒 NA 活性。此外，中医药对流感的防治具有丰富的临床经验。

冠状病毒

冠状病毒（coronavirus）属于冠状病毒科冠状病毒属，由于冠状病毒包膜上有向四周伸出的突起，形如花冠而得名。目前从人分离的冠状病毒主要有普通冠状病毒 229E、OC43、NL63、HKU1、SARS 冠状病毒（SARS-CoV）、中东呼吸综合征冠状病毒（MERS-CoV）和严重急性呼吸综合征冠状病毒 2（SARS-CoV-2）。

1. 形态与结构　球形，直径 80 ～ 160nm，核衣壳呈螺旋对称型，包膜表面有 20nm 的长管状或纤维状刺突，呈多形性花冠状突起。病毒基因组为非分节段、单正链 RNA，27000 ～ 32000bp，分别编码核蛋白（N）、膜蛋白（M）、包膜蛋白（E）、包膜表面的刺突糖蛋白（S）以及 RNA 聚合酶。S 蛋白刺突是冠状病毒感染细胞过程中的关键蛋白，与敏感细胞的受体结合，诱导包膜和细胞膜融合，刺激机体产生中和抗体和介导细胞免疫应答。

2. 致病性与免疫性　病毒经飞沫传播，可通过接触呼吸道分泌物经口、鼻、眼传播，粪－口途径亦可传播，主要在冬春季流行，对乙醇、三氯甲烷、酯类及紫外线等理化因素较敏感。常见的冠状病毒主要感染成人或较大儿童，引起普通感冒、咽喉炎或腹泻。SARS 冠状病毒可引起严重急性呼吸综合征。严重急性呼吸综合征冠状病毒 2 可引起新型冠状病毒感染，主要症状有发热、咳嗽、头痛、肌肉痛以及胃肠不适等，大多数患者能够自愈或治愈，有潜在疾病者（如冠心病、糖尿病、哮喘以及慢性肺病等）病死率高。患者病后免疫力不强，不能防御同型病毒的再次感染。

3. 微生物学检查与防治原则　自鼻分泌物、咽漱液等标本进行病毒分离，用双份血清做中和试验、ELISA 等进行血清学诊断。快速诊断可用免疫荧光技术、酶免疫技术和 RT-PCR 技术检测病毒抗原或核酸。尚无特异性的治疗药物和有效疫苗。

（二）肝炎病毒

肝炎病毒（hepatitis virus）是病毒性肝炎的病原体，指以肝细胞为易感细胞并引起肝细胞损伤的一组不同种属的病毒。目前公认的人类肝炎病毒有五种，即甲型肝炎病毒、乙型肝炎病毒、丙型肝炎病毒、丁型肝炎病毒和戊型肝炎病毒，它们分属于不同的病毒科。此处主要介绍乙型肝炎病毒。

乙型肝炎病毒

乙型肝炎病毒（hepatitis B virus，HBV）是乙型肝炎的病原体。据估计全球**乙型肝炎病毒表面抗原（hepatitis B surface antigen，HBsAg）**携带者约有 3.7 亿，其中我国约有 1.2 亿。

1. 生物学特性

（1）形态与结构　通过电镜观察，乙型肝炎患者的血清含有 3 种 HBV 相关颗粒，分别为大球形颗粒、小球形颗粒和管形颗粒（图 10-17）。

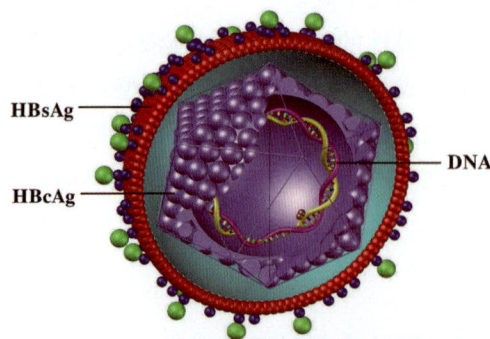

图10-17　HBV大球形颗粒结构模式图

1）**大球形颗粒**：亦称 Dane 颗粒，具有感染性，直径约 42nm，1970 年由 Dane 电镜下在乙型肝炎患者血清中首先发现。病毒外层为由宿主细胞的脂质双层和病毒编码的包膜蛋白共同构成的包膜（外衣壳）。病毒包膜蛋白含有 HBsAg、前 S1 抗原（PreS1 Ag）和前 S2 抗原（PreS2 Ag）。病毒内层相当于核衣壳，为 20 面体对称结构，衣壳蛋白含有 HBV 核心抗原（HBcAg），核心为双股非闭合性的 DNA 和 DNA 多聚酶。

2）**小球形颗粒**：直径约 22nm，为一种中空颗粒，主要成分是 HBsAg，不含 DNA 及 DNA 多聚酶，无感染性。

3）**管形颗粒**：由许多小球形颗粒"串联"形成。直径与小球型颗粒相同，长度为 100～500nm。小球形颗粒和管形颗粒均为合成过剩的 HBsAg 装配而成，无感染性。

（2）主要抗原组成

1）**HBsAg**：是机体感染 HBV 后最先出现的抗原，为 HBV 感染的主要标志，是筛选献血员的必检指标，也是制备疫苗的最主要成分。抗 –HBs 是 HBV 的特异性中和抗体，见于乙型肝炎恢复期、既往 HBV 感染者或接种 HBV 疫苗者。抗 –HBs 的出现表示机体对 HBV 感染有免疫力。

2）**HBeAg**：是一种可溶性抗原，与 HBV DNA 多聚酶的消长基本一致。HBeAg 阳性提示 HBV 在体内复制，有较强的传染性。如 HBeAg 转为阴性，表示病毒停止复制。抗 –HBe 阳性表示 HBV 复制能力减弱，传染性降低。

3）**HBcAg**：存在于病毒内衣壳上，不易在血清中检出。抗 –HBc 对病毒无中和作用。抗 –HBc IgM 阳性提示 HBV 处于复制状态，具有强的传染性；抗 –HBc IgG 在血中持续时间长，是感染过 HBV 的标志，检出低滴度的抗 –HBc IgG 提示既往感染，高滴度提示急性感染。

（3）**抵抗力**　HBV 对外界的抵抗力较强。对低温、干燥、紫外线和一般化学消毒剂均耐受。100℃加热 10 分钟可使 HBV 灭活。HBV 对 0.5% 过氧乙酸、5% 次氯酸钠和 3% 漂白粉敏感。

2. 致病性与免疫性　主要传染源是乙型肝炎患者和无症状 HBV 携带者。

主要传播途径为血液或血制品传播、垂直传播、性传播及密切接触传播（如唾液、共用牙刷、剃须刀等）。

乙型肝炎的临床表现不尽相同，可出现急性肝炎、慢性肝炎、重症肝炎等不同类型。HBV 的致病机制迄今尚未完全明了，大量的研究结果表明，免疫病理反应以及病毒与宿主细胞间的相互作用是肝细胞损伤的主要原因。

3. 微生物学检查法　HBV 标志物的血清学检测是乙型肝炎特异性诊断的最普遍方法，主要是 HBV 抗原抗体和 HBV DNA 的检测。

（1）**HBV 抗原抗体检测**　俗称"两对半"检测，检测项目主要是 HBsAg、抗 –HBs、抗 –HBc、HBeAg 和抗 –HBe（表 10–12）。该检查主要用于：①协助诊断乙型肝炎；②筛选献血员；③选择 HBV 疫苗的接种对象及判断接种效果；④调查乙型肝炎的流行病学；⑤评价治疗乙型肝炎药物的疗效。

表 10-12　HBV 抗原、抗体检测结果的实际意义

HBsAg	抗–HBs	HBeAg	抗–HBe	抗–HBc	结果分析
+	–	–	–	–	感染HBV
–	+	–	–	–	接种过乙型肝炎疫苗或既往感染并已恢复，机体有免疫力
+	–	+	–	+	急性或慢性乙型肝炎（俗称"大三阳"，传染性强）
+	–	–	+	+	急性感染趋向恢复（俗称"小三阳"）

（2）**HBV DNA 检测**　血清 HBV DNA 为 HBV 存在和复制的最可靠指标。

4. 防治原则　严格管理传染源（对患者的用具严格消毒，及时消毒处理其分泌、排泄物等）、

切断传播途径（加强血液、血制品管理，严格筛选供血员）。

接种乙型肝炎疫苗是最有效的特异性预防措施。高效价抗 –HBs 人血清免疫球蛋白可用于紧急预防。目前尚缺乏针对 HBV 的特效药物。

（三）其他常见病毒（表 10–13）

表 10–13　其他常见病毒

病毒名称	主要生物学特性	主要传染源及传播途径	主要所致疾病	主要防治原则
麻疹病毒	副黏病毒科，球形或丝形，直径为 120 ～ 250nm，有包膜	传染源为急性期患者，经飞沫传播	麻疹	接种疫苗，切断传播途径
甲型肝炎病毒（HAV）	小 RNA 病毒科，球形，直径为 27 ～ 32nm，无包膜	传染源为急性期患者和隐性感染者，经粪 – 口途径传播	甲型肝炎	接种疫苗，切断传播途径
丙型肝炎病毒（HCV）	黄病毒科，球形，直径为 55 ～ 65nm，有包膜	传染源为急、慢性丙型肝炎患者和 HCV 携带者，主要经输血或血制品传播	丙型肝炎	无疫苗，预防主要是切断传播途径、筛选献血员
脊髓灰质炎病毒	小 RNA 病毒科，球形，直径为 27 ～ 30nm，核衣壳为 20 面体的立体对称，无包膜	传染源为脊髓灰质炎患者或无症状带毒者，主要经粪 – 口途径传播	脊髓灰质炎	接种疫苗，切断传播途径
流行性乙型脑炎病毒	黄病毒科，球形，直径 45 ～ 50nm，有包膜	主要传染源为携带病毒的家畜、家禽和各种鸟类，猪是最重要的传染源和中间宿主。我国主要的传播媒介为三带喙库蚊，人被带病毒的蚊子叮咬后而感染	流行性乙型脑炎（简称乙脑）	接种疫苗、防蚊灭蚊和动物宿主管理
人类免疫缺陷病毒（HIV）	逆转录病毒科，球形，直径 100 ～ 120nm，有包膜。具有高度变异性	传染源为 AIDS 患者和 HIV 无症状携带者；经性传播、血源传播、母婴垂直传播	艾滋病（即获得性免疫缺陷综合征）	无疫苗，预防主要是切断传播途径
狂犬病病毒	弹状病毒科，子弹状，大小为（75 ～ 80）nm×（130 ～ 300）nm，有包膜	传染源为携带病毒和患病的动物。人通过被患病动物咬伤、抓伤或密切接触而感染	狂犬病	接种疫苗，对症治疗

第四节　真菌

真菌是一类具有典型细胞核和细胞壁的真核细胞型微生物。在自然界广泛分布，种类繁多，与人类关系非常密切。其中绝大多数对人类有益，如酿酒、发酵、生产抗生素等，有些对人类有害，可使食品、药品、衣物等霉变，少数可引起疾病。

一、真菌的形态与结构

真菌的形态多种多样，结构与其他微生物结构差别显著，按其形态和结构分为单细胞真菌和多细胞真菌。

（一）单细胞真菌

单细胞真菌亦称酵母菌（yeast），其胞体即营养体，多呈球形、卵圆形等，有的菌种在胞体外有荚膜（如新生隐球菌）。多数单细胞真菌由母细胞以芽生的方式进行繁殖，则芽生孢子为其繁殖体。引起人类疾病的单细胞真菌有新生隐球菌、白假丝酵母菌等。

（二）多细胞真菌

菌体由多个细胞构成。其结构主要分为菌丝和孢子两大部分。真菌的种类不同，其菌丝和孢子的形态也不一样，是鉴别真菌的重要依据之一。

1. 菌丝 成熟的孢子在适宜环境下长出芽管，芽管逐渐延长称菌丝。菌丝可长出许多分枝，并交织成团，称菌丝体。有的菌丝在一定的间距形成横隔，称隔膜（图10-18）。菌丝的形态多种多样，多数为丝状或管状，也有的为螺旋状、球拍状、鹿角状、结节状和梳状等。

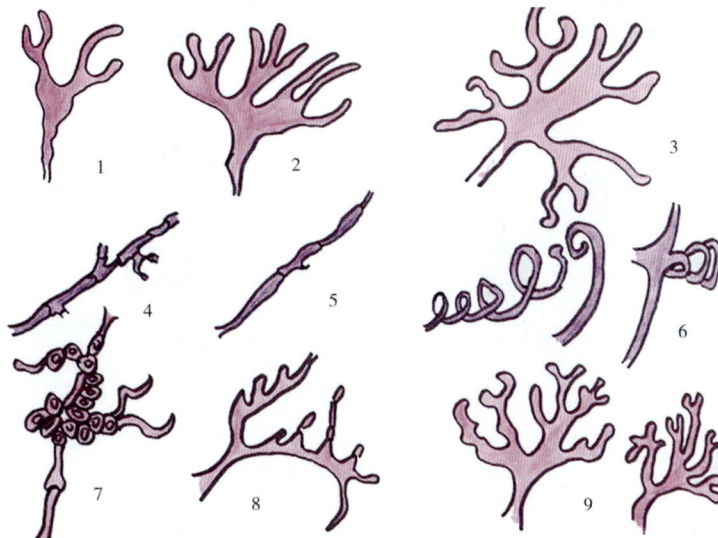

1～2分支菌丝　3无隔菌丝　4有隔菌丝　5球拍状菌丝
6螺旋状菌丝　7结节菌丝　8梳状菌丝　9鹿角状菌丝
图10-18 真菌的各种菌丝

2. 孢子 孢子是真菌的生殖结构。一个菌细胞可产生多个孢子，孢子又可发育成菌丝。真菌的孢子分为无性孢子和有性孢子。

（1）无性孢子 指不经过两个细胞的融合而形成的孢子。病原性真菌大多数产生无性孢子。无性孢子主要有三种类型叶状孢子、分生孢子、孢子囊孢子（图10-19）。

（2）有性孢子 指通过两个真菌细胞融合后形成的孢子。只有部分病原性真菌能形成有性孢子。

（三）真菌的结构

1. 细胞壁 位于细胞外层，不仅构成真菌形态特征的基础，同时也参与营养物质及气体交换以及对抗细胞外高渗的作用。

2. 细胞膜 真菌细胞膜为镶嵌蛋白质的双层磷脂膜，形成"流动镶嵌模型"，含有固醇。

3. 细胞质 真菌细胞质内含有线粒体、核糖体、内质网、高尔基体等细胞器。

4. 细胞核 不同真菌细胞核的数量变化很大,每个细胞中有 1～2 个,也可多达 20～30 个。有完整的核形态和典型的核仁、核膜结构。

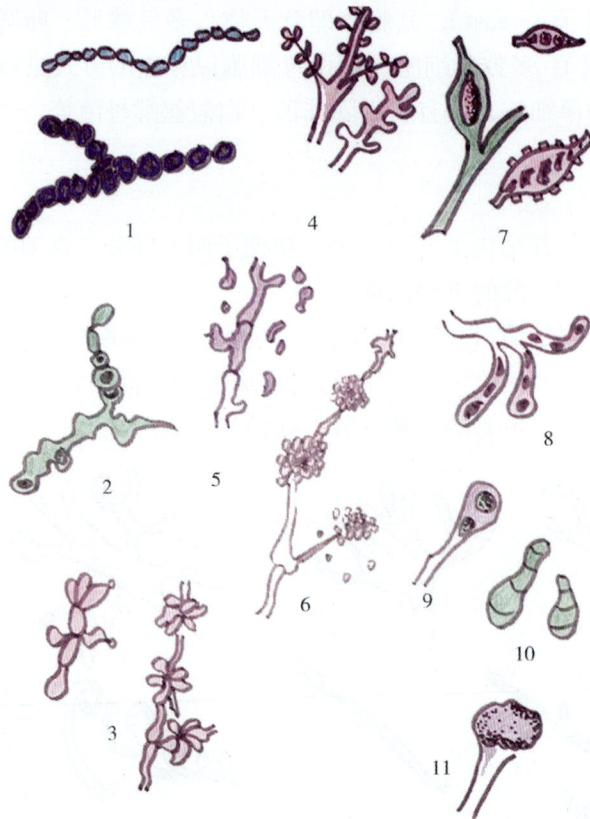

1 关节孢子　2 厚膜孢子　3 芽生孢子
4～6 小分生孢子　7～10 大分生孢子　11 孢子囊孢子
图10-19　真菌的各种无性孢子

二、真菌的感染与免疫

由真菌感染并表现有临床症状者称真菌病。大多数深部真菌感染是因各种诱因使机体免疫功能显著下降时由条件致病性真菌引起的机会性感染。

(一)真菌感染的临床类型

根据感染部位的不同,可将真菌引起的感染分为三类。

1. 浅表真菌感染 指人体皮肤组织的真菌感染,主要侵犯皮肤、毛发和指(趾)甲。多为外源性感染,多有传染性,但一般临床症状较轻。

2. 皮下组织真菌感染 指人体皮下组织的真菌感染,一般由腐生真菌引起,通常为创伤所致。

3. 深部真菌感染 指人体组织、内脏、中枢神经系统等内脏器官的真菌感染,可以由内源性或外源性真菌所引起,由内源性真菌引起的感染也称机会性真菌感染。

(二)抗真菌免疫

机体对真菌具有较强的免疫功能,免疫功能正常者一般不易发生深部真菌感染。免疫功能包括固有免疫和适应性免疫两个方面。一般而言，固有免疫在阻止真菌病的发生上起作用，而适应性免疫中的细胞免疫对真菌病的恢复起一定作用。

1. 固有免疫

（1）屏障作用 体表的物理屏障、化学屏障和微生物屏障均有防御真菌侵袭的作用。如，健康的皮肤黏膜能阻挡真菌对机体的侵袭；皮脂腺分泌的脂肪酸具有杀灭真菌的作用，学龄前儿童的皮脂腺发育不够完善，头皮分泌的不饱和脂肪酸较成人少，因而易患头癣。

（2）吞噬作用 巨噬细胞和中性粒细胞具有吞噬真菌的能力，吞噬细胞被真菌活化后，释放的 H_2O_2、次氯酸和防御素能杀灭假丝酵母菌、烟曲霉等真菌。

（3）正常体液中的抗真菌物质 除补体等免疫分子外，在体液中还存在一些抗真菌物质。如，淋巴细胞合成的转铁蛋白可扩散至皮肤角质层，具有抑制真菌和细菌的作用；IFN-γ、TNF 等细胞因子以及 β-防御素等抗菌肽也具有一定的抗真菌作用。

2. 适应性免疫

（1）细胞免疫 在特异性抗真菌免疫中，细胞免疫起主导作用。细胞免疫功能受损或低下，易发生严重的真菌感染。如 AIDS 患者由于 HIV 破坏体内 $CD4^+T$ 细胞，导致机体免疫功能缺陷和失调，常发生致死性真菌感染。

（2）体液免疫 深部真菌感染机体能产生特异性抗体，但抗体在抗真菌感染中的作用不如细胞免疫。真菌感染后一般不能获得牢固持久的免疫力。

三、真菌的致病性与防治原则

（一）真菌的致病性

不同真菌的致病物质不尽相同，一般认为与真菌产生的毒素或毒素样物质、真菌的某些酶类和菌体成分、生物膜形成等有关。例如，白假丝酵母菌具有黏附人体细胞及形成生物膜的能力；新生隐球菌的荚膜有抗吞噬作用。

（二）真菌的防治

没有特异性的预防方法，主要是注意清洁卫生，避免接触患者。浅部真菌感染可用市售的药膏，如 5% 硫黄软膏，但较难根治，易复发。深部真菌感染，要提高免疫力，使用两性霉素 B、咪康唑、益康唑等。

第五节 人体寄生虫学

一、概述

人体寄生虫学（human parasitology）又称医学寄生虫学（medical parasitology）。医学寄生虫按照生物学特征常分为医学原虫、医学蠕虫和医学节肢动物三大类。医学蠕虫主要涉及线虫纲、吸虫纲、绦虫纲中的寄生虫，与医学原虫、医学节肢动物共五类，将分别进行介绍。

（一）寄生现象

生物在进化的过程中，彼此间形成了各种错综复杂的关系。如两种生物在一起生活，一方受益，另一方受害，后者给前者提供营养物质和居住场所，这种生物之间的关系称为寄生。受益方称寄生虫，受害方称宿主。依据宿主体内寄生虫发育阶段的不同常把宿主分为以下几种。

1. 终宿主 寄生虫的成虫或有性生殖阶段所寄生的宿主。

2. 中间宿主 寄生虫的幼虫或无性生殖阶段所寄生的宿主。

3. 保虫宿主 也称储蓄宿主，某些寄生虫除了寄生人体外还可寄生在某些脊椎动物体内，在流行病学中称这些动物为保虫宿主。

4. 转续宿主 某些寄生虫的幼虫侵入非正常宿主，不能发育为成虫，长期保持幼虫状态，一旦有机会侵入正常宿主，可继续发育为成虫，这种非正常宿主称转续宿主。

（二）寄生虫的生活史

将寄生虫完成一代生长、发育和繁殖的整个过程称寄生虫的生活史（Life cycle），其中能使人感染的阶段称为感染阶段或感染期。根据寄生虫完成生活史是否需要中间宿主将生活史分为直接型和间接型。

1. 直接型 不需要中间宿主。如蛔虫、蛲虫在外界环境中直接发育到感染期感染人。

2. 间接型 需要中间宿主。如血吸虫在钉螺体内发育为尾蚴再感染人。

（三）寄生虫病流行的环节

寄生虫病流行的基本环节包括了传染源、传播途径和易感人群。传染源包括患者、带虫者和保虫宿主；传播途径包括经口、皮肤、虫媒叮咬、接触、胎盘和血液等感染；一般人对寄生虫普遍易感。

（四）影响寄生虫病流行的因素

影响寄生虫病流行的因素包括自然因素（温度、湿度、光照等）、生物因素（中间宿主或节肢动物对流行的影响）和社会因素（经济状况、医疗卫生条件及个人生活习惯等）。

（五）寄生虫病的流行特点

1. 地方性 寄生虫病的分布具有地方性，如棘球蚴病主要发生在牧区，而血吸虫病主要在温暖潮湿且有中间宿主钉螺分布的地区。

2. 季节性 寄生虫病的流行往往呈现季节性，如急性血吸虫病常出现在夏秋季节，由于人在流行区进行农田生产或下水活动接触了疫水而感染。

3. 自然疫源性 常指人畜共患的寄生虫病，特别在人迹罕至的原始森林或荒漠，一些寄生虫病在脊椎动物间传播，为自然疫源性疾病，一旦人进入这种地区可通过某种途径从脊椎动物感染上此类疾病。

（六）寄生虫的致病特点

1. 异位寄生 指寄生虫在正常寄生部位以外的组织器官内寄生。

2. 幼虫移行症 某些蠕虫的幼虫侵入非正常宿主后，不能发育为成虫，长期游行，造成宿主局部或全身的病变。

3. 带虫者、慢性、隐性感染 大多数人感染寄生虫后没有明显临床症状但能检测到病原体，称带虫者。人感染寄生虫后未经治疗或治疗不彻底使机体不能清除所有寄生虫转为慢性感染状态；有些患者感染寄生虫后不出现明显的临床症状且不能用常规方法检测到病原体称隐性感染。

（七）寄生虫病的防治原则

1. 控制传染源 通过普查查找患者和带虫者并予以治疗，查治或处理动物宿主。

2. 切断传播途径 加强粪便和水源的管理，应注意个人卫生，特别是对食品卫生的安全检测，有中间宿主和传播媒介的寄生虫的还要控制杀灭中间宿主和媒介动物。

3. 保护易感人群 加强对流行区人群的宣传教育、增强防病意识。

二、寄生虫与宿主的相互作用

（一）寄生虫对宿主的损害

1. 掠夺营养 寄生虫在宿主体内寄生，以宿主消化或半消化的食糜、体液或细胞为食，用于生长发育及繁殖。如钩虫在人体肠道寄生，以血液为食，使宿主的蛋白质和铁流失，引起贫血。

2. 机械性损伤 寄生虫侵入宿主，在体内移行，可对局部、附近组织或器官造成损伤、堵塞、压迫等机械性损伤。

3. 毒性作用 寄生虫的分泌物和虫体死亡的崩解物等对宿主产生毒性作用，使宿主出现局部或全身症状。如溶组织内阿米巴分泌蛋白水解酶，不但破坏局部组织，侵犯肝脏或侵蚀肠壁等还导致全身症状。

4. 免疫损伤 寄生虫抗原刺激宿主产生的免疫应答，有一定程度的保护作用但也会导致超敏反应的发生。

（二）宿主抗寄生虫免疫

寄生虫侵入宿主体内，刺激宿主产生固有免疫和适应性免疫应答，对寄生虫感染产生不同程度的抵抗；寄生虫则通过隔离、抗原变异、抗原伪装、免疫抑制等机制逃避机体的免疫应答，使宿主难以形成有效的免疫保护作用。

三、常见重要寄生虫

线虫纲寄生虫

似蚓蛔线虫

似蚓蛔线虫，俗称蛔虫，是寄生于人体肠道中最大的线虫。

（一）形态与结构

1. 成虫 雌雄异体，虫体形似蚯蚓，雌虫尾端尖直；雄虫尾端向腹侧卷曲，末端有 1 对交合刺。

2. 虫卵 有受精卵和未受精卵两种（图 10-20）。

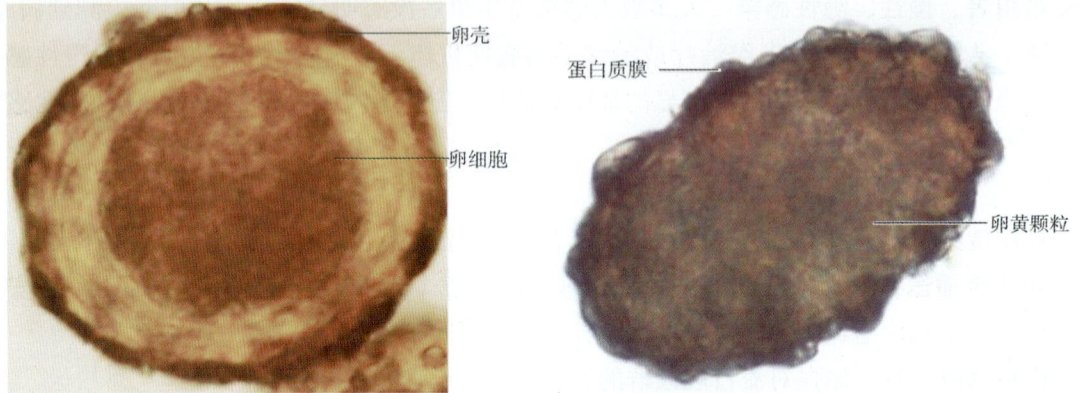

图10-20　似蚓蛔线虫虫卵

（二）生活史

成虫寄生于人体小肠，以肠内半消化食糜为营养。雌雄虫交配后，雌虫产卵，每条雌虫每天可产卵24万个虫卵，卵随粪便排出体外。受精卵在潮湿、荫蔽、氧气充足的土壤中，在适宜的温度（21～30℃）及湿度下，约经 3 周卵细胞发育成幼虫，幼虫蜕皮一次，发育为感染期虫卵。人若误食感染期虫卵，幼虫在小肠逸出，侵入小肠黏膜及黏膜下层，进入小静脉或淋巴管，经肝、右心至肺，穿过毛细血管进入肺泡，停留两周，蜕皮两次。然后沿支气管、气管移至咽部，随吞咽下行到胃和小肠，再蜕皮一次后发育为成虫。从食入感染期虫卵到雌虫开始产卵，需60 ～ 75 天。成虫在人体内可存活 1 年左右（图 10-21）。

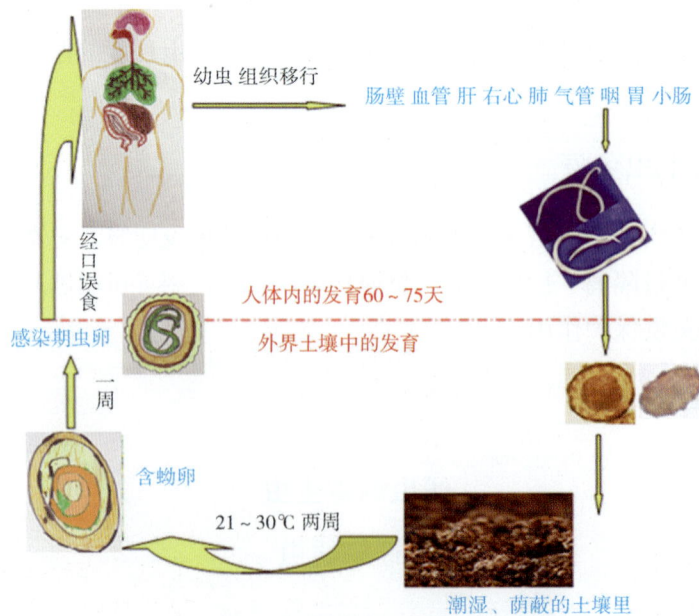

图10-21　似蚓蛔线虫生活史示意图

（三）致病性与临床表现

蛔虫的幼虫和成虫均有致病作用。多数感染者无明显临床症状或仅有轻微腹痛。

1. 幼虫致病作用 幼虫在体内移行引起组织损伤和超敏反应，特别是肺部组织的损伤。临床表现主要为咳嗽、咳痰、哮喘、呼吸困难、发热、荨麻疹等症状。

2. 成虫致病作用

（1）夺取营养 蛔虫以人体内半消化物为食，同时损伤肠黏膜，导致食物的消化和吸收障碍。

（2）损伤肠黏膜 蛔虫唇齿的机械损伤和代谢产物的刺激，可引起肠黏膜的炎症，患者常有食欲不振、恶心、呕吐等症状，伴间歇性脐周疼痛。

（3）并发症 由于蛔虫有钻孔习性，当患者受到刺激，如发热、辛辣食物或驱虫药物使用不当时，虫体可钻入开口于肠壁的管道中，导致胆道蛔虫病、胰腺炎和阑尾炎等。虫体数量多时，扭结成团堵塞肠腔引起肠梗阻、肠穿孔及肠坏死等，以胆道蛔虫病最为常见。

（4）超敏反应 虫体变应原被人体吸收后，引起 IgE 介导的 I 型超敏反应。患者可出现皮肤瘙痒、荨麻疹及蛔虫中毒性脑病等症状。

（四）防治

预防措施包括卫生宣传教育，注意饮食和环境卫生，不喝生水，不吃未洗净的蔬菜，切断传播途径。对患者和带虫者进行治疗，控制传染源。常用的药物有甲苯达唑、阿苯达唑、伊维菌素、左旋咪唑等。

其他常见线虫特点见表 10–14。

表 10–14 其他常见线虫特点

线虫纲寄生虫	生活史特点	致病	防治
蛲虫	成虫寄生在回盲部；雌虫夜间爬出肛门产卵于肛周；感染时期为感染期虫卵，感染途径有经口感染和经空气感染	肛门及会阴部皮肤瘙痒及继发性炎症；小儿夜惊、啼哭及磨牙等	注意个人卫生习惯，不吃生食，不喝生水，不吮吸手指
钩虫	成虫寄生在小肠上段；感染时期为丝状蚴；主要感染途径为经皮肤感染	幼虫引起钩蚴性皮炎及肺炎；成虫致消化道症状和异嗜症、贫血及婴幼儿贫血症	加强粪便管理和个体防护，穿鞋下地劳动及涂擦防护药物
丝虫	成虫寄生于人的淋巴系统；微丝蚴在人体内有夜现周期性；感染时期为丝状蚴，雌蚊吸血时经皮肤伤口钻入	微丝蚴血症；急性淋巴管炎及丹毒样皮炎；慢性阻塞性病变包括象皮肿、乳糜尿、鞘膜积液	普查普治，防蚊灭蚊

吸虫纲寄生虫

日本裂体吸虫

裂体吸虫亦称血吸虫，成虫寄生于人及多种哺乳动物的门静脉 – 肠系膜静脉系统，引起血吸虫病。寄生于人体的血吸虫有 6 种，我国只有日本裂体吸虫，又称日本血吸虫，简称血吸虫。

（一）形态与结构

1. 成虫 雌雄异体，虫体前端有口吸盘，腹侧面近前端有腹吸盘。雄虫粗短，腹吸盘以下的虫体背腹扁平，两侧向腹面卷曲，形成抱雌沟。雌虫较细，虫体呈圆柱形，口、腹吸盘不发达。因其肠管内充满被消化的血红蛋白，故虫体后半部呈黑色，常居留于雄虫的抱雌沟内，呈雌雄合抱状态（图 10-22）。

2. 虫卵 椭圆形，淡黄色，卵壳薄，无卵盖，卵壳一侧有一小棘。成熟卵内含一毛蚴，卵壳与毛蚴之间的间隙中可见大小不等、椭圆形的油滴状物，为成熟毛蚴头腺所分泌的可溶性虫卵抗原（SEA）（图 10-23）。

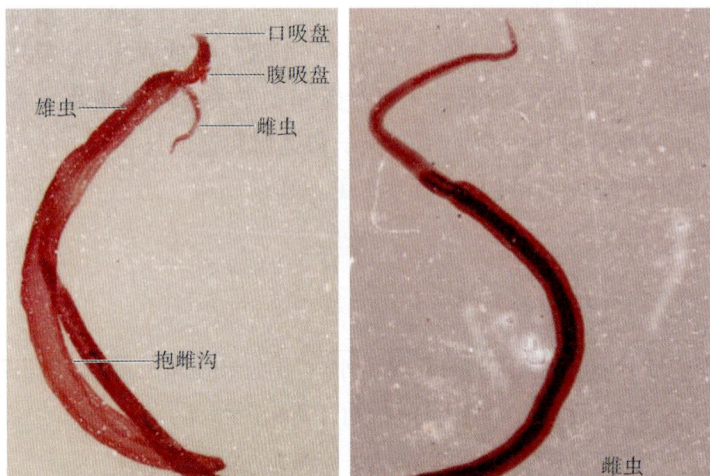

图10-22　日本裂体吸虫成虫

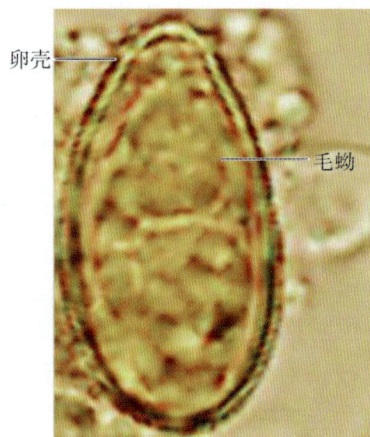

图10-23　日本裂体吸虫虫卵

（二）生活史

日本血吸虫成虫寄生于人及牛、羊、兔等多种哺乳动物的门静脉-肠系膜静脉系统内。虫卵随血流主要分布于肝脏和结肠黏膜组织中。卵内毛蚴发育成熟后，分泌的 SEA 可透过卵壳上的微孔释放出来，破坏血管壁，引起周围肠黏膜组织发生炎症、坏死，由于肠蠕动、腹内压和血管内压的作用，促使肠壁坏死组织向肠腔破溃，虫卵随溃破组织落入肠腔，随粪便排出体外。未排出的虫卵沉积于局部组织中，形成肉芽肿。虫卵必须进入水后才能进一步发育，在水中孵出毛蚴，当遇到中间宿主钉螺时，便侵入其体内，经母胞蚴、子胞蚴的发育和增殖，最后形成大量尾蚴。成熟的尾蚴从螺体逸出，浮于水面。当人或其储存宿主与含有尾蚴的水接触时，尾蚴经皮肤侵入宿主体内转变为童虫。童虫入血经肺循环和体循环到达门静脉系统生长、发育为成虫。成虫寿命可达 10～20 年（图 10-24）。

（三）致病性与临床表现

1. 致病机制 包括尾蚴、童虫、成虫的机械性作用和虫卵引起的复杂的免疫病理变化，其中以虫卵对人体的损害最为严重。

（1）尾蚴所致损害 尾蚴穿过宿主皮肤可引起尾蚴性皮炎，表现为侵入部位皮肤出现丘疹和瘙痒等症状，初次接触的人反应不明显，重复接触尾蚴后反应逐渐加重。

（2）童虫所致损害 童虫在宿主体内移行时，由于其机械性损伤、代谢产物以及死亡虫体分解物的刺激，使其所经过的脏器，尤其是肺部出现血管炎、毛细血管栓塞、破裂、局部炎细胞浸润和点状出血。大量童虫在人体内移行时，患者可出现咳嗽、咯血、发热及嗜酸性粒细胞增多等临床表现。

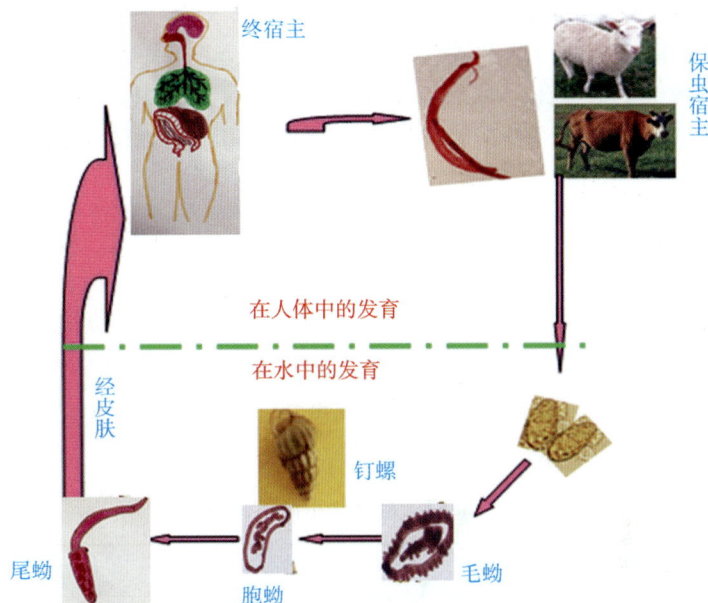

图10-24 日本裂体吸虫生活史示意图

（3）成虫所致损害　成虫一般不引起症状，或仅引起轻微的静脉内膜炎。

（4）虫卵所致损害　血吸虫病的病变主要由虫卵所致。虫卵多沉积于宿主的肝及结肠肠壁等组织，诱导免疫细胞聚于虫卵周围形成肉芽肿，进一步纤维化破坏宿主肝、肠壁组织结构。

成熟虫卵中毛蚴所分泌SEA，透过卵壳的微孔释放出来，经巨噬细胞吞噬、处理后传递给辅助性T细胞（Th）使其致敏。致敏的Th细胞再次受到相同抗原刺激后即产生各种淋巴因子，如IL-2、IFN，使淋巴细胞、巨噬细胞、嗜酸性粒细胞及成纤维细胞聚集在虫卵周围，形成以虫卵为中心的肉芽肿和纤维化（Ⅳ型超敏反应）。同时，沉积在宿主肝、肠组织中的虫卵引起的肉芽肿又可以不断破坏肝、肠的组织结构，引起慢性血吸虫病，因此虫卵是血吸虫病的主要致病阶段。

2.临床表现　血吸虫病严重程度与宿主感染虫数、宿主免疫状态和感染时间密切相关，临床表现随病变的进展而变化，可分为以下几种。

（1）急性血吸虫病　多见于接触疫水后1～2个月发病，起病急，出现发热，伴有腹痛、腹泻、肝、脾、淋巴结肿大及嗜酸性粒细胞增多；偶可痰中带血丝，有气促、胸痛，多在发病后数月余出现，一般持续2～3个月消失。病程一般不超过6个月，经杀虫治疗后，患者常迅速痊愈。如不治疗，则可发展为慢性或晚期血吸虫病。

（2）慢性血吸虫病　常见于急性症状消失而未经治疗者，或经反复轻度感染而获得免疫力的患者，临床上可分为无症状和有症状两类。有症状的患者主要表现为慢性腹泻或慢性痢疾，症状呈间歇性出现。此期由于产卵量少，诊断困难。

（3）晚期血吸虫病　常见于反复大量感染者，根据临床表现，可以分为巨脾型、腹水型、结肠增殖型和侏儒型。①巨脾型以脾肿大为突出表现，脾大超过脐平线或横径超过腹中线，多伴有脾功能亢进、门脉高压或上消化道出血。②腹水型是晚期血吸虫病门脉高压与肝功能失代偿的结果，高度腹水者可出现食后上腹部胀满、呼吸困难、脐疝、股疝、下肢水肿、胸腔积液和腹壁静脉曲张。③结肠增殖型是以结肠病变为突出表现的临床类型，表现为腹痛、腹泻、便秘，严重者可出现不完全性肠梗阻，还可能并发结肠癌。④侏儒型是在儿童时期反复感染血吸虫，引致慢性或晚期血吸虫病，影响内分泌功能，患者表现为身材矮小、面容苍老、无第二性征等临床征象。

晚期血吸虫病的主要并发症有上消化道出血和肝昏迷。50%以上的晚期患者死于上消化道出血，出血部位多位于食管下段或胃底静脉。

（4）异位血吸虫病　童虫可在门脉系统以外寄生并发育为成虫，异位寄生成虫产卵所引起的损害称异位损害或异位血吸虫病。肠系膜静脉内的虫卵也可能被血流带到肺、脑或其他组织，造成异位损害。

（四）防治

在疫区进行普查普治，消灭和控制传染源。此外，消灭钉螺是防治血吸虫病的重要措施之一。加强粪便管理防止粪便污染水体，并注意个人防护尽量避免接触疫水。目前治疗血吸虫病的首选药物是吡喹酮，具有高效、低毒、疗程短的优点。

其他常见吸虫特点见表10-15。

表10-15　其他常见吸虫特点

吸虫纲寄生虫	生活史特点	致病	防治
华支睾吸虫	成虫寄生于人体的肝胆管内；感染时期为囊蚴；感染途径有经口感染	肝吸虫病；消化道症状；胆汁淤滞型肝硬化；类侏儒症	合理处理粪便，改变养鱼的习惯
卫氏并殖吸虫	成虫主要寄生在肺，可累及全身；感染时期为囊蚴，主要感染途径为经口感染	肺吸虫病；童虫在组织器官中移行、窜扰和成虫定居所引起	不生食或半生食溪蟹、蝲蛄及其制品，不饮生水
布氏姜片吸虫	成虫寄生于人的肠道；荸荠、菱角、茭白等为其传播媒介；感染时期为囊蚴；感染途径为经口感染	机械性损伤；消化道症状	勿生食未洗干净的菱角等水生果品；不喝河塘的生水；勿用被囊蚴污染的青饲料喂猪

绦虫纲寄生虫
链状带绦虫

链状带绦虫又称猪带绦虫，成虫寄生于人体小肠引起猪带绦虫病；幼虫猪囊尾蚴寄生于人的肌肉、脑、眼等组织中引起囊尾蚴病。在我国古代医籍中，将猪带绦虫和牛带绦虫统称"寸白虫"或"白虫"。

（一）形态与结构

1. 成虫　虫体呈乳白色，带状，长2～4m。前端较细，向后逐渐变宽，整个虫体由700～1000个略透明的节片组成，分头节、颈部和链体三部分。

（1）头节　呈圆球形，有四个吸盘和一个位于最前端能伸缩的顶突，顶突上有25～50个小钩，排列成内外两圈（图10-25）。

（2）颈部　紧接于头节之后，是虫体最细的部分，长5～10mm，宽约为头节一半。内无结构，但具有生发功能，可由此不断的生出链体节片。

（3）链体　颈部之后的节片组成链体，根据生殖器官发育成熟程度可分为三种：幼节、成节和孕节。

2. 幼虫　称囊尾蚴或囊虫。为卵圆形、乳白色、略透明的囊状体，囊内充满液体，囊壁内层有一米粒大小的白点，为卷缩在囊内的头节。其结构与成虫头节相同。

3. 虫卵　圆球形。卵壳薄，自孕节散出时多已脱落。光镜观察仅见具有放射状条纹的棕黄色胚膜，内含一发育成熟的六钩蚴（图 10-25）。

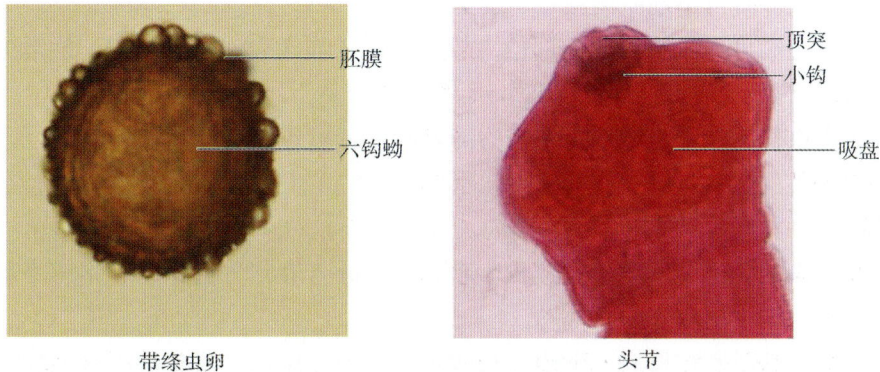

带绦虫卵　　　　　　　　　　　　头节

图10-25　链状带绦虫虫卵及头节

（二）生活史

成虫寄生于人体小肠内，借头节上的吸盘及小钩固定于肠黏膜上，靠体表吸收营养物质。孕节常从链体上脱落进入肠腔，随粪便排出。粪便中的孕节及散出的虫卵被猪和野猪等中间宿主食入后，在消化液作用下，虫卵孵出六钩蚴，六钩蚴钻入肠壁，随血液循环或淋巴循环到达猪的全身各部位，发育成囊尾蚴。囊尾蚴多寄生于猪体运动较多的肌肉，以股、颈、肩、心肌、舌肌等处为多。被囊尾蚴寄生的猪肉俗称"米猪肉"或"豆猪肉"。人生食或半生食含有囊尾蚴的猪肉后，在消化道内胆汁的刺激下，猪囊尾蚴的头节翻出并固定在肠黏膜上，从颈节不断长出节片，发育为成虫，成虫寿命可达 25 年以上。

链状带绦虫卵亦可造成人体感染，并在组织内发育为囊尾蚴，常见的寄生部位依次为皮下组织、肌肉、脑、眼、心、肝、肺、腹膜等。感染方式有异体感染和自体感染（图 10-26）。

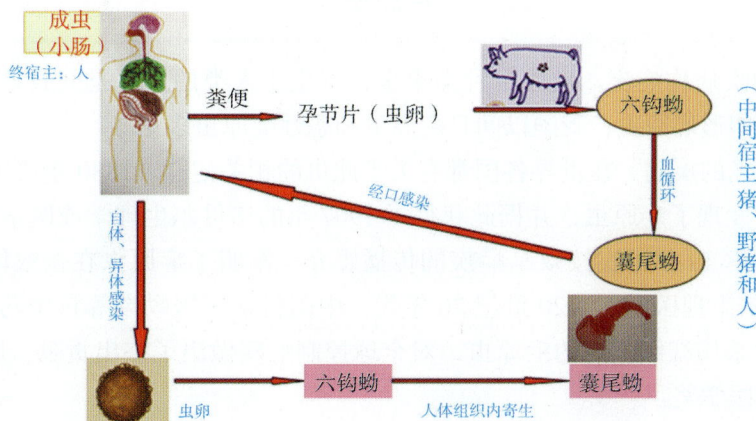

图10-26　链状带绦虫生活史示意图

（三）致病性与临床表现

1. 成虫致病 成虫寄生于人体小肠引起的疾病称猪带绦虫病。成虫的致病作用轻微，主要机制有夺取营养，及头节吸附在肠黏膜上引起的机械性损伤。

2. 幼虫致病 幼虫即猪囊尾蚴寄生于人体组织引起的疾病称囊虫病或囊尾蚴病，危害性远比成虫大，其程度取决于寄生的部位和数量。依据寄生部位将囊虫病分为以下类型。

（1）皮肌型 囊尾蚴寄生在皮下或肌肉组织内形成结节。数量自 1 个至数千个不等。肌肉内结节多无症状，虫数多时可出现肌肉酸痛、无力等表现。

（2）脑型 囊尾蚴可见于脑内任何部位，故本型患者临床表现复杂多样，最常见的症状为癫痫、头痛、颅内压增高及精神症状等。

（3）眼型 囊虫寄生在眼组织内可致视力障碍，重者可致失明。

（四）防治

预防猪带绦虫病的关键是不要生食或半生食猪肉。改善养猪方法，防止猪感染囊虫病，同时严格进行肉类检查，禁止出售"米猪肉"。

治疗常用中药南瓜子和槟榔联合驱虫，效果可靠、副作用小。对于囊虫病治疗，应根据临床类型选择合适的方法。眼囊虫病禁用药物治疗，应尽早采取手术治疗。

其他常见绦虫特点见表 10-16。

表 10-16 其他常见绦虫特点

绦虫纲寄生虫	生活史特点	致病	防治
肥胖带绦虫	成虫寄生在肠道；感染时期为牛囊尾蚴，感染途径有经口感染	一般无明显症状，仅有消化道症状	管理好人粪便，不吃生肉
细粒棘球绦虫	成虫寄生在犬小肠，犬、狼等是常见的终宿主。人是中间宿主，感染时期为虫卵，主要感染途径为经口感染	棘球蚴对人体的危害以机械损害为主	根除以病畜内脏喂犬和乱抛的陋习；加强对屠宰场和个体屠宰的检疫，及时处理病畜内脏

医学原虫

疟原虫

疟原虫引起的疾病称疟疾。疟原虫种类繁多，寄生于人类的主要是间日疟原虫、恶性疟原虫、三日疟原虫和卵形疟原虫，我国以间日疟原虫和恶性疟原虫多见。

疟疾是一种古老的疾病，在世界各国都有关于此虫的相关记载。1880 年法国军医 Laveran 在恶性疟患者血液中发现了疟原虫，并据此获得了 1907 年的诺贝尔生理学或医学奖。1897 年，在印度工作的英国军医 Ross 证实按蚊是疟疾的传播媒介，阐明了疟原虫在按蚊体内的生活周期，获 1902 年的诺贝尔生理医学奖。20 世纪 70 年代，中国科学家屠呦呦等自中药青蒿中提取出青蒿素，证实可有效杀伤红细胞内的疟原虫，对全球控制疟疾做出了杰出贡献，因而获得 2015 年的诺贝尔生理学或医学奖。

（一）形态与结构

疟原虫在人体红细胞内寄生的时期，与致病和诊断有关。一般分为滋养体、裂殖体和配子体三个主要发育期（图 10-27）。疟原虫的基本结构包括细胞核、细胞质和细胞膜，细胞质中存在消化分解血红蛋白后的终产物，即疟色素。

1. 滋养体 为疟原虫侵入红细胞发育的最早时期。按发育先后有早、晚期之分。早期滋养体亦称小滋养体，其胞核小，胞质少，中间有空泡，虫体多呈环状，故又称环状体。此后虫体胞核增大，胞质增多，有时伸出伪足，外形不规则，胞质中开始出现黄褐色或深褐色疟色素，称晚期滋养体或大滋养体。

2. 裂殖体 随着晚期滋养体发育成熟，核开始反复分裂，最后胞质随之分裂，每一个核都被部分胞质包裹，成为裂殖子。裂殖子随红细胞破裂而释出。

3. 配子体 红细胞破裂后，部分裂殖子侵入红细胞发育为配子体。配子体有雌、雄之分。雌配子体胞质深蓝，核致密，呈红色，偏于虫体一侧；雄配子体虫体胞质浅蓝，核质疏松，淡红色，常位于虫体中央。

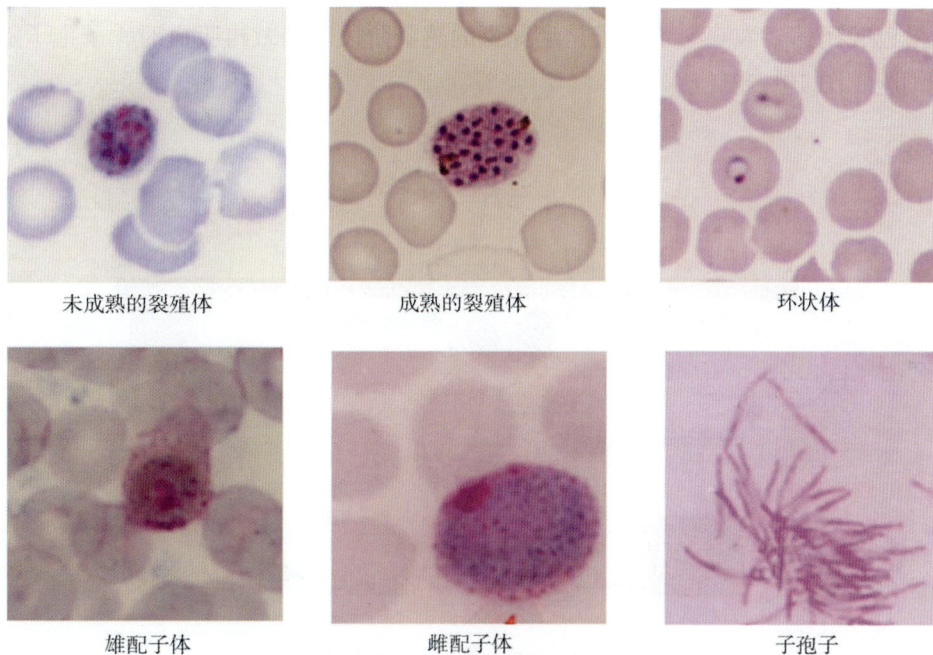

| 未成熟的裂殖体 | 成熟的裂殖体 | 环状体 |
| 雄配子体 | 雌配子体 | 子孢子 |

图10-27 疟原虫各个虫期

（二）生活史

四种疟原虫的生活史基本相同，需要人和按蚊两个宿主。在人体内进行裂体增殖，并形成配子体，开始有性生殖的初期发育；在按蚊体内完成有性生殖即配子生殖，继而进行孢子生殖。现以间日疟原虫为例对疟原虫的生活史加以说明。

1. 人体内发育 疟原虫在人体内先后寄生于肝细胞和红细胞，分别称红细胞外期和红细胞内期。

（1）红细胞外期 当唾液腺中含有成熟子孢子的雌性按蚊刺吸人血时，子孢子随唾液进入皮下血管，约30分钟后随血流陆续侵入肝细胞，随着子孢子变圆，核开始分裂，进入红外期裂体增殖阶段，产生大量红细胞外期裂殖子。此后，成熟的红外期裂殖体胀破肝细胞，释出裂殖子，一部分被巨噬细胞吞噬，其余则侵入周围红细胞，开始红内期的发育。

近年来科学家认为，间日疟原虫和卵形疟原虫的子孢子有遗传学上两种不同的类型，速发型子孢子和迟发型子孢子。速发型子孢子侵入肝细胞后，迅速进行红外期裂体增殖，而迟发型子孢子侵入肝细胞后，需要休眠一段时间后才进入红外期裂体增殖。

（2）红内期　裂殖子侵入红细胞后，先形成环状体，随后发育为大滋养体、裂殖体。裂殖体成熟后红细胞破裂，裂殖子随之释出，一部分被巨噬细胞消灭，其余部分再侵入周围正常红细胞，重复由环状体至裂殖体的裂体增殖过程，称疟原虫红内期增殖周期。疟原虫经几代红内期裂体增殖后，部分裂殖子侵入红细胞后不再进行裂体增殖而是发育成雌、雄配子体。雌、雄配子体只有进入按蚊体内才能继续完成有性生殖。

2. 按蚊体内发育　当雌性按蚊刺吸患者或带虫者血液时，红细胞内期原虫随血液进入蚊胃，但仅有雌、雄配子体能在蚊胃内继续发育，成为雌、雄配子，其余各期原虫均被消化破坏。雌、雄配子结合形成合子。数小时后，合子由圆球状逐渐变成香蕉形的动合子。动合子穿过胃壁上皮细胞或其间隙，到蚊胃弹性纤维膜下形成圆球形的卵囊。卵囊继续发育长大，其内核和胞质反复分裂进行孢子增殖，形成数以万计的子孢子。成熟子孢子细长呈梭形，由囊壁钻出或随卵囊破裂释出，经血淋巴腔到达唾液腺。子孢子是疟原虫的感染阶段。当蚊再吸血时，子孢子随唾液进入人体侵入肝细胞（图 10-28）。

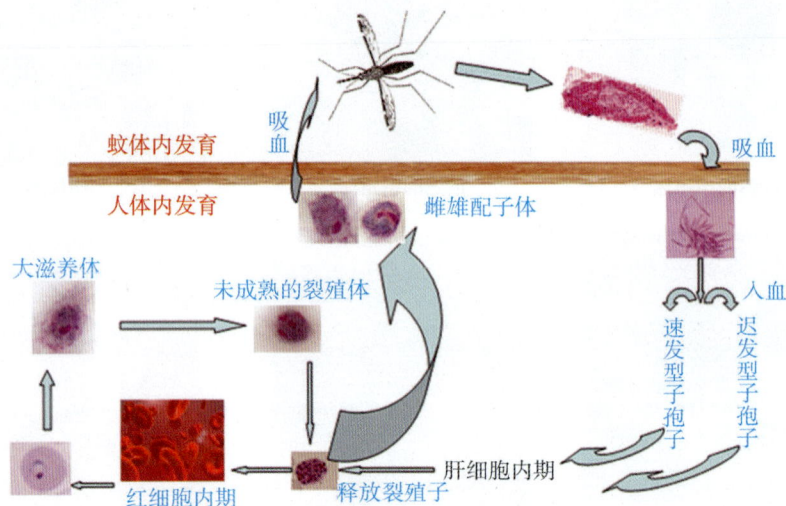

图10-28　间日疟原虫生活史示意图

（三）致病性与临床表现

红内期为疟原虫的致病阶段，致病力强弱取决于侵入的虫种、数量和人体免疫状态有关。

1. 潜伏期　从人体被疟原虫侵入至出现临床症状的间隔时间称潜伏期。

2. 发作　红内期疟原虫裂体增殖，引起机体出现寒战、高热和出汗退热 3 个连续阶段，称疟疾发作。疟疾发作与红细胞内期成熟裂殖体胀破红细胞密切相关。红细胞破裂后，大量的裂殖子、原虫代谢产物及红细胞碎片进入血流，刺激单核 - 巨噬细胞吞噬并产生内源性热原质，作用于宿主下丘脑的体温调节中枢，引起寒热发作。随着血内刺激物被吞噬和降解，机体通过大量出汗，体温逐渐恢复正常。典型的发作具有周期性。

3. 再燃和复发　疟疾未经彻底治疗或发作自行停止后，机体血液内仍可长期残存少量疟原虫而转入隐匿期。当虫体产生抗原变异或宿主免疫力下降时，原虫可重新大量繁殖再次引起疟疾发作，称疟疾再燃。疟疾复发是指间日疟初发患者红内期疟原虫已被全部消灭，但经一段时间后，又出现疟疾发作。恶性疟原虫和三日疟原虫无休眠子，因而只有再燃而无复发。间日疟原虫和卵形疟原虫既有再燃，又有复发。

4. 贫血　疟疾发作数次后，可出现贫血，发作次数越多，病程越长，贫血症状越严重，尤以恶性疟为甚。

5. 脾脏肿大　主要原因是脾充血和单核－巨噬细胞增生。初发患者多在发作 3～4 天后，脾开始肿大，疟疾长期不愈或反复感染者，脾重量可达正常者的数倍。

6. 凶险型疟疾　绝大多数由恶性疟原虫所致。常见的有脑型和超高热型，患者表现出持续高烧、抽搐、昏迷及肾衰竭等症状，由于来势凶猛，死亡率很高。

另外，妊娠期间疟原虫通过有病变的胎盘进入胎儿体内，或分娩过程胎盘受损使母血与胎儿血混合，可引起先天性疟疾。

（四）防治

我国目前的疟疾防治策略是采取综合性防治措施。

1. 预防　预防措施包括蚊媒防制和预防服药。

2. 治疗　抗疟药物根据作用时期不同，可分为杀灭红内期裂体增殖期、控制疟疾发作的药物，如氯喹、咯萘啶、青蒿素等；可杀灭红外期裂体增殖期及休眠子的抗复发药物，如伯氨喹；可杀灭子孢子、阻断疟疾传播的药物为乙胺嘧啶。

医学节肢动物

将能通过吸血、刺螫、寄生及传播病原体等方式危害人类健康的节肢动物称医学节肢动物，常分五个纲：蛛形纲、昆虫纲、倍足纲、唇足纲及甲壳纲，其形态多样、从卵发育为成虫都要经历外部形态、结构、生理功能及生活习性等一系列的变化，并对人类造成危害。

（一）对人体的直接危害

指医学节肢动物本身对人体造成的危害。危害方式主要有：骚扰和吸血，如蝇在周围飞舞使人烦躁，蚊、蚤吸血；刺螫和毒害，如蜂、蝎等刺螫人体，注入毒液而致局部红肿疼痛；寄生，如疥螨侵入皮内寄生，引起疥疮；致敏，如尘螨引起过敏性哮喘、过敏性鼻炎。

（二）间接危害

指节肢动物携带病原体传播疾病。这类节肢动物称传播媒介，其传播的疾病称虫媒病。传播方式有两种。

1. 机械性传播　节肢动物对病原体的传播只起到携带和输送作用，病原体的形态和数量无变化，如蝇传播溶组织内阿米巴包囊。

2. 生物性传播　病原体在节肢动物体内经历发育、增殖后才能传播给人体，如按蚊传播疟原虫。

（三）常见医学节肢动物及其传播的疾病

医学节肢动物对人体最大的危害是传播疾病。其传播的病原体包括病毒、立克次体、细菌、原虫和蠕虫等，这些病原体可在人与人之间、动物与动物之间、人与动物之间传播。我国常见的医学节肢动物（图 10-29）与疾病的关系见表 10-17。

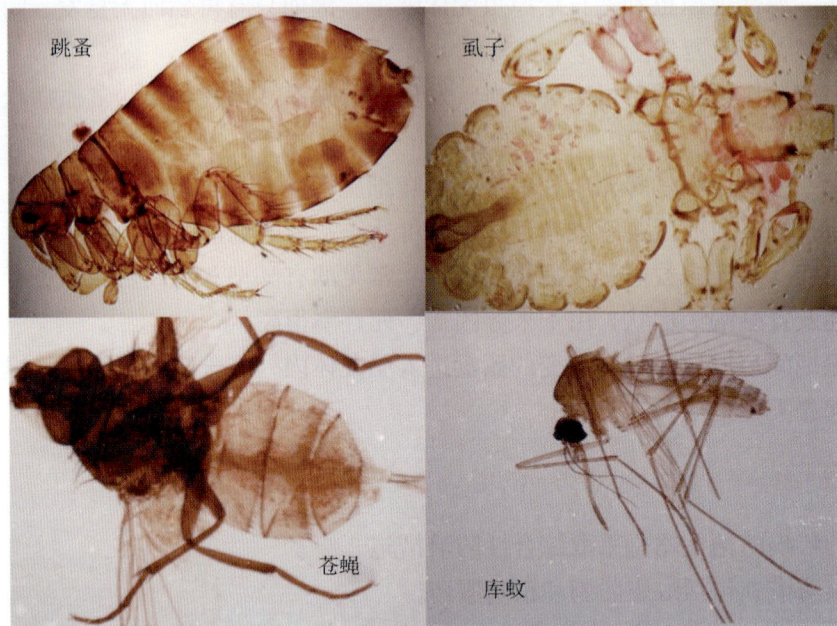

图10-29 我国常见的医学节肢动物

表 10-17 我国常见的医学节肢动物与疾病的关系

动物类别	传播疾病	病原体	传播方式
蚊	疟疾	疟原虫	吸血时注入子孢子
	丝虫病	班氏丝虫、马来丝虫	吸血时逸出的丝状蚴
	流行性乙型脑炎	流行性乙型脑炎病毒	吸血时注入
	登革热	登革病毒	吸血时注入
	黄热病	黄热病病毒	吸血时注入
白蛉	内脏利什曼病	杜氏利什曼原虫	吸血时注入前鞭毛体
蝇	痢疾、伤寒	痢疾杆菌、伤寒杆菌	体表携带及其呕吐物、排泄物污染食物
	霍乱	霍乱弧菌	
	脊髓灰质炎	脊髓灰质炎病毒	
	阿米巴痢疾	痢疾阿米巴包囊	
	蛔虫病、鞭虫病	蛔虫卵、鞭虫卵	
蚤	鼠疫	鼠疫耶尔森菌	吸血时注入
	鼠型斑疹伤寒	莫氏立克次体	压碎蚤体或蚤粪污染伤口
虱	流行性斑疹伤寒	普氏立克次体	压碎虱体或虱粪污染伤口
	虱传回归热	回归热螺旋体	压碎虱体污染伤口

思考题

1. 革兰阳性菌与革兰阴性菌细胞壁结构的差异有哪些?

2. 细菌内毒素、外毒素的区别有哪些?

3. 破伤风梭菌的致病条件有哪些?

4. 简述流感病毒的结构。

5. 真菌的致病性表现在哪些方面?

6. 什么是寄生虫生活史? 根据是否需要中间宿主,可将生活史分为哪两种类型?

7. 链状带绦虫的成虫和幼虫相比哪一阶段对人体的危害大? 为什么?

细胞与组织的损伤及修复

细胞是生命活动的结构和功能单位。细胞、组织或器官能耐受内、外环境中各种有害因素的刺激而产生的应答反应，称**适应**（**adaptation**）。适应在形态上可表现为萎缩、肥大、增生及化生。细胞和组织遭受不能耐受的有害因素刺激时，可引起**损伤**（**injury**），表现为代谢、功能和形态结构的变化。损伤造成机体部分细胞和组织缺失后，机体对缺损进行修补恢复的过程，称**修复**（**repair**）。

第一节　细胞和组织的适应

一、萎缩

萎缩（**atrophy**）是发育正常的细胞、组织或器官体积的缩小，可伴有细胞数量减少。当器官的实质细胞萎缩时，常继发间质结缔组织增生。

（一）类型

萎缩可分为生理性萎缩和病理性萎缩。生理性萎缩是生命过程中的正常现象，病理性萎缩是受到一定的有害刺激后发生的，按其发生范围可表现为全身性萎缩和局部性萎缩。

1. 全身性萎缩　由于机体营养摄入不足，或因疾病使物质消耗过多（如慢性消耗性疾病及晚期恶性肿瘤）而引起的全身性萎缩。通常脂肪组织首先发生萎缩，其次是肌肉、肝和脾等器官，最后是心脏和脑。

2. 局部性萎缩　是在某些局部因素影响下发生的局部组织和器官的萎缩。常见的有以下几种：①营养不良性萎缩；②压迫性萎缩；③失用性萎缩；④去神经性萎缩；⑤内分泌性萎缩。

（二）病理变化

1. 肉眼观察　萎缩器官或组织体积缩小、重量减轻、颜色变深。当萎缩伴有间质结缔组织增生时，质地变韧。

2. 镜下观察　光镜下可见，萎缩器官的实质细胞体积缩小或细胞数目减少，间质结缔组织略有增生。萎缩细胞胞质浓缩，胞核深染。在心肌细胞和肝细胞的胞质中常可见褐色颗粒，常位于胞核的两端或周围，称脂褐素（**lipofuscin**）。

（三）结局及后果

大多萎缩的器官、组织和细胞功能降低。萎缩一般是可复性的，病因去除后，萎缩器官、组织和细胞的结构和功能可以逐渐恢复；如病因长期存在，萎缩的细胞最终可死亡。

二、肥大

由于实质细胞体积增大引起组织和器官的体积增大，称**肥大（hypertrophy）**，有时肥大也可伴有细胞数量的增多。肥大可分为生理性肥大和病理性肥大。

按照刺激因素的不同，肥大又可分为**代偿性肥大（compensatory hypertrophy）**和**内分泌性肥大（endocrine hypertrophy）**。大多肥大的组织和器官体积增大，重量增加，功能增强。但因代偿而肥大的器官超过其代偿限度时便会失代偿（decompensation），其功能反而下降。

三、增生

器官或组织内实质细胞的数目增多称**增生（hyperplasia）**。增生的组织、器官体积增大。根据增生的性质不同，可将其分为生理性和病理性两种。女性青春期乳腺的增生属生理性增生；雌激素水平过高所致的乳腺增生则属病理性增生。

四、化生

一种分化成熟的细胞类型受到刺激后转化为另一种分化成熟细胞类型的过程，称**化生（metaplasia）**。

常见的化生类型：①鳞状上皮化生，柱状上皮（如支气管黏膜上皮）、移行上皮等化生为鳞状上皮，称鳞状上皮化生。②肠上皮化生，萎缩性胃炎时胃黏膜腺上皮发生肠上皮化生，腺上皮内有大量分泌黏液的杯状细胞（图11-1）。③间叶组织化生，在间叶组织中，纤维组织可化生为软骨组织或骨组织。

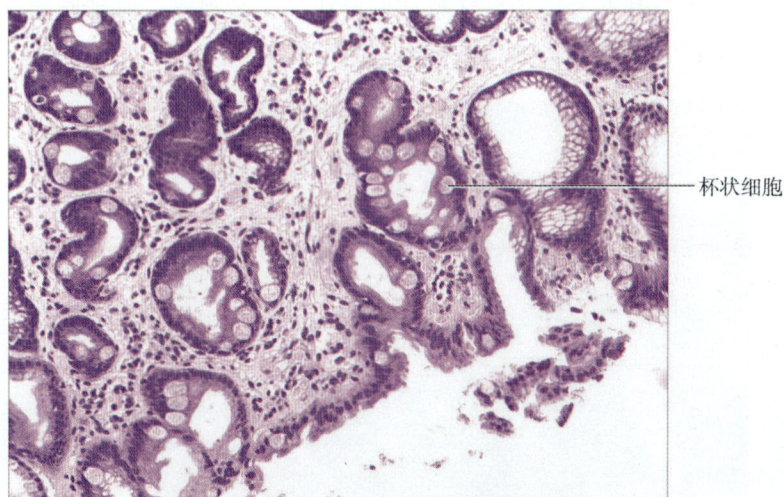

图11-1 慢性萎缩性胃炎肠上皮化生

化生对机体的影响是双方面的，如支气管黏膜的假复层纤毛柱状上皮发生鳞状上皮化生后，可增强局部抵御刺激的能力，但却减弱了黏膜的自净能力。此外化生的上皮可能恶变，如支气管黏膜的柱状上皮化生为鳞状上皮后有可能发生鳞状细胞癌。

第二节　细胞和组织的损伤

当有害刺激超过细胞和组织的适应能力，可以出现代谢、功能和形态结构的变化，称损伤。

当细胞发生损伤后，由于物质代谢和功能障碍所致细胞内和（或）细胞间质中出现异常物质或正常物质异常蓄积的形态学变化，称**变性**（degeneration）。

一、变性

（一）细胞水肿

细胞水肿（cellular swelling），或称**水变性**（hydropic degeneration），是胞质中水分积聚导致细胞体积增大，是细胞损伤中最早出现的形态学改变。常见于肝、肾、心等器官的实质细胞。

肉眼观察，细胞水肿的组织、器官体积增大，重量增加，颜色苍白，边缘圆钝，包膜紧张，切面隆起。光镜观察，病变早期，细胞质内有红染细颗粒状物质，此为肿胀的线粒体和内质网等细胞器，因此称颗粒样变性。严重的细胞水肿，细胞肿大更明显，胞质高度疏松，细胞核也可肿胀。胞质甚至异常疏松透明，称气球样变或水样变，如病毒性肝炎。

（二）脂肪变性

脂肪变性（fatty degeneration or steatosis）是指非脂肪细胞的细胞质中出现明显脂肪滴。脂肪变性多发生于肝、心、肾等器官的实质细胞。其发生与感染、酗酒、中毒、缺氧、营养不良等因素有关。

肉眼观察，脂肪变性的器官体积增大，色淡黄，边缘圆钝，切面有油腻感。光镜下可见细胞胞质中出现大小不等的圆形脂滴。

肝细胞是最常发生脂肪变性的器官。轻度肝脂肪变性一般没有明显的形态变化和功能异常。严重的可出现肝功能异常，甚至发展为肝坏死或肝硬化。光镜观察，肝细胞胞质内有多量大小不等的脂肪空泡，可形成较大脂滴，将细胞核挤至一侧（图 11-2）。

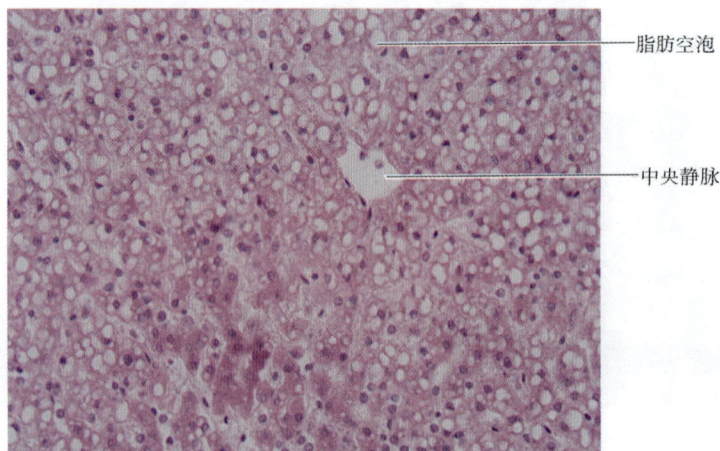

图11-2　肝细胞脂肪变性

脂肪变性是一种可复性改变，及时去除病因后可恢复正常。但病因长期存在，可导致细胞坏死。

（三）玻璃样变性

玻璃样变性又称**透明样变性（hyaline degeneration）**，是指细胞内或间质中出现半透明的蛋白质蓄积，HE 染色呈红色、半透明、均质状。

根据病变部位的不同，玻璃样变性可分为以下三种：

1. 结缔组织玻璃样变性　见于增生的结缔组织。肉眼观察，呈灰白色、半透明、质地较韧。

2. 细动脉壁玻璃样变性　常见于良性型高血压病的细动脉。

3. 细胞内玻璃样变性　是细胞胞质内出现均质红染的圆形小体。

二、坏死

坏死（necrosis） 是活体内局部组织、细胞的死亡。

（一）坏死的基本病理变化

1. 细胞核的变化　是细胞坏死的主要形态学标志，主要有三种形式。

（1）核固缩（pyknosis）　细胞核染色质凝聚、核膜皱缩，核体积缩小，嗜碱性增强。

（2）核碎裂（karyorrhexis）　核染色质崩解，核膜破裂，细胞核发生碎裂成小块分散于胞质中。

（3）核溶解（karyolysis）　核 DNA 和核蛋白被激活的 DNA 酶和蛋白酶降解，核染色质染色浅淡，死亡细胞的核在 1～2 天内将会完全消失。

核固缩、核碎裂、核溶解的发生不是一个循序渐进的过程，不同病变或不同类型的细胞坏死时，核的变化不同（图 11-3）。

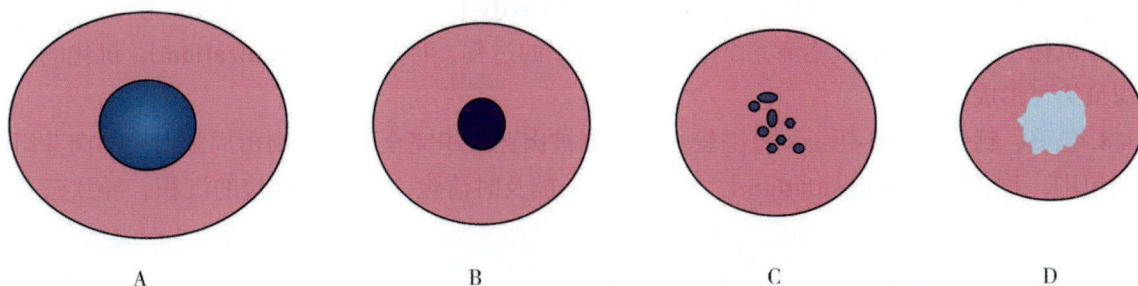

A 正常细胞核　B 核固缩　C 核碎裂　D 核溶解
图11-3　细胞坏死细胞核变化示意图

2. 细胞质的变化　坏死细胞胞质的嗜酸性增强，染色更红，线粒体和内质网肿胀。

3. 间质的变化　细胞坏死后细胞外基质也逐渐崩解液化，最后形成模糊的无结构物质。

（二）坏死的类型

根据坏死组织的形态表现可分为以下几个类型。

1. 凝固性坏死（coagulative necrosis）　坏死组织呈固体状态，多见于心、肾、脾等实质器官，常因缺血缺氧引起。肉眼观察，坏死组织呈灰白或灰黄色、干燥、质地坚实，周围常有充血、出血带，与周围正常组织分界明显。光镜观察，发现细胞微细结构消失，而组织结构轮廓在一定时间内仍可存在。

2. 液化性坏死（liquefactive necrosis）　组织坏死后发生溶解液化，称液化性坏死。常由于坏死组织中富含水分和磷脂，含蛋白质少。也可见于细菌感染引起的脓肿。

3. 纤维素样坏死（fibrinoid necrosis） 是结缔组织及小血管壁常见的一种坏死。镜下表现为红染的细丝状、颗粒状或小条块状无结构物质，其镜下表现与纤维素的形态和染色特点相似。

4. 坏疽（gangrene） 是指较大范围组织坏死并伴有腐败菌感染，使坏死组织呈黑褐色。可分为干性、湿性和气性坏疽三种类型。

（1）干性坏疽（dry gangrene） 常发生四肢末端，多由于动脉阻塞但静脉回流通畅造成。静脉回流通畅有利于肢体水分蒸发，故坏死区干燥呈黑色，与正常组织界限清晰，腐败菌感染较轻。

（2）湿性坏疽（moist gangrene） 多发生于与外界相通的脏器，如肺、肠、子宫等，也可发生于动脉阻塞且静脉回流不畅的四肢。由于坏死区水分含量较多，腐败菌感染较重，故坏死组织明显肿胀，呈黑绿色，与周围正常组织界限不清，全身中毒症状显著。

（3）气性坏疽（gas gangrene） 多见于合并厌氧菌感染的较深创伤。因厌氧菌产生大量气体，故按之有捻发音。气性坏疽发展迅速，死亡率较高。

（三）坏死的结局

根据坏死发生的部位、范围及有无感染等，坏死可有以下几种结局。

1. 溶解吸收 范围较小的坏死灶，由坏死细胞及周围中性粒细胞释放蛋白水解酶，降解坏死组织，液化后的坏死组织由淋巴管或血管吸收；不能吸收的坏死组织和细胞碎片，则由巨噬细胞吞噬清除。

2. 分离排出 表皮或黏膜的坏死组织脱落，形成局部组织缺损。皮肤、黏膜表浅的组织缺损称**糜烂（erosion）**，较深的组织缺损称**溃疡（ulcer）**。肺、肾等器官坏死组织液化后，经支气管、输尿管等排出体外，在原位所残留的空腔称**空洞（cavity）**。

3. 机化 新生肉芽组织逐渐完全取代坏死组织的过程，称**机化（organization）**。机化的肉芽组织最终可形成瘢痕。

4. 包裹、钙化 如坏死组织范围较大，不能被肉芽组织完全取代，则由周围增生的肉芽组织将其包围，称**包裹（encapsulation）**。坏死组织未被及时清除，可引起钙盐的沉积，导致营养不良性钙化。

（四）坏死的后果

坏死组织的功能完全丧失，对机体的影响与坏死细胞的种类、范围、细胞的再生能力和坏死所在器官的代偿能力等因素有关，如心、脑等重要器官的坏死后果严重；大面积的坏死可导致机体死亡。

第三节 损伤的修复

修复可有两种形式：①由损伤周围的同种细胞来修复，完全恢复原有的组织结构和功能，称完全修复。②由纤维结缔组织进行修复，称纤维性修复，因形成瘢痕组织，也称瘢痕修复。

一、再生

在损伤的修复过程中，参与修复细胞的分裂、增生称**再生（regeneration）**。在正常生命活动中，有些组织、细胞衰老死亡，由同种细胞增生进行更新，这种再生称生理性再生。在病理状态下，由新生的细胞取代坏死细胞，称病理性再生。按照再生能力强弱，人体细胞分为不稳定细胞、稳定细胞和永久性细胞。

二、肉芽组织

肉芽组织（granulation tissue）是由新生毛细血管和成纤维细胞构成的幼稚结缔组织。因肉眼观察呈鲜红色，颗粒状，质地柔软湿润，似肉芽，故名肉芽组织。

1. 肉芽组织的结构 光镜观察，肉芽组织由三种成分构成。①新生毛细血管：常由损伤组织周围毛细血管增生形成，突出于创面，呈红色颗粒状。②成纤维细胞：在新生毛细血管之间有大量成纤维细胞，这些成纤维细胞随着肉芽组织的形成，有的转变为血管外皮细胞；有的变为纤维细胞。③炎细胞：肉芽组织内常有不同程度炎细胞浸润。炎细胞的多少和种类与组织损伤性质及感染状况有关。肉芽组织早期不含神经纤维，故无痛觉（图11-4）。

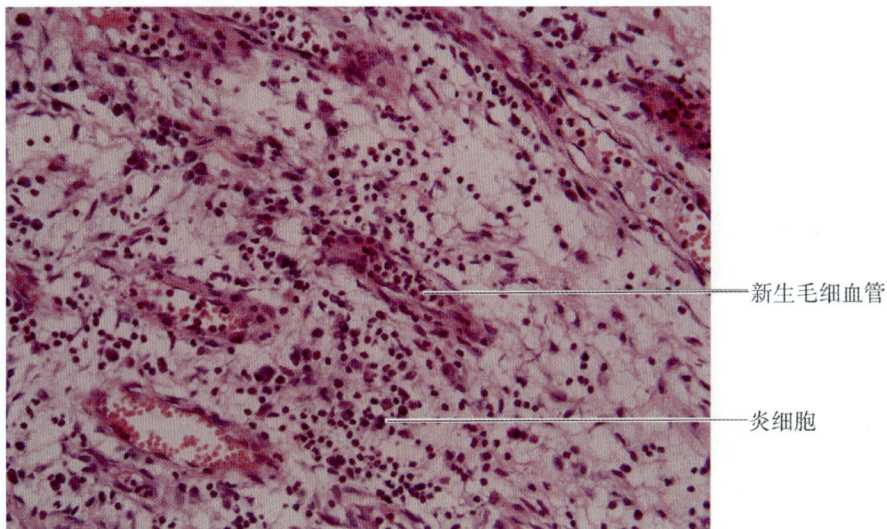

新生毛细血管

炎细胞

图11-4 肉芽组织

2. 肉芽组织的作用及结局 肉芽组织在组织修复过程中具有重要作用：①抗感染，保护创面；②填补创口及其他组织缺损；③机化或包裹坏死组织、血栓、炎性渗出物及其他异物。

肉芽组织逐渐纤维化，形成**瘢痕组织（scar）**。瘢痕组织呈灰白色，质较硬，缺乏弹性。

瘢痕组织可以取代坏死组织，使损伤后修复的组织器官保持其坚固性。但瘢痕组织可影响器官的功能，如发生在关节附近，常引起关节挛缩或活动受限。

三、创伤愈合

创伤愈合（wound healing）系指机体遭受外力作用后，损伤的组织通过再生进行修复的过程。

（一）创伤愈合的基本过程

现以皮肤伤口为例叙述创伤愈合的基本过程。

1. 创口的早期变化 在创口局部，组织有不同程度的坏死和血管断裂，一般小血管出血可自行停止，较大血管出血则需人工止血。数小时内创伤局部便出现炎症反应。

2. 创口收缩　发生创伤 2 ～ 3 天后，创口边缘的皮肤及皮下组织向中心移动，创面逐渐缩小，直至 14 天左右停止。

3. 肉芽组织增生和瘢痕形成　发生创伤大约从第 3 天开始，创口底部及边缘长出肉芽组织，并逐渐机化窗口内的血凝块，填平创口，大约经过 3 周或更长时间，肉芽组织逐渐转化为瘢痕组织。

4. 表皮及其他组织再生　创口边缘的上皮基底层细胞开始移动并呈出芽状生长，随后增生和移动的细胞在创面表面形成一层菲薄的上皮层，逐步恢复复层鳞状上皮结构。皮肤附属器（毛囊、汗腺、皮脂腺）遭到完全破坏，则不能再生，将由瘢痕组织取代。

四、影响再生修复的因素

1. 全身因素　有年龄、营养、激素及药物等因素。

2. 局部因素　与创口是否有感染和异物、局部血液循环和神经的支配有关。

思考题

1. 常见的适应有哪些？对机体有何利弊？

2. 何为变性？常见的变性有哪些？

3. 光镜下，坏死的标志是什么？

4. 什么是肉芽组织？肉芽组织有何作用？

正常血液循环是保证机体正常生命活动的重要条件。血液循环一旦发生障碍，可以引起器官、组织的功能和结构异常。局部血液循环障碍多是由于局部因素引起，也可以是全身血液循环障碍的局部表现。局部血液循环障碍常表现为：①局部组织、器官血管内的含血量异常；②血液内出现异常物质；③血管壁通透性或完整性异常。

第一节　充血

充血（hyperemia）是指局部组织或器官血管内血液含量增多，分为动脉性充血和静脉性充血。

一、动脉性充血

局部组织或器官因动脉血输入量增多而发生的充血，称**动脉性充血**（arterial hyperemia），简称充血。

（一）常见类型

凡能引起细、小动脉扩张的任何原因，都可引起局部组织、器官充血。动脉性充血分为生理性充血和病理性充血两种类型。

（二）病理变化

肉眼观察，充血的局部组织、器官体积轻度增大，颜色鲜红，温度升高，功能活动增强。光镜下观察，可见局部细动脉和毛细血管扩张充血。

（三）结局及后果

动脉性充血为短暂血管反应，病因去除后，可恢复正常，对机体影响不大。但在高血压病或动脉粥样硬化的基础上，严重充血会造成血管破裂。

二、静脉性充血

器官或局部组织由于静脉回流受阻，血液淤积于小静脉和毛细血管内，导致局部组织器官含血量增多，称**静脉性充血**（venous hyperemia），简称**淤血**（congestion）。

（一）原因

引起淤血的原因有静脉受压，静脉管腔阻塞和心力衰竭。

（二）病理变化

肉眼观察，淤血的器官或组织体积增大，被膜紧张，重量增加，颜色暗红，温度较低。镜下观察，局部组织和器官内小静脉、毛细血管显著扩张淤血。

（三）结局及后果

淤血对机体的影响取决于淤血器官或组织的性质、淤血的程度、淤血持续的时间以及侧支循环是否建立等因素。若长时间淤血可引起以下后果。

1. 淤血性水肿　淤血时，小静脉和毛细血管扩张，导致毛细血管内流体静压升高，同时缺氧等使血管壁通透性增高，液体漏出至组织内，引起淤血性水肿。

2. 淤血性出血　严重淤血时，淤血区域毛细血管通透性进一步增高，红细胞从血管内漏出，引起淤血性出血。

3. 实质细胞损伤　由于长期慢性淤血，导致局部组织缺氧、营养不良，实质细胞发生萎缩、变性，甚至坏死。

4. 淤血性硬化　长时间慢性淤血导致局部实质细胞坏死，间质纤维组织增生，引起淤血性硬化。

（四）重要器官的淤血

临床上常见重要器官的淤血分为肺淤血和肝淤血。

1. 肺淤血　左心衰竭可引起肺淤血。分为急性肺淤血和慢性肺淤血。慢性肺淤血时，肺体积增大，重量增加，颜色暗红，质地变硬。镜下可见小静脉及肺泡壁毛细血管扩张淤血，肺泡壁增厚；部分肺泡腔内有水肿液、红细胞和巨噬细胞。红细胞被巨噬细胞吞噬，血红蛋白被分解为棕黄色的含铁血黄素颗粒，这种吞噬有含铁血黄素的巨噬细胞称**心力衰竭细胞（heart failure cell）**（图 12-1）。慢性肺淤血晚期可引起肺褐色硬化。

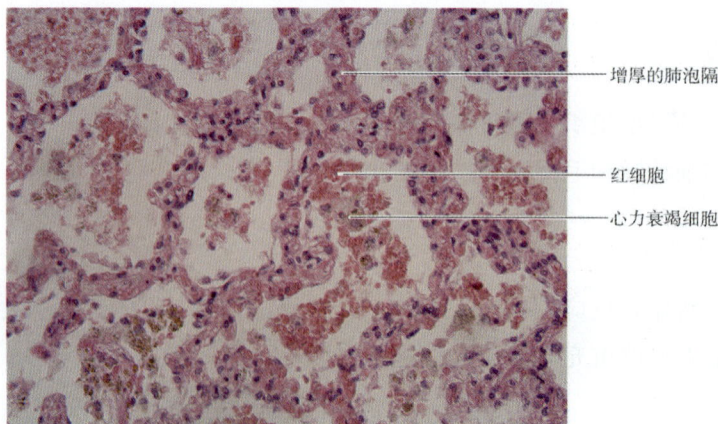

图12-1　慢性肺淤血

增厚的肺泡隔

红细胞

心力衰竭细胞

2. 肝淤血　右心衰竭时可引起肝淤血。慢性肝淤血时，肝脏体积增大，重量增加，呈暗红色，质地实变。切面可见红黄相间的花纹状结构，状似槟榔切面的条纹，称**槟榔肝（nutmeg**

liver）。光镜下观察，肝小叶中央静脉及周围肝血窦高度扩张淤血。肝小叶中央静脉周围的肝细胞萎缩甚至消失，小叶周边的肝细胞发生脂肪变性。长期肝淤血可形成**淤血性肝硬化**（**congestive liver cirrhosis**）。

第二节　出血

血液自心腔或血管逸出，称**出血**（**hemorrhage**）。根据发生部位不同，出血可分为内出血和外出血。逸出的血液进入器官、组织间隙或体腔称内出血，流出体外称外出血。

一、病因和发病机制

按照血液逸出的机制分为破裂性出血和漏出性出血两类。

（一）破裂性出血

是由于心脏或血管壁破裂所致的出血。引起破裂性出血的原因有：①血管壁机械性损伤；②血管壁或心脏病变；③血管壁周围病变侵蚀。

（二）漏出性出血

由于毛细血管的血管壁通透性增加，血液漏出血管外，称漏出性出血。常见原因为：①血管壁的损害；②血小板减少或功能障碍；③凝血因子缺乏。

二、病理变化

新鲜的出血呈红色，以后随红细胞降解而呈棕黄色。光镜下，可见到红细胞和巨噬细胞在出血部位的血管外。

三、后果

出血对机体的影响与出血的类型、数量、速度和部位有关。缓慢少量出血，一般不引起严重后果；小量持续或反复的出血，可引起缺铁性贫血；急性大量出血，短时间内失血量达到循环血量的20%～25%时，可发生失血性休克；发生在重要器官的出血，如心脏破裂、脑干出血等，即使出血量不多，亦可引起严重后果，甚至死亡。

第三节　血栓形成

在活体的心脏或血管内，血液的有形成分凝集形成固体质块的过程，称**血栓形成**（**thrombosis**），所形成的固体质块称**血栓**（**thrombus**）。

一、血栓形成的条件和机制

（一）心血管内皮细胞的损伤

正常情况下，完整的内皮细胞主要起抑制血小板聚集和抗凝血作用，当内皮细胞损伤时可通过以下机制引起局部凝血。

1. 启动内源性和外源性凝血途径 内皮细胞损伤后，暴露内皮下胶原，激活血液中的凝血因子Ⅻ，从而启动内源性凝血途径。受损的内皮细胞可释放组织因子（凝血因子Ⅲ），激活凝血因子Ⅶ，启动外源性凝血途径。

2. 促进血小板黏附 内皮细胞损伤时释放出**血管性假血友病因子（von Willebrand factor，vWF）**，在血小板与胶原的黏附中起桥梁作用。

3. 抑制纤维蛋白溶解 内皮细胞分泌纤维蛋白溶解酶原激活物的抑制因子（plasminogen activator inhibitors，PAIs），抑制纤维蛋白溶解，促进血液凝固。

（二）血流状态的改变

主要指血流缓慢和产生旋涡等改变。正常血流中，有形成分如红细胞、白细胞及血小板在中轴流动（轴流），外层是血浆（边流），血浆将血液的有形成分与血管壁隔开，阻止血小板与内膜接触而被激活。血流减慢或产生漩涡时可导致轴流变宽或层流状态紊乱，血小板进入边流，黏附于内膜的可能性增大。而且，血流缓慢使激活的凝血因子在局部的浓度增加，有利于凝血。此外，血流缓慢导致的缺氧以及涡流产生的离心力均可造成内皮细胞损伤，促进血栓形成。所以，临床上静脉血栓的发生比动脉血栓多4倍，而下肢静脉血栓更多见。

（三）血液的高凝状态

是指血液中血小板或凝血因子增多、血小板黏性增大或纤维蛋白溶解系统活性降低，可见于遗传性或获得性疾病。

血栓形成往往是上述三个因素综合作用的结果。

二、血栓形成的过程与类型

血栓形成过程包括血小板黏集和血液凝固两个基本过程。在血栓形成过程中，首先是血小板黏附于内膜损伤后裸露的内皮下胶原，血小板被活化，释放出 ADP、TXA_2 及血小板第Ⅳ因子等物质，使血流中的血小板不断地在局部发生黏集，形成血小板堆。同时，内皮损伤还可通过暴露胶原和释放组织因子，进而启动内源性和外源性凝血途径，形成凝血酶，使纤维蛋白原变为纤维蛋白。纤维蛋白形成纤维蛋白网，使黏附的血小板堆牢固附着于受损的血管内膜表面，成为不可逆的血小板血栓，并作为血栓的起始点。

血小板黏集堆的形成是血栓形成的第一步，此后血栓形成的发展及血栓的形态和组成以及大小取决于血栓发生的部位和局部血流的速度。血栓一般有以下四种。

（一）白色血栓

由于心、血管内皮细胞损伤，血小板在损伤处黏附聚集，随后不断增大而形成**白色血栓（pale thrombus）**。肉眼观察：白色血栓呈灰白色，表面粗糙，质硬，与血管壁紧密黏着。光镜观察：主要由血小板及少量纤维素构成。在静脉血栓中，白色血栓位于血栓的起始部，构成**延续性血栓（propagating thrombus）**的头部。

（二）混合血栓

白色血栓形成后，其下游的血流减缓并出现漩涡，促进血小板析出和黏集，此过程反复进行。

这种由灰白色的血小板和纤维蛋白以及暗红色的红细胞交错而构成的血栓称**混合血栓**（**mixed thrombus**），也称层状血栓，成为静脉延续性血栓的体部。肉眼观察：血栓呈粗糙、干燥的圆柱状，与血管壁粘着，有时可见灰白色与红褐色相间的条纹。光镜观察：血小板梁呈珊瑚状，表面有许多中性粒细胞黏附，小梁之间纤维蛋白呈网状，网眼内含有大量红细胞和少许白细胞。

（三）红色血栓

红色血栓（**red thrombus**）主要见于静脉。随着混合血栓逐渐延长增大，阻塞血管腔，其下游的血流停止，迅速凝固形成红色血栓，也称凝固性血栓，构成延续性血栓的尾部。肉眼观察：呈暗红色，新鲜的红色血栓湿润，有一定的弹性；陈旧的红色血栓由于水分被吸收，变得干燥、易碎，失去弹性，并易于脱落造成栓塞。光镜观察：主要为大量的红细胞，可见少量纤维蛋白及分散于其中的血小板。

（四）透明血栓

透明血栓（**hyaline thrombus**）发生于微循环的毛细血管及小静脉内，主要由纤维蛋白构成，只能在显微镜下看见，故又称微血栓，多见于弥散性血管内凝血。

三、血栓的结局

1. 溶解、吸收或脱落　由于血栓内纤维蛋白溶解酶的激活和白细胞崩解释放的蛋白溶解酶，可使血栓溶解。小而新鲜的血栓可被完全溶解。大的血栓仅部分溶解或软化，被血流冲击可形成碎片或整个脱落，形成栓子，引起栓塞。

2. 机化与再通　如果血栓长时间不被溶解，则由血管壁向血栓内长入肉芽组织，逐渐取代血栓成分，称**血栓机化**（**thrombus organization**）。在机化过程中，因水分被吸收，血栓干燥收缩或部分溶解，其内部或与血管壁间出现裂隙，新生的内皮细胞长入并被覆其表面形成新的血管，血流可以通过被阻塞的血管，这种现象称**再通**（**recanalization**）。

3. 血栓的钙化　陈旧的血栓未被完全机化时，可发生钙化，形成**静脉石**（**phlebolith**）或**动脉石**（**arteriolith**）。

四、血栓对机体的影响

血栓形成对机体有利必有弊。血管内的血栓有止血作用；在炎症病灶周围小血管内的血栓，有防止出血和局部感染蔓延的作用。但在多数情况下血栓形成对机体是不利的，主要表现为阻塞血管、栓塞、心瓣膜变形、出血或休克。良好的生活习惯能够预防血栓的形成。

第四节　栓塞

循环血液中出现不溶于血液的异常物质，随血液流动阻塞血管腔的现象称**栓塞**（**embolism**），造成栓塞的异常物质称**栓子**（**embolus**）。

一、栓子的运行途径

栓子的运行途径一般与血流方向一致，常阻塞在口径与其相当的血管。

1. 右心或体静脉系统的栓子　来自右心或体静脉系统的栓子随血流阻塞于肺动脉的主干或其

分支，引起肺动脉系统的栓塞。

2.左心和主动脉系统的栓子 来自左心和主动脉系统的栓子，随动脉血流运行，阻塞于各器官的小动脉，常见于脾、肾、脑、下肢等部位。

3.门静脉系统的栓子 来自肠系膜静脉等门静脉系统的栓子随血流进入肝脏，引起肝内门静脉分支的栓塞。

4.交叉性栓塞 较少见，在有房、室间隔缺损的患者，栓子可从右心室腔通过缺损处进入左心室，造成体循环小动脉栓塞。

5.逆行性栓塞 罕见，偶尔见于下腔静脉内的栓子，由于胸、腹内压力突然升高（如剧烈咳嗽、呕吐等）时，栓子逆行至下腔静脉所属分支（如肝、肾、髂静脉等处）引起栓塞。

二、栓塞的类型和对机体的影响

由于栓子的类型不同可引起不同类型的栓塞。

（一）血栓栓塞

由血栓脱落引起的栓塞，称**血栓栓塞（thromboembolism）**。临床上99%以上的栓塞是由血栓栓子所致，是栓塞中最常见的类型。

1.肺动脉栓塞 造成肺动脉栓塞的血栓栓子约95%来自下肢深部静脉，如腘静脉、股静脉和髂静脉。栓子的大小和数量不同，引起的后果不同。①中、小栓子栓塞在肺动脉的小分支，一般情况下无明显的临床症状；但若在栓塞前，已有严重的肺淤血，支气管动脉供血阻力增大，可引起肺组织的出血性梗死。②较大的栓子栓塞在肺动脉主干或大分支，患者可突然出现呼吸困难、发绀、休克等症状，严重者可因急性呼吸、循环衰竭而猝死。③若栓子小但数目多，可广泛地栓塞于肺动脉小分支，也可引起右心衰竭而猝死。

2.体循环动脉栓塞 栓子大多（80%）来自左心，其次来自动脉粥样硬化溃疡和动脉瘤内的附壁血栓。动脉栓塞的主要部位为下肢、脑，少数情况下也可见于小肠、脾和肾等处。当栓塞的动脉缺乏有效的侧支循环时，则局部可发生梗死，如栓塞发生在冠状动脉或脑动脉分支，常可产生严重后果，甚至危及生命。

（二）脂肪栓塞

循环血流中出现游离脂肪滴并阻塞血管，称**脂肪栓塞（fat embolism）**。长骨粉碎性骨折和脂肪组织的严重创伤、烧伤时，脂肪细胞破裂释放出脂肪滴，由破裂的静脉进入血循环引起脂肪栓塞。脂肪栓塞也可发生于糖尿病时的血脂过高、酗酒和慢性胰腺炎等，由于血脂的悬乳状态不稳定性而形成游离脂滴。

脂肪栓子随静脉进入右心到肺。少量脂滴由巨噬细胞吞噬或被血管内皮细胞分泌的脂酶所分解，对机体无影响。若大量脂滴进入肺循环，肺血管广泛受阻可引起急性右心衰竭甚至死亡。脂滴还可损伤血管内皮细胞，使血管通透性增加，引起肺水肿，严重时影响气体交换导致呼吸困难、窒息或死亡。

（三）气体栓塞

气体阻塞血管或心腔的过程，称**气体栓塞（gas embolism）**。

当静脉损伤破裂，空气可在吸气时因静脉腔内的负压吸引，通过静脉破裂处进入血液循环，引起气体栓塞。

少量空气入血，可被溶解或吸收，一般不引起严重后果。若大量空气（多于100mL）迅速进入静脉，随血流进入右心后，由于心脏搏动的作用，使空气与血液混合成泡沫状，由于泡沫具有压缩性和弹性，可随心脏收缩而缩小，随着心脏舒张而扩大，使血液在心脏舒张期不能有效地回流，收缩期不能有效射出，造成严重的血液循环障碍，患者可出现呼吸困难、发绀而猝死。

第五节　梗死

器官或组织的血液供应减少或中断，称**缺血**（ischemia）。局部组织或器官由于血流迅速阻断而引起的缺血性坏死，称**梗死**（infarction）。

一、梗死形成的原因和条件

常见的原因有：①血栓形成；②动脉栓塞；③动脉痉挛；④血管受压闭塞。

梗死形成的条件：与血管阻塞是否造成梗死，还与供血血管的类型、血流阻断发生的速度、组织对缺氧的耐受性和血液的含氧量有关。

二、梗死的类型和病理变化

（一）贫血性梗死

贫血性梗死（anemic infarct）常发生在组织结构较致密并由终末动脉供血的器官，如心、肾、脾等。梗死区呈灰白色或灰黄色，故又称白色梗死。

病理变化：贫血性梗死区的形状与动脉分布方式有关。新鲜梗死灶常稍肿胀，表面隆起，与正常组织交界处因炎症反应出现充血出血带。晚期梗死灶变干、变硬，表面稍凹陷，可部分或完全被肉芽组织取代，最终形成瘢痕。光镜下观察，梗死灶多数呈凝固性坏死（脑梗死灶为液化性坏死），组织的结构轮廓尚保存，梗死灶组织结构模糊（图12-2）。晚期病灶呈均质性结构，边缘有肉芽组织长入和瘢痕组织形成，最终被瘢痕组织取代。

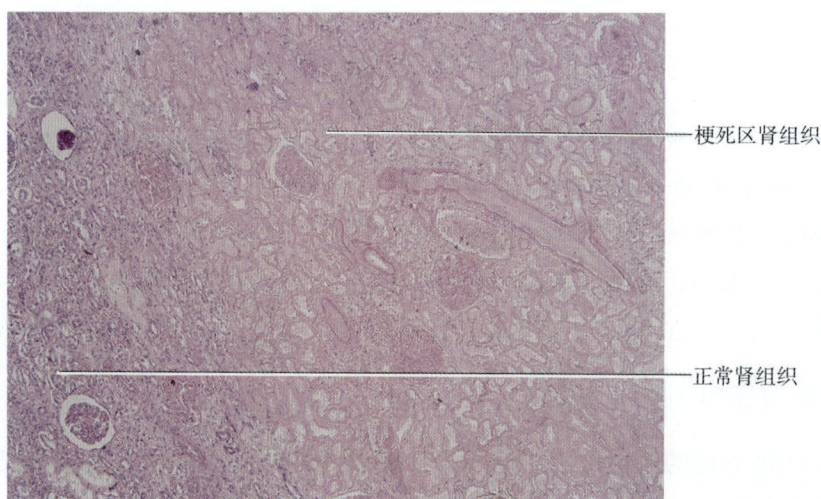

图12-2　肾贫血性梗死

（二）出血性梗死

出血性梗死（hemorrhagic infarct）常发生于组织疏松且具有双重血液循环或血管吻合支丰富的器官，如肺、肠等，梗死灶有明显的弥漫性出血呈红色，又称**红色梗死**（red infarct）。此种梗死的形成除有动脉阻塞外，还须具有下列条件。

1. 严重淤血　严重淤血是出血性梗死形成的重要先决条件。由于器官严重淤血，静脉和毛细血管流体静脉压升高，妨碍了侧支循环的建立，故局部组织可因动脉阻塞而发生坏死。组织坏死后，淤积在静脉内的血液，经坏死的血管壁而漏出至坏死组织中，造成弥漫性出血。

2. 双重血液循环　肺具有肺动脉和支气管动脉双重血液循环，一般不容易发生梗死，但在器官有严重淤血时，当一支动脉被阻塞，另一支动脉由于不能克服静脉淤血的阻力，以致局部血液循环障碍而发生梗死。梗死后，外周血液通过吻合支而流入梗死区，造成弥漫性出血。

3. 组织疏松　肺和肠的组织结构疏松，组织间隙可容纳多量出血。局部血管发生反射性痉挛和坏死组织膨胀时，均不能把血液挤出梗死灶外，血液存留于局部小血管和毛细血管内，因而梗死灶呈出血性。

病理变化：出血性梗死的形态变化与贫血性梗死基本相似，与血管分布一致。肺出血性梗死多发生于肺下叶，呈锥体形；而肠出血性梗死常发于小肠，呈节段状，因梗死区有大片出血，为暗红色。光镜下观察，梗死区组织坏死，结构消失，并有大量红细胞，未崩解破坏的血管则呈扩张充血状态。

三、梗死的结局和对机体的影响

梗死灶形成时，引起病灶周围发生炎症反应，有中性粒细胞和巨噬细胞渗出和浸润。在梗死发生24～48小时后，肉芽组织即从周围长入梗死灶内，小的梗死灶可被肉芽组织完全取代，以后变为瘢痕。大的梗死灶不能完全机化时，则由肉芽组织和瘢痕组织包裹，梗死灶内可发生钙化。脑梗死可液化形成囊腔，周围由胶质瘢痕包裹。

梗死对机体的影响与梗死发生的部位、范围的大小及有无细菌的感染等有关。若发生在重要器官，如心、脑等的梗死，轻者出现功能障碍，重者危及生命。

第六节　水肿

过多的液体在组织间隙或体腔中积聚称**水肿**（edema），体腔内过多的液体积聚称积水或积液，如胸腔积液、心包积液、脑积水等。

按水肿波及的范围分为全身性水肿和局部性水肿。按发病原因分为肾性水肿、肝性水肿、心性水肿、营养不良性水肿、淋巴性水肿、炎性水肿等。按水肿发生的部位可分为脑水肿、肺水肿、皮下水肿等。

一、水肿的发生机制

正常人体组织液总量的相对恒定，有赖于血管内外液体交换和体内外液体交换保持动态平衡。如果这两个平衡失调，组织液生成增多和／或水钠潴留，可导致水肿的发生。

（一）血管内外液体交换失衡——组织液生成增多

血管内外液体交换受毛细血管血压、组织间液流体静压、血浆胶体渗透压和组织间液胶体渗透压的影响。正常情况下，组织液和血浆之间不断进行液体交换，毛细血管动脉端组织液的生成略多于静脉端的回流，剩余部分形成淋巴液，淋巴回流把不断生成的组织液送回循环系统内，维持血管内外液体交换处于动态平衡。因此毛细血管流体静压增加、血浆胶体渗透压下降和淋巴回流障碍等均导致组织液增多，引起水肿的发生。

（二）体内外液体交换失衡——水钠潴留

正常情况下，肾小球的滤过功能与肾小管的重吸收功能保持动态平衡，即球－管平衡。肾小球滤过的水、钠总量，99% 被肾小管重吸收，只有 1% 左右排出体外。某些因素导致的球－管失衡即可导致水钠潴留，引起水肿。

1. 肾小球滤过率下降　引起肾小球滤过率下降的常见原因有：①肾小球广泛病变，使滤过面积减少，见于急、慢性肾小球肾炎；②有效循环血量减少，使肾血流量减少及肾血管收缩，见于心力衰竭。

2. 肾小管重吸收钠、水增多　引起肾小管对钠、水重吸收增加的原因主要有：①肾血流重新分布；②心房钠尿肽（ANP）分泌减少；③醛固酮增多；④抗利尿激素（ADH）增加。

二、水肿的特性和对机体的影响

（一）水肿的病理变化

水肿的肉眼改变为组织肿胀，颜色苍白，质地变软，切面有时呈胶冻样。镜下见水肿区域为透亮空白区，细胞外基质被水肿液分隔变得疏松。

（二）水肿液的性状

根据水肿液蛋白含量的不同分为漏出液和渗出液。**漏出液（transudate）**的特点是水肿液的比重低于 1.015，蛋白含量低于 25g/L，细胞数少于 500 个 /100mL 水肿液。**渗出液（exudate）**的特点是水肿液的比重高于 1.018，蛋白含量可达 30 ～ 50g/L，可见多数白细胞。

（三）水肿的皮肤特点

皮下水肿是全身或躯体局部水肿的重要体征。当皮下组织有过多的液体积聚时，皮肤肿胀、颜色苍白，用手指按压时可留有凹陷，称**凹陷性水肿（pitting edema）**，又称**显性水肿（frank edema）**。实际上，全身性水肿患者在出现凹陷之前已有组织液的增多，并可达原体重的 10%，称**隐性水肿（recessive edema）**。

（四）全身性水肿的分布特点

最常见的全身性水肿是心性水肿、肾性水肿和肝性水肿，其水肿分布各不相同。心性水肿首先出现在身体低垂部位，如站立时以下肢特别是足踝部位出现最早并且明显，之后向上扩展。肾性水肿先表现为眼睑或面部水肿，然后向下扩展。肝性水肿则以腹水为最显著，而躯体其他部位不明显。

（五）水肿对机体的影响

在特定条件下水肿对机体有一定的有利效应，如炎性水肿时，水肿液有稀释毒素、输送抗体等抗损伤作用。但水肿对机体的不利影响是十分明显的，其影响的大小取决于水肿的部位、程度、发展速度及持续时间。

思考题

1. 淤血能引起哪些后果？
2. 何为血栓形成？血栓形成需要哪些条件？
3. 出血性梗死需要哪些条件？

炎症（inflammation）是一种最常见而又极为重要的病理过程，在医学中占有重要地位。炎症反应的最终目的是局限、消除损伤因子，吸收和清除坏死的细胞，并且修复缺损组织，恢复器官功能。因此，炎症是人类赖以生存的防御性和保护性反应。但在某些情况下，炎症对机体存在着潜在危害性。

第一节　概述

一、炎症的概念

炎症是具有血管系统的活体组织对各种致炎因子的刺激所发生的以防御反应为主的基本病理过程。

炎症发生的过程中，一方面致炎因子直接或间接导致机体的组织、细胞损伤；另一方面机体通过一系列血管反应和渗出，清除致炎因子，限制扩散和蔓延，减轻器官和组织的损伤；同时完成愈合与修复。由此可见，炎症是损伤、抗损伤和修复的统一过程。

二、炎症的原因

能够引起组织损伤，产生炎症反应的因素即为炎症的原因，即致炎因子，可分为：①生物性因子；②物理性因子；③化学性因子；④组织坏死；⑤免疫反应。

第二节　炎症的基本病理变化及类型

一、炎症的基本病理变化

任何炎症，不论其发生部位、诱发原因如何，炎症的局部都有着共同的病理变化，即变质、渗出和增生。这三种改变密切相关。

（一）变质

炎症局部组织所发生的变性和坏死称**变质（alteration）**。

（二）渗出

炎症局部组织血管内的液体成分、纤维素等蛋白质和各种炎细胞通过血管壁进入组织间隙、体腔的过程称**渗出（exudation）**。渗出性病变是炎症的重要标志，渗出过程是以炎性充血和血管通透性增高为基础，故渗出应包括血管反应和渗出这两个过程。

1. 血管反应 血管反应是炎症过程的中心环节，为液体的渗出和炎细胞的游出创造了有利条件。致炎因子引起炎症局部组织内的细动脉、微循环的血流量和血管径发生改变。一般情况血流动力学的变化按下列顺序发生：首先细动脉短暂收缩，继而细动脉和毛细血管扩张，血流加速，最终血流速度减慢（图 13-1）。

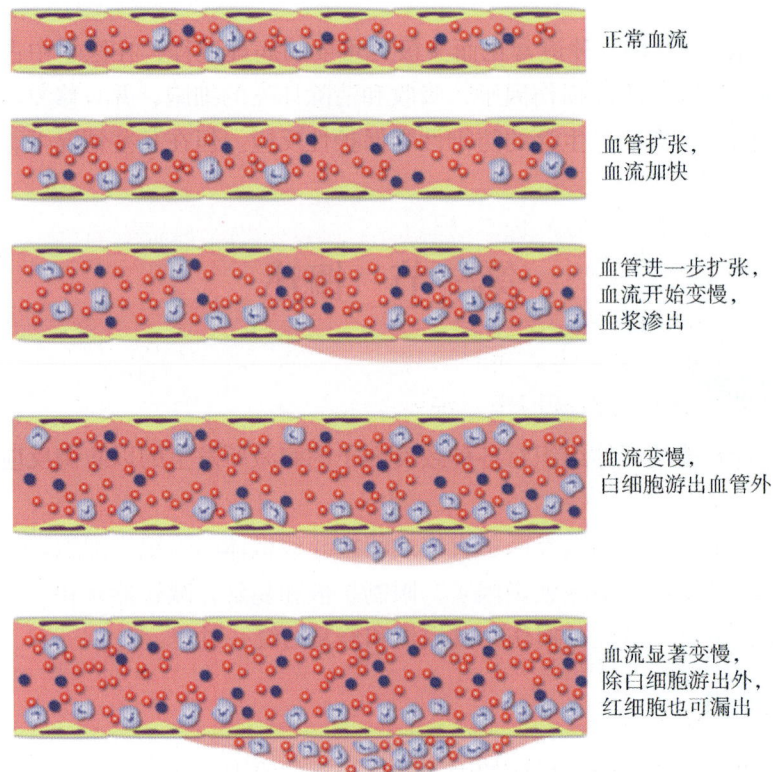

正常血流

血管扩张，
血流加快

血管进一步扩张，
血流开始变慢，
血浆渗出

血流变慢，
白细胞游出血管外

血流显著变慢，
除白细胞游出外，
红细胞也可漏出

图13-1 血流动力学变化模式图

2. 渗出 渗出是炎症反应中最重要的抗损伤措施，是急性炎症的最主要的特征性变化，包括液体渗出和细胞渗出两种过程。

（1）液体渗出 血管通透性升高是导致炎症局部血管内液体和蛋白质渗出的最重要原因。血管内的液体成分通过细静脉或毛细血管壁渗出到血管外的过程称液体渗出。渗出的液体称**渗出液（exudate）**。炎性渗出液在组织间隙积聚称炎性水肿。渗出的液体潴留于浆膜腔（胸腔、腹腔、心包腔）或关节腔，可引起浆膜腔或关节腔积液。在另外一些非炎症（如淤血）情况下，由于血液循环障碍、血管壁内、外流体静压平衡失调可造成漏出。无论渗出还是漏出都可造成组织水肿和体腔积液，但二者的成分及性质不同，通过对穿刺抽出的积液的检测有助于确定其性质，从而对某些疾病的诊断、鉴别诊断起到帮助作用（表 13-1）。

表 13-1 渗出液与漏出液的比较

	渗出液	漏出液
原因	炎症	非炎症
蛋白量	30g/L以上	30g/L以下
比重	>1.018	<1.018
有核细胞数	$>500 \times 10^6/L$	$<100 \times 10^6/L$
Rivalta试验	阳性	阴性
凝固性	易自凝	不自凝
透明度	浑浊	澄清

液体渗出是血管壁通透性升高、微循环内流体静压升高和组织渗透压升高三者共同作用的结果。血管壁通透性升高常发生在微静脉和毛细血管静脉端。炎症时血管通透性升高主要与血管内皮细胞的如下改变有关（图 13-2）：①内皮细胞收缩和（或）穿胞作用增强：许多炎症介质和细胞因子以及缺氧可导致内皮细胞骨架结构重组或胞质中的穿胞通道开放活跃，从而升高血管壁通透性。②内皮细胞的直接损伤：致炎因子、细菌的毒素和附壁的白细胞释放毒性氧代谢产物可严重刺激直接损伤内皮细胞，致其坏死和脱落，导致血管通透性迅速增加，并在高水平上持续几个小时。③新生毛细血管的渗漏：新生的小血管内皮细胞连接结构发育尚不完善，间隙较大，故通透性较高。微循环内流体静压升高可促使液体从血管内渗出增多。炎症局部的组织变性坏死致使炎区组织的晶体渗透压和胶体渗透压均升高，促使液体从血管内渗出。

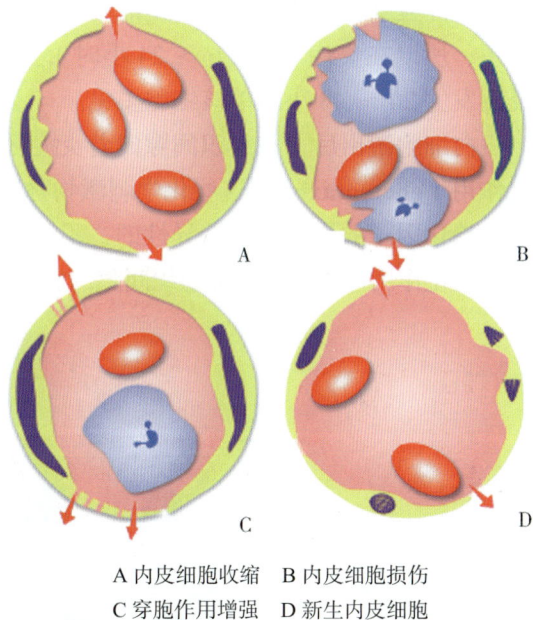

A 内皮细胞收缩　B 内皮细胞损伤
C 穿胞作用增强　D 新生内皮细胞
图13-2 血管通透性增加的四种机制模式图

渗出液在炎症过程中发挥重要的防御作用，可稀释毒素及有害物质，减轻炎症反应对组织的损伤；渗出的纤维蛋白原可转变为纤维素，并交织成网状，成为修复支架，一方面阻止病菌的扩散，另一方面有利于细胞发挥吞噬作用，使炎症局限化；渗出液中含有抗体、补体及溶菌物质，有利于杀灭病原微生物；渗出液还可带来血液中的葡萄糖、氧及营养成分，当渗出液被吸收时可带走局部的代谢废物；渗出物中的病原微生物和毒素随淋巴液运输至局部淋巴结，可刺激机体发生细胞和体液免疫。但是，如果组织内渗出液过多，可压迫邻近血管，加剧局部血液循环障碍；体腔积液过多，可影响器官的功能。渗出液中若含纤维素过多，且不能完全溶解吸收时，可发生机化、粘连，给机体带来不利的影响。严重的喉头水肿可引发窒息。

（2）细胞渗出　液体渗出的同时，各种白细胞渗出是炎症反应最重要的特征。各种白细胞通过血管壁到达血管外的过程称白细胞渗出或游出。渗出的白细胞也称炎性细胞。白细胞渗出是需要耗能的主动过程，历经边集和滚动、黏附和游出、在组织中游走，并在趋化因子的作用下到达炎症病灶，在局部发挥重要的作用。这是极为复杂的连续过程（图 13-3）。

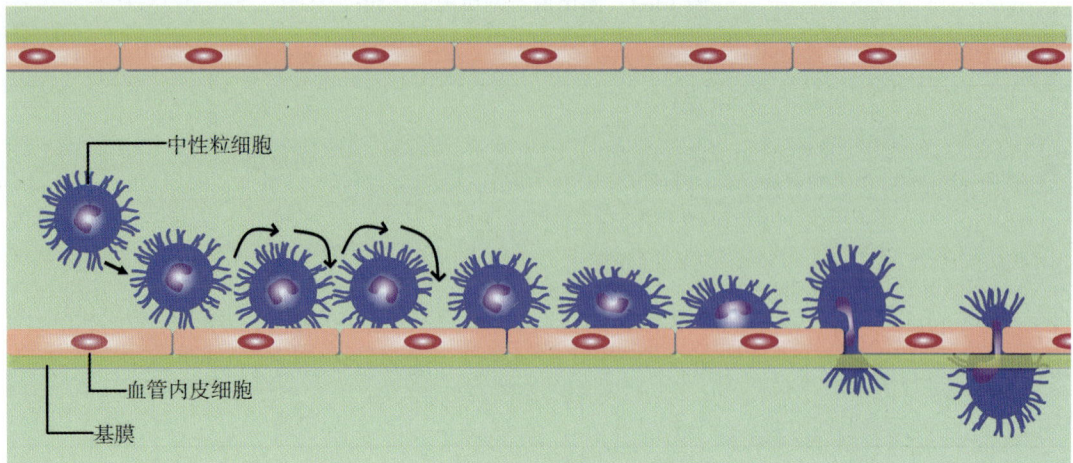

图13-3 中性粒细胞渗出过程模式图

中性粒细胞和单核细胞游走能力最强，淋巴细胞最弱。由于中性粒细胞游走能力最强，且寿命短，所以在炎症早期（6～24小时），中性粒细胞最常见。而单核细胞在组织中存活时间长，炎症发生24～48小时单核细胞多见。

白细胞游出后，在组织间隙向着炎症区域的化学刺激物所在部位做定向移动，此过程被称**趋化作用（chemotaxis）**，这些化学刺激物称**趋化因子（chemotactic agents）**。

趋化因子的作用是有特异性的，不同细胞对趋化因子的反应能力也不同。当血液中的白细胞由于趋化作用进入炎症局部组织间隙内即称炎细胞或炎症细胞，此过程称炎细胞浸润（图13-4）。

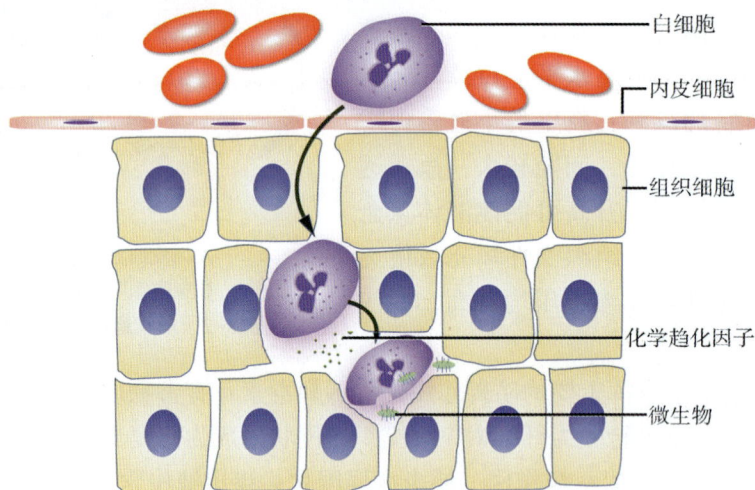

图13-4 炎细胞经趋化作用，完成浸润过程示意图

（3）炎症介质 **炎症介质（inflammatory mediator）**是指介导、参与炎症反应的化学活性物质。这些物质介导炎症，尤其是急性炎症时的血管反应及其他变化。炎症介质分为细胞源性和血浆源性。

1）细胞源性的炎症介质：①血管活性胺，包括组胺和5-羟色胺（5-HT）。②花生四烯酸代谢产物前列腺素和白细胞三烯，均为二十碳不饱和脂肪酸。③白细胞产物，主要由中性粒细胞和单核细胞产生，这些细胞可释放溶酶体成分和氧自由基。④细胞因子，主要由激活的淋巴细胞和单核-巨噬细胞产生，也可来自内皮和上皮细胞。

2）血浆源性的炎症介质：这类炎症介质需经蛋白酶水解才能由前体形式被激活，从而介导炎症。由血浆产生的炎症介质包括激肽系统、补体系统、凝血系统和纤溶系统。

主要炎症介质的种类及其生物学作用见表 13-2。

表 13-2　主要炎症介质的作用

功能	主要炎症介质
扩张血管	组胺、缓激肽、前列腺素
增加血管壁通透性	组胺、缓激肽、C_{3a}和C_{5a}、白细胞三烯、活性氧代谢产物、纤维蛋白多肽、肿瘤坏死因子
趋化作用	白细胞三烯、C_{5a}、细胞因子（IL-8）、纤维蛋白多肽、纤维蛋白降解产物
发热	细胞因子（IL-1、IL-6和TNF）、前列腺素
疼痛	前列腺素、缓激肽、5-HT
组织损伤	氧自由基、白细胞溶酶体酶

（三）增生

增生（proliferation）是指由于致炎因子和组织崩解产物或某些理化因子的刺激，炎症局部的巨噬细胞、内皮细胞和成纤维细胞增生。在某些情况下，炎症病灶周围的上皮细胞或实质细胞也可发生增生，有时可伴有淋巴组织增生。一般而言，在炎症早期，增生改变常较轻微，而在炎症后期或慢性炎症时，则出现较明显增生。但少数急性炎症亦可在早期即有明显的增生现象，如伤寒时大量巨噬细胞增生，急性弥漫性增生性肾小球肾炎时肾小球的血管内皮细胞和系膜细胞明显增生等。增生也是炎症过程中的一种防御反应。

综上所述，任何炎症的局部都有变质、渗出和增生三种基本病理变化，不过不同类型的炎症以其中一种基本病理变化为主。这三者既有区别，又互相联系、互相影响，组成一个复杂的炎症过程。

二、炎症的病理类型

任何炎症在一定程度上都存在变质、渗出和增生这三种基本病变。病理形态学分类是依据炎症局部基本病变中以哪一种改变占优势，将炎症分为三大类型：以变质为主的炎症、以渗出为主的炎症和以增生为主的炎症，分别称变质性炎、渗出性炎和增生性炎。

（一）变质性炎

变质性炎（alterative inflammation）是以组织细胞的变性、坏死为主要病变的炎症。常见于某些重症感染、中毒，临床上多呈急性、亚急性经过。

（二）渗出性炎

渗出性炎（exudative inflammation）是指以渗出为主要病变的炎症，以炎症灶内有大量渗出物的形成为主要特征。常见于感染、中毒，临床上多呈急性、亚急性经过。根据渗出物的主要成分和病变特点，一般将渗出性炎分为浆液性炎、纤维素性炎、化脓性炎和出血性炎。

1. 浆液性炎

（1）概念 以浆液渗出为特征的渗出性炎症。渗出物以含多量白蛋白的血清为主，其中混有少量细胞和纤维素。

（2）病理变化 浆液性炎好发于疏松结缔组织中，也可发生在浆膜（如胸膜、腹膜和心包膜等）、滑膜和皮肤等处。

2. 纤维素性炎

（1）概念 以大量纤维蛋白原渗出为特征的渗出性炎症。当毛细血管和小静脉损伤严重，通透性显著升高，大量纤维蛋白原渗出到血管外，转化为纤维素，故称之纤维素性炎。

（2）病理变化 常发生于黏膜（咽、喉、气管、肠）、浆膜（胸膜、腹膜和心包膜）和肺。渗出的纤维蛋白原在凝血酶的作用下转化为纤维蛋白，并交织成网状，间隙中分布有中性粒细胞和坏死组织的碎屑。

发生于黏膜（如白喉、细菌性痢疾），渗出的纤维素、白细胞、坏死的黏膜组织及病原菌等覆盖于黏膜表面而形成一层灰白色膜状物，称"假膜"，因此黏膜的纤维素性炎又称"假膜性炎"。有的假膜牢固附着于黏膜表面而不易脱落（如咽白喉），称固膜；有的假膜附着不牢固易脱落（如气管白喉），称浮膜，脱落的假膜易引起呼吸道阻塞而导致窒息。浆膜的纤维素性炎常见于胸膜和心包膜。发生于心包膜的纤维素性炎，渗出的纤维素由于心脏不停搏动形成绒毛状覆盖在心脏表面，称"绒毛心"。发生于肺的纤维素性炎常见于大叶性肺炎，肺泡腔内有大量纤维素渗出，常使肺实变。

纤维素性炎一般多呈急性经过，病灶中的纤维素可被中性粒细胞释放的蛋白水解酶溶解而被吸收。若多量纤维素渗出或中性粒细胞渗出较少，纤维素不能完全被溶解吸收时，则通过肉芽组织的长入而发生机化，最终导致纤维化。

3. 化脓性炎 以中性粒细胞大量渗出并伴有不同程度的组织坏死和脓液形成为特征的一种渗出性炎症。病变区坏死组织被中性粒细胞或其本身释放的蛋白水解酶溶解液化的过程称化脓，形成的混浊凝乳状液体称脓液，常为灰黄色或黄绿色，其内主要含大量渗出的中性粒细胞和脓细胞（变性坏死的中性粒细胞），还含有细菌、被溶解的坏死组织碎片和少量浆液。常见的化脓菌有葡萄球菌、链球菌、脑膜炎双球菌、大肠杆菌等。

根据化脓性炎症发生的原因和部位的不同，可将其分为以下三种病变类型。

（1）脓肿（abscess） 为器官或组织内的局限性化脓性炎症，其主要特征为局部组织发生坏死、溶解，形成充满脓液的腔，即脓腔。较大的脓肿一般具有脓肿壁，其本质是纤维化的肉芽组织，用于包裹病变。小的脓肿可逐渐吸收并愈合，较大的脓肿由于脓液难以吸收，则需切开排脓或穿刺抽脓，而后由肉芽组织代替。脓肿若经久不愈，则由多量纤维组织包裹形成厚壁脓肿称慢性脓肿。

皮肤或黏膜的化脓性炎症，由于局部皮肤或黏膜坏死、崩解脱落，可形成局部缺损，称**溃疡**（ulcer）。深部组织脓肿向体表或自然管道穿破，可形成窦道或瘘管。所谓窦道指病灶向体表、体腔或自然管道穿破，形成只有一个开口的病理性盲管；深部脓肿若一端向体表或体腔穿破，另一端向内开口于自然管道，形成有两个或两个以上开口的病理性管道，称瘘管。

（2）蜂窝织炎　是一种疏松结缔组织中发生的弥漫性化脓性炎。常见于皮下、黏膜下、肌肉间和阑尾。溶血性链球菌为其主要致病菌，因该菌能分泌透明质酸酶，溶解结缔组织基质中的透明质酸，还能分泌链激酶溶解纤维素，从而使细菌在组织内扩散，形成弥漫性化脓性炎。炎症区域血管扩张充血，组织高度水肿，大量中性粒细胞弥漫浸润，炎症灶与周围组织无明显分界。患者全身中毒症状明显，但局部组织一般不发生明显的坏死和溶解，故单纯蜂窝织炎症痊愈后多不留痕迹。

（3）表面化脓和积脓　表面化脓是指发生于黏膜或浆膜表面的化脓性炎。其特点是脓液主要向黏膜或浆膜表面渗出，深部组织无明显炎症反应。当渗出的脓液聚集在浆膜腔、心包、输卵管、胆囊和阑尾等部位时则形成积脓。

4. 出血性炎　渗出液中出现大量红细胞时称出血性炎。它不是一种独立性炎症类型，常与其他类型炎症并存。出血性炎反映血管壁损伤严重。常见于某些传染病，如流行性出血热，炭疽、钩端螺旋体病和鼠疫等。

（三）增生性炎

增生性炎是指炎症的基本病变以组织、细胞增生为主，变质和渗出反应轻微。根据形态学特点，可分为一般增生性炎症（非特异性增生性炎）和肉芽肿性炎（特异性增生性炎）两大类。

1. 一般增生性炎症　主要见于通常的慢性炎症，即非特异性慢性炎，病变主要表现为巨噬细胞、成纤维细胞和血管内皮细胞增生，伴有淋巴细胞、浆细胞等慢性炎细胞浸润，同时炎症灶周围的被覆上皮、腺上皮等实质细胞也可增生。增生的肉芽组织逐渐演变成瘢痕，使得受损组织得以修复。在致炎因子的长期作用下，局部黏膜上皮、腺体及肉芽组织增生，形成的突出于黏膜表面的息肉样肿块称炎性息肉，常见的有鼻黏膜息肉和子宫颈息肉。炎性增生时形成境界清晰的瘤样肿块称炎性假瘤，常发生于眼眶和肺。组织学上由肉芽组织、炎细胞、增生的实质细胞以及纤维组织组成。

2. 肉芽肿性炎　肉芽肿性炎（granulomatous inflammation）是指炎症局部以巨噬细胞及其衍生细胞增生而形成境界清楚的结节状病灶为特征的炎症。这是一种特殊类型的增生性炎，即特异性增生性炎。肉芽肿中巨噬细胞来源于血液的单核细胞和局部增生的组织细胞。巨噬细胞可转化为特殊形态的上皮样细胞和多核巨细胞等。根据致炎因子的不同，一般分为感染性肉芽肿和异物性肉芽肿两类。

（1）感染性肉芽肿　在一些特殊感染性因素的作用下，如结核杆菌、伤寒杆菌、麻风杆菌、梅毒螺旋体等感染，形成了具有一定诊断意义的特殊结构的结节状病灶。例如：结核性肉芽肿（结核结节）主要由大量上皮样细胞和一个或几个**郎汉斯（Langhans）**巨细胞组成；伤寒肉芽肿（伤寒小结）主要由伤寒细胞组成。

（2）异物性肉芽肿　外科缝线、粉尘、滑石粉、木刺等均可导致异物性肉芽肿形成。病变以异物为中心，围以数量不等的巨噬细胞、异物巨细胞、成纤维细胞和淋巴细胞等，形成结节状病灶。

第三节　炎症的临床表现及结局

一、炎症的局部表现

在体表的急性炎症时表现最为显著，常表现为红、肿、热、痛和功能障碍。

二、炎症的全身反应

炎症病变主要在局部，但局部病变不是孤立的，它既受整体的影响，同时又影响整体，两者是相互联系和制约的。发生比较严重的炎症性疾病，特别是病原微生物在体内蔓延扩散时，常出现明显的全身性反应。

发热（fever）是炎症常见的临床表现，可由外源性致热原（细菌释放的内毒素以及病毒、立克次体和疟原虫等）和内源性致热原（白介素 –1、前列腺素 E 和肿瘤坏死因子）共同作用而引起。

白细胞增多是机体防御机能做出的表现，常因感染病原体的不同，增多的白细胞类型而不同。急性化脓性炎症时，血中增多的白细胞以中性粒细胞为主；慢性炎症或病毒感染时，常以淋巴细胞增多为主；过敏性炎症和寄生虫感染时，则以嗜酸性粒细胞增多为主。

发生较严重的炎症时，心、肝、肾等实质器官可发生不同程度的变性、坏死和器官功能障碍。多由于毒素的作用、局部血液循环障碍、发热等因素的影响而致。

三、炎症的经过和结局

（一）影响炎症过程的因素

致炎因子的因素、全身性因素和炎症局部因素是影响炎症过程的重要因素。致炎因子的毒力、数量以及作用时间的长短影响炎症的过程。机体抵抗力及反应性的差异影响炎症过程；全身性营养状态不良既影响机体的抗病能力，也影响机体的修复能力。局部的血液循环状态、炎症渗出物和异物是否被清除等局部因素，也会影响炎症的过程。

（二）炎症的结局

在炎症过程中，致炎因子引起的损伤与机体抗损伤反应决定着炎症的发生、发展和结局。若损伤占优势，则炎症加剧；若抗损伤占优势，炎症趋向痊愈。炎症的结局，可有以下三种情况。

1. 痊愈　多数情况下，随着机体抵抗力的增强，或经过适当治疗，致炎因子被消除，炎症区渗出物及坏死组织被溶解、液化后通过淋巴道吸收，由周围健康细胞的再生达到修复，病变痊愈。炎症的痊愈包括完全痊愈和不完全痊愈两种。

2. 蔓延播散　当患者抵抗力低下，或病原微生物毒力强、数量多，病原微生物在机体内大量繁殖并可向周围或向全身蔓延，继而造成炎症的扩散。

（1）局部蔓延　炎症局部的病原微生物可经组织间隙或器官的自然管道向周围组织和器官蔓延，或向全身扩散。

（2）淋巴道播散　病原微生物经组织间隙侵入淋巴管内，随淋巴液到达局部淋巴结，引起局部淋巴结炎。

（3）血道播散　炎症灶内的病原微生物侵入血循环或毒性产物被吸收入血，可经血道、淋巴道进入血液循环，而引起菌血症、毒血症、败血症和脓毒败血症等。

1）**菌血症（bacteremia）**：细菌由炎症病灶经血管或淋巴管侵入血流，可从血液中查到细菌，但不表现全身中毒症状，称菌血症。

2）**毒血症（toxemia）**：细菌的毒素或毒性产物被吸收入血，引起全身中毒症状，称毒血症。患者表现出高热、寒战等中毒症状，常同时伴有心、肝、肾等实质细胞的变性或坏死，但血培养找不到病原菌。严重者可出现中毒性休克。

3）**败血症（septicemia）**：毒力强的细菌侵入血液中，大量繁殖并产生毒素，引起全身中毒症状和病理变化，称败血症。败血症患者除有严重毒血症临床表现外，还常出现皮肤、黏膜的多发性出血斑点、脾大及全身淋巴结肿大等。此时血培养，常可找到细菌。

4）**脓毒败血症（pyemia）**：由化脓菌引起的败血症进一步发展成为脓毒败血症。此时患者除了具有败血症的表现，还可由细菌菌团形成栓子，随血流到达全身，在多处组织器官发生栓塞，引发多发性栓塞性小脓肿。

3.迁延不愈或转为慢性　如果机体抵抗力低下或疾病治疗不彻底、不恰当、不及时，致炎因子在短期内不能清除，在机体内持续存在或反复作用，且不断损伤机体，导致炎症过程长期不愈，急性炎症拖延为慢性炎症，病情可时轻时重。急性病毒性肝炎转为慢性就是典型的临床案例。

思考题

1.试述炎症的概念、基本病理变化以及基本病理变化之间的关系。

2.试比较脓肿和蜂窝织炎的区别。

3.试问有何临床表现的患者应考虑其所患为炎症性疾病？如何确诊？

第一节　概述

肿瘤（tumor, neoplasm）是一类常见病、多发病。目前，恶性肿瘤已成为危害人类健康最严重的疾病之一。近年统计资料显示，我国城市居民疾病死因位居首位的是恶性肿瘤，而且随着我国人口老龄化、环境等因素的影响，肿瘤的发病率和死亡率有增无减。恶性肿瘤最常见的有胃癌、肺癌、肝癌、食管癌、大肠癌、子宫颈癌、鼻咽癌、乳腺癌、白血病及淋巴瘤等。因此，对肿瘤的基础理论研究仍是医学乃至整个生命科学领域研究的重点。早期发现、早期诊断、早期治疗对于肿瘤的防治意义重大。

一、肿瘤的概念

肿瘤是机体在各种致瘤因素作用下，局部组织细胞的基因发生改变，导致细胞异常增殖而形成的新生物。绝大多数肿瘤常形成局部肿块，因而得名。

肿瘤细胞是由正常细胞经基因突变或异常表达转变而来的，但其具有不同于正常细胞的异常的形态、代谢和功能，不同程度丧失分化成熟能力，呈现出一种不受机体调控的相对无限制的增生。即使致瘤因素已不存在，仍能保持自主性、持续性生长。肿瘤性增生不仅与整个机体不协调，而且危害机体健康。显然，肿瘤性增生本质上有别于炎症和损伤修复时发生的增生。

二、肿瘤的命名原则

（一）良性肿瘤的命名

1. 在组织或细胞类型的名称之后加"瘤"字　如腺上皮的良性肿瘤称腺瘤，脂肪组织的良性肿瘤称脂肪瘤。

2. 结合形态学特点命名　如皮肤鳞状上皮的良性肿瘤，外观呈乳头状，称鳞状上皮乳头状瘤或简称乳头状瘤；呈囊性结构的腺上皮性良性肿瘤称囊腺瘤。

（二）恶性肿瘤的命名

1. 一般原则　根据肿瘤分化方向的不同，将恶性肿瘤分为癌和肉瘤两大类。

（1）癌（carcinoma）　上皮组织的恶性肿瘤统称癌，命名方式为：在上皮的名称之后加"癌"字。如鳞状上皮的恶性肿瘤称鳞状细胞癌，简称鳞癌。有些癌不止一种上皮分化，如由腺癌和鳞癌两种成分构成的癌称腺鳞癌。

（2）肉瘤（sarcoma）　间叶组织（包括纤维结缔组织、脂肪、肌肉、脉管、骨、软骨组织等）发生的恶性肿瘤统称肉瘤，其命名方式是：在间叶组织名称之后加"肉瘤"两字，如纤维肉瘤、横纹肌肉瘤等。

（3）癌肉瘤（carcinosarcoma）　如一个肿瘤中既有癌的成分又有肉瘤的成分，则称癌肉瘤。

2. 特殊命名　有少数肿瘤不按上述原则命名。

（1）母细胞瘤　肿瘤细胞形态类似幼稚细胞或组织的肿瘤，其中大多数为恶性，如视网膜母细胞瘤、髓母细胞瘤等；也有良性者如骨母细胞瘤等。

（2）在肿瘤的名称前加"恶性"二字　如恶性畸胎瘤、恶性神经鞘瘤、恶性黑色素瘤和恶性脑膜瘤等。

（3）以"人名"命名　如尤文肉瘤、Wilms 瘤、伯基特淋巴瘤和霍奇金淋巴瘤。

（4）以"病"或"瘤"字为后缀　但本质为恶性肿瘤，如白血病、佩吉特病、精原细胞瘤、无性细胞瘤。

（5）以"瘤病"为后缀　常用于多发性良性肿瘤，如神经纤维瘤病。

三、肿瘤的分类

肿瘤的分类通常依据肿瘤的组织类型、细胞类型或者生物学行为（良性与恶性），每一大类又可分为两组。目前全世界统一的肿瘤分类是采用由世界卫生组织（WHO）制定的肿瘤组织学分类。各组织的主要肿瘤分类见表 14-1。

表 14-1　常见肿瘤分类举例

	良性肿瘤	恶性肿瘤
上皮组织		
鳞状细胞	鳞状细胞乳头状瘤	鳞状细胞癌
基底细胞		基底细胞癌
腺上皮细胞	腺瘤	腺癌
尿路上皮（移行细胞）	尿路上皮乳头状瘤	尿路上皮癌
间叶组织		
纤维组织	纤维瘤	纤维肉瘤
脂肪	脂肪瘤	脂肪肉瘤
平滑肌	平滑肌瘤	平滑肌肉瘤
横纹肌	横纹肌瘤	横纹肌肉瘤
血管	血管瘤	血管肉瘤
淋巴管	淋巴管瘤	淋巴管肉瘤
骨和软骨	软骨瘤、骨软骨瘤	骨肉瘤、软骨肉瘤
淋巴造血组织		
淋巴细胞		淋巴瘤
造血细胞		白血病

续表

	良性肿瘤	恶性肿瘤
神经组织和脑脊膜		
胶质细胞	–	弥漫性星形细胞瘤
神经细胞	神经节细胞瘤	神经母细胞瘤、髓母细胞瘤
脑脊膜	脑膜瘤	恶性脑膜瘤
神经鞘细胞	神经鞘瘤	恶性神经鞘瘤
其他肿瘤		
黑色素细胞	–	恶性黑色素瘤
胎盘滋养叶细胞	葡萄胎	侵蚀性葡萄胎、绒毛膜上皮癌
生殖细胞		精原细胞瘤 无性细胞瘤 胚胎性癌
性腺或胚胎剩件		
中全能干细胞	成熟畸胎瘤	不成熟畸胎瘤

第二节　肿瘤的特性

一、肿瘤的一般形态和结构

（一）肿瘤的大体形态

1. 肿瘤的数目　原发性肿瘤通常只有一个（单发），有时为多个（多发）。

2. 肿瘤的大小　肿瘤的大小相差悬殊，大者直径可达数十厘米，重量达数十千克，如卵巢的巨大囊腺瘤；小者极小，肉眼不易观察，甚至在显微镜下才能发现，如原位癌。一般说来，生长时间较长、生长缓慢且体积大的肿瘤通常多为良性。反之，由于恶性肿瘤生长、扩散迅速，短期内即可转移和致死，往往长得不大。生长于体表或大的体腔（如腹腔）内的肿瘤有时可长得很大；生长于颅腔、椎管等狭小腔道内的肿瘤则一般较小。

3. 肿瘤形状　多种多样，发生于深部组织和器官内的肿瘤多呈结节状、分叶状、囊状等，发生于体表和空腔脏器内的肿瘤常突出于皮肤或黏膜面，呈息肉状、乳头状、绒毛状、菜花状、蕈伞状等。肿瘤表面坏死脱落可呈溃疡状。侵袭性生长的恶性肿瘤多呈浸润性包块状、蟹足状和树根状等（图 14-1）。肿瘤形状上的差异一般因其发生部位、组织类型、生长方式和良恶性的不同而不同。

4. 肿瘤的颜色　一般由组成肿瘤的组织、细胞及其产物的颜色决定，如纤维组织的肿瘤呈灰白色，血管瘤多呈红色或暗红色。肿瘤出现变性、坏死、出血等继发改变，可导致肿瘤颜色发生改变，而呈现各种不同的颜色。有些肿瘤可产生色素，如黑色素细胞瘤多呈黑褐色。

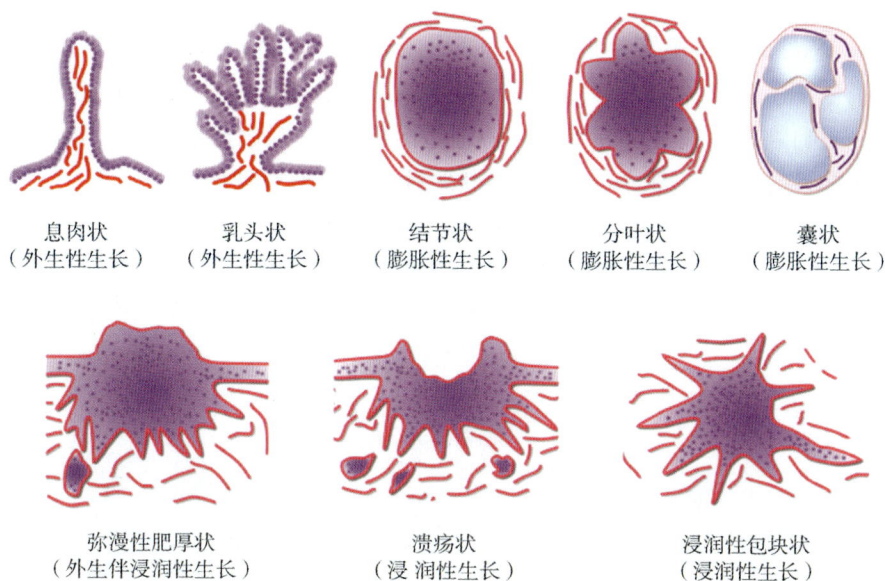

息肉状　　　　　　乳头状　　　　　　结节状　　　　　　分叶状　　　　　　囊状
（外生性生长）　　（外生性生长）　　（膨胀性生长）　　（膨胀性生长）　　（膨胀性生长）

弥漫性肥厚状　　　　　　溃疡状　　　　　　浸润性包块状
（外生伴浸润性生长）　　（浸润性生长）　　（浸润性生长）

图14-1　肿瘤的形状

5. 肿瘤的质地（硬度）　肿瘤的种类、实质与间质的比例以及有无出血、坏死等继发性改变决定着肿瘤的质地。如骨瘤坚硬，平滑肌瘤和纤维瘤质韧，脂肪瘤质软。瘤细胞多于间质的肿瘤一般较软，反之则较硬；瘤组织有钙盐沉着（钙化）或骨质形成（骨化）时则变硬，发生坏死时变软。

（二）肿瘤的组织结构

肿瘤由实质和间质两部分构成。

1. 实质　肿瘤细胞构成肿瘤实质，是肿瘤的主要成分。实质细胞形态、组成的结构或产物是识别各种肿瘤的分化方向、进行肿瘤的分类、命名和组织学诊断的主要依据。

2. 间质　一般由结缔组织和血管组成，可有淋巴管。间质成分不具特异性，对肿瘤实质起支持和营养作用。此外，肿瘤间质内往往有或多或少的淋巴细胞浸润，这是机体对肿瘤组织的免疫反应。

二、肿瘤的异型性

肿瘤组织无论在组织结构还是在细胞形态上，都与相应的正常组织之间存在不同程度的差异，这种差异称肿瘤的**异型性（atypia）**。肿瘤的异型性包括组织结构的异型性和细胞形态的异型性。肿瘤异型性的大小反映了肿瘤组织的成熟程度（分化程度）。**分化（differentiation）**是指肿瘤组织在形态学和功能上与其相应的正常组织之间的相似程度。一般来说，良性肿瘤异型性小，肿瘤细胞分化成熟，与相对应的正常组织相似，但结构紊乱。恶性肿瘤异型性大，肿瘤细胞分化成熟程度低，与相对应的正常组织差异大，且组织结构紊乱。识别异型性大小是诊断肿瘤，以及确定其良、恶性的主要组织学依据。

恶性肿瘤细胞具有高度的异型性，表现为以下几方面。

1. 肿瘤细胞的多形性　恶性肿瘤细胞形态不规则，大小不一致，但普遍较正常细胞大，有时出现瘤巨细胞。

2. 肿瘤细胞核的多形性 恶性肿瘤细胞核增大，核浆比例较正常增大（正常细胞为 $1:4 \sim 1:6$，恶性肿瘤细胞则接近 $1:1$）。可出现双核、多核、巨核或奇异形核，以致胞核大小、形状和染色不一。核深染，染色质呈粗颗粒状，分布不均匀，聚集在核膜下，致使核膜增厚。核仁肥大，数目增多。核分裂象增多，特别是出现病理性核分裂象，即不对称性核分裂、多极性核分裂及顿挫性分裂等（图 14-2），对诊断恶性肿瘤具有重要的意义。

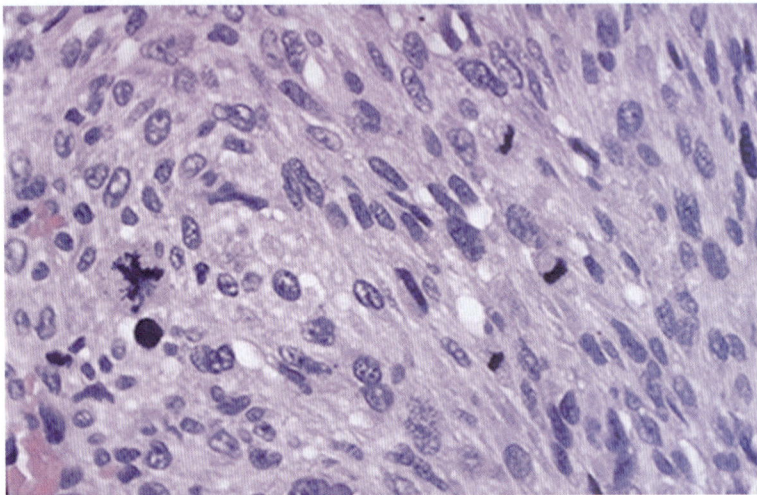

图14-2 病理性核分裂象

3. 肿瘤细胞胞质的变化 胞质大多嗜碱性增强，是由于胞质内游离核糖体增多所致。不同肿瘤细胞可产生具有不同特点的分泌物或代谢产物，有助于对其进行识别。

上述肿瘤细胞的形态，特别是细胞核的多形性，常为恶性肿瘤的重要形态特征，对区别肿瘤的良、恶性以及肿瘤的鉴别诊断具有重要意义。

三、肿瘤的生长方式

1. 膨胀性生长 多数发生在实质器官内的良性肿瘤的生长方式。肿瘤生长缓慢，犹如逐渐膨胀的气球，将四周正常组织推开或挤压，不侵袭周围。故常呈结节状、分叶状，有完整包膜，与周围组织分界清楚（图 14-3）。临床检查时肿瘤移动性良好，表面光滑，手术易于切除，术后很少复发。

2. 外生性生长 发生在体表、体腔、黏膜、空腔器官的肿瘤，常向表面生长，形成突起的乳头状、息肉状、菜花状或覃伞状肿物。良、恶性肿瘤都可呈现外生性生长。良性肿瘤只向表面生长，基底部无浸润；但恶性肿瘤在向表面呈外生性生长的同时，伴有基底部浸润破坏。

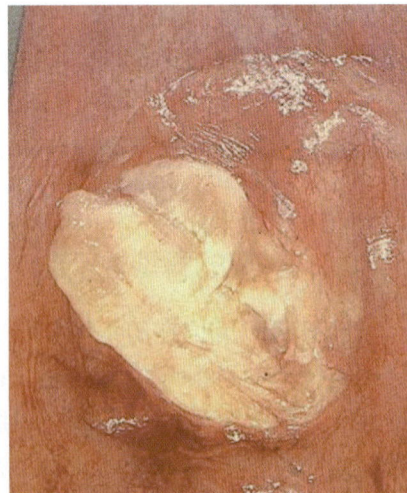

图14-3 膨胀性生长的纤维瘤

3. 浸润性生长 亦称侵袭性生长，为大多数恶性肿瘤的生长方式。肿瘤生长迅速，像树根长入泥土一样侵入周围组织间隙、淋巴管和血管内，浸润并破坏周围组织。无包膜形成，与邻近组织分界不清（图 14-4）。因此，临床检查时固定不活动或活动度小。手术不易切除，术后易复发。

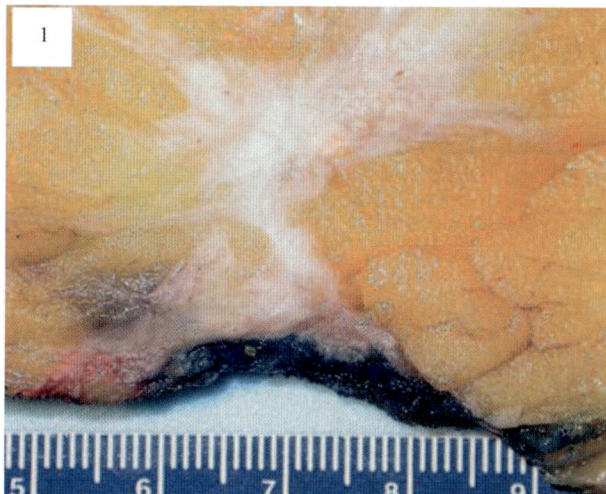

图14-4　浸润性生长的乳腺癌

四、肿瘤的生长速度

各种肿瘤的生长速度有较大差别，主要取决于肿瘤细胞的分化成熟程度。一般来说，成熟程度高、分化好的良性肿瘤生长缓慢，常经几年甚至十几年方可形成一定体积的肿块。但若短期内生长突然加速，应考虑有恶变的可能性。成熟程度低、分化差的恶性肿瘤生长较快，短时间内即可形成明显肿块，且因尚未形成血管及营养供应相对不足，易出现坏死、出血等继发改变。

五、肿瘤的扩散

肿瘤扩散是恶性肿瘤重要的生物学特征，扩散方式包括直接蔓延和转移两种。良性肿瘤一般不扩散。

1. 直接蔓延　恶性肿瘤连续不断生长的过程中，肿瘤细胞沿着组织间隙或神经束衣以及淋巴管、血管的外周间隙不断浸润，破坏邻近的正常器官和组织并继续生长，称直接蔓延。

2. 转移（metastasis）　恶性肿瘤细胞从原发部位侵入淋巴管、血管或体腔，被带到其他部位继续生长，并形成与原发部位肿瘤相同组织学类型的肿瘤的过程称转移。原发部位的肿瘤叫作原发瘤，所形成的新肿瘤称转移瘤或继发肿瘤。转移是恶性肿瘤特有的生物学行为。常见的转移途径有三种：淋巴道转移、血道转移和种植性转移。

（1）淋巴道转移　是癌最常见的转移途径。首先转移至局部淋巴结，破坏正常淋巴结结构，继续增殖发展为淋巴结内转移瘤。受累的淋巴结呈无痛性增大、变硬，切面呈灰白色。随后，可继续转移至淋巴循环下一站的淋巴结，最终经胸导管汇入血流再继续发生血道转移。当局部淋巴管阻塞，可以发生绕过局部淋巴结的跳跃式转移或逆淋巴引流转移。

（2）血道转移　肉瘤、肝癌、肾癌、绒毛膜癌等常发生血道转移。其转移的规律与栓子运行规律相似。肿瘤细胞多经毛细血管与小静脉直接入血，在血中黏聚成瘤栓。当瘤栓栓塞于靶器官的小血管后，黏附于内皮细胞，并穿出血管到达组织中继续生长，形成转移瘤（图14-5）。在血道转移累及的器官中，最常见的是肺，其次是肝和骨。一般来说，血道转移瘤具有多发、散在分布、结节大小较一致、边界清晰的特点。

（3）种植性转移　腹腔、胸腔、心包腔、蛛网膜下隙等处的恶性肿瘤细胞侵及器官表面时，瘤细胞脱落，像撒播种子一样在器官的表面或浆膜继续生长，形成种植性转移。如胃肠道黏液癌破坏并浸透浆膜后，可种植在大网膜、腹膜和腹腔脏器表面，甚至卵巢等处，在卵巢表现为双侧卵巢体积增大，显微镜下见黏液癌或印戒细胞癌成分弥漫浸润，这种转移瘤称**库肯伯格瘤**（**Krukenberg**）。

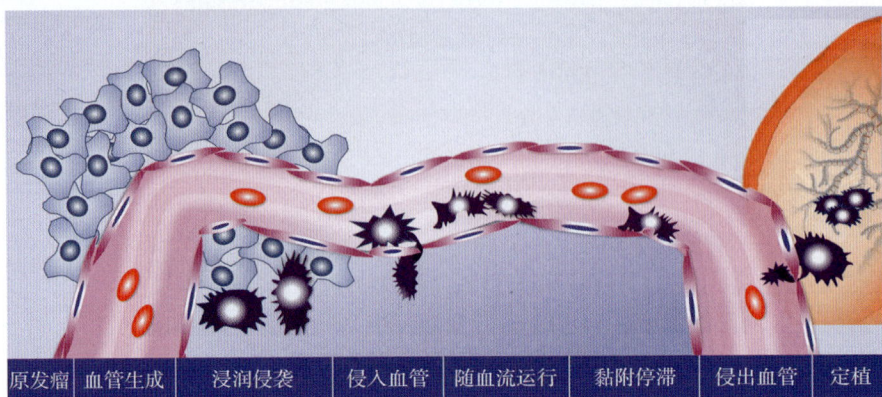

| 原发瘤 | 血管生成 | 浸润侵袭 | 侵入血管 | 随血流运行 | 黏附停滞 | 侵出血管 | 定植 |

图14-5 恶性肿瘤血道转移机制示意图

第三节 肿瘤对机体的影响

一、良性肿瘤对机体的影响

良性肿瘤由于分化较成熟，生长缓慢，无浸润和转移，一般对机体仅造成局部影响。主要表现为：①局部压迫和阻塞；②出血和感染；③内分泌紊乱；④恶性变。

二、恶性肿瘤

恶性肿瘤由于分化不成熟，生长较迅速，对机体有较强的侵袭力，常发生转移，因而对机体的影响严重，甚至危及患者生命。可表现为：①局部压迫和阻塞；②坏死、穿孔、溃疡、出血和感染；③压迫、浸润局部神经，可引起顽固性疼痛；④恶病质，恶性肿瘤患者表现出严重消瘦、无力、贫血和全身衰竭的状态称恶病质，可导致患者死亡；⑤转移；⑥副肿瘤综合征。

无论是良性肿瘤还是恶性肿瘤，对机体都是有害无益的。区别肿瘤的良、恶性具有重要的临床意义，是选择肿瘤治疗方案的先决条件，关系到患者的治疗效果以及预后。简要归纳良、恶性肿瘤的区别要点（表14-2）。

表 14-2 良性肿瘤与恶性肿瘤的区别

	良性肿瘤	恶性肿瘤
分化程度	分化好，异型性小	分化不好，异型性大
核分裂象	无或稀少，不见病理性核分裂象	多见，并可见病理核分裂象
生长速度	缓慢	较快
生长方式	膨胀性或外生性生长，前者常有包膜形成，与周围组织一般分界清楚	浸润性或外生性生长，无包膜，与周围组织分界不清楚，后者常伴有浸润性生长
继发改变	少见	常见，发生出血、坏死、溃疡形成等

续表

	良性肿瘤	恶性肿瘤
转移	不转移	可转移
复发	不复发或很少复发	易复发
对机体影响	较小，主要为局部压迫或阻塞作用。如发生在重要器官也可引起严重后果	较大，除压迫、阻塞外，还可以破坏原发部位和转移部位的组织，引起坏死、出血、合并感染、恶病质

第四节　癌前病变、异型增生和原位癌

某些疾病（或病变）本身不是恶性肿瘤，但具有发展为恶性肿瘤的潜能，称为癌前病变（precancerous lesions）。应当注意，癌前病变并不一定会发展为恶性肿瘤。

一、常见癌前病变

1. 大肠腺瘤（adenoma of large intestines）　常见的消化道肿瘤，可单发或多发，主要有绒毛状腺瘤、管状腺瘤等类型。绒毛状腺瘤发生癌变的机会更大。家族性腺瘤性息肉病几乎均会发生癌变。

2. 乳腺导管上皮非典型增生（atypical ductal hyperplasia，ADH）　常见于 40 岁左右的妇女。其发展为浸润性乳腺癌的相对危险度为普通女性的 4～5 倍。

3. 慢性胃炎伴肠上皮化生　慢性萎缩性胃炎伴肠上皮化生与胃癌的发生有一定关系。慢性胃炎合并幽门螺杆菌性胃炎与胃黏膜相关淋巴组织（mucosa-associated lymphoid tissue，MALT）发生的 B 细胞淋巴瘤及胃腺癌有关。

4. 溃疡性结肠炎（ulcerative colitis）　是一种炎性肠病，在反复发生溃疡和黏膜增生的基础上可能发生结肠腺癌。

5. 慢性溃疡（chronic ulcer）　由于长期慢性刺激，上皮非典型增生可进一步发展为癌。

6. 黏膜白斑（leukoplakia）　常发生在口腔、外阴等处。鳞状上皮过度增生、过度角化，可出现异型性。大体观呈白色斑块。长期不愈有可能转变为鳞状细胞癌。

二、异型增生和原位癌

在上皮组织有时先出现非典型增生或异型增生，再发展为局限于上皮内的原位癌，再进一步发展为浸润性癌。

细胞增生并伴有一定的异型性称为非典型增生（atypical hyperplasia, dysplasia），可见于肿瘤性病变，亦可见于炎症、修复性改变。近年来，学术界倾向于使用异型增生（dysplasia）描述与肿瘤形成相关的非典型增生；而与肿瘤形成相关性小的非典型增生称为反应性增生。异型增生的上皮具有细胞和结构异型性，但其并非总是进展为癌。当致病因素去除后，某些未累及上皮全层的异型增生可能会逆转而消退。

原位癌（carcinoma in situ，CIS）是指异型增生的细胞累及上皮的全层，在形态和生物学特性上具有癌细胞特征，但没有突破基底膜向下浸润，也称为上皮内癌（intraepithelial carcinoma）。原位癌常见于鳞状上皮或尿路上皮等被覆的部位，如子宫颈、食管、皮肤、膀胱等处；也可见于发生鳞状化生的黏膜表面，如鳞化的支气管黏膜。乳腺导管上皮发生癌变而未侵破基底膜，称为导管原位癌或导管内癌。如能及时发现和治疗原位癌，可防止其发展为浸润性癌，预后良好。

目前，WHO 采用上皮内瘤变（intraepithelial neoplasia）描述上皮从异型增生到原位癌的连续过程。上皮内瘤变与异型增生的含义非常相似，但前者强调病变形成的过程，后者强调形态学变化。上皮内瘤变分为三级，轻度异型增生称为上皮内瘤变Ⅰ级，中度异型增生称为上皮内瘤变Ⅱ级，重度异型增生和原位癌统称为上皮内瘤变Ⅲ级。例如，子宫颈上皮内瘤变（cervical intraepithelial neoplasia，CIN）Ⅰ级、Ⅱ级和Ⅲ级（即 CIN Ⅰ、CIN Ⅱ、CIN Ⅲ）。临床工作中对上皮内瘤变采用两级分类法，如子宫颈上皮内瘤变分为子宫颈低级别鳞状上皮内病变（low-grade squamous intraepithelial lesion，LSIL）和高级别鳞状上皮内病变（high-grade squamous intraepithelial lesion，HSIL）。

第五节　常见肿瘤举例

一、上皮性肿瘤

（一）上皮组织良性肿瘤

1. 乳头状瘤　由被覆上皮发生，并向表面呈乳头状生长的良性肿瘤。

（1）好发部位　皮肤及黏膜表面。

（2）肉眼特点　形成许多乳头状、手指样或棘刺样突起，亦可呈菜花状或绒毛状外观。肿瘤根部常有细蒂与正常组织相连。

（3）镜下特点　乳头中央由具有血管和纤维结缔组织的间质构成，表面被覆分化良好的鳞状上皮（皮肤、外阴等）（图14-6）、腺上皮（胃肠道）或者尿路上皮（肾盂、膀胱）。

2. 腺瘤　由腺体、导管或分泌上皮发生的良性肿瘤。

（1）好发部位　多见于甲状腺、卵巢、乳腺、涎腺和胃肠等处。

（2）肉眼特点　黏膜腺瘤多呈息肉状、蕈伞状。实体腺腺瘤则多呈结节状，常有被膜，与周围正常组织界限清晰。腺瘤中的腺上皮分泌物淤积时，可形成大小不等的囊腔，囊内壁可形成乳头。

（3）镜下特点　腺瘤由分化良好的腺上皮形成腺体结构，但腺体大小、形态不规则，包括以下亚型：①囊腺瘤，常发生于卵巢，偶见于甲状腺及胰腺。主要由腺上皮被覆的囊腔构成。

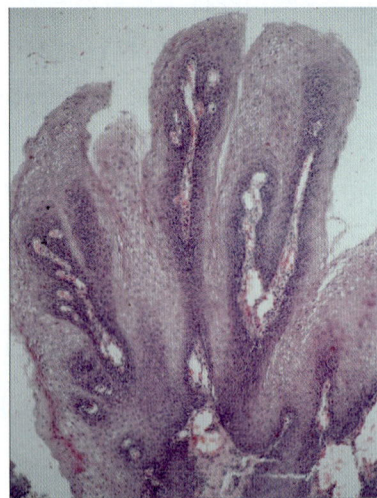

图14-6　皮肤乳头状瘤

囊壁被覆浆液性上皮者称浆液性囊腺瘤；被覆黏液性上皮者称黏液性囊腺瘤；被覆上皮形成乳头状生长者称乳头状囊腺瘤。其中浆液性乳头状囊腺瘤较易发生恶变。②纤维腺瘤，是女性乳腺最常见的良性肿瘤。由增生的腺体和纤维结缔组织共同构成肿瘤的实质。③多形性腺瘤，由腺体、黏液样及软骨样组织等多种成分混合组成。常发生于涎腺。④息肉状腺瘤，又称腺瘤性息肉。多见于胃肠黏膜，呈息肉状、乳头状或绒毛状，有蒂与黏膜相连。结肠家族性腺瘤性息肉病是常染色体显性遗传病，不但癌变率高，并易早期发生癌变。

（二）上皮组织恶性肿瘤

1. 鳞状细胞癌 简称鳞癌，是鳞状上皮发生的恶性肿瘤。

（1）好发部位 发生在有鳞状上皮覆盖的任何部位，如皮肤、口腔、唇、子宫颈、阴道、食管、喉、阴茎等处。如支气管、胆囊、肾盂等非鳞状上皮覆盖部位可通过鳞状上皮化生而发生鳞癌。

（2）肉眼特点 常呈菜花状、溃疡状或浸润型。肿瘤多呈灰白色，质硬，边界不清（图14-7）。

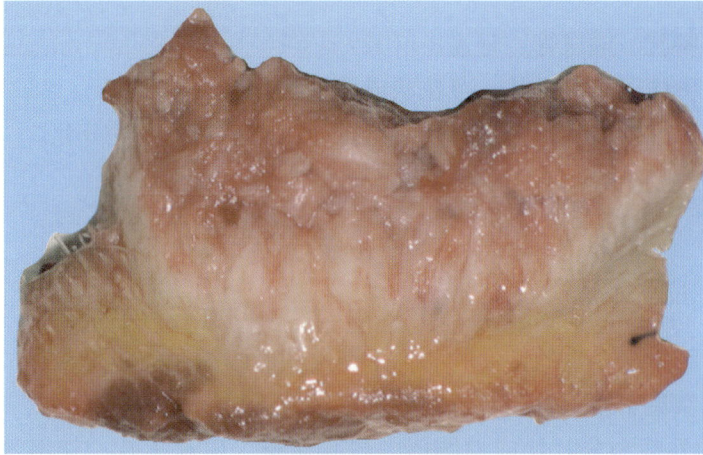

图14-7 皮肤鳞癌

（3）镜下特点 癌细胞呈巢状分布，与间质界限清楚。高分化的鳞癌癌巢，中央可出现红染的层状角化物，称角化珠或癌珠（图14-8）；癌细胞间可见细胞间桥。低分化的鳞癌细胞异型性明显并见较多的核分裂象，无角化珠形成，细胞间桥少见。

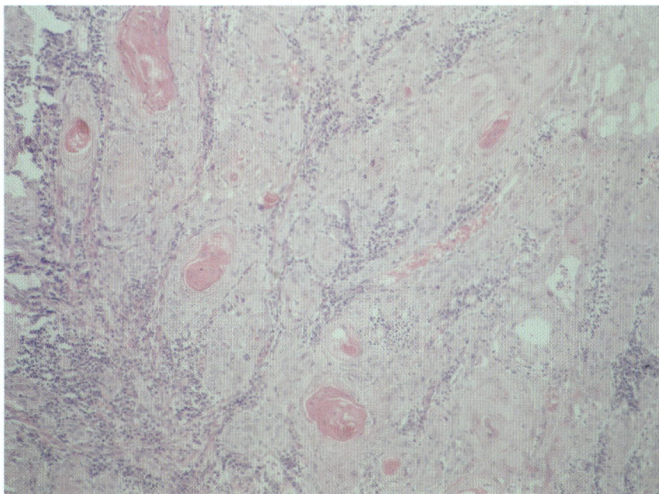

图14-8 高分化鳞癌

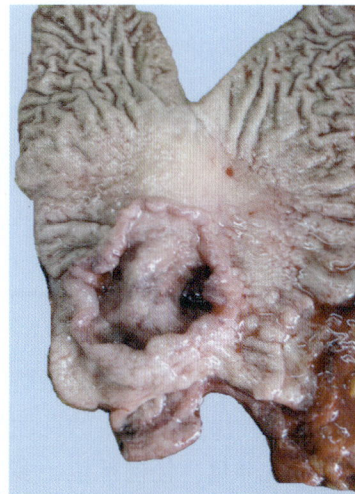

图14-9 胃癌

2. 腺癌 由腺上皮发生的恶性肿瘤。

（1）好发部位 有腺上皮分布的任何部位，多见于乳腺、胃肠道、甲状腺、胆囊、子宫内膜和卵巢等处。

（2）肉眼特点 肿瘤可呈息肉状、菜花状、溃疡状或结节状，多呈灰白色，质硬，边界不清

（图 14-9）。

（3）镜下特点　癌细胞形成大小不等、形状不一、排列不规则的腺样结构，腺体排列密集。腺癌细胞异型性明显，可见较多的核分裂象。癌分化程度极低，恶性度高，无腺样排列，而形成实性细胞团或条索。

黏液癌癌细胞分泌大量黏液，形成黏液湖，癌细胞漂浮于黏液中，肉眼观察，癌组织呈灰白色半透明如胶冻样，又称胶样癌。印戒细胞癌为黏液聚积在癌细胞内，将核挤向一侧，使该细胞呈印戒状。

3. 尿路上皮癌

（1）好发部位　膀胱、输尿管、肾盂。

（2）肉眼特点　肿瘤可呈乳头状、菜花状或扁平状。

（3）镜下特点　癌细胞似移行上皮，呈多层排列，有不同程度的分化。

二、间叶组织肿瘤

（一）间叶组织良性肿瘤

1. 脂肪瘤　由脂肪组织发生的良性肿瘤，是良性间叶组织肿瘤中最常见的一种。

（1）好发部位　常见于躯干及四肢近端的皮下组织。

（2）肉眼特点　外观为分叶状或扁圆形，包膜完整、质地柔软，切面淡黄色，油腻感（图14-10）。

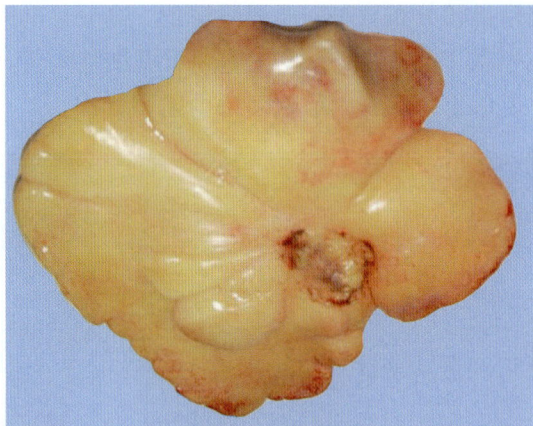

图14-10　脂肪瘤

（3）镜下特点　由成熟的脂肪细胞构成肿瘤实质，肿瘤周围可见纤维包膜。

2. 血管瘤　由血管发生的良性肿瘤。多属先天性，常见于婴儿和儿童。

（1）好发部位　任何部位，多见于体表皮肤，少数发生于内脏，如肝脏。

（2）肉眼特点　呈突起的鲜红、暗红、紫红色斑块，内脏血管瘤多呈结节状。无包膜，边界不清。呈浸润性生长。

（3）镜下特点　组织学分为毛细血管瘤、海绵状血管瘤及混合型三种。毛细血管瘤由密集增生的薄壁毛细血管构成。海绵状血管瘤由管腔大、形状不规则、管壁薄厚不均的血窦构成，肉眼呈海绵状。混合型血管瘤由以上两种改变并存。

3. 平滑肌瘤

（1）好发部位 子宫，其次为胃肠道。

（2）肉眼特点 呈淡蓝色或银白色，半透明，可有钙化、黏液变或囊性变。

（3）镜下特点 由形态较一致的成熟平滑肌细胞构成，呈束状或呈栅状排列，核分裂象少见。肿瘤细胞之间可见多少不等的纤维结缔组织。

4. 软骨瘤

（1）好发部位 手足软骨。

（2）肉眼特点 呈淡蓝色或银白色，半透明，可有钙化、黏液变或囊性变。

（3）镜下特点 由成熟的软骨细胞和软骨基质组成，呈不规则分叶状结构。

（二）间叶组织恶性肿瘤

间叶组织恶性肿瘤统称肉瘤。发生率比癌低，多发于青少年。肉眼多呈结节状或分叶状。浸润性生长，多无包膜，或可挤压周围组织形成假包膜。质地较癌软，切面多呈灰红色或灰白色，质地细腻，湿润，呈鱼肉状，故称肉瘤。肉瘤易发生出血、坏死、囊性变等继发改变。临床常见的肉瘤有以下几种。

1. 纤维肉瘤 由纤维组织发生的恶性肿瘤。

（1）好发部位 四肢皮下及深部组织。

（2）肉眼特点 圆形或分叶状，切面灰白色、鱼肉状，常伴有出血、坏死。

（3）镜下特点 典型的形态是异形的梭形成纤维细胞与胶原纤维成束交错，呈鲱鱼骨样排列。

2. 脂肪肉瘤 是较常见的由原始间叶组织发生的向脂肪分化的恶性肿瘤，多见于40岁以上的成人。

（1）好发部位 与脂肪瘤不同，常发生在大腿、腹膜后等深部软组织和内脏。

（2）肉眼特点 呈分叶状或结节状，黄红色有油腻感，可呈鱼肉状或胶冻状。表面常有一层假包膜。

（3）镜下特点 肿瘤细胞大小不一、形态各异，可见小圆形、梭形的脂肪母细胞，胞质内含有脂肪空泡。脂肪母细胞、黏液、血管网构成了肿瘤主要成分。脂肪肉瘤分为分化良好型、黏液型、小圆形细胞型、多形性和去分化型几种亚型。

3. 平滑肌肉瘤 由平滑肌发生的恶性肿瘤。

（1）好发部位 子宫及胃肠道多见，偶可见于腹膜后、肠系膜，大网膜及皮下软组织。

（2）肉眼特点 结节状，灰红或灰棕色，鱼肉状，边界尚清。

（3）镜下特点 肉瘤细胞多呈梭形、圆形、卵圆形、多边形等，密集分布，呈轻重不等的异型性。核分裂象的多少对判定其恶性程度有重要意义。

4. 横纹肌肉瘤 是由原始间叶组织发生的向横纹肌分化的恶性肿瘤，主要见于青少年。

（1）好发部位 头（鼻腔、眼眶、鼻咽部、中耳）、颈部、泌尿生殖道及腹膜后，偶可见于四肢。

（2）肉眼特点 胚胎性横纹肌肉瘤常见于15岁以下婴幼儿和儿童，发生于黏膜被覆部位时，呈葡萄状息肉样突起。发生于四肢和腹膜后，肿瘤呈边界不清的结节。

（3）镜下特点 肿瘤由不同分化阶段的横纹肌母细胞组成。分化较高者胞浆内可见横纹和纵纹。根据肿瘤的形态和临床特点可分为三种类型：①胚胎性；②腺泡状；③多形性。横纹肌肉瘤恶性程度很高，生长迅速，早期易发生血道转移。

5. 骨肉瘤　由成骨细胞发生的恶性肿瘤。

（1）好发部位　常见于青少年。好发于四肢长骨的干骺端，尤其是股骨下端和胫骨上端。骨肉瘤呈高度恶性，生长迅速，早期即可血行转移至肺。

（2）肉眼特点　肿瘤破坏干骺端骨皮质及骨髓腔，呈梭形膨大，并可侵犯周围组织，甚至穿过骺板侵犯骨骺。切面灰白色鱼肉状，常见出血坏死。肿瘤表面的骨外膜常被瘤组织掀起，上下两端可见骨皮质和掀起的骨外膜之间形成三角形隆起，在 X 线上称 Codman 三角。肿瘤内可见放射状反应性新生骨小梁，在 X 线上表现为日光放射状阴影，二者对骨肉瘤的诊断具有特异性。

（3）镜下特点　肿瘤细胞可呈梭形、三角形、多边形，异型性明显。瘤细胞可直接形成肿瘤性骨样组织或骨组织。

癌与肉瘤在多方面有所不同（表 14-3），正确区分二者，对肿瘤的临床诊断及治疗均有实际意义。

表 14-3　癌与肉瘤的区别

	癌	肉瘤
组织分化	上皮组织	间叶组织
发病率	较常见，约为肉瘤的9倍，多见于40岁以上成人	较低，有些类型主要发生在青少年，有些类型主要见于中老年人
大体特点	质较硬、色灰白、较干燥	质软、色灰红、湿润、鱼肉状
组织学特点	癌细胞形成癌巢，癌巢与间质分界清楚	肉瘤细胞弥漫分布，肉瘤细胞与间质分界不清，间质内血管丰富
网状纤维	网状纤维包绕癌巢，而癌细胞间无网状纤维	肉瘤细胞间多有网状纤维
免疫组织化学	上皮细胞标记物阳性，如角蛋白、上皮膜抗原等阳性	间叶组织标记物阳性，如波形蛋白、结蛋白等阳性
转移	多经淋巴道转移	多经血道转移

第六节　肿瘤的病因学和发病学

肿瘤病因学研究引起肿瘤的始动因素，肿瘤发病学则研究肿瘤的发病机制与肿瘤发生的条件。要治愈肿瘤和预防肿瘤的发生，关键问题是查明肿瘤的病因及其发病机制。随着分子生物学的迅速发展，对癌基因和抑癌基因的深入研究，肿瘤从遗传学上的角度上来说是一种基因病，但肿瘤的病因和发病机制至今尚未完全阐明。

一、肿瘤的病因学

引起肿瘤发生的因素即致瘤因素，可分为外部因素和内部因素。

（一）外部致瘤因素

1. 化学致癌因素　按其作用方式，可分为直接致癌物、间接致癌物和促癌剂三种。

（1）直接致癌物　这类化学致癌物不需要体内代谢活化即可致癌，一般为弱致癌剂，致癌时间长，较少见。主要有：①烷化剂与酰化剂；②其他直接致癌物，如镍、砷、铬、镉、铍等。

（2）间接致癌物 只有在体内（主要是在肝）进行代谢，活化后才能致癌，称间接作用的化学致癌物或前致癌物，其代谢活化产物称终末致癌物。此类致癌物占绝大多数。主要有：①多环芳烃类；②芳香胺类与氨基偶氮染料；③亚硝胺类；④真菌毒素。

（3）促癌剂 某些化学物质本身无致癌作用，但可使其他化学物质的致癌作用增大，故增加致癌效应的物质称促癌剂，如组织多肽抗原、巴豆油、激素、酚和某些药物。

2. 物理致癌因素

（1）电离辐射 系指 X 线、γ 射线、亚原子微粒的辐射。

（2）紫外线 长期暴晒于阳光下和受紫外线过度照射者，可引起外露皮肤的鳞癌、基底细胞癌和黑色素瘤。

（3）热辐射 我国北方地区居民冬季烧火取暖，有时臀部皮肤发生癌变形成所谓炕癌。在烧伤瘢痕的基础上易发生瘢痕癌。

（4）慢性炎性刺激 慢性皮肤溃疡、慢性胃溃疡、慢性子宫颈炎和子宫内膜增生等病变可发生癌变。

（5）异物 石棉及其制品可致胸膜间皮瘤，重度暴露于石棉纤维的工人，其发病率可达 2%～3%。动物实验证明，植入塑料、金属片和玻璃纤维等异物于体内可诱发各种肉瘤。

3. 生物因素

（1）病毒 凡能引起人或动物发生肿瘤或体外能使正常细胞转化为恶性肿瘤细胞的病毒均称致瘤病毒。分为两类：① RNA 致瘤病毒；② DNA 致瘤病毒。

（2）细菌 胃癌和胃淋巴瘤的发生与幽门螺杆菌（HP）感染有关。

（3）寄生虫 日本血吸虫感染与结肠癌的发生相关；肝胆管细胞癌在华支睾吸虫患者中有较高的发病率。

（二）肿瘤发生的内在因素及其作用机制

1. 遗传因素 在动物实验中已得到证实，分为以下三种情况：①遗传在肿瘤的发生中起决定作用；②遗传不决定肿瘤发生，只决定肿瘤的易感性；③遗传因素与环境因素在肿瘤发生中起协同作用，而环境因素更加重要。大多数肿瘤的发生属于这种情况。

2. 内分泌因素 内分泌紊乱与肿瘤密切相关。

3. 免疫因素 肿瘤细胞在由正常细胞转化过程中，基因异常表达的蛋白可引起机体免疫系统对之做出相应反应，并消灭这些异己的转化细胞。免疫因素在肿瘤发生中的作用主要体现在以下方面。

（1）肿瘤抗原 可分为两类：肿瘤特异性抗原和肿瘤相关抗原，应用肿瘤相关抗原在有关肿瘤的诊断、分型、预后判断、病情监测和肿瘤免疫治疗具有重要意义。

（2）抗肿瘤的免疫效应机制 肿瘤免疫反应以细胞免疫为主，以体液免疫为辅。

（3）免疫监视 免疫监视机制在抗肿瘤中发挥重要作用。

4. 性别因素 肿瘤的发生在性别上有很大差异，除与激素有关外，主要是可能与受到某种致瘤因子作用的不同有关。

5. 年龄因素 一般来说，肿瘤的发生随年龄的增大而增加。

二、肿瘤的发病机制

（一）肿瘤发生的分子生物学基础

肿瘤的发生、演进涉及多种基因的多种改变，包括癌基因的激活、抑癌基因的失活、转移相关基因的异常、凋亡调控基因的异常、DNA 修复调节基因功能障碍、端粒酶活性增强以及 DNA 甲基化等。

1. 癌基因（oncogene） 存在于正常细胞的 DNA 中，在某些因素作用下被激活后能促使细胞表型恶性转化的基因序列称原癌基因。癌基因是指能参与或直接导致正常细胞发生恶性变的基因序列。激活原癌基因的途径有：①基因突变；②基因表达调控异常。

2. 抑癌基因（tumor suppressor gene） 是正常细胞增殖的负调节基因，其编码的蛋白质能抑制细胞的生长。当它缺失、突变或重排后，失去抑制活性（失活），从而使得细胞呈恶性生长。抑癌基因具有抑制肿瘤形成、防止肿瘤恶变的作用。常见的抑癌基因是 Rb、p53、APC、p16 等。

3. 凋亡调节基因 是指调节细胞进入程序性死亡的基因，在肿瘤的生长、演进和消退过程中发挥重要作用。目前发现的有：Bcl-2、Bcl-xl，可抑制凋亡；Bax、Bad、ICE，可促进凋亡。

4. 端粒和端粒酶 正常细胞分裂一定次数后就失去 DNA 复制能力，这是由一种位于染色体末端的称端粒（telomeres）的 DNA 重复序列控制的。细胞复制一次，其端粒就缩短一点。细胞复制一定次数后，端粒缩短使得染色体相互融合，导致细胞死亡。实验表明，绝大多数的恶性肿瘤细胞都含有较高的端粒酶活性，可使缩短的端粒得以恢复。因此，肿瘤细胞可以无限制分裂增殖。

5. DNA 修复调节基因 当损伤因素引起正常细胞发生轻微的 DNA 损伤时，细胞内的 DNA 修复调节基因对其进行及时的修复。在一些有遗传性 DNA 修复调节基因突变或缺失的人中，肿瘤的发病率极高。

6. DNA 甲基化 研究发现，一些癌基因的激活和抑癌基因的失活与这些基因甲基化异常有关。

（二）肿瘤的多步骤发生和发展

流行病学、遗传学和化学致癌的动物模型，以及分子遗传学研究证明，肿瘤的发生和发展是一个长期的、多因素、多步骤的演进过程。细胞癌变需要多个基因的改变，包括几个癌基因的激活、几个抑癌基因的失活，以及凋亡调节基因和 DNA 修复基因的改变。

思考题

1. 什么是肿瘤？肿瘤性增生与炎症性增生的区别？
2. 试述异型性、分化程度及其与肿瘤良、恶性的关系。
3. 肿瘤的生长方式有几种？良、恶性肿瘤的生长方式有何不同？
4. 举例说明良、恶性肿瘤的区别是相对的。
5. 恶性肿瘤对机体的影响。
6. 恶性肿瘤的扩散有哪几种方式？试述肿瘤转移的途径。
7. 比较良、恶性肿瘤的区别。
8. 何谓癌前病变？请列举 5 种癌前病变或癌前疾病，并说明应如何正确对待癌前病变。

第十五章

常见疾病

扫一扫，查阅本章数字资源，含PPT、音视频、图片等

第一节　心血管系统疾病

一、高血压病

高血压（hypertension）是以体循环动脉血压持续升高为特点的疾病。成年人高血压诊断标准为：安静状态下，收缩压≥140mmHg和（或）舒张压≥90mmHg。高血压分为原发性和继发性两大类。继发性高血压继发于其他疾病（如肾动脉狭窄、肾炎等），是原发病的临床表现之一，若原发病治愈后血压即可恢复正常。原发性高血压又称高血压病，是一种原因未明的以体循环动脉血压升高为主要表现的独立性、全身性疾病，其基本病理变化为全身细小动脉硬化，晚期常导致心、脑、肾等重要脏器及眼底改变。

（一）病因和发病机制

1.病因　尚未完全清楚，可能与遗传、环境、年龄增长、肥胖、吸烟等因素有关。

2.发病机制　有关高血压病的发病机制尚不完全清楚，目前认为其发病机制主要与功能性血管收缩、水钠潴留、结构性血管肥厚等有关。

（二）类型和病理变化

1.缓进型高血压病　又称良性高血压病，占原发性高血压病的95%以上。多见于中老年人，病程长，进展缓慢，可达10～20年或更久。按病变的发展分为三期。

（1）功能紊乱期　基本病变为全身细小动脉的间歇性痉挛，动脉无器质性病变。此期临床表现为血压波动性升高，如血压升高可有头晕、头痛、失眠、易怒等症状。经过适当休息或治疗后，血压可恢复正常。

（2）动脉病变期

1）细动脉硬化：主要表现是细动脉壁玻璃样变，是高血压病的主要特征性病变。光镜下，可见细动脉壁增厚，内皮下呈均质红染无结构的玻璃样物质，管腔缩小甚至闭塞。

2）小动脉硬化：主要累及肌型小动脉，如肾弓形动脉、小叶间动脉及脑的小动脉等。主要为内膜胶原纤维及弹力纤维增生，内弹力膜分裂。中膜有不同程度的平滑肌细胞增生、肥大，并伴有不同程度的胶原纤维及弹力纤维增生，最终管壁增厚、管腔狭窄。

3）大动脉硬化：大中动脉内膜的胶原纤维及弹性纤维增生，中膜平滑肌细胞增生、肥大，管壁增厚，管腔狭窄。常可伴发动脉粥样硬化性病变。

此期临床表现为血压进一步持续升高，头痛、头晕、失眠、全身乏力等症状更加明显。

（3）内脏病变期

1）心脏病变：长期的血压升高使左心室压力负荷增加，从而发生代偿性肥大。肉眼观察，心脏重量增加，可达400g以上。左心室壁增厚，乳头肌和肉柱增粗变圆。早期，心室腔不扩张，称向心性肥大（concentric hypertrophy）。晚期，肥大的心肌细胞因供血相对不足而发生失代偿，逐渐出现左心室扩张，称离心性肥大（eccentric hypertrophy）。由于高血压病而导致的心脏改变，称高血压性心脏病，严重者可发生心力衰竭。

2）肾脏病变：肾脏主要表现为原发性颗粒性固缩肾。肉眼观察，双侧肾脏对称性缩小，重量减轻，质地变硬，表面呈均匀弥漫的细颗粒状。切面肾皮质变薄，皮髓质分界不清，肾盂和肾周围脂肪组织增多。光镜观察，入球小动脉玻璃样变性，管腔狭窄或闭塞，肾小球纤维化、玻璃样变，相应的肾小管萎缩、消失，间质纤维化及淋巴细胞浸润。残存肾小球因功能代偿而肥大，相应的肾小管代偿性扩张，管腔内可见蛋白管型。病变严重时可出现慢性肾衰竭。

3）脑病变：包括脑出血、脑水肿和脑软化。

脑出血：是高血压病最严重的并发症，往往危及生命。脑出血最常见的部位是基底节、内囊，其次为大脑白质、脑干等处。临床表现常因部位不同、出血量的多少而异。一般为突然发生昏迷、呼吸加深、脉搏加快、各种神经反射消失、肢体瘫痪等，严重者可致死亡。

脑水肿：脑内细小动脉硬化和痉挛，使毛细血管通透性增加而发生脑水肿。临床上可有头痛、头晕、呕吐等颅内压升高的表现，称高血压脑病；如病情进一步加重，出现意识障碍、抽搐等，称高血压危象，如不及时救治，可引起死亡。

脑软化：脑内细小动脉的硬化或伴痉挛时，脑组织缺血而发生液化性坏死。通常为多发性而较小的病灶，最终可由胶质瘢痕修复。

4）视网膜病变：眼底视网膜血管迂曲、反光增强、动静脉交叉切迹，晚期可见视盘水肿和视网膜出血。

2.急进型高血压病 又称恶性高血压病，患者血压显著升高，尤以舒张压明显，常高于130mmHg。多见于青壮年，进展迅速，病情严重，预后差。

其特征性病变是坏死性细动脉炎和增生性小动脉硬化，主要累及肾脏，也可发生于脑和视网膜。

（1）坏死性细动脉炎 主要累及入球小动脉，动脉内膜和中膜发生纤维素样坏死。

（2）增生性小动脉硬化 主要累及叶间动脉，突出改变是内膜显著增厚，内弹力膜分裂，胶原及弹力纤维增生；中膜平滑肌细胞增生肥大，血管壁呈同心圆层状增厚，状如洋葱切面，管腔狭窄。

患者一般较早出现蛋白尿、血尿、管型尿，多在1年内死于尿毒症、脑出血或心力衰竭。

二、动脉粥样硬化

动脉粥样硬化（atherosclerosis，AS）主要累及大动脉或中等动脉的血管内膜，病变特征是脂质沉积在血管内膜，导致内膜纤维化，深部形成粥糜样物质，造成动脉管壁增厚变硬，管腔狭窄，并引起心脑等脏器缺血等继发性改变。

我国的动脉粥样硬化发病率逐年上升，多见于中、老年人，随着生活水平的提高，现在有向年轻化延伸的趋势。对动脉粥样硬化的防治是降低心脑血管疾病发病率，提高人民生活质量的重要举措，实质上也是中医学所说的"治未病"。

（一）病因和发病机制

1. 危险因素　动脉粥样硬化的确切病因尚未清楚。已知的危险因素有高脂血症、高血压、吸烟、遗传、糖尿病等。

2. 发病机制　动脉粥样硬化的形成可能是多种因素参与、共同影响的复杂过程。目前存在脂源性学说、损伤应答学说、炎症学说、平滑肌致突变学说，这些学说均能解释动脉粥样硬化发生的部分机制。

（二）病理变化

1. 基本病理变化　典型动脉粥样硬化病变发展可分为三个时期。

（1）脂纹脂斑期　AS 的早期病变。肉眼观察，病灶呈黄色点状或条纹状，平坦或微隆起于血管内膜，常见于主动脉后壁及其分支出口处。光镜下观察，病灶内膜下有脂质、细胞外基质和大量泡沫细胞的聚集。

（2）纤维斑块期　由脂纹脂斑期发展而来。肉眼观察，内膜面有散在不规则隆起的斑块，初期为淡黄色或灰黄色，逐渐变为略带光泽的瓷白色。光镜观察，斑块表层为厚薄不均的纤维结缔组织，逐渐发生玻璃样变，称纤维帽；其下为数量不等的泡沫细胞、脂质和炎细胞。

（3）粥样斑块期　纤维斑块深层细胞变性坏死形成的坏死物与病灶内的脂质混合成黄色（黄白色）粥样物质，称粥样斑块，是动脉粥样硬化的典型病变。肉眼观察，灰黄色斑块明显隆起于内膜表面，切面可见表层为白色纤维帽，深部为黄色粥糜样物质。光镜观察，表面为玻璃样变的纤维结缔组织；深部为大量粉红染、无定形的坏死物，其中可见大量胆固醇结晶，石蜡切片HE 染色呈针状裂隙；底部和边缘有肉芽组织、少量淋巴细胞和泡沫细胞。中膜可见不同程度的萎缩。

2. 继发性病变　粥样斑块的继发性病变有斑块内出血、斑块破裂、血栓形成、钙化和动脉瘤形成。

（三）主要动脉粥样硬化及其对机体的影响

1. 主动脉粥样硬化　多见于主动脉的后壁及其分支开口处，以腹主动脉病变最为严重，其次为胸主动脉、主动脉弓和升主动脉。一般无明显临床症状，但腹主动脉病变易发生动脉瘤，其破裂可导致致命性大出血。

2. 颈动脉及脑动脉粥样硬化　病变常累及颈内动脉、基底动脉、大脑中动脉和 Willis 环，病变发生一般较冠状动脉晚。病变部位管壁变硬，管腔狭窄。脑实质因长期供血不足可发生萎缩，引起智力和记忆力减退，甚至痴呆；如继发血栓形成，完全阻塞管腔可致脑梗死（脑软化）；小动脉瘤破裂可致脑出血。

3. 肾动脉粥样硬化　好发于肾动脉开口及主干近侧端，也可累及叶间动脉和弓形动脉。常因病变造成管腔狭窄而引起顽固性肾血管性高血压。由于动脉管腔狭窄使肾组织缺血，肾实质萎缩和间质纤维组织增生；也可因动脉阻塞而致肾梗死，梗死灶机化后形成较大瘢痕，使肾脏缩小变形，称动脉粥样硬化性固缩肾。

4. 四肢动脉粥样硬化　病变以下肢动脉为重。当较大的动脉管腔狭窄时，活动时可因缺血缺氧而出现疼痛，休息后好转，即所谓间歇性跛行；长期慢性缺血缺氧可引起相应肢体萎缩及功能障碍；严重患者动脉管腔闭塞又无有效的侧支循环形成时，可致缺血部位发生梗死，甚至发展为干性坏疽。

5. 冠状动脉粥样硬化及冠状动脉性心脏病　冠状动脉粥样硬化（coronary atherosclerosis）是冠状动脉最常见的疾病，以左冠状动脉前降支最常发生，其余依次为右主干、左主干或左旋支、后降支。斑块性病变多发于血管的心壁侧，横切面呈新月形狭窄并偏于一侧。

冠状动脉性心脏病（coronary heart disease，CHD）是由冠状动脉痉挛、炎性狭窄、冠状动脉粥样硬化等引起的心脏病的统称，简称冠心病。由冠状动脉粥样硬化引起者占95%以上，因此习惯上将冠心病视为冠状动脉粥样硬化性心脏病。

根据临床表现，CHD分为心绞痛、心肌梗死、心肌纤维化和冠状动脉性猝死。

（1）心绞痛　因冠状动脉供血不足或心肌耗氧量显著增加，心肌急性暂时性缺血缺氧引起的临床综合征称心绞痛。表现为阵发性的胸骨后压榨性或紧缩性疼痛，可放射至左上肢，持续数分钟，休息或舌下含服硝酸酯类药物可缓解。心绞痛常在情绪激动、剧烈体力活动、寒冷等情况下诱发。

（2）心肌梗死　由于冠状动脉供血中断，心肌严重持续性缺血而引起的坏死称心肌梗死。最常见的原因是在冠状动脉粥样硬化基础上伴有血栓形成、斑块内出血等引起的冠状动脉急性闭塞；也可因心肌负荷过度而供血又严重不足所致。临床上多有剧烈而较持久的胸骨后疼痛，休息或用硝酸酯类药物不能完全缓解。

1）类型：①心内膜下心肌梗死。病变主要累及心室壁内层1/3的心肌。常表现为多发性、小灶状坏死，多位于左心室。②透壁性心肌梗死。心肌梗死累及心室壁全层或深达心室壁2/3，绝大多数（95%）属于此种类型。心肌梗死的部位及范围与阻塞的冠状动脉供血区域相一致。

2）病理变化：肉眼观察，梗死病灶形态不规则，色苍白，一般于梗死后6小时才能辨认；8～9小时后呈淡黄色，干燥，质硬，失去正常光泽；第4天梗死灶边缘出现明显的充血出血带和附壁血栓；第10天左右，梗死灶变为黄色，质软，并掺杂有出血；2周后，肉芽组织形成；第5周后，肉芽组织逐渐转变为灰白色的瘢痕组织。

3）生化改变：目前认为，肌钙蛋白T（cTnT）和肌钙蛋白I（cTnI）是最特异和敏感的生化指标。心肌梗死后3～4小时cTnT开始升高，2～5天达到峰值，持续10～14天；cTnI多在梗死后4～6小时升高，24小时后达到峰值，约持续7天。心肌细胞坏死后，门冬氨酸氨基转移酶（AST）、乳酸脱氢酶（LDH）及其同工酶、肌酸磷酸激酶（CPK）及其同工酶CK-MB透过细胞膜释放入血，导致血中酶浓度升高，其中CK-MB对临床诊断参考意义较大。

4）并发症：①心力衰竭；②心源性休克；③心律失常；④室壁瘤；⑤附壁血栓；⑥心脏破裂；⑦急性心包炎。

（3）心肌纤维化　由于冠状动脉狭窄，长期反复的缺血缺氧，造成心肌发生萎缩、变性、坏死及间质纤维组织增生，最后可引起广泛的心肌纤维化。临床可表现为左心衰竭或心律失常。

（4）冠状动脉性猝死　是由冠心病导致的突发性死亡，多见于40～50岁的患者。冠状动脉性猝死是心源性猝死中最常见的一种，可发生于饮酒、劳累、吸烟及运动等诱因后，有的在夜间睡眠中突然死亡。尸检常见冠状动脉中至重度粥样硬化，或有继发性病变（如血栓形成或斑块内出血）。

第二节　呼吸系统疾病

呼吸系统由呼吸道和肺构成。呼吸道包括鼻、咽、喉、气管、支气管，以喉环状软骨为界分为上、下两部分。由于呼吸道与外界直接相通，随空气进入呼吸道的病原微生物及有害物质可引起气管、支气管及肺的病变。

一、肺炎

肺炎（pneumonia） 通常是指肺的急性渗出性炎性疾病，是呼吸系统的常见病和多发病。根据发生部位及病变累及的范围，分为大叶性肺炎、小叶性肺炎和间质性肺炎。

（一）大叶性肺炎

大叶性肺炎（lobar pneumonia） 是由肺炎链球菌引起的以肺泡内弥漫性纤维素渗出为主的急性炎症。病变起始于局部肺泡，并迅速蔓延至一个肺段甚至整个大叶，故此得名。临床上起病急、发展快，常以寒战、高热、胸痛、咳嗽、咳铁锈色痰和呼吸困难等为主要临床症状，并常伴有肺实变体征及外周血白细胞计数升高等，病程一般为 1 周左右。该病多发生于青壮年，冬春季多见。

1. 病因和发病机制　多种细菌均可引起大叶性肺炎，但 90% 以上为肺炎球菌。少数由肺炎杆菌、金黄色葡萄球菌、流感嗜血杆菌及溶血性链球菌等引起。当机体受寒、醉酒、过度疲劳、麻醉、糖尿病等免疫功能低下时，呼吸道防御功能减弱，细菌侵入肺泡而发病。

2. 病理变化及临床病理联系　大叶性肺炎的主要病理变化是肺泡腔内的纤维素渗出性炎症。一般只累及单侧肺，以下叶多见，也可同时或先后发生于两个或多个肺叶。典型的自然发展过程大致可分为四期。

（1）**充血水肿期**　发病第 1～2 天。肉眼观察，病变肺叶充血、肿胀，暗红色，切面湿润，伴有淡红色浆液溢出。光镜观察，肺泡壁毛细血管扩张充血，肺泡腔内有大量浆液渗出及少量红细胞、中性粒细胞和巨噬细胞。渗出物中可检出肺炎链球菌。临床上有寒战、高热、外周血液中白细胞计数增高等毒血症表现。听诊可闻及湿性啰音，X 线检查显示肺纹理增粗和片状模糊阴影。

（2）**红色肝样变期**　发病第 3～4 天。肉眼观察，病变肺叶进一步肿大，色暗红，质地变实如肝脏，故称"红色肝样变"。病变肺叶的胸膜表面常有纤维素渗出物覆盖。光镜观察，肺泡壁毛细血管仍扩张充血，肺泡腔内充满连接成网状的纤维素，其间有大量的红细胞和少量的中性粒细胞及巨噬细胞（图 15-1）。临床上，毒血症的表现进一步加重，痰液中可检出大量细菌。由于大量渗出物充填肺泡腔，使肺泡发生实变，通气和换气功能障碍，可出现发绀等缺氧症状及呼吸困难；肺泡腔内的红细胞被巨噬细胞吞噬后形成含铁血黄素，可出现铁锈色痰；由于病变波及胸膜，引起纤维素性胸膜炎，患者常有胸痛，并随呼吸和咳嗽而加重。X 线检查可

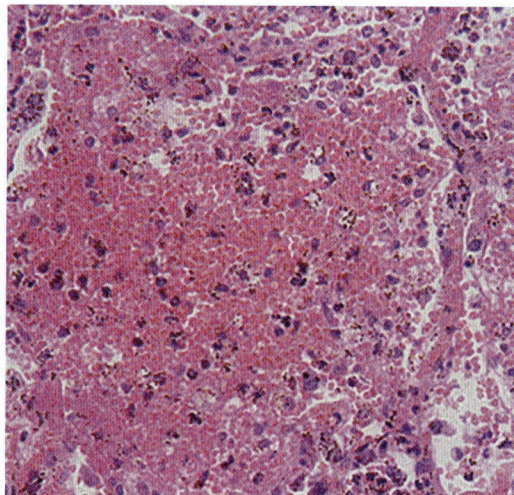

图15-1　大叶性肺炎红色肝样变期

见大片的致密阴影。

（3）灰色肝样变期 发病后第 5～6 天。肉眼观察，病变肺叶仍肿大，但充血减轻，病变区由暗红转为灰白色，质实如肝，故称"灰色肝样变"。光镜观察，肺泡腔内纤维素渗出物增多，纤维素网中可见大量中性粒细胞，通过肺泡间孔纤维素相连接的现象更加显著，肺泡壁毛细血管受压闭塞而呈贫血状态。虽然病变区肺泡无通气，但肺泡壁毛细血管受压闭塞，血流量也相应减少，故缺氧状况得以改善。患者咳出的痰液由铁锈色痰逐渐转变成黏液脓性痰。X 线及体征同红色肝样变期。

（4）溶解消散期 发病后 1 周左右。此期机体防御功能逐渐增强，病原菌被吞噬消灭。中性粒细胞释放大量蛋白水解酶将纤维素溶解，由淋巴管吸收或经气道咳出。肺内实变病灶消失，质地变软，肺组织的结构和功能逐渐恢复正常。临床上，此期有大量的黏液脓性痰，听诊可闻及湿啰音。X 线检查显示病变区阴影逐渐恢复正常。

3. 结局及并发症 绝大多数患者经及时治疗可痊愈。如延误诊断或治疗不及时，可发生以下并发症：①肺肉质变；②胸膜增厚和粘连；③肺脓肿及脓胸；④败血症或脓毒败血症；⑤感染性休克。

（二）小叶性肺炎

小叶性肺炎（lobular pneumonia）是以细支气管为中心的急性化脓性炎症，又称**支气管肺炎（bronchopneumonia）**。

1. 病因和发病机制 小叶性肺炎常由多种细菌混合感染引起。常见的致病菌有肺炎链球菌、葡萄球菌、流感嗜血杆菌等口腔或上呼吸道内的常驻菌。当患急性传染病、营养不良、受寒等使机体抵抗力下降时，呼吸系统防御功能受损，这些细菌即可侵入细支气管及末梢肺组织并生长繁殖而引发小叶性肺炎。因此，小叶性肺炎常为某些疾病的并发症。

2. 病理变化 小叶性肺炎的主要病变特征是以细支气管为中心的肺组织急性化脓性炎。

肉眼观察，两肺表面和切面可见散在分布的灰黄色实变病灶，以下叶和背侧多见。病灶大小不一，直径多在 0.5～1cm，形状不规则，病灶中央常可见细支气管断面。严重病例，病灶可互相融合，甚或累及整个大叶，形成融合性小叶性肺炎。病变一般不累及胸膜。

光镜观察，在病灶中央或周边常有一病变的细支气管，管壁充血、水肿并有大量中性粒细胞浸润，黏膜上皮细胞坏死脱落，管腔内充满大量脓性渗出物。病灶周围肺组织充血，有浆液渗出，部分肺泡过度扩张（代偿性气肿）。

3. 临床病理联系 小叶性肺炎的临床表现为发热、咳嗽、咯黏液脓痰。听诊可闻及湿啰音。因病灶通常较小且散在分布，实变体征不明显。X 线检查可见散在不规则小灶状或斑点状阴影。

4. 结局及并发症 大多数经及时治疗可痊愈。但幼儿、老人，特别是并发其他严重疾病者，预后较差，常发生心功能不全、呼吸功能不全、肺脓肿和脓胸、支气管扩张症、脓毒败血症等并发症。

（三）间质性肺炎

1. 病毒性肺炎（viral pneumonia） 常由上呼吸道病毒感染向下蔓延所致，常见的是流感病毒，其次为呼吸道合胞病毒、腺病毒、副流感病毒、新型冠状病毒等。

病理变化主要表现为肺间质性的炎症。肉眼观察，病变常不明显，肺组织因充血水肿而轻度肿大。光镜观察，肺泡间隔明显增宽，肺间质充血水肿，淋巴细胞和单核细胞浸润，肺泡腔内无渗出物或仅有少量浆液。严重的病例甚至出现肺组织坏死。

病毒性肺炎的临床症状轻重不等。常出现发热、头痛、全身酸痛、倦怠、剧烈咳嗽，但无痰或痰量较少；常出现明显缺氧、呼吸困难和发绀等症状。X 线检查肺部可见肺纹理增粗及斑点状或片状阴影。

2. 支原体肺炎（mycoplasmal pneumonia） 是由肺炎支原体引起的间质性肺炎。秋冬季多发；儿童、青少年发病率较高。

肺炎支原体感染可引起整个呼吸道和肺的炎症。常累及单侧一叶肺组织，下叶多见。肉眼观察，病变肺组织呈暗红色，无明显实变，切面可有少量红色泡沫液体溢出，支气管和细支气管腔内有黏液性渗出物，胸膜很少受累。光镜观察，肺泡间隔明显增宽，血管扩张充血，间质水肿并有大量淋巴细胞、单核细胞浸润，肺泡腔内无渗出物或仅有少量混有单核细胞的浆液性渗出液。严重病例支气管黏膜上皮和肺组织可发生明显坏死、出血。

临床上起病较急，多有发热、头痛、咽喉痛和咳嗽等呼吸系统症状，干咳或咳少量黏痰。肺部可闻及干、湿性啰音，X 线显示节段性纹理增强及网状或斑片状阴影。本病不易与病毒性肺炎相鉴别，可通过对患者痰、鼻分泌物和咽拭子培养检出肺炎支原体确诊。本病一般预后良好，死亡率在 1% 以下。

二、结核病

（一）概述

结核病（tuberculosis） 是由结核分枝杆菌引起的一种慢性感染性肉芽肿性炎症。可发生于全身各器官，以肺结核最常见。特征性病变为结核结节和干酪样坏死。

1. 病因和发病机制 结核病的病原菌是结核分枝杆菌，对人致病的主要是人型和牛型。结核分枝杆菌主要经呼吸道传染，也可经消化道传染，偶见经皮肤伤口传染。结核分枝杆菌的致病性由菌体和细菌壁内某些成分（如脂质、蛋白、多糖等）所决定。

侵入肺泡内的结核分枝杆菌趋化巨噬细胞并被吞噬。在有效细胞免疫建立之前，巨噬细胞将其杀灭能力有限。结核分枝杆菌可以在细胞内繁殖，一方面引起局部炎症，另一方面可发生全身血源性播散，成为肺外结核病发生的根源。机体对结核分枝杆菌产生特异性细胞免疫一般需30 ～ 50 天时间。

结核病的免疫反应和超敏反应常同时发生，相伴出现，贯穿在结核病的整个过程中。免疫反应的出现提示机体已获得免疫力，对病原菌有杀伤作用和抵抗力；然而超敏反应却易引起局部组织发生干酪样坏死。因此，机体对结核分枝杆菌感染所呈现的病理变化取决于机体免疫状态，如机体状态是以免疫反应为主，则病灶局限，结核菌被杀灭；如机体状态是以超敏反应为主，则病变以急性渗出和干酪样坏死为主。

2. 基本病理变化 结核病是一种特殊性炎症，其基本病变也具有变质、渗出和增生。

（1）渗出为主的病变 见于病变早期或机体免疫力低下、细菌数量多、毒力强时。主要表现为浆液性或浆液纤维素性炎。早期有中性粒细胞浸润，但很快被巨噬细胞所取代。病变好发于肺、浆膜、滑膜及脑膜等处。

（2）增生为主的病变 见于细菌数量较少、毒力较低、机体免疫力较强时，则形成具有诊断价值的结核结节。

结核结节（tubercle）是在细胞免疫反应的基础上形成的，由类上皮细胞、朗汉斯巨细胞（Langhans giant cell）以及淋巴细胞和少量反应性增生的成纤维细胞构成的结节状病灶，又称结核性肉芽肿，典型的结核结节中央常有干酪样坏死。类上皮细胞是由巨噬细胞吞噬结核分枝杆菌后细胞体积增大逐渐转变而成的，呈梭形或多角形，胞浆丰富，淡伊红染，境界不清。类上皮细胞的活性增强，有利于吞噬和杀灭结核分枝杆菌。朗汉斯巨细胞是一种多核巨细胞，由多个类上皮细胞互相融合或一个细胞核分裂而胞质不分裂形成的，直径可达 300μm，胞质丰富，十几个到几十个不等的核呈花环状、马蹄形排列在胞质外周部或密集在胞体的一端（图 15-2）。单个结核结节非常小，直径约 0.1mm，肉眼和 X 线片不易查见，3～4 个结节融合成较大结节时才能看到。约粟粒大小，呈灰白半透明，境界分明。有干酪样坏死时略显黄色，可微隆起于器官表面。

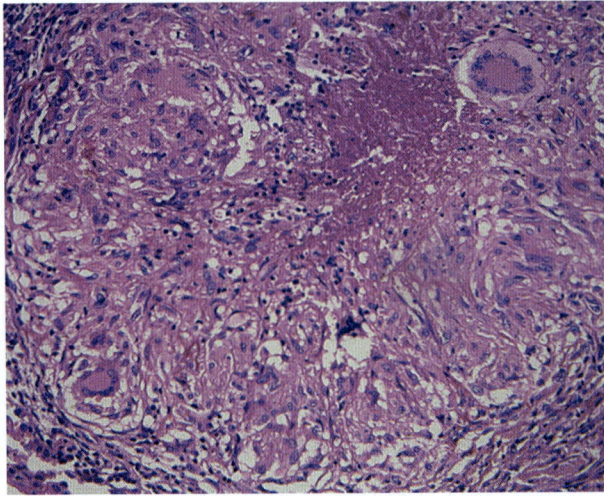

图15-2　结核结节

（3）变质为主的病变　常见于细菌数量多、毒力强，机体抵抗力低或超敏反应强烈时。坏死灶由于含脂质较多呈淡黄色，均匀细腻，质地较实，状似奶酪，故称干酪样坏死。光镜下，为红染无结构的颗粒状物。内含一定量的结核分枝杆菌，可成为结核病恶化进展的原因。

3. 发展与结局　当机体抵抗力增强时，病原菌可逐渐被抑制、杀灭，病变转向愈合，即吸收、消散或纤维化、钙化；反之，则转向恶化，即浸润进展或溶解播散。

（1）转向愈合　包括吸收、消散，纤维化、纤维包裹和钙化。

（2）转向恶化　包括浸润进展和溶解播散。

（二）肺结核病

结核分枝杆菌的感染途径主要是呼吸道，故肺结核最常见。由于初次感染和再次感染结核分枝杆菌时机体的反应性不同，肺部病变的发生和发展亦各有不同特点，故分为原发性肺结核和继发性肺结核两大类。

1. 原发性肺结核病（primary pulmonary tuberculosis）　是指机体第一次感染结核分枝杆菌所引起的肺结核病。多发生于儿童，故又称儿童型肺结核病，偶见于未感染过结核分枝杆菌的青少年或成人。

（1）病变特点　结核分枝杆菌经支气管到达肺组织，最先引起的病变称原发病灶或 Ghon 病灶。原发病灶以右肺多见，通常只有一个，常位于通气较好的上叶下部或下叶上部近胸膜处，直径 1.0 ～ 1.5cm，灰白或灰黄色。由于是初次感染，机体缺乏对结核分枝杆菌的免疫力，病变局部巨噬细胞虽能吞噬结核分枝杆菌，但不能将其杀伤降解，很快侵入淋巴管，循淋巴液回流到达肺门淋巴结，引起结核性淋巴管炎和肺门淋巴结结核，表现为淋巴结肿大和干酪样坏死。肺的原发病灶、结核性淋巴管炎和肺门淋巴结结核，称原发综合征（primary complex），是原发性肺结核病的特征性病变。患者临床症状和体征多不明显，X 线呈哑铃状阴影。

（2）结局　绝大多数（约 95%）患者机体免疫力逐渐增强，病灶可吸收消散或纤维化而自然痊愈。少数营养不良或同时患其他传染病（如麻疹、流感、百日咳、白喉等）的患儿，肺部原发病灶及肺门淋巴结结核病灶继续扩大，并通过淋巴管和血管播散。支气管播散和形成空洞者较少见。

2. 继发性肺结核病（secondary pulmonary tuberculosis）　是指机体再次感染结核分枝杆菌所引起的肺结核病。多见于成年人，故又称成人型肺结核病。其细菌来源：①外源性再感染，结核分枝杆菌由外界再次侵入机体；②内源性再感染，结核分枝杆菌来自体内相对静止状态的病灶。当机体抵抗力降低时，病灶内残留的细菌重新活动发展为继发性肺结核病。

（1）病变特点　复杂多变，主要有以下三个方面特点。

1）病变多始发于肺尖部，以右肺多见。可能与该部位血液循环较差，加之通气不畅，以致局部组织抵抗力低下，结核分枝杆菌易在该处繁殖有关。

2）由于超敏反应，病变发生迅速而剧烈，易出现干酪样坏死；同时由于机体具有较强的免疫力，坏死灶周围常形成结核结节，使病变局限化，不易发生淋巴道和血道播散。病变恶化时，主要在肺内蔓延或通过受累的支气管播散。

3）病程较长，病变复杂。随着机体免疫反应和超敏反应的消长，肺内病变新旧交杂、轻重不一。临床上病情时好时坏，类型多样。

（2）临床病理类型　继发性肺结核的病理变化和临床表现比较复杂。根据其病变特点和临床经过，可分为以下几种主要类型。

1）局灶型肺结核（focal pulmonary tuberculosis）：是继发性肺结核的早期病变，属非活动性肺结核病。病变多位于肺尖下 2 ～ 4cm，右肺多见，常为一个或数个结节状病灶，境界清楚，大小一般为 0.5 ～ 1cm。镜下病变多以增生为主，也可有渗出性病变和干酪样坏死。临床症状和体征常不明显。X 线检查，肺尖部有单个或多个境界清楚的结节状阴影。如患者免疫力较强，病灶常发生纤维化或钙化而痊愈；如免疫力降低，可发展为浸润型肺结核。

2）浸润型肺结核（infiltrative pulmonary tuberculosis）：是继发性肺结核最常见的临床类型，属活动性肺结核病。病变常位于肺尖部或锁骨下肺组织，以渗出为主，中央有干酪样坏死。X 线检查在锁骨下区可见边缘模糊的云雾状阴影。患者常有低热、盗汗、乏力、食欲不振等症状，痰中可检出结核分枝杆菌。如及早发现，合理治疗，渗出病变可吸收消散；中央干酪样坏死灶可通过纤维化、纤维包裹和钙化而愈合。如病变恶化发展，干酪样坏死病灶可扩大，累及支气管后可播散而引起干酪样肺炎，局部则形成急性空洞。如空洞经久不愈，则可发展为慢性纤维空洞型肺结核。

3）慢性纤维空洞型肺结核（chronic fibro-cavitative pulmonary tuberculosis）：为成人慢性肺结核病常见类型，也是继发性肺结核病发展的晚期类型。此型病变的特点：①肺内有一个或多个形态不规则、大小不一的厚壁空洞，多位于肺上叶，壁厚可达 1cm 以上。光镜观察，洞壁分三层：内层为干酪样坏死物；中层为结核性肉芽肿；外层为纤维结缔组织。②在同侧或对侧肺组织，特别是肺下叶可见经支气管播散引起的很多新旧不一、大小不等的病灶。③后期肺组织严重破坏、广泛纤维化，胸膜增厚并与胸壁粘连，使肺体积缩小、变形、变硬，严重影响肺功能。

病变空洞和支气管相通，成为结核病的传染源，故此型又有开放性肺结核之称。若空洞壁的干酪样坏死侵蚀大血管可引起大咯血。如空洞穿破胸膜，可造成气胸和脓气胸；经常排出含菌痰液可引起喉结核；如咽下含菌痰液，可引起肠结核。后期肺组织可广泛纤维化导致肺动脉高压，引起慢性肺源性心脏病。

4）**干酪样肺炎（caseous pneumonia）**：常可由浸润型肺结核恶化进展而来，或由急、慢性空洞内病菌经支气管播散引起。肉眼观察，病变肺组织切面淡黄色，坏死物液化排出后可形成小空洞。光镜观察，大片的干酪样坏死灶，周围肺泡腔内有浆液纤维素性渗出物。临床起病急剧，病情危重，全身中毒症状明显，病死率高，中医称"百日痨"或"奔马痨"。

5）**结核球（tuberculoma）**：又称结核瘤，是指孤立的纤维包裹的境界分明的球形干酪样坏死灶，直径 2～5cm。多为单个，偶见多个，常位于肺上叶。可以由浸润型肺结核的干酪样坏死灶纤维包裹形成；也可因空洞的引流支气管被阻塞，空洞腔由干酪样坏死物填充而形成；亦可由多个结核病灶融合而成。结核球是一种相对静止的病灶，临床上多无症状；但当机体抵抗力降低时，有恶化进展的可能。X线有时需与肺癌鉴别，故临床常采用手术切除。

6）**结核性胸膜炎（tuberculosis pleuritis）**：按其病变性质，可分为湿性和干性两种，以湿性多见。

湿性结核性胸膜炎：又称渗出性结核性胸膜炎，常见于青年人。病变为浆液纤维素性炎。一般经适当治疗后可吸收。如渗出物中纤维素较多，则可因机化而使胸膜增厚粘连。

干性结核性胸膜炎：又称增生性结核性胸膜炎，是由肺膜下结核病灶直接蔓延至胸膜所致。常发生于肺尖部，以增生性病变为主。一般可通过纤维化而痊愈。

（三）血源播散性结核病

原发性和继发性肺结核病恶化进展时，结核杆菌可通过血道播散引起血源性结核病。肺外结核病也可引起血源性结核病。

1. 急性全身粟粒性结核病（acute systemic miliary tuberculosis）　结核分枝杆菌在短时间内一次或反复多次大量侵入肺静脉分支，经左心至体循环可散至全身各器官，引起急性全身粟粒性结核病。肉眼观察，各器官内可见均匀密布、灰白色、境界清楚、圆形、粟粒大小的结节样病灶。光镜观察，主要为增生性病变，偶尔出现渗出、变质性病变。临床上病情凶险，有高热、肝脾大、烦躁不安，甚至神志不清等中毒症状。X线检查，双肺可见散在的、密度均匀、粟粒大小的点状阴影。若能及时治疗，预后仍属良好，少数病例可死于结核性脑膜炎。

2. 慢性全身粟粒性结核病（chronic systemic miliary tuberculosis）　如果急性全身粟粒性结核病急性期控制不良而迁延 3 周以上，或病菌在较长时间内少量反复多次进入血液，则形成慢性全身粟粒性结核病。病变性质和大小不一致，同时可见增生、坏死及渗出性病变。

（四）肺外器官结核病

1. 肠结核病（intestinal tuberculosis）　可分为原发性和继发性两种。原发性肠结核病很少见，常发生于小儿，一般因饮用未经消毒、带结核分枝杆菌的牛奶或乳制品而感染。绝大多数肠结核是继发于活动性空洞型肺结核病，因反复咽下含菌的痰液所致。

肠结核好发于回盲部（85%）。根据其病变特点不同，肠结核病可分为两型。

（1）**溃疡型**　较多见。结核分枝杆菌侵入肠壁淋巴组织，形成结核结节，结节逐渐融合并发生干酪样坏死，破溃后形成溃疡。病变沿肠壁淋巴管向周围扩展，由于肠壁淋巴管沿肠壁呈环形分布，故溃疡多呈环状，其长径与肠道长轴垂直。与溃疡相对应的肠浆膜面常见纤维素渗出和结核结节形成。临床上有腹痛、腹泻与便秘交替、营养不良等症状。溃疡愈合后，由于瘢痕形成和纤维组织收缩，可引起肠腔狭窄而致肠梗阻症状。

（2）增生型 较少见。病变特点是肠壁内有大量结核性肉芽肿形成和纤维组织增生，肠壁显著增厚、变硬，肠腔狭窄，黏膜可有浅表性溃疡或息肉形成。临床表现为慢性不完全低位肠梗阻，右下腹可触及包块，需与肠癌相鉴别。

2. 结核性腹膜炎 多见于青少年，常继发于溃疡型肠结核、肠系膜淋巴结结核或输卵管结核，少数可由血行播散引起。根据病理特征可分为湿型、干型，但常以混合型多见。湿型以腹腔内大量草黄色浆液渗出为特征；干型以大量纤维素性渗出物为特征，常引起腹腔脏器的粘连。

3. 结核性脑膜炎 多见于儿童，主要由结核分枝杆菌经血道播散所致，常为全身粟粒性结核病的一部分；成人少见，主要由肺结核、骨关节结核和泌尿生殖系统结核播散引起。病变以脑底部最明显。在脑桥、脚间池、视神经交叉及大脑外侧裂等处的蛛网膜下腔内，有多量灰黄色混浊胶冻样的渗出物积聚，脑室脉络丛及室管膜偶见灰白色粟粒大小的结核结节。严重者可累及大脑皮质，引起脑膜脑炎。病程较长者常并发闭塞性血管内膜炎，从而导致循环障碍而引起多发性脑软化灶。若病程迁延，因蛛网膜下腔渗出物机化而造成蛛网膜粘连，第四脑室正中孔与外侧孔堵塞，引起脑积水。

4. 泌尿生殖系统结核病 包括肾结核病和生殖系统结核病。

（1）肾结核病（tuberculosis of the kidney） 常见于青壮年男性，多为单侧，常由肺结核血行播散引起。病变常起始于皮髓交界处或乳头体内。病变初为局灶性，继而发生干酪样坏死，溶解液化后溃入肾盂，形成结核性空洞。随着病变在肾内扩大蔓延，可形成多个结核性空洞，甚至仅剩一空壳。由于液化的干酪样坏死物随尿下行，输尿管、膀胱可相继感染受累。输尿管可发生溃疡和结核性肉芽肿，管壁增厚，管腔狭窄甚至阻塞而引起肾盂积水或积脓；膀胱以三角区最先受累，逐渐累及整个膀胱，膀胱壁可纤维化而容积缩小。临床上可有血尿、脓尿及膀胱刺激症状。

（2）生殖系统结核病（tuberculosis of the genital system） 男性多由泌尿系统结核经自然管道播散所致，以附睾结核多见，附睾病变溃破后可形成经久不愈的窦道，引起男性不育。女性主要经血道或淋巴道播散所致，以输卵管结核最多见，病变可使管腔闭塞，引起不孕症。

5. 骨与关节结核病 主要由原发性肺结核血源播散引起，多见于儿童和青少年。

（1）骨结核（tuberculosis of the bone） 多见于脊椎骨、指骨及长骨骨骺（股骨下端和胫骨上端）。病变常始于松质骨内的小结核病灶，以后发展分为两型。①干酪样坏死型：此型多见。病变以干酪样坏死和骨质破坏为主，可累及周围软组织发生干酪样坏死和结核性脓肿，由于局部无红、肿、热、痛，故有"冷脓肿"之称。病变穿破皮肤，可形成经久不愈的窦道。②增生型：此型较少见，在病变骨组织中形成大量结核性肉芽肿，病灶内的骨小梁逐渐被侵蚀，无明显干酪样坏死和死骨形成。

脊椎结核（tuberculosis of the spine）是骨结核中最常见者，多侵犯第10胸椎至第2腰椎。病变始于椎体，常发生干酪样坏死，可破坏椎间盘及邻近椎体。由于病变椎体不能负重而发生塌陷，造成脊柱后凸畸形。如病变穿破骨皮质可在脊柱两侧形成"冷脓肿"，或沿筋膜间隙向下流注，在远隔部位形成"冷脓肿"。

（2）关节结核（tuberculosis of the joint） 常发生于髋、膝、踝、肘等关节，多继发于骨结核，常由骨骺或干骺端处干酪样坏死侵及关节软骨和滑膜所引起。关节滑膜上有结核性肉芽肿形成，关节腔内有浆液、纤维素渗出。游离的纤维素互相碰撞可形成白色圆形或卵圆形的"关节鼠"。关节常明显肿胀；干酪样坏死可穿破皮肤形成窦道；痊愈时由于大量纤维组织增生填充关节腔，致使关节强直而失去运动功能。

6. 淋巴结结核病 多见于儿童和青年，临床上以颈部淋巴结结核（俗称瘰疬）最常见，其次为支气管和肠系膜淋巴结结核。病变淋巴结常成群受累，有结核结节形成和干酪样坏死。当病变累及淋巴结周围组织时，可互相粘连形成较大的包块。颈部淋巴结结核可溃破皮肤，形成经久不愈的窦道（俗称"老鼠疮"）。

第三节　消化系统疾病

消化系统是由口腔、咽、食管、胃、肠和肛门组成的连续管道系统和唾液腺、肝、胰及食管、胃、肠壁内的固有腺组成。消化系统的主要功能是吸收营养物质供人体使用。消化系统是人体中易于发生疾病的部位，本节主要介绍消化系统的一些常见病、多发病。

一、胃炎

胃炎（gastritis） 是发生在胃黏膜的炎症性疾病，根据临床发病特点可分为急性胃炎和慢性胃炎两类。

（一）急性胃炎

是发生在胃黏膜的急性炎症，常有明确的病因。根据其病因和病理变化的不同可分为：①急性刺激性胃炎，又称单纯性胃炎，多由暴饮暴食和食物刺激引起；②急性感染性胃炎，较少见，由于细菌感染引起；③腐蚀性胃炎，由于化学试剂腐蚀引起；④急性出血性胃炎，由于各种强烈应激所致。

（二）慢性胃炎

1. 病因和发病机制 病因及发病机制较复杂，迄今尚未完全明了，与以下几方面因素有关：①幽门螺杆菌（helicobacter pylori, HP）感染；②长期慢性刺激，如喜食刺激性食物、吸烟、酗酒、滥用非甾体消炎药等；③十二指肠液反流对胃黏膜的破坏；④自身免疫性损伤。

2. 病理变化与分类 根据胃镜和组织学病变的不同，可将慢性胃炎分为慢性浅表性胃炎、慢性萎缩性胃炎和特殊类型的胃炎，各类型慢性胃炎主要病理变化如下。

（1）慢性浅表性胃炎（chronic superficial gastritis） 又称慢性单纯性胃炎，是胃黏膜最常见的病变之一，病变多累及胃窦部。临床表现为上腹部坠胀、不适或疼痛、恶心等症状。胃镜下，病变呈多灶状或弥漫状，黏膜充血、水肿，可伴有点状出血和糜烂，表面可有灰黄或灰白色黏液性渗出物覆盖。光镜观察，黏膜上皮坏死、脱落，病变波及黏膜上 1/3，固有层有以淋巴细胞、浆细胞为主的炎细胞浸润，固有腺体保持完整。间质水肿，血管扩张充血。

该型胃炎经治疗或合理饮食大多可痊愈，少数转变为慢性萎缩性胃炎。

（2）慢性萎缩性胃炎（chronic atrophic gastritis） 本型胃炎部分由慢性浅表性胃炎发展而来，

部分属自身免疫性疾病。根据发病是否与自身免疫有关及是否伴有恶性贫血,将慢性萎缩性胃炎分 A、B 两型。A 型与自身免疫有关,B 型在我国较常见,无恶性贫血。两型萎缩性胃炎的病理变化相似。胃镜下可见胃黏膜由正常的橘红色变为灰白色或灰黄色,黏膜层变薄,皱襞变浅,甚至消失,表面呈细颗粒状,黏膜下血管清晰可见,偶有出血及糜烂。

镜下观察:①胃黏膜变薄,固有腺体萎缩,体积变小,部分呈囊性扩张,数目减少,胃小凹变浅。根据腺体萎缩的程度,本病分为轻、中、重三级。②黏膜全层内有不同程度淋巴细胞、浆细胞浸润,有时可形成淋巴滤泡。③腺上皮常发生肠上皮化生,有时亦可发生假幽门腺化生。

(3)特殊类型的胃炎(specific forms of gastritis)　临床上尚有一些特殊类型的胃炎,如肥厚性胃炎、疣状胃炎、淋巴细胞性胃炎、嗜酸细胞性胃炎及肉芽肿性胃炎等。

二、消化性溃疡

消化性溃疡(peptic ulcer),以胃或十二指肠黏膜形成慢性溃疡为病变特征,其发生与胃液的自我消化作用有关。该病多见于 20 ～ 50 岁的成人,发病率男多于女。临床上,患者有周期性上腹部疼痛、反酸、嗳气等症状。常反复发作,呈慢性经过。溃疡发生在十二指肠者较为多见,约占 70%,胃溃疡占 25%,两者并存的复合性溃疡约占 5%。

(一)病因和发病机制

消化性溃疡的病因尚未完全明了。目前认为,胃、肠黏膜防御屏障的破坏导致胃酸、胃蛋白酶对黏膜组织造成自我消化是溃疡形成的主要原因。

(二)病理变化

肉眼观察,胃溃疡多发生于胃小弯近幽门部,常为单个,直径多小于 2cm。溃疡呈圆形或卵圆形,边缘整齐,状如刀切,底部平坦有少量渗出物。溃疡深浅不一,常深达肌层或浆膜层。溃疡周围黏膜皱襞因受溃疡底部瘢痕收缩牵拉而呈放射状。十二指肠溃疡的形态与胃溃疡相似,多发生在十二指肠球部的前壁或后壁,溃疡较胃溃疡小而浅,直径一般小于 1cm。

光镜观察,溃疡底部由内到外分为四层:①渗出层;②坏死层;③肉芽组织层;④瘢痕层(图 15-3)。

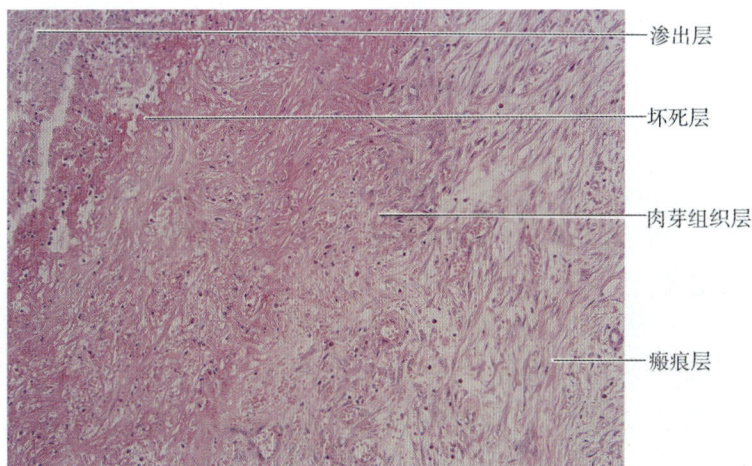

图15-3　胃溃疡

（三）结局及并发症

1. 愈合　如果溃疡不再继续发展，表层渗出物和坏死组织被吸收、排出，溃疡被破坏的肌层不能再生，由肉芽组织增生填补后进行纤维性修复。同时周围黏膜上皮再生覆盖其表面而愈合。

2. 并发症

（1）出血　为最常见的并发症，约有 1/3 的患者发生出血。

（2）穿孔　约见于 5% 的患者。穿孔易发生在肠壁较薄的十二指肠溃疡。

（3）幽门狭窄　约见于 3% 的患者。长期的溃疡病变易形成大量瘢痕。由于瘢痕收缩可引起幽门狭窄，临床可出现肠梗阻症状。

（4）癌变　约有 1% 的胃溃疡发生癌变，多发生在病程较长的患者。十二指肠溃疡很少发生癌变。

三、病毒性肝炎

病毒性肝炎（viral hepatitis） 是由一组肝炎病毒引起的以肝实质细胞变质为主要病变的炎症性疾病，是一种常见传染病。病毒性肝炎发病率高，各年龄段均可罹患，世界各地均有发生和流行。

（一）病因和发病机制

目前已知的肝炎病毒有甲型（HAV）、乙型（HBV）、丙型（HCV）、丁型（HDV）、戊型（HEV）、庚型（HGV）六型，分别引起相应类型的肝炎。

HAV 是一种 RNA 病毒，其主要传播途径为粪 – 口途径，由污染的水源、食物、餐具等进入消化道。潜伏期为 2 ～ 6 周。

HBV 是一种 DNA 病毒，主要通过血液、血液污染的物品、吸毒或密切接触传播。潜伏期为 4 ～ 26 周。乙型肝炎病程一般较长，部分可转为慢性，与肝硬化、肝癌的关系密切，预后较差。

HCV、HDV、HGV 经血液传播，HEV 经消化道传播。

病毒性肝炎的发病机制比较复杂，各型肝炎病毒引起肝细胞损伤的机制尚未完全阐明。

（二）基本病理变化

各型病毒性肝炎的病理变化基本相同，都是以肝实质细胞变质为主的弥漫性炎症，同时伴有不同程度的炎细胞浸润、间质纤维组织增生及肝细胞再生。

1. 变质性改变

（1）细胞水肿　是病毒性肝炎最常见的病变。光镜观察，有的肝细胞仅表现为胞质淡染、半透明的胞质疏松化；有的肝细胞则胀大呈球形，胞质几乎完全透明，称气球样变性。这种病变一般都可恢复，少数细胞进一步可发展为溶解坏死。

（2）嗜酸性变和嗜酸性小体　为单个或几个肝细胞的凋亡，散在于肝小叶内。光镜观察，肝细胞胞质浓缩，嗜酸性染色增强，均匀红染，称嗜酸性变。嗜酸性变进一步发展，胞质更加浓缩，胞核也浓缩以至消失，整个细胞成为均匀红染的球形小体，**称嗜酸性小体（acidophilic body）**。

（3）溶解坏死　气球样变性的肝细胞进一步发展，细胞坏死崩解，坏死碎片被迅速吸收消失。根据肝细胞坏死的范围、分布特点及坏死灶的形态可分为以下四种。

　　1）**点状坏死（spotty necrosis）**：肝小叶内散在的灶状肝细胞坏死。每个坏死灶仅累及一个或几个肝细胞，同时伴有炎细胞浸润。常见于急性普通型肝炎。

　　2）**碎片状坏死（piecemeal necrosis）**：发生在肝小叶周边界板处的小片状肝细胞坏死，使小叶周边出现缺损，淋巴细胞和浆细胞浸润至小叶内。常见于慢性肝炎。

　　3）**桥接坏死（bridging necrosis）**：是指位于两个小叶中央静脉之间、两个门管区之间或小叶中央静脉与门管区之间的呈桥状连接的融合性肝细胞坏死带。坏死处伴有炎细胞浸润、肝细胞不规则再生及纤维组织增生，后期增生的纤维组织发展为纤维间隔而分割肝小叶。常见于中、重度慢性肝炎。

　　4）**亚大块坏死（submassive necrosis）和大块坏死（massive necrosis）**：亚大块坏死是累及几个肝小叶的大部分或全部的肝细胞融合性坏死，常见于亚急性重型肝炎。大块坏死是指大部分肝组织的大片融合性坏死，由于坏死范围广，正常肝组织结构塌陷而不能辨认，伴有大量炎细胞浸润及门管区集中现象，常见于急性重型肝炎。

　　（4）**毛玻璃样肝细胞**　见于乙肝病毒携带者和慢性肝炎患者的肝组织。光镜观察，HE染色可见肝细胞胞质中充满淡伊红色细颗粒状物质，呈不透明、毛玻璃样，故称毛玻璃样肝细胞。

　　2. 渗出性改变　在肝小叶坏死灶或门管区中，有淋巴细胞、巨噬细胞为主的炎细胞浸润，有时也可见少量浆细胞和中性粒细胞。

　　3. 增生性改变

　　（1）**Kupffer细胞增生**　Kupffer细胞数量增多，突出于窦壁，并可脱落进入窦内，成为游走的吞噬细胞，胞质内常含有被吞噬的色素颗粒或坏死细胞碎片。

　　（2）**肝星形细胞（hepatic stellate cell）和成纤维细胞增生**　肝炎时，肝星形细胞可分化为肌成纤维细胞，间叶细胞和静止的纤维细胞被激活转变为成纤维细胞，合成并分泌胶原纤维，参与损伤肝组织的修复。

　　（3）**肝细胞再生**　坏死灶周围的肝细胞通过再生进行修复，在肝炎恢复期或慢性阶段更为明显。通过再生修复可使肝小叶结构恢复正常。如坏死灶内网状支架塌陷，则再生的肝细胞排列紊乱，呈结节状。

　　（4）**小胆管增生**　病程较长者，门管区可见小胆管上皮细胞增生。

（三）病理类型与临床病理联系

　　各型肝炎病毒引起的肝炎其临床表现和病理变化不尽相同。按病变轻重和病程长短，可将病毒性肝炎分为以下几种类型。

　　1. 急性（普通型）肝炎　最为常见。临床上根据有无黄疸，又分为黄疸型和无黄疸型两种。这两型急性肝炎病变基本相同，我国以无黄疸型肝炎居多。黄疸型肝炎多由甲型、丁型、戊型肝炎病毒引起，病变略重，但病程较短，预后较好。无黄疸型多由乙型肝炎病毒引起，部分为丙型肝炎病毒引起。

　　（1）**病理变化**　肉眼观察，肝脏体积增大，包膜紧张，色红。光镜观察，主要表现为肝细胞水肿（图15-4），可见胞质疏松化和气球样变性。肝小叶内可见散在的点状坏死灶，偶见嗜酸性变和嗜酸性小体。坏死灶内、被膜下、门管区有以淋巴细胞为主的炎细胞浸润。坏死灶中有时可见到再生的肝细胞。由于肝细胞索网状纤维支架尚未塌陷，故再生的肝细胞可完全恢复原来的结构和功能。肝窦壁Kupffer细胞明显增生。

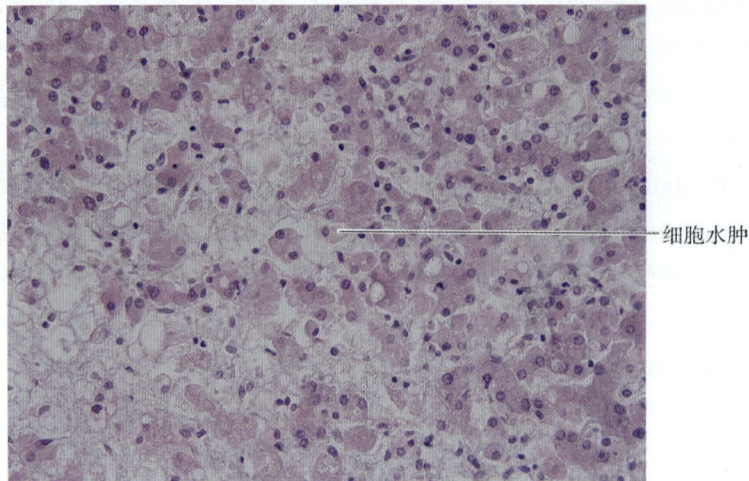

图15-4　急性（普通型）肝炎

（2）临床病理联系　由于肝细胞弥漫性水肿，使肝脏体积增大，包膜紧张，故临床表现为肝脏肿大、肝区疼痛或压痛。由于肝血窦受压迫，造成门静脉循环障碍，使胃肠道淤血、水肿，致使患者出现腹胀、食欲不振等症状。由于肝细胞坏死，细胞内的酶释入血中，故血清丙氨酸氨基转移酶（ALT）和天门冬氨酸氨基转移酶（AST）升高，同时还可引起多种肝功能异常。由于肝细胞受损，胆红素的摄取、结合和分泌障碍，以及毛细胆管受压或胆栓阻塞等，使血液内胆红素增高，甚至出现黄疸。

（3）结局　大多数病例在半年内逐渐恢复。部分病例恢复较慢，需半年到一年，少数病例可发展为慢性肝炎。

2. 慢性（普通型）肝炎　病程持续半年以上者称慢性肝炎。按炎症活动度、肝细胞坏死和纤维化程度，将慢性肝炎分为轻、中、重度三型。

（1）轻度慢性肝炎　肝小叶结构完整，主要为点状坏死，偶见轻度碎片状坏死。门管区可见慢性炎细胞浸润，周围纤维组织增生。

（2）中度慢性肝炎　肝细胞坏死明显，主要为中度碎片状坏死及特征性的桥接坏死。肝小叶内可见纤维间隔形成，但大部分小叶结构仍保存。

（3）重度慢性肝炎　肝细胞广泛坏死，主要为重度碎片状坏死和大范围的桥接坏死。坏死区肝细胞不规则再生，肝小叶边缘与肝小叶内的坏死区之间形成纤维条索。纤维间隔分割肝小叶结构，导致小叶结构紊乱，晚期可形成假小叶。肉眼观察，肝表面呈颗粒状，质地较硬。重度慢性肝炎有时出现大片的肝细胞坏死可发展为重型肝炎。

3. 重型肝炎　较少见，根据起病缓急及病变程度，又分为急性重型和亚急性重型肝炎两种。

（1）急性重型肝炎　起病急骤，病变发展迅猛，病情凶险，患者多在10余天内死于肝功能衰竭、消化道大出血、急性肾衰竭等，又称暴发型肝炎。如能渡过急性期，则可发展为亚急性重型肝炎。

肉眼观察，肝体积明显缩小，重量减轻至600～800g，包膜皱缩，质地柔软。切面呈黄褐色或红褐色，故又称急性黄色肝萎缩或急性红色肝萎缩。光镜观察，肝细胞弥漫性大块坏死是其主要特点，坏死面积达到肝实质的2/3。坏死区毗连成片，仅留下网状纤维支架，并进一步发生塌陷。肝窦明显扩张、充血，甚至出血。门管区及肝小叶内有大量淋巴细胞和巨噬细胞浸润。Kupffer细胞增生肥大，吞噬有大量细胞碎屑和色素。残留的肝细胞和小胆管再生现象一般很少出现。

由于大量肝细胞的迅速溶解坏死，可导致肝功能衰竭，还可引发肾衰竭，形成**肝肾综合征**（**hepatorenal syndrome**）。

（2）亚急性重型肝炎　多由急性重型肝炎迁延而来，亦可由普通型肝炎恶化而来。本型病情稍缓，病程可达一至数月。多数患者会发生肝功能衰竭或过渡为坏死后性肝硬化，但如能及时治疗，部分患者也有停止发展的可能。

肉眼观察，肝脏缩小程度比急性重型肝炎轻，包膜皱缩，质地略硬，表面高低不平，呈黄绿色，切面见坏死组织中有散在岛屿状的肝细胞再生结节，称亚急性黄色肝萎缩。光镜观察，既有肝细胞亚大块坏死，又有肝细胞结节状再生。由于坏死区网状纤维支架塌陷和胶原化，致使再生的肝细胞失去原有的依托呈不规则的结节状，丧失了原有小叶的结构。坏死区可见大量炎细胞浸润和明显增生的结缔组织，小叶周边部小胆管增生并可有胆汁淤积形成胆栓。

四、肝硬化

肝硬化（**liver cirrhosis**）是一种常见的慢性进行性肝脏疾病，由多种原因引起。由于肝细胞长期受损，不断发生弥漫性变性、坏死，继而出现纤维组织增生和肝细胞结节状再生，三者反复交替进行，致使肝小叶结构破坏和血液循环途径改建，肝脏体积缩小，质地变硬，表面和切面均呈结节状，称肝硬化。肝硬化早期，临床症状不明显，后期可有肝功能障碍和不同程度的门脉高压症。

肝硬化按其病因可分为病毒肝炎性、酒精性、胆汁性、淤血性、寄生虫性肝硬化；按形态可分为小结节型、大结节型、大小结节混合型及不全分割型肝硬化。目前我国常用的是结合病因、病变特点和临床表现的综合分类法，可分为门脉性、坏死后性、胆汁性、淤血性、寄生虫性和色素性肝硬化等。除坏死后性肝硬化相当于大结节及大小结节混合型外，其余均相当于小结节型。其中门脉性肝硬化最常见，其次为坏死后性肝硬化，其他类型较少见。本节主要阐述**门脉性肝硬化**（**portal cirrhosis**）。

（一）病因和发病机制

门脉性肝硬化的病因及发病机制还不十分清楚。一般认为是多种因素共同作用的结果。

1. 病毒性肝炎　慢性病毒性肝炎，尤其是乙型和丙型肝炎，是我国门脉性肝硬化的主要原因。

2. 慢性酒精中毒　长期酗酒是引起门脉性肝硬化的重要原因之一。

3. 营养缺乏　若食物中长期缺乏蛋氨酸、胆碱等组成脂蛋白的营养物质，使脂蛋白生成障碍，不能将肝细胞内的脂肪酸及时运出而形成脂肪肝，进一步使肝细胞破坏和纤维化。

4. 化学毒物　长期接触能引起肝细胞损伤的化学毒物，如四氯化碳、黄曲霉素、砷、黄磷等，可引起肝硬化。

（二）病理变化

肉眼观察，早期和中期肝脏体积正常或稍增大，质地稍实。晚期，肝脏体积缩小，重量减轻，质地变硬，包膜增厚。表面与切面满布黄褐色圆形或椭圆形小结节，结节大小较一致，直径在 0.1～0.5cm 之间。结节周围有灰白色的纤维组织包绕。

光镜观察，正常的肝小叶结构被破坏，可见大小不等、圆形或椭圆形的肝细胞团，周围有大量纤维组织增生包绕，称**假小叶**（**pseudolobule**）。假小叶中肝细胞索排列紊乱，可有脂肪变性和坏死的肝细胞，还有再生的肝细胞。小叶中央静脉缺如、偏位或有两个以上，有时门管区也被包绕在假小叶内。假小叶周围的纤维间隔一般较薄且均匀一致，间隔中有不同程度的淋巴细胞、单核细胞浸润。可见小胆管增生，部分小胆管常因受压而出现胆汁淤积现象（图15-5）。

（三）临床病理联系

1. 门脉高压症（portal hypertension）

（1）发生机制　主要是由于肝脏正常结构被破坏，肝内血液循环被改建所致。①假小叶压迫小叶下静脉，使肝窦内血液流出受阻而窦内压力增高，致门静脉压力增高；②中央静脉纤维化和肝窦周围纤维化使部分肝窦闭塞，门静脉血液回流受阻而压力升高；③血管网遭受破坏而减少，使门静脉血流阻力增加；④肝动脉和门静脉之间的异常吻合支增加，压力较高的肝动脉血流入门静脉，使门静脉压力增高。

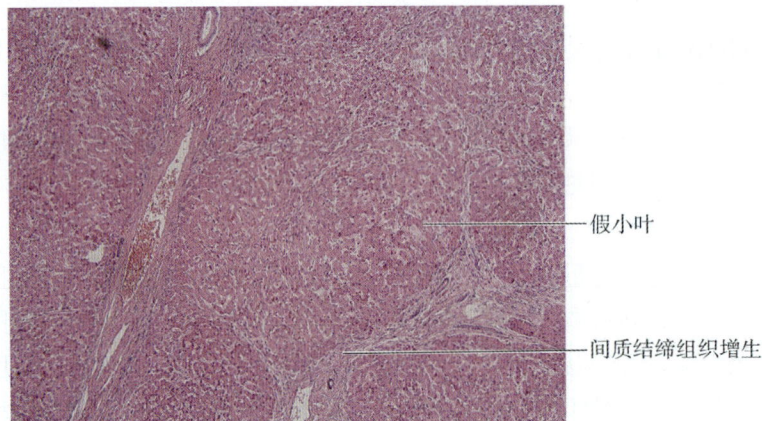

图15-5　门脉性肝硬化

（2）临床表现　门静脉压升高后，胃、肠、脾等器官的静脉血回流受阻。晚期因失代偿，患者常出现以下临床症状和体征。

1）**脾大（splenomegaly）**：由于脾静脉回流受阻而使脾脏淤血肿大。肉眼观察，脾重量增加，可达到400～500g，质地变硬，包膜增厚，切面呈红褐色。光镜观察，脾窦扩张，窦内皮细胞增生，脾小体萎缩。红髓内有含铁血黄素沉着及纤维组织增生，形成黄褐色的含铁结节。患者常有白细胞、血小板减少和贫血等脾功能亢进的表现。

2）**胃肠道淤血**：由于门静脉压力升高，胃肠道静脉回流受阻而淤血，胃肠壁组织水肿，消化吸收功能低下，患者出现食欲不振、消化不良等症状。

3）**腹水（ascites）**：见于肝硬化晚期，腹水为淡黄色澄清含有微量蛋白的漏出液，量较大。腹水的出现，提示肝硬化预后不佳。

4）**侧支循环形成（collateral circulation）**：门静脉压力升高后，门静脉与腔静脉间的吻合支呈代偿性扩张，使门静脉血绕过肝脏而经吻合支进入右心，形成侧支循环。主要的侧支循环通路及并发症如下。

①经胃冠状静脉→食管静脉丛→奇静脉→上腔静脉。可引起食管静脉丛曲张。曲张的静脉可破裂导致上消化道大出血，是肝硬化患者常见死因之一。

②经肠系膜下静脉→直肠上静脉→直肠静脉丛→直肠下静脉→髂内静脉→髂总静脉→下腔静脉。可引起直肠静脉丛曲张而形成痔，破裂时发生便血。长期便血可引起贫血。

③经肝圆韧带中的附脐静脉→脐周静脉丛→　　腹壁上静脉→胸廓内静脉→上腔静脉
　　　　　　　　　　　　　　　　　　　　　　腹壁下静脉→髂外静脉→下腔静脉

可引起胸、腹壁浅静脉及脐周静脉丛曲张。脐周静脉丛曲张突起，形成"**海蛇头**"（**caput medusae**）现象。

2. 肝功能不全　由于肝细胞长期反复受破坏使肝细胞数量减少所致，引起的临床表现如下。

（1）激素的灭活作用减弱　由于肝脏对雌激素的灭活作用减弱，导致雌激素水平升高，患者体表的小动脉末梢扩张形成蜘蛛状血管痣和肝掌。此外，男性患者可出现睾丸萎缩、乳腺发育；女性患者出现月经不调，不孕等。醛固酮、抗利尿激素增多，可引起水钠潴留。

（2）出血倾向　患者有鼻衄、牙龈出血、黏膜出血及皮下瘀斑等。主要由于肝脏合成凝血酶原和凝血因子减少以及脾大后脾功能亢进，血小板破坏过多所致。

（3）胆色素代谢障碍　因肝细胞坏死及肝内胆管胆汁淤积而出现肝细胞性黄疸，多见于肝硬化晚期。

（4）蛋白质合成障碍　肝细胞受损后，合成白蛋白的功能降低，使血浆白蛋白含量减少。同时由于免疫系统受刺激合成球蛋白增多，故出现血浆白蛋白和球蛋白比值降低甚至倒置现象。

（5）肝性脑病　由于肝功能衰竭，大量毒性代谢产物在体内蓄积，是导致肝硬化患者死亡的重要原因之一。

（四）结局

肝硬化早期和中期，经过积极治疗，肝细胞变性、坏死和炎细胞浸润可基本消失，纤维组织不再增生，但肝内已形成的结构很难逆转，使疾病处于相对稳定状态而停止进展。肝硬化晚期，由于肝功能衰竭，患者可因肝性脑病、食道下端静脉丛曲张破裂大量出血、合并肝癌或继发感染而死亡。

第四节　泌尿系统疾病

一、肾小球肾炎

肾小球肾炎（**glomerulonephritis**）是指以肾小球损害为主的超敏反应性疾病，临床主要表现为蛋白尿、血尿、水肿和高血压。肾小球肾炎分为原发性肾小球肾炎和继发性肾小球肾炎两类。原发性肾小球肾炎是原发于肾脏以肾小球损害为主的独立性疾病；继发性肾小球肾炎是继发于其他疾病或作为全身性疾病的一部分，如狼疮性肾炎、糖尿病肾病等。本节仅介绍原发性肾小球肾炎。

（一）病因和发病机制

肾小球肾炎的病因和发病机制尚未完全阐明。大量临床观察和实验研究表明，大部分肾小球肾炎是Ⅱ型或Ⅲ型超敏反应性疾病。

1. 病因　引起肾小球肾炎的抗原种类繁多，根据来源可分为两大类。

（1）内源性抗原　包括肾小球性抗原（肾小球基膜抗原、足细胞的足突抗原等）和非肾小球抗原（核抗原、免疫球蛋白、肿瘤抗原等）。

（2）外源性抗原　包括各种生物病原体（如细菌、病毒和寄生虫等）、药物、异体血清等。

2. 发病机制　免疫复合物形成方式有循环免疫复合物沉积和原位免疫复合物沉积两种方式。免疫复合物形成和沉积后，激活炎细胞并释放炎症介质继而导致肾小球损害。

（二）常见类型

1. 毛细血管内增生性肾小球肾炎　又称**急性弥漫增生性肾小球肾炎**，多见于儿童和青年，起病急。大多数病例与 A 组乙型溶血性链球菌感染有关，发病前常有扁桃体炎、咽喉炎等感染史，故又称链球菌感染后肾小球肾炎。病变特点为肾小球毛细血管内皮细胞和系膜细胞增生。

（1）病理变化　肉眼观察，双侧肾脏呈对称性肿大，包膜紧张，表面光滑，颜色红，称大红肾。少数严重病例伴有出血性病变，肾脏表面可见散在粟粒大小的出血点，则称蚤咬肾。

光镜观察，肾小球毛细血管的内皮细胞和系膜细胞增生、肿胀，毛细血管腔狭窄甚至闭塞，肾小球呈缺血状态。同时，肾小球内有大量中性粒细胞浸润。严重病例毛细血管襻可发生纤维素样坏死而致破裂出血。肾小管上皮可发生细胞水肿、脂肪变性和玻璃样变性等；管腔内可见蛋白质、红细胞和中性粒细胞，并可见到透明管型、红细胞管型、白细胞管型或颗粒管型等。肾间质充血水肿，少量炎细胞浸润。

电镜观察，基膜与足细胞间有小丘状电子致密物沉积，称驼峰（hump）。

免疫荧光显微镜下，可见 IgG 和补体 C3 在肾小球基膜和系膜区呈不连续颗粒状荧光。

（2）临床病理联系　临床主要表现为急性肾炎综合征，即尿的变化（少尿、蛋白尿、血尿、管型尿）、水肿和高血压等。

1）尿的变化：表现为少尿或无尿、蛋白尿、血尿和管型尿。由于肾小球缺血，肾小球滤过率明显下降，而肾小管的重吸收功能基本正常，导致少尿甚至无尿。因为肾小球滤过膜的损伤和通透性增大，血浆蛋白和红细胞漏出形成蛋白尿和血尿。轻者表现为镜下血尿，严重者则出现肉眼血尿。漏出到肾小球囊腔内的蛋白质、红细胞、白细胞和脱落的肾小管上皮细胞以及细胞碎片等成分，在肾小管内随原尿的浓缩、凝集形成各种管型，随尿液排出而形成管型尿。

2）水肿：首先出现在眼睑等疏松结缔组织部位，严重者波及全身。发生机制与肾小球滤过率明显下降引起的水钠潴留、超敏反应引起全身毛细血管壁的通透性增大有关。

3）高血压：与水钠潴留引起的血容量增加有关。

（3）结局　儿童病例预后较好，多数可在几周或数月内症状消失而痊愈，少数病例可发展为新月体性肾小球肾炎或慢性硬化性肾小球肾炎。成人患者预后较差，容易发展为慢性硬化性肾小球肾炎。

2. 新月体性肾小球肾炎　又称**毛细血管外增生性肾小球肾炎**。多见于中青年人。起病急，进展快，病情重，临床上又称**快速进行性肾小球肾炎**。病变特点为肾球囊的壁层上皮细胞增生形成新月体（crescent）。

（1）病理变化　肉眼观察，双侧肾脏呈弥漫性肿大，颜色苍白，皮质表面及切面可有出血点。切面可见肾皮质增厚，纹理模糊。

光镜观察，肾球囊内有新月体或环状体形成。新月体主要由增生的肾小囊壁层上皮细胞和渗出的单核细胞构成，其间还有中性粒细胞和纤维蛋白，称细胞性新月体（图 15-6）。随着病变进展，新月体内逐渐发生纤维化，最终形成纤维性新月体。新月体可使肾小球囊腔变窄或闭塞，并压迫毛细血管球，使肾小球萎缩、纤维化及玻璃样变。肾小管上皮细胞水肿，严重时可发生萎缩、坏死。肾间质水肿和炎细胞浸润，晚期发生纤维化。

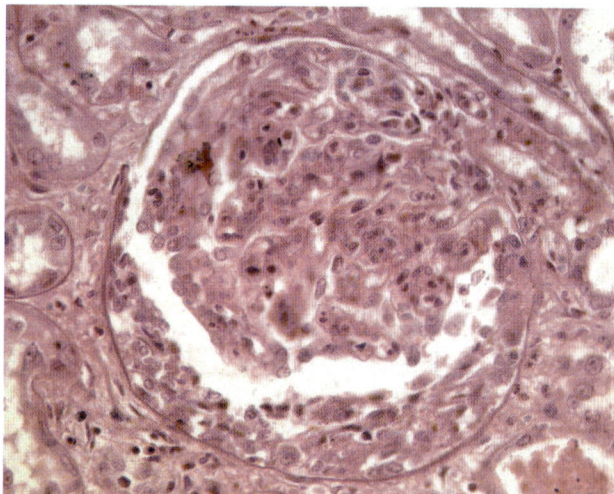

图15-6　新月体性肾小球肾炎

（2）临床病理联系　主要表现为快速进行性肾炎综合征。起病急，进展快，肾功能急剧恶化。肾小球毛细血管基膜损伤使患者首先出现明显的蛋白尿和血尿。随着大量新月体或环状体的形成，患者出现少尿、无尿、氮质血症甚至尿毒症。肾缺血使肾素－血管紧张素－醛固酮系统被激活，体内血管紧张素Ⅱ增多，再加上少尿引起的水钠潴留等，患者出现水肿和高血压。

（3）结局　预后差，一般与形成新月体的肾小球数量密切相关。受累肾小球超过80％的患者，大多在数周或数月内死于尿毒症。

3. 膜性肾小球肾炎　以肾小球毛细血管基膜弥漫性增厚为特征。由于肾小球内无明显的炎症反应，又称**膜性肾病**，是引起成人肾病综合征的最常见原因。

（1）病理变化　肉眼观察，早期双侧肾脏体积增大，颜色苍白，称大白肾。晚期，肾体积缩小，表面呈细颗粒状。

光镜观察，肾小球毛细血管的基膜呈弥漫性增厚；晚期可造成毛细血管腔狭窄甚至闭塞，最终导致肾小球纤维化、玻璃样变性。银染色可见基膜向外侧增生形成微细的钉状突起，称钉突（spike），状如梳齿；随着病变进展，钉突逐渐增粗而相互融合，致使基膜高度增厚，毛细血管管腔逐渐狭窄，甚至闭塞，肾小球发生纤维化与玻璃样变。肾小管上皮细胞可出现细胞水肿、脂肪变性，甚至萎缩消失。

电镜观察，脏层上皮细胞肿胀，足突消失。肾小球毛细血管的基膜外侧有大量电子致密物质沉积。基膜增生形成的钉突把沉积物埋入其中，沉积物逐渐溶解，形成虫蚀样空隙。

免疫荧光显微镜下，IgG和补体C3，沿肾小球毛细血管壁呈弥漫性颗粒状荧光。

（2）病理与临床联系　临床主要表现为肾病综合征，患者出现大量蛋白尿、低蛋白血症、高度水肿和高脂血症。

1）大量蛋白尿：由于基膜严重损伤，通透性显著增加，以致大量血浆蛋白滤出，主要为小分子蛋白，严重时大分子蛋白也可滤出而出现非选择性蛋白尿。

2）低蛋白血症：系大量血浆蛋白随尿排出使血浆蛋白减少所致。

3）高度水肿：水肿较重，常为全身性水肿，甚至出现胸腔积液和腹水。主要原因：低蛋白血症使血浆胶体渗透压降低；肾血流量减少和肾小球滤过降低，醛固酮分泌增加，导致水钠潴留，使水肿进一步加重。

4）高脂血症：低蛋白血症刺激肝脏合成脂蛋白增加，导致高脂血症。血脂过高可使血浆脂蛋白由肾小球滤出而继发脂尿症。

（3）结局 病变进展缓慢，病程较长。部分患者经早期治疗，病情缓解或得到控制。晚期逐渐发展为慢性硬化性肾小球肾炎。

4.慢性硬化性肾小球肾炎 为各种类型肾小球肾炎发展的终末阶段，是引起慢性肾衰竭的最常见病理类型。病变特点为大量肾小球纤维化与玻璃样变。

（1）病理变化 肉眼观察，两侧肾脏呈对称性缩小，重量减轻，颜色苍白，质地变硬，表面呈弥漫的细颗粒状，称继发性颗粒性固缩肾。切面可见肾皮质明显变薄，皮髓质界限不清，肾小动脉管壁因增厚而呈哆开状。肾盂周围脂肪增多。

光镜观察，大部分肾小球发生纤维化与玻璃样变，其所属的肾小管发生萎缩、消失。残存的相对正常的肾小球发生代偿性肥大，所属肾小管扩张，腔内有管型。肾间质纤维组织增生、收缩，使病变肾小球互相靠近密集，出现"肾小球集中"现象。间质内有淋巴细胞等浸润（图15-7）。

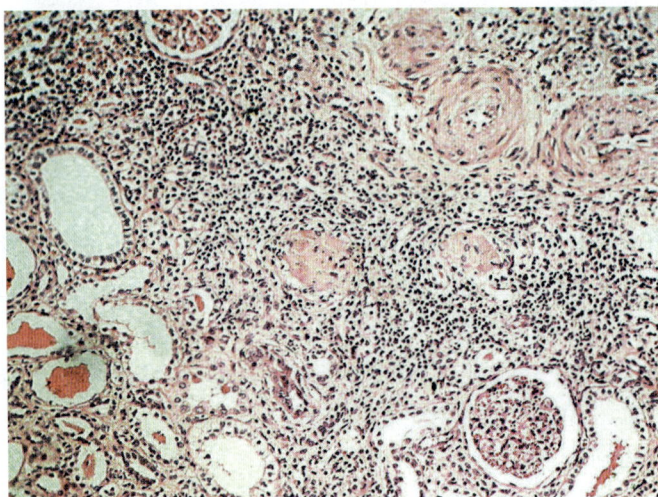

图15-7 慢性硬化性肾小球肾炎

（2）临床病理联系 临床主要表现为慢性肾炎综合征，即尿的变化（多尿、夜尿、低比重尿）、高血压、贫血、氮质血症甚至尿毒症等。

1）尿液的变化：大量肾单位被破坏，功能丧失。残存肾单位的肾小球内血流代偿性增加，肾小球滤过滤增加，肾小管内原尿流速加快，重吸收减少；再加上氮质血症引起的渗透性利尿作用和肾脏对尿液的浓缩功能障碍，表现为多尿、夜尿、低比重尿。

2）高血压：由于大量肾小球硬化，使肾组织严重缺血，肾素－血管紧张素系统激活而致血压升高；血压升高导致全身细小动脉硬化而使肾缺血加剧，使血压持续升高。

3）贫血：肾脏产生促红细胞生成素减少，再加上氮质血症及毒性代谢产物蓄积抑制骨髓造血功能所致。

4）氮质血症与尿毒症：由于大量肾单位破坏，肾小球滤过率下降，使血液中非蛋白氮（如尿素、肌酐、肌酸等）的浓度显著升高，称氮质血症（azotemia）。随着肾功能的逐渐减退，大量终末代谢产物在体内过度潴留而引起全身各系统器官中毒的综合征，即为尿毒症。

（3）结局 病变呈慢性进行性，病程长达数年到数十年。早期给予积极合理的治疗，可控制病变发展。晚期患者预后差，常因尿毒症、心力衰竭、脑出血或继发感染而死亡。

二、肾盂肾炎

肾盂肾炎（pyelonephritis）是由细菌引起的肾盂、肾间质和肾小管的化脓性炎症。可发生于任何年龄，女性患者多于男性。临床表现主要有发热、腰痛、脓尿、菌尿、血尿以及膀胱刺激症状等。

（一）病因和发病机制

肾盂肾炎是由致病菌直接感染肾组织引起的，感染途径主要有两种。

1. 上行性感染 是指尿道炎和膀胱炎等尿路感染时，病原菌沿输尿管或输尿管周围的淋巴管上行到肾盂、肾盏及肾间质而引起炎症，是肾盂肾炎最主要的感染途径。致病菌主要为大肠杆菌，其次有变形杆菌、产气杆菌、葡萄球菌等。病变多为单侧，也可累及双侧。

2. 血行感染（下行性感染） 较为少见，指肾外病灶的细菌随血流进入肾脏，继而可蔓延到肾盂和肾盏；有时可为全身脓毒血症的肾脏病变。最常见的致病菌是金黄色葡萄球菌。病变常累及双侧肾脏。

（二）类型

肾盂肾炎根据临床表现和病变特点可把肾盂肾炎分为**急性肾盂肾炎**（acute pyelonephritis）和**慢性肾盂肾炎**（chronic pyelonephritis）两种类型。

1. 急性肾盂肾炎

（1）病理变化 肉眼观察，病变肾脏充血肿大，表面有散在大小不等、稍隆起的黄白色脓肿。切面可见由髓质向皮质延伸的黄色条纹及其融合形成的脓肿。肾盂黏膜充血水肿，表面有脓性渗出物覆盖，有时出现小出血点。

光镜观察，肾间质化脓性炎或脓肿形成；肾小管腔内充满中性粒细胞，管壁上皮细胞坏死、崩解。病变早期肾小球不受累，严重时肾小球也可遭到破坏。

（2）临床病理联系 起病急，常出现发热、寒战、白细胞增多等全身急性感染症状；因肾脏肿大、被膜紧张，可引起腰痛和肾区叩击痛；病变累及膀胱、尿道可引起尿频、尿急、尿痛等膀胱尿道刺激征；尿检显示脓尿、菌尿、蛋白尿和管型尿，也可出现血尿。

（3）结局 大多数患者经及时、彻底的治疗可在短期内治愈；若治疗不彻底或尿路梗阻等诱因未消除可转变为慢性；严重患者可合并肾盂积脓、肾乳头坏死、肾周围脓肿。

2. 慢性肾盂肾炎 本病特征性变化是肾间质慢性炎症与修复、纤维化和瘢痕形成，常伴有肾盂和肾盏的纤维化与变形。

（1）病理变化 肉眼观察，肾脏体积缩小，质地变硬，表面为粗大不规则的凹陷性瘢痕。切面，皮髓分界不清，肾乳头萎缩，肾盂和肾盏因瘢痕收缩而变形，肾盂黏膜增厚、粗糙。

光镜下，病变部位肾间质、肾盂黏膜淋巴细胞、浆细胞浸润和纤维组织增生。肾小管萎缩、消失；部分肾小管呈代偿性扩张，其管腔内充满均质红染的蛋白管型，形似甲状腺滤泡。早期肾小球一般不受累，晚期肾小球纤维化和玻璃样变。

（2）临床病理联系 肾小管受损较重，临床上常出现多尿、夜尿和低比重尿。急性发作时，可出现脓尿、蛋白尿和管型尿等；肾小管浓缩功能障碍使水、电解质丢失过多，患者出现低钠、低钾和代谢性酸中毒。晚期大量肾单位破坏，导致高血压、氮质血症和尿毒症。

（3）结局 及时有效的治疗，可以控制病变发展。若反复急性发作，肾组织被进行性破坏，最终出现慢性肾衰竭。

思考题

1. 消化性溃疡病有哪些常见并发症?
2. 肝炎的基本病理变化是什么?
3. 门脉高压症有哪些临床表现?

索 引

全国中医药行业高等教育"十四五"规划教材

全国高等中医药院校规划教材（第十一版）

教材目录

注：凡标☆号者为"核心示范教材"。

（一）中医学类专业

序号	书 名	主 编		主编所在单位	
1	中国医学史	郭宏伟	徐江雁	黑龙江中医药大学	河南中医药大学
2	医古文	王育林	李亚军	北京中医药大学	陕西中医药大学
3	大学语文	黄作阵		北京中医药大学	
4	中医基础理论☆	郑洪新		辽宁中医药大学	
5	中医诊断学☆	李灿东	方朝义	福建中医药大学	河北中医药大学
6	中药学☆	钟赣生	杨柏灿	北京中医药大学	上海中医药大学
7	方剂学☆	李 冀	左铮云	黑龙江中医药大学	江西中医药大学
8	内经选读☆	翟双庆	黎敬波	北京中医药大学	广州中医药大学
9	伤寒论选读☆	王庆国	周春祥	北京中医药大学	南京中医药大学
10	金匮要略☆	范永升	姜德友	浙江中医药大学	黑龙江中医药大学
11	温病学☆	谷晓红	马 健	北京中医药大学	南京中医药大学
12	中医内科学☆	吴勉华	石 岩	南京中医药大学	辽宁中医药大学
13	中医外科学☆	陈红风		上海中医药大学	
14	中医妇科学☆	冯晓玲	张婷婷	黑龙江中医药大学	上海中医药大学
15	中医儿科学☆	赵 霞	李新民	南京中医药大学	天津中医药大学
16	中医骨伤科学☆	黄桂成	王拥军	南京中医药大学	上海中医药大学
17	中医眼科学	彭清华		湖南中医药大学	
18	中医耳鼻咽喉科学	刘 蓬		广州中医药大学	
19	中医急诊学☆	刘清泉	方邦江	首都医科大学	上海中医药大学
20	中医各家学说☆	尚 力	戴 铭	上海中医药大学	广西中医药大学
21	针灸学☆	梁繁荣	王 华	成都中医药大学	湖北中医药大学
22	推拿学☆	房 敏	王金贵	上海中医药大学	天津中医药大学
23	中医养生学	马烈光	章德林	成都中医药大学	江西中医药大学
24	中医药膳学	谢梦洲	朱天民	湖南中医药大学	成都中医药大学
25	中医食疗学	施洪飞	方 泓	南京中医药大学	上海中医药大学
26	中医气功学	章文春	魏玉龙	江西中医药大学	北京中医药大学
27	细胞生物学	赵宗江	高碧珍	北京中医药大学	福建中医药大学

序号	书 名	主 编		主编所在单位	
28	人体解剖学	邵水金		上海中医药大学	
29	组织学与胚胎学	周忠光	汪 涛	黑龙江中医药大学	天津中医药大学
30	生物化学	唐炳华		北京中医药大学	
31	生理学	赵铁建	朱大诚	广西中医药大学	江西中医药大学
32	病理学	刘春英	高维娟	辽宁中医药大学	河北中医药大学
33	免疫学基础与病原生物学	袁嘉丽	刘永琦	云南中医药大学	甘肃中医药大学
34	预防医学	史周华		山东中医药大学	
35	药理学	张硕峰	方晓艳	北京中医药大学	河南中医药大学
36	诊断学	詹华奎		成都中医药大学	
37	医学影像学	侯 键	许茂盛	成都中医药大学	浙江中医药大学
38	内科学	潘 涛	戴爱国	南京中医药大学	湖南中医药大学
39	外科学	谢建兴		广州中医药大学	
40	中西医文献检索	林丹红	孙 玲	福建中医药大学	湖北中医药大学
41	中医疫病学	张伯礼	吕文亮	天津中医药大学	湖北中医药大学
42	中医文化学	张其成	臧守虎	北京中医药大学	山东中医药大学
43	中医文献学	陈仁寿	宋咏梅	南京中医药大学	山东中医药大学
44	医学伦理学	崔瑞兰	赵 丽	山东中医药大学	北京中医药大学
45	医学生物学	詹秀琴	许 勇	南京中医药大学	成都中医药大学
46	中医全科医学概论	郭 栋	严小军	山东中医药大学	江西中医药大学
47	卫生统计学	魏高文	徐 刚	湖南中医药大学	江西中医药大学
48	中医老年病学	王 飞	张学智	成都中医药大学	北京大学医学部
49	医学遗传学	赵不文	卫爱武	北京中医药大学	河南中医药大学
50	针刀医学	郭长青		北京中医药大学	
51	腧穴解剖学	邵水金		上海中医药大学	
52	神经解剖学	孙红梅	申国明	北京中医药大学	安徽中医药大学
53	医学免疫学	高永翔	刘永琦	成都中医药大学	甘肃中医药大学
54	神经定位诊断学	王东岩		黑龙江中医药大学	
55	中医运气学	苏 颖		长春中医药大学	
56	实验动物学	苗明三	王春田	河南中医药大学	辽宁中医药大学
57	中医医案学	姜德友	方祝元	黑龙江中医药大学	南京中医药大学
58	分子生物学	唐炳华	郑晓珂	北京中医药大学	河南中医药大学

（二）针灸推拿学专业

序号	书 名	主 编		主编所在单位	
59	局部解剖学	姜国华	李义凯	黑龙江中医药大学	南方医科大学
60	经络腧穴学☆	沈雪勇	刘存志	上海中医药大学	北京中医药大学
61	刺法灸法学☆	王富春	岳增辉	长春中医药大学	湖南中医药大学
62	针灸治疗学☆	高树中	冀来喜	山东中医药大学	山西中医药大学
63	各家针灸学说	高希言	王 威	河南中医药大学	辽宁中医药大学
64	针灸医籍选读	常小荣	张建斌	湖南中医药大学	南京中医药大学
65	实验针灸学	郭 义		天津中医药大学	

序号	书 名	主 编		主编所在单位	
66	推拿手法学☆	周运峰		河南中医药大学	
67	推拿功法学☆	吕立江		浙江中医药大学	
68	推拿治疗学☆	井夫杰	杨永刚	山东中医药大学	长春中医药大学
69	小儿推拿学	刘明军	邰先桃	长春中医药大学	云南中医药大学

（三）中西医临床医学专业

序号	书 名	主 编		主编所在单位	
70	中外医学史	王振国	徐建云	山东中医药大学	南京中医药大学
71	中西医结合内科学	陈志强	杨文明	河北中医药大学	安徽中医药大学
72	中西医结合外科学	何清湖		湖南中医药大学	
73	中西医结合妇产科学	杜惠兰		河北中医药大学	
74	中西医结合儿科学	王雪峰	郑 健	辽宁中医药大学	福建中医药大学
75	中西医结合骨伤科学	詹红生	刘 军	上海中医药大学	广州中医药大学
76	中西医结合眼科学	段俊国	毕宏生	成都中医药大学	山东中医药大学
77	中西医结合耳鼻咽喉科学	张勤修	陈文勇	成都中医药大学	广州中医药大学
78	中西医结合口腔科学	谭 劲		湖南中医药大学	
79	中药学	周祯祥	吴庆光	湖北中医药大学	广州中医药大学
80	中医基础理论	战丽彬	章文春	辽宁中医药大学	江西中医药大学
81	针灸推拿学	梁繁荣	刘明军	成都中医药大学	长春中医药大学
82	方剂学	李 冀	季旭明	黑龙江中医药大学	浙江中医药大学
83	医学心理学	李光英	张 斌	长春中医药大学	湖南中医药大学
84	中西医结合皮肤性病学	李 斌	陈达灿	上海中医药大学	广州中医药大学
85	诊断学	詹华奎	刘 潜	成都中医药大学	江西中医药大学
86	系统解剖学	武煜明	李新华	云南中医药大学	湖南中医药大学
87	生物化学	施 红	贾连群	福建中医药大学	辽宁中医药大学
88	中西医结合急救医学	方邦江	刘清泉	上海中医药大学	首都医科大学
89	中西医结合肛肠病学	何永恒		湖南中医药大学	
90	生理学	朱大诚	徐 颖	江西中医药大学	上海中医药大学
91	病理学	刘春英	姜希娟	辽宁中医药大学	天津中医药大学
92	中西医结合肿瘤学	程海波	贾立群	南京中医药大学	北京中医药大学
93	中西医结合传染病学	李素云	孙克伟	河南中医药大学	湖南中医药大学

（四）中药学类专业

序号	书 名	主 编		主编所在单位	
94	中医学基础	陈 晶	程海波	黑龙江中医药大学	南京中医药大学
95	高等数学	李秀昌	邵建华	长春中医药大学	上海中医药大学
96	中医药统计学	何 雁		江西中医药大学	
97	物理学	章新友	侯俊玲	江西中医药大学	北京中医药大学
98	无机化学	杨怀霞	吴培云	河南中医药大学	安徽中医药大学
99	有机化学	林 辉		广州中医药大学	
100	分析化学（上）（化学分析）	张 凌		江西中医药大学	

序号	书　名	主　编		主编所在单位	
101	分析化学（下）（仪器分析）	王淑美		广东药科大学	
102	物理化学	刘　雄	王颖莉	甘肃中医药大学	山西中医药大学
103	临床中药学☆	周祯祥	唐德才	湖北中医药大学	南京中医药大学
104	方剂学	贾　波	许二平	成都中医药大学	河南中医药大学
105	中药药剂学☆	杨　明		江西中医药大学	
106	中药鉴定学☆	康廷国	闫永红	辽宁中医药大学	北京中医药大学
107	中药药理学☆	彭　成		成都中医药大学	
108	中药拉丁语	李　峰	马　琳	山东中医药大学	天津中医药大学
109	药用植物学☆	刘春生	谷　巍	北京中医药大学	南京中医药大学
110	中药炮制学☆	钟凌云		江西中医药大学	
111	中药分析学☆	梁生旺	张　彤	广东药科大学	上海中医药大学
112	中药化学☆	匡海学	冯卫生	黑龙江中医药大学	河南中医药大学
113	中药制药工程原理与设备	周长征		山东中医药大学	
114	药事管理学☆	刘红宁		江西中医药大学	
115	本草典籍选读	彭代银	陈仁寿	安徽中医药大学	南京中医药大学
116	中药制药分离工程	朱卫丰		江西中医药大学	
117	中药制药设备与车间设计	李　正		天津中医药大学	
118	药用植物栽培学	张永清		山东中医药大学	
119	中药资源学	马云桐		成都中医药大学	
120	中药产品与开发	孟宪生		辽宁中医药大学	
121	中药加工与炮制学	王秋红		广东药科大学	
122	人体形态学	武煜明	游言文	云南中医药大学	河南中医药大学
123	生理学基础	于远望		陕西中医药大学	
124	病理学基础	王　谦		北京中医药大学	
125	解剖生理学	李新华	于远望	湖南中医药大学	陕西中医药大学
126	微生物学与免疫学	袁嘉丽	刘永琦	云南中医药大学	甘肃中医药大学
127	线性代数	李秀昌		长春中医药大学	
128	中药新药研发学	张永萍	王利胜	贵州中医药大学	广州中医药大学
129	中药安全与合理应用导论	张　冰		北京中医药大学	
130	中药商品学	闫永红	蒋桂华	北京中医药大学	成都中医药大学

（五）药学类专业

序号	书　名	主　编		主编所在单位	
131	药用高分子材料学	刘　文		贵州医科大学	
132	中成药学	张金莲	陈　军	江西中医药大学	南京中医药大学
133	制药工艺学	王　沛	赵　鹏	长春中医药大学	陕西中医药大学
134	生物药剂学与药物动力学	龚慕辛	贺福元	首都医科大学	湖南中医药大学
135	生药学	王喜军	陈随清	黑龙江中医药大学	河南中医药大学
136	药学文献检索	章新友	黄必胜	江西中医药大学	湖北中医药大学
137	天然药物化学	邱　峰	廖尚高	天津中医药大学	贵州医科大学
138	药物合成反应	李念光	方　方	南京中医药大学	安徽中医药大学

序号	书　名	主　编		主编所在单位	
139	分子生药学	刘春生	袁　媛	北京中医药大学	中国中医科学院
140	药用辅料学	王世宇	关志宇	成都中医药大学	江西中医药大学
141	物理药剂学	吴　清		北京中医药大学	
142	药剂学	李范珠	冯年平	浙江中医药大学	上海中医药大学
143	药物分析	俞　捷	姚卫峰	云南中医药大学	南京中医药大学

（六）护理学专业

序号	书　名	主　编		主编所在单位	
144	中医护理学基础	徐桂华	胡　慧	南京中医药大学	湖北中医药大学
145	护理学导论	穆　欣	马小琴	黑龙江中医药大学	浙江中医药大学
146	护理学基础	杨巧菊		河南中医药大学	
147	护理专业英语	刘红霞	刘　娅	北京中医药大学	湖北中医药大学
148	护理美学	余雨枫		成都中医药大学	
149	健康评估	阚丽君	张玉芳	黑龙江中医药大学	山东中医药大学
150	护理心理学	郝玉芳		北京中医药大学	
151	护理伦理学	崔瑞兰		山东中医药大学	
152	内科护理学	陈　燕	孙志岭	湖南中医药大学	南京中医药大学
153	外科护理学	陆静波	蔡恩丽	上海中医药大学	云南中医药大学
154	妇产科护理学	冯　进	王丽芹	湖南中医药大学	黑龙江中医药大学
155	儿科护理学	肖洪玲	陈偶英	安徽中医药大学	湖南中医药大学
156	五官科护理学	喻京生		湖南中医药大学	
157	老年护理学	王　燕	高　静	天津中医药大学	成都中医药大学
158	急救护理学	吕　静	卢根娣	长春中医药大学	上海中医药大学
159	康复护理学	陈锦秀	汤继芹	福建中医药大学	山东中医药大学
160	社区护理学	沈翠珍	王诗源	浙江中医药大学	山东中医药大学
161	中医临床护理学	裘秀月	刘建军	浙江中医药大学	江西中医药大学
162	护理管理学	全小明	柏亚妹	广州中医药大学	南京中医药大学
163	医学营养学	聂　宏	李艳玲	黑龙江中医药大学	天津中医药大学
164	安宁疗护	邸淑珍	陆静波	河北中医药大学	上海中医药大学
165	护理健康教育	王　芳		成都中医药大学	
166	护理教育学	聂　宏	杨巧菊	黑龙江中医药大学	河南中医药大学

（七）公共课

序号	书　名	主　编		主编所在单位	
167	中医学概论	储全根	胡志希	安徽中医药大学	湖南中医药大学
168	传统体育	吴志坤	邵玉萍	上海中医药大学	湖北中医药大学
169	科研思路与方法	刘　涛	商洪才	南京中医药大学	北京中医药大学
170	大学生职业发展规划	石作荣	李　玮	山东中医药大学	北京中医药大学
171	大学计算机基础教程	叶　青		江西中医药大学	
172	大学生就业指导	曹世奎	张光霁	长春中医药大学	浙江中医药大学

序号	书名	主编		主编所在单位	
173	医患沟通技能	王自润	殷越	大同大学	黑龙江中医药大学
174	基础医学概论	刘黎青	朱大诚	山东中医药大学	江西中医药大学
175	国学经典导读	胡真	王明强	湖北中医药大学	南京中医药大学
176	临床医学概论	潘涛	付滨	南京中医药大学	天津中医药大学
177	Visual Basic 程序设计教程	闫朝升	曹慧	黑龙江中医药大学	山东中医药大学
178	SPSS 统计分析教程	刘仁权		北京中医药大学	
179	医学图形图像处理	章新友	孟昭鹏	江西中医药大学	天津中医药大学
180	医药数据库系统原理与应用	杜建强	胡孔法	江西中医药大学	南京中医药大学
181	医药数据管理与可视化分析	马星光		北京中医药大学	
182	中医药统计学与软件应用	史周华	何雁	山东中医药大学	江西中医药大学

（八）中医骨伤科学专业

序号	书名	主编		主编所在单位	
183	中医骨伤科学基础	李楠	李刚	福建中医药大学	山东中医药大学
184	骨伤解剖学	侯德才	姜国华	辽宁中医药大学	黑龙江中医药大学
185	骨伤影像学	栾金红	郭会利	黑龙江中医药大学	河南中医药大学洛阳平乐正骨学院
186	中医正骨学	冷向阳	马勇	长春中医药大学	南京中医药大学
187	中医筋伤学	周红海	于栋	广西中医药大学	北京中医药大学
188	中医骨病学	徐展望	郑福增	山东中医药大学	河南中医药大学
189	创伤急救学	毕荣修	李无阴	山东中医药大学	河南中医药大学洛阳平乐正骨学院
190	骨伤手术学	童培建	曾意荣	浙江中医药大学	广州中医药大学

（九）中医养生学专业

序号	书名	主编		主编所在单位	
191	中医养生文献学	蒋力生	王平	江西中医药大学	湖北中医药大学
192	中医治未病学概论	陈涤平		南京中医药大学	
193	中医饮食养生学	方泓		上海中医药大学	
194	中医养生方法技术学	顾一煌	王金贵	南京中医药大学	天津中医药大学
195	中医养生学导论	马烈光	樊旭	成都中医药大学	辽宁中医药大学
196	中医运动养生学	章文春	邬建卫	江西中医药大学	成都中医药大学

（十）管理学类专业

序号	书名	主编		主编所在单位	
197	卫生法学	田侃	冯秀云	南京中医药大学	山东中医药大学
198	社会医学	王素珍	杨义	江西中医药大学	成都中医药大学
199	管理学基础	徐爱军		南京中医药大学	
200	卫生经济学	陈永成	欧阳静	江西中医药大学	陕西中医药大学
201	医院管理学	王志伟	翟理祥	北京中医药大学	广东药科大学
202	医药人力资源管理	曹世奎		长春中医药大学	
203	公共关系学	关晓光		黑龙江中医药大学	

序号	书　名	主　编		主编所在单位	
204	卫生管理学	乔学斌	王长青	南京中医药大学	南京医科大学
205	管理心理学	刘鲁蓉	曾　智	成都中医药大学	南京中医药大学
206	医药商品学	徐　晶		辽宁中医药大学	

（十一）康复医学类专业

序号	书　名	主　编		主编所在单位	
207	中医康复学	王瑞辉	冯晓东	陕西中医药大学	河南中医药大学
208	康复评定学	张　泓	陶　静	湖南中医药大学	福建中医药大学
209	临床康复学	朱路文	公维军	黑龙江中医药大学	首都医科大学
210	康复医学导论	唐　强	严兴科	黑龙江中医药大学	甘肃中医药大学
211	言语治疗学	汤继芹		山东中医药大学	
212	康复医学	张　宏	苏友新	上海中医药大学	福建中医药大学
213	运动医学	潘华山	王　艳	广东潮州卫生健康职业学院	黑龙江中医药大学
214	作业治疗学	胡　军	艾　坤	上海中医药大学	湖南中医药大学
215	物理治疗学	金荣疆	王　磊	成都中医药大学	南京中医药大学